Laaff / Wiemers / Ueki / Yaoita
Dermato-Immunhistochemie

Hiroaki Ueki · Hideo Yaoita

Dermato-Immunhistochemie

Atlas und Handbuch für Klinik und Praxis

Übersetzt, bearbeitet und herausgegeben von

Dr. Helmut Laaff und Dr. Susanne Wiemers

Universitäts-Hautklinik Freiburg / Breisgau

Mit 302 farbigen Abbildungen und 23 Tabellen

WVG

Wissenschaftliche Verlagsgesellschaft mbH Stuttgart
1991

Titel der Originalausgabe: „A Colour Atlas of Dermato-Immunohistocytology“,
herausgegeben von Hiroaki Ueki und Hideo Yaoita

Erschienen bei Nankoda Co. Ltd., 42–6 Hongo 3-Chome,
Bunkyo-Ku, Tokio 113, Japan.

Übersetzung und deutsche Bearbeitung: Dr. Helmut Laaff und Dr. Susanne Wiemers,
Universitätsklinik, Hauptstraße 7, 7800 Freiburg/Breisgau

Die Deutsche Bibliothek – CIP Einheitsaufnahme

Dermato-Immunhistochemie: Atlas und Handbuch für Klinik und Praxis;
mit 23 Tabellen / Hiroaki Ueki; Hideo Yaoita.
Übers., bearb. und hrsg. von Helmut Laaff und Susanne Wiemers. – Stuttgart: Wiss. Verl.-Ges., 1991
Einheitssacht.: A colour atlas of dermato-immunhistocytology (dt.)
ISBN 3-8047-1166-9
NE: Ueki, Hiroaki; Yaoita, Hideo: Laaff, Helmut [Hrsg.]: EST

Geleitwort zur deutschen Auflage

Die Haut ist immer Gegenstand einer ganzheitlichen Betrachtungsweise des gesunden und erkrankten Menschen gewesen. An ihr spiegeln sich Alterungs- und Krankheitsprozesse in vielfältiger Weise.

Die Dermatohistologie und die Elektronenmikroskopie haben das morphologische Bild um wesentliche Einblicke erweitert und geben Einblicke in die histomorphologische und zytomorphologische Struktur zellulärer und faseriger Anteile als Träger bestimmter, über die einfache Barrierefunktion hinausgehender Funktionen.

Da diese Strukturen durch spezifische antigene Determinanten gekennzeichnet sind, lassen sie sich durch entsprechende, für die Lichtmikroskopie oder die Fluoreszenzmikroskopie markierte Antikörper erkennen. Hierdurch ist die Sichtbarmachung funktioneller Einheiten in ihrem topographischen Umfeld seit den 60er Jahren möglich geworden. Erst durch Anwendung dieser Methoden ist die Vielfalt bisher vergleichsweise einfacher morphologischer Strukturen, wie z. B. einer subepidermalen Blase oder eines zellulären Infiltrates, evident.

Die Verfeinerung der Methodik und die Steigerung der Spezifität der Antikörper sowie ihre Anwendung auch auf elektronenmikroskopischer Ebene hat zu einem erheblichen Wissenszuwachs und zur Verbesserung der pathogenetischen Konzepte entzündlicher und neoplastischer Erkrankungen beigetragen.

Das vorliegende Buch zeigt in einer hervorragenden Zusammenstellung, was die Anwendung immunhistochemischer und immunelektronenmikroskopischer Methoden in der Dermatologie zu leisten vermögen, indem alle wichtigen Bereiche, in denen diese Technik einen Beitrag leisten kann, von erfahrenen Kollegen auf diesem Gebiet in didaktisch hervorragender Weise mit einer qualitativ ausgezeichneten Bebilderung dargestellt werden.

Die Autoren selbst verfügen über gründliche Erfahrung auf diesem Gebiet und haben die Beiträge mit großem Sachverstand zusammengestellt. Das gleiche gilt für die Übersetzung, die dem hohen Standard der früher erschienenen englischen Ausgabe gerecht wird.

Das vorliegende Buch zeigt in eindrucksvoller Weise die vielfältigen Funktionen der Haut und ihre morphologischen Korrelate unter den verschiedenen pathophysiologischen Bedingungen entzündlicher oder neoplastischer Erkrankungen der Haut und erlaubt über das ausführliche Literaturverzeichnis eine weitere Vertiefung der Materie.

Das voliegende Buch ist ein unerläßlicher Berater für jeden, der die morphologische Ästhetik schätzt und Freude an der funktionierenden Analyse pathophysiologischer Vorgänge an der Haut hat.

Professor Dr. G. Burg
Josef-Schneider-Straße 2
D-8700 Würzburg

Geleitwort zur englischen Auflage

Vor mehr als 25 Jahren erfuhr die Dermatologie tiefgreifende Änderungen durch die Entdeckungen von Cormane, Beutner und Jordon, die durch direkte Immunfluoreszenzuntersuchungen immunreaktive Substanzen in der Haut von Patienten mit Lupus erythematodes, Pemphigus vulgaris und bullösem Pemphigoid nachwiesen. Seit diesen Entdeckungen hat sich unser Verständnis der Diagnose, Therapie und Prognose dieser und vieler anderer Krankheiten grundlegend geändert, wobei die Immunfluoreszenzmikroskopie eine entscheidende Rolle spielt. Darüber hinaus entwickelten sich aus den zahlreichen immunfluoreszenzmikroskopischen Untersuchungen weitere immunologische Techniken, wie z. B. die Immunelektronenmikroskopie, Immunoblotting und Immunpräzipitation, welche nun einen weiteren entscheidenden Beitrag zur Diagnostik leisten. Die Autoantikörper aus Serum und Haut von Patienten, die an einer der oben genannten Krankheiten leiden, sind nützliche Hilfsmittel zur Identifikation und Charakterisierung zellulärer und extrazellulärer Strukturen der Haut geworden. Solche Untersuchungen haben unsere Kenntnis der Zellbiologie der Haut in den letzten fünfundzwanzig Jahren enorm erweitert.

In dem vorliegenden, reich illustrierten Farbbildatlas haben die Professoren Ueki und Yaoita die morphologischen Fortschritte in der Dermatologie, welche durch die Anwendung immunhistochemischer Methoden erzielt wurden, klar und einleuchtend dargestellt. Der Atlas befaßt sich ebenfalls mit der Identifizierung vieler faszinierender zellbiologischer Prozesse, die sich in der Haut abspielen. Schließlich haben neben den hervorragenden Koautoren auch bekannte Wissenschaftler aus allen Teilen Japans zum Gelingen dieses Buches beigetragen.

Stephen I. Katz, M. D., Ph. D.
Leiter der Abteilung für Dermatologie
National Cancer Institute Bethesda
Maryland 20892/USA

Vorwort der Herausgeber

Die modernen Methoden der Immunenzymhistochemie, Immunfluoreszenzhistochemie und Immunelektronenmikroskopie haben in der dermatologischen Forschung zahlreiche Entdeckungen ermöglicht und unser Verständnis mancher Dermatosen grundlegend verändert. In der klinischen Routinediagnostik sind sie bereits als unentbehrliche Hilfsmittel etabliert und gewinnen immer mehr an Bedeutung. Die rasche Weiterentwicklung dieser Methoden und die ständig im Wachsen begriffene Vielzahl von Antikörpern, die bereits kommerziell erhältlich sind, machen es dem in der klinisch-histologischen Routine tätigen Dermatologen und Pathologen mitunter schwer, einen Überblick über den Anwendungsbereich immunhistochemischer Methoden und über die damit gewonnenen Ergebnisse zu erhalten. Bisher fehlte im deutschsprachigen Raum ein Textbuch, welches eine klare und umfassende Darstellung der Immunhistochemie im dermatologischen Fachbereich bot. Daher war es uns eine Freude, das hervorragende und reich bebilderte Werk von H. Ueki und H. Yaoita ins Deutsche zu übertragen und zu überarbeiten.

Dabei wurden die einzelnen Kapitel auf den aktuellen Stand 1990 gebracht. Insbesondere die Kapitel über das maligne Melanom und die Lymphome haben eine wesentliche Erweiterung erfahren. Mehrere Übersichtstabellen wurden eingefügt, um dem Benutzer einen raschen und systematischen Überblick über die auf dem europäischen Markt gängigen Antikörper und ihre Spezifitäten zu ermöglichen. Wo es uns nötig erschien, den Einstieg in eine bestimmte Thematik zu erleichtern, haben wir einleitende Kapitel vorangestellt.

Daneben wurden Kapitel eingefügt, die sich mit speziellen Modifikationen immunhistochemischer Techniken und mit neueren molekularbiologischen Techniken befassen.

Die Immunzytochemie ist eine Variante der Immunhistochemie, welche zum Beispiel für die Diagnostik von Lymphknotenpunktaten bei Tumorpatienten unentbehrlich ist. Aufgrund ihrer Schnelligkeit, Einfachheit und Preisgünstigkeit stehen dieser Methode zahlreiche weitere Anwendungsmöglichkeiten offen.

Moderne molekularbiologische Techniken wie In-situ-Hybridisierung und die Polymerase chain reaction (PCR) eröffnen bisher noch kaum abzusehende Möglichkeiten für Forschung und Diagnostik. Obwohl sie nicht im eigentlichen Sinne zur Immunhistochemie zählen, überlappen und ergänzen sie doch den Anwendungsbereich immunhistochemischer Methoden so unmittelbar, daß ihre Vorstellung in diesem Zusammenhang angebracht und folgerichtig erscheint.

Wir hoffen, mit diesem Buch dem Bedürfnis des in Klinik und Forschung tätigen Dermatologen nach einer umfassenden, flüssigen und übersichtlichen Darstellung immunhistochemischer Methoden, ihrer Anwendungsmöglichkeiten und der damit gewonnenen Erkenntnisse entgegenzukommen.

Der Wissenschaftlichen Verlagsgesellschaft Stuttgart danken wir für die angenehme Zusammenarbeit.

Dr. Helmut Laaff
Freiburg/Breisgau, Januar 1991 Dr. Susanne Wiemers

Vorwort der Autoren

Die Haut ist eines der zugänglichsten und faszinierendsten Organe des menschlichen Körpers und hat bereits viel Beachtung unter sozialen, ästhetischen, wissenschaftlichen und klinischen Gesichtspunkten gefunden. Komplizierte morphologische, chemische, immunologische und molekulare Phänomene spielen sich auf makroskopischer, licht- und elektronenmikroskopischer Ebene ab. Lange Zeit war es für Dermatologen und Pathologen nicht möglich, dieses komplexe Schauspiel zu beobachten. Die Einführung und Entwicklung der Immunfluoreszenztechnik durch Coons hat uns diesem Ziel nähergebracht.

Mehr als ein Vierteljahrhundert ist seit der ersten Anwendung der Immunfluoreszenztechnik in der dermatologischen Forschung vergangen. Diese Technik hat Licht in bisher ungelöste Fragen bezüglich des Hautorgans und seiner Krankheiten gebracht.

Mikroorganismen, Antigene und Antikörper, Komplement und Enzyme wurden in intrazellulärem und extrazellulärem Gewebe untersucht. Die erfolgreiche Anwendung dieser Technik bei infektiösen Erkrankungen, bullösen Dermatosen, Kollagenosen und der allergischen Vaskulitis resultiert in aufregenden Entdeckungen, welche in zahlreichen Zeitschriften auf der ganzen Welt publiziert werden.

Zusätzlich hat es die Einführung der Immunenzymhistochemie durch Nakane et al. möglich gemacht, unsere Untersuchungen auf die ultrastrukturelle Ebene auszuweiten. Zur Visualisierung der Antikörper wurden unter anderem Ferritin, Meerrettichperoxydase, Gold, Silber, Radioisotope und T4-Phagen eingeführt und in zahlreichen Arbeiten angewendet. Die experimentelle Anwendung monoklonaler Antikörper hat zur Entdeckung unterschiedlichster Hautbestandteile und pathogenetischer Prinzipien von Dermatosen geführt. Durch die Arbeiten, die mit Hilfe dieser Techniken im Verlauf der letzten 30 Jahre durchgeführt wurden, sind fesselnde immunhistochemische Ergebnisse unserem Verständnis nähergebracht worden.

Ziel dieses Buches ist es, die herausragenden Beispiele dieser Studien unter Verwendung der eindrucksvollsten Photographien zu einer Synopsis der bisherigen immunhistochemischen Forschung zu verarbeiten.

Die Autoren sind zuversichtlich, daß diese Sammlung einen didaktisch wertvollen Beitrag zum Verständnis immunhistochemischer Forschung leisten wird.

Hiroaki Ueki, M. D.
Hideo Yaoita, M. D.

Inhaltsverzeichnis

Geleitwort und Vorwort

Kapitel 1: Immunhistochemische Techniken

Kapitel 2: Zelluläre und extrazelluläre Bestandteile der normalen Haut

Kapitel 3: Dermatosen und Hauttumoren

Anhang

Einführung

Seit der Einführung der Immunfluoreszenztechnik 1941 durch Coons et al. [1, 2] ist es möglich, Antigene, Antikörper und damit verwandte Substanzen in Gewebeschnitten und Zellausstrichen mikroskopisch zu betrachten.

Anfänglich konzentrierten sich die Anstrengungen auf die Reinherstellung spezifischer Antikörper, die Wahl geeigneter Konjugate zur Visualisierung, die Herstellung dünner Gefrierschnitte sowie die qualitative Verbesserung der Fluoreszenzmikroskopie und der Empfindlichkeit photographischer Filme.

Dank der Fortschritte der modernen immunhistochemischen Methodik wurde die Immunfluoreszenztechnik im Lauf der letzten Jahrzehnte ständig verbessert. Die chemische Synthese qualitativ hochwertiger Konjugate, wie beispielsweise Fluoresceinisothiozyanat (FITC) [3], Tetramethylrhodaminisothiozyanat (TRITC) [4] und Phycoerythrin (PE) [5], zusammen mit der Einführung hochwertiger Kryotome und Fluoreszenzmikroskope für Transmissions- und Epiluminiszenzsysteme [6, 7] haben zur Weiterentwicklung der Immunfluoreszenztechnik beigetragen.

1967 wurde die immunenzymhistochemische Methode von Nakane und Pierce [8] und von Avrameas [9] beschrieben. Mit dieser Technik konnte man auf die leicht herstellbaren Paraffinschnitte zurückgreifen und die Marker auch elektronenoptisch darstellen.

Verschiedene Konjugate, wie Meeretichperoxydase (HRP), Ferritin, Gold [10], Silber [11], Radioisotope [12] und T4-Phagen [13], erwiesen sich als geeignet für die Transmissions- und Rasterelektronenmikroskopie.

HRP ist der stabilste und zuverlässigste Marker. Die Sensitivität der Immunenzymtechnik wurde durch die Einführung der PAP-Methode (Peroxydase-anti-Peroxydase-Komplex) [14], der Avidin-Biotin-Komplex-Methode (ABC) [15] und der Protein-A-Bindungs-Methode wesentlich verbessert.

In der Dermatologie wurde die Immunfluoreszenztechnik zur Darstellung von Mikroorganismen [16, 17] und Viruspartikeln [18–20] in Zellen und Geweben, später auch zur Untersuchung zirkulierender Antikörper gegen Micrococcus und Treponema im Patientenserum angewendet. Der FTA (Fluoreszenz-Treponema-pallidum-Antikörper-Test) [21] ist ein Beispiel für diese Anwendung.

Noch vor 1970 gelang der Nachweis antinukleärer Faktoren (ANAs) [22, 23] und von Anti-Pemphigus-Antikörpern [24, 25] im Serum von Patienten mit systemischem Lupus erythematodes (SLE) bzw. Pemphigus vulgaris. Mit dem raschen Fortschreiten immunhistochemischer Techniken wurden viele verschiedene gereinigte Antikörper, Antigene und verwandte Substanzen kommerziell erhältlich und fanden eine breite Anwendung bei immunhistochemischen Untersuchungen. Damit wurden die Immunfluoreszenz und die Immunenzymhistochemie zu weit verbreiteten und beliebten Techniken.

Seit Beginn der 70er Jahre werden durch immunhistochemische Studien zunehmend neue, aufregende und wichtige Entdeckungen im Bereich der Autoimmunerkrankungen, Kollagenosen [26, 27], Vaskulitiden [28, 29], Immunkomplexkrankheiten [30], allergischen Erkrankungen, infektiösen Erkrankungen und Tumoren [31] gemacht. In jüngster Zeit wurden zelluläre und subzelluläre Komponenten der Haut in normalem und pathologisch verändertem Zustand ebenso wie der Ursprung dieser Komponenten untersucht. So entstanden Arbeiten über das Zytoskelett [32], Laminin [33], Fibronektin [34], Kollagen [35], Immunglobulin, Komplement, Fibrin, Plasminogen, Faktor-VIII-assoziiertes Antigen [36] und das S-100-Protein [37].

Mit der Etablierung von Methoden, monoklonale Antikörper gegen zelluläre und subzelluläre Komponenten herzustellen [38], wurde es möglich, die verschiedenen Entwicklungsstufen von Zellen zu untersuchen sowie Natur und Herkunft maligner Tumoren aufzuklären.

Die Anwendung monoklonaler Antikörper an Lymphozyten [39, 40] und Makrophagen ermöglichte die Identifikation und Klassifikation des lymphozytären Infiltrates bei verschiedenen Dermatosen und führte zu einem verbesserten Verständnis dieser Krankheiten.

Heute ist die Immunhistochemie eine der wichtigsten und am häufigsten angewandten Methoden zur Erforschung von Hauterkrankungen. Allerdings ist diese Technik diffizil und unterliegt in ihrer Anwendung gewissen Einschränkungen. Ihre Vor- und Nachteile sollten in jedem Fall bedacht werden. Nur sorgfältig durchgeführte Arbeiten werden zu verläßlichen Resultaten führen.

Der erste Teil dieses Buches beschreibt die Prinzipien immunhistochemischer Techniken, die Aufbereitung des zu untersuchenden Materials und die Anwendung monoklonaler Antikörper. Im zweiten Teil wird die immunhistochemische Darstellung normaler und pathologisch veränderter Hautstrukturen unter Berücksichtigung der neuesten Forschungsergebnisse erläutert. Der dritte Teil schließlich stellt eine Synopsis der bisherigen Erfahrungen aus der klinischen Anwendung dieser Methode dar und verweist auf technische Gesichtspunkte. Hierbei soll dem Leser ein eingehendes Verständnis der Diagnose, der immunhistochemischen Befunde und Prognose spezifischer Erkrankungen vermittelt werden.

Wir hoffen, daß dieser Atlas sich für Leser auf der ganzen Welt als nützlich erweisen wird.

Hiroaki Ueki, M. D.

Kapitel 1

Immunhistochemische Techniken

Kapitel 1

1. Technik der Immunfluoreszenz

Zusammenfassung

Die Immunfluoreszenztechnik ermöglicht uns die Beobachtung intra- und extrazellulärer Antigene, Antikörper und verwandter Substanzen durch Fluoreszenzmikroskopie unter Verwendung fluorochrommarkierter Antigene oder Antikörper. Der große Vorteil dieser Technik liegt darin, daß durch immunologische Reaktionen mit der ihnen eigenen Spezifität und Sensitivität antigene Strukturen in Zellen und Geweben mikroskopisch dargestellt werden können. Diese Methode hat in klinischen und experimentellen dermatologischen Studien eine breite Anwendung gefunden.

Prinzip und Methoden

Prinzip

Mit der Immunfluoreszenztechnik können Antigene, Antikörper oder ihre Komplexe unter Verwendung korrespondierender, mit Fluorochrom gekoppelter Antikörper mikroskopisch sichtbar gemacht werden. Dabei finden die direkte und indirekte Methode, die Komplement- oder Membranfluoreszenztechnik und verschiedene Modifikationen dieser Methoden Anwendung. Für die Membranfluoreszenztechnik (Abb. 1) werden gewöhnlich unfixierte, lebende Zellen verwendet.

Eigenschaften

Die Immunfluoreszenztechnik besteht in einer spezifischen empfindlichen immunologischen In-vitro-Reaktion auf einem Glasobjektträger. Jeder Schritt sollte daher schonend und korrekt durchgeführt werden, um die immunologischen Eigenschaften und die Spezifität der Reagentien zu erhalten. Eine spezifische Antigen-Antikörper-Reaktion kann durch verschiedene Faktoren, wie Inkubationszeit, Temperatur, pH-Wert, elektrische Ladung oder Konzentration der Lösung, Fixations- und Erhaltungszustand der Zellen oder Gewebe, Kontamination mit verwandten Antigenen oder Antikörpern oder mit Mikroorganismen, leicht beeinflußt werden [41–43]. Spezifische Reaktionen können durch alle diese Faktoren verloren gehen.

Ein Vorteil der Immunfluoreszenztechnik ist der geringe Zeitaufwand. Das gesamte Verfahren von der Herstellung der Schnitte über die Färbung bis zur Diagnosestellung kann in ein bis drei Stunden durchgeführt werden.

Ein weiteres Merkmal ist die Sensitivität. Dabei scheint die Sensitivität der direkten Methode mit der des klassischen Komplementfixationstests vergleichbar zu sein. Eine Maßzahl der Sensitivität läßt sich nicht angeben, da die spezifische Fluoreszenz nicht quantitativ bestimmt werden kann. Allgemein wird die Sensitivität der indirekten oder Komplementmethode 5- bis 10mal höher eingeschätzt als die der direkten Methode. Wenigstens 5000 bis 10000 Immunglobulinmoleküle sind für die Darstellung von Oberflächenimmunglobulinen auf B-Lymphozyten mit der Membranimmunfluoreszenzmethode nötig.

Präparation des Untersuchungsmaterials

Um gute Resultate zu erzielen, muß die antigene Identität der Zellen, Gewebe oder Organe erhalten bleiben. Es ist wichtig, die Schnitte vor der Fixation bei niederer Temperatur (4 bis 10 °C) herzustellen.

Dies gilt nicht nur für die darzustellenden Antigene; auch der Hintergrund aus umgebenden Zellen und Geweben sollte für immunologische Reaktionen in seiner antigenen Natur bewahrt werden. Wenn die Zellen und Gewebe nicht gut erhalten sind, kann dadurch das Auffinden spezifischer Fluoreszenzmuster und die korrekte Interpretation der Ergebnisse erschwert werden. Während Bakterien und Zellkulturen direkt auf einen Glasobjektträger ausgestrichen werden können, muß gefrorenes Gewebe in einem Kryotom geschnitten werden. Jedes Exzidat sollte sofort nach Entnahme mit flüssigem Stickstoff bei −80 °C tiefgefroren und innerhalb weniger Wochen weiterverarbeitet werden. In einigen Fällen findet auch paraffineingebettetes Material Anwendung.

Präparation konjugierter Antikörper

Der spezifische Antikörper, IgG-Fraktionen oder die F(ab)-Fraktion von Antikörpern kann mit bestimmten Fluorochromen, wie z. B. Fluoresceinisothiozyanat (FITC) [44], Tetramethylrhodaminisothiozyanat (TRITC) [45] oder Phycoerythrin (PE) [46], beladen werden. Durch Koppelung von Antikörpern mit diesen fluoreszierenden Molekülen soll die Spezifität nicht beeinträchtigt werden. Das erste der genannten Fluorochrome fluoresziert gelb-grün, während die beiden anderen unter UV-Licht rot aufleuchten. PE besitzt eine dem FITC ähnliche Anregungswellenlänge und fluoresziert in einem stärkeren Rot als TRITC. Bei einer Doppelinkubation können somit FITC-konjugierte sowie PE-konjugierte Antikörper mit derselben Lichtwellenlänge zur Fluoreszenz gebracht werden. Folgende Gesichtspunkte sollten bei der Wahl des geeigneten Konjugats berücksichtigt werden.

Molare F: P-(Fluorescein/Protein-)Ratio. Das ideale molare Verhältnis von F zu P beträgt 1:2. Eine größere molare Konzentration des Fluorochroms kann zu einer unspezifi-

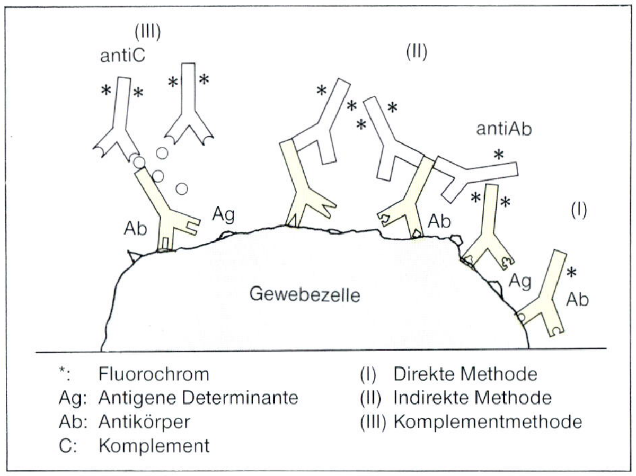

Abb. 1: Prinzip der Immunfluoreszenztechnik.

1. Herstellen der Präparate

Schneiden ... Herstellung fixierter oder unfixierter Schnitte
dreimaliges Waschen in PBS unter leichtem Bewegen der Lösung für etwa 15 min
Färben der Präparate
30 min in einer feuchten Kammer inkubieren
dreimaliges Waschen in PBS für 15 min
Mit PBS-Glycerol überschichten und eindeckeln
Betrachten unter dem Fluoreszenzmikroskop

2. Kontrollen

a) Kontrolle des Konjugats
Inkubation mit einem inkompatiblen Konjugat
Betrachten ... spezifische Fluoreszenz (−)

b) Inhibitionstest (I)
Schneiden
Inkubation mit dem spezifischen unkonjugierten Antikörper
Betrachten ... spezifische Fluoreszenz (−)

c) Inhibitionstest (II)
Schneiden
Inkubation mit dem spezifischen Konjugat nach Sättigung des Antigens mit dem spezifischen, unmarkierten Antikörper
Betrachten ... spezifische Fluoreszenz (−)

Abb. 2: Technisches Vorgehen bei der direkten Methode.

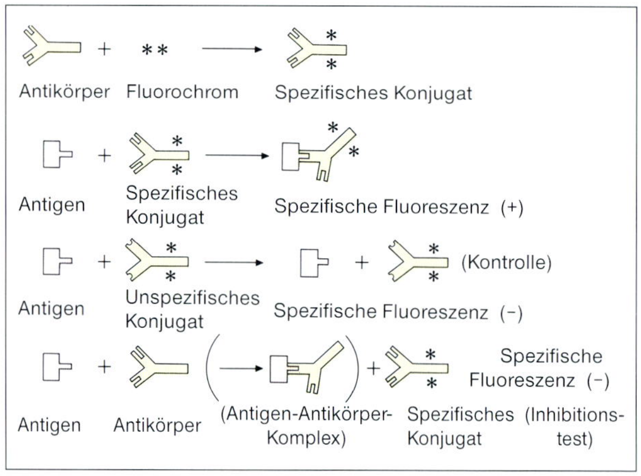

Abb. 3: Direkte Methode.

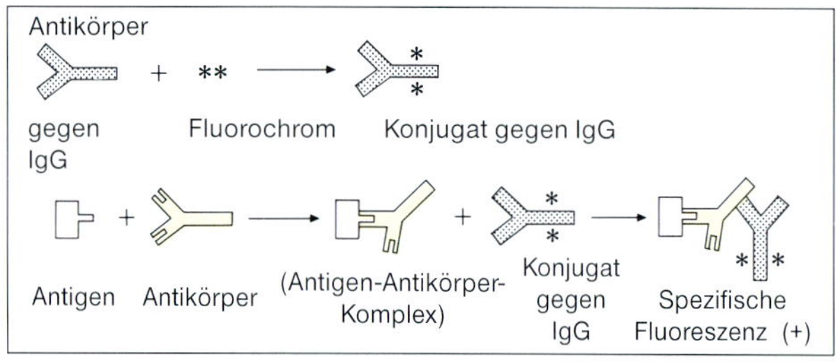

Abb. 4: Indirekte Methode.

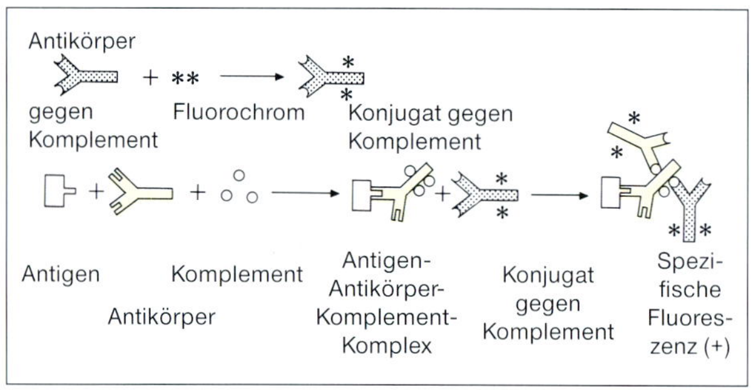

Abb. 5: Komplementmethode.

schen Reaktion führen, da das freie Fluorochrom mit seiner stark negativen Oberflächenladung nicht-immunologische Reaktionen mit positiv geladenen Zellen oder Geweben eingehen kann.

Konzentration des gelösten Antikörpers. 25 bis 50 μg/ml oder $^1/_8$ bis $^1/_4$ units/ml nach der letzten Verdünnung werden als geeignete Antikörper- oder Proteinkonzentration für das Konjugat empfohlen. Andere nicht-verwandte Proteine oder Kontaminationen sollten vermieden werden. Markierte F(ab')-Fragmente des spezifischen monoklonalen oder polyklonalen Antikörpers stellen die geeignetsten Konjugate dar. Alle Konjugate sollten direkt vor dem Gebrauch mindestens dreimal mit Gewebepudern, wie z. B. Aceton-Leberpuder, behandelt werden, um sie von möglichen unerwünschten Faktoren, wie freien Fluorochromen, denaturierten Bestandteilen etc., freizuhalten. Die Spezifität und Kreuzreaktivität des Konjugats sollten vor Verwendung sorgfältig überprüft werden.

Aufbewahrung der Konjugate. Die gereinigten Konjugate können nach Sterilisation durch Ultrafiltration bei −80 °C oder bei 4 °C in 0,1%iger Natriumacetatlösung bis zu einem Jahr aufgehoben werden. Die gefrorenen Konjugate sollten so aufbewahrt werden, daß wiederholtes Auftauen und Einfrieren vermieden wird [41−43]. Die Temperatur sollte konstant gehalten und die Konjugatlösung nicht geschüttelt oder aufgeschäumt werden, da alle diese Faktoren zu einer Beeinträchtigung der Immunreaktion führen können.

Färbemethoden

Die Immunfluoreszenztechnik basiert nicht auf einem einfachen Färbevorgang, sondern auf einer empfindlichen Immunreaktion. Die Färbungen sollten in einer feuchten Kammer sachgerecht ausgeführt werden. Die verdünnten Konjugate können bei 37 °C für 30 bis 60 Minuten, bei Raumtemperatur für zwei bis drei Stunden oder über Nacht bei 4 °C inkubiert werden. Prinzipiell gibt es vier Färbemethoden: die direkte und die indirekte Immunfluoreszenz, die Komplementmethode und die Membranmethode. Weiterhin existieren folgende Variationen: Doppelfärbung, Gegenfärbung, In-vivo-Färbung, Protein-A-Bindungsmethode und Avidin-Biotin-Komplex-Methode.

Vorbehandlung der Gewebeproben. Für die antigenhaltigen Proben müssen geeignete Fixationsbedingungen gewählt werden. Die Antigene können sich auf der Zelloberfläche wie auch intrazellulär befinden. Oft stehen unfixierte Zellen oder Gefrierschnitte zur Verfügung. Gewöhnlich verwendet man 95%iges Ethanol, 10%ige Formalinlösung oder Aceton als Fixierlösung. Ein Kryotom ist für die Herstellung von Gefrierschnitten empfehlenswert. Nicht nur das Zielantigen, sondern auch die umgebenden Zellen oder Gewebe sollten sorgsam behandelt und adäquat fixiert werden.

Direkte Immunfluoreszenz. Die vorbehandelten Schnitte oder Zellen werden, wie in Abbildung 2 und 3 schematisch dargestellt, in einer feuchten Kammer direkt mit den vorbereiteten Konjugaten überschichtet. Der spezifische Blokking-Test und die Kontrollinkubation sollten negativ ausfallen. Die direkte Immunfluoreszenz ist einfach durchführbar und sehr spezifisch, allerdings nicht so sensitiv wie die anderen Methoden.

Indirekte Immunfluoreszenz. Das Prinzip der indirekten Methode ist in Abbildung 4 dargestellt. Schnitte oder Ausstriche werden mit dem optimal verdünnten, unkonjugierten primären Antikörper inkubiert, mit PBS gewaschen und dann erneut mit einem fluorochrombeladenen sekundären Antikörper inkubiert. Mit dieser Methode können Antigene in Gewebeschnitten oder Antikörper im Serum indirekt bestimmt werden. Die Sensitivität ist höher als die der direkten Methode; allerdings können unerwünschte unspezifische Reaktionen stattfinden. Die Titerbestimmung antinukleärer Antikörper ist ein Beispiel für die Anwendung dieser Methode. Kontrollen müssen in jedem Fall mitgeführt werden.

Die Komplementmethode. Hierbei handelt es sich um eine Modifikation der indirekten Immunfluoreszenz (Abb. 5). Die Komplementaktivierung oder die Bindungskapazität des primären Antikörpers können mit dieser Methode bestimmt werden.

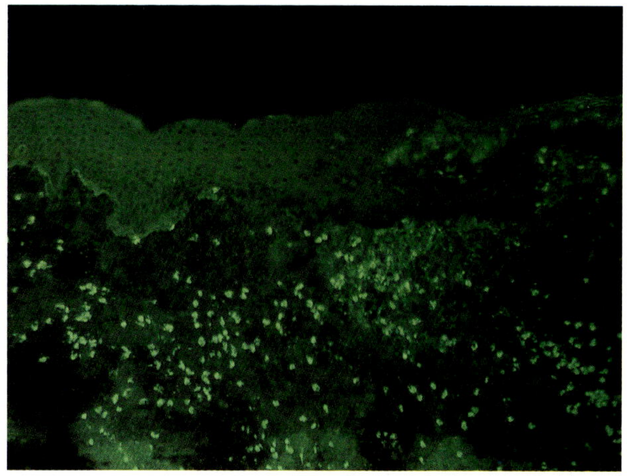

Abb. 6: Eosinophile Leukozyten in der Dermis zeigen unspezifische Reaktion mit der freien nicht-gekoppelten FITC-Lösung (0,3 µg/ml) (200fach).

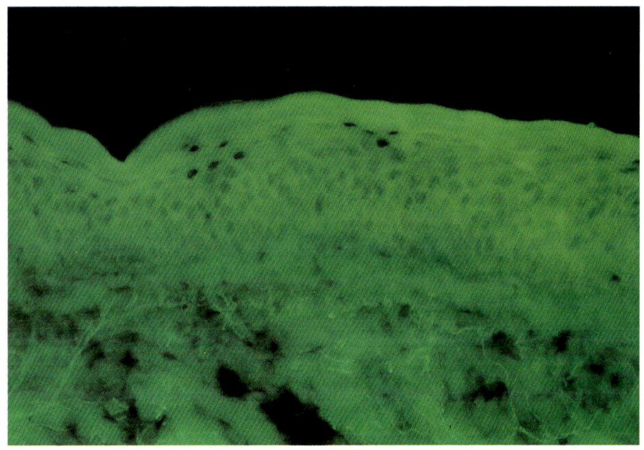

Abb. 7: Gefrierschnitte menschlicher Haut nach 20minütiger Inkubation mit FITC-Lösung (1 µg/ml). Deutliche unspezifische Reaktion im gesamten Gewebe (600fach).

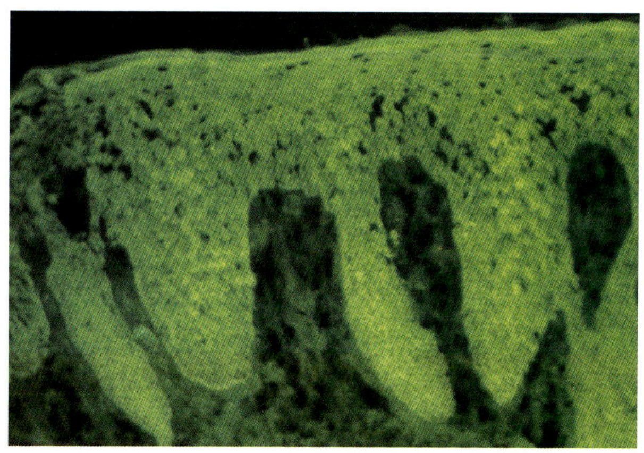

Abb. 8: Nach Waschen mit PBS Inkubation mit FITC-Lösung (1 µg/ml) für 40 Minuten. Unspezifische Anfärbung der Epidermis (400fach) [27].

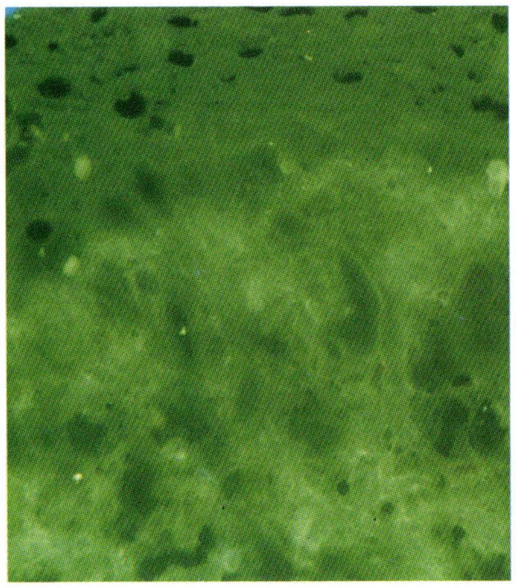

Abb. 9

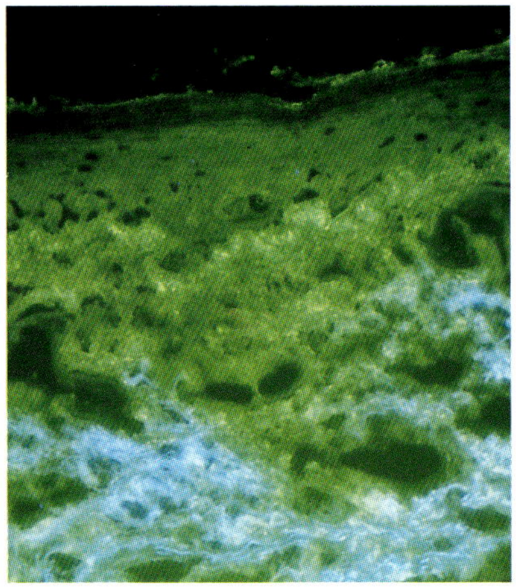

Abb. 10

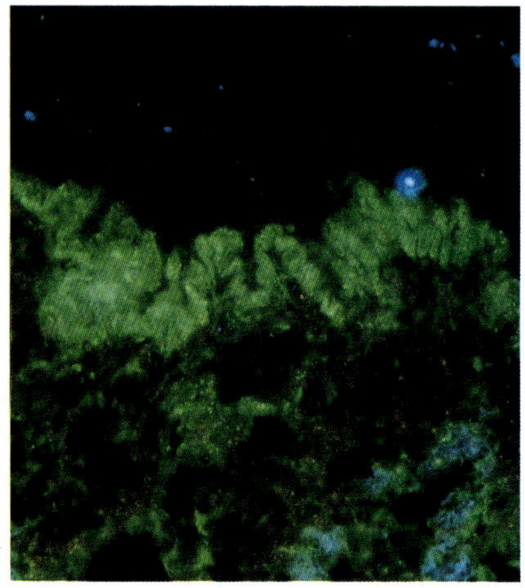

Abb. 11

Abb. 9: Nachweis von humanen IgG-Ablagerungen im Schmetterlingserythem bei SLE mit der direkten Methode. Der gefrorene, in 95%igem Ethanol fixierte Schnitt wird mit nicht absorbiertem Anti-IgG-Konjugat in einem molaren Verhältnis von 1:2,5 F:P inkubiert. Starke unspezifische Fluoreszenz in der gesamten Haut (600fach).

Abb. 10: Stufenschnitt derselben Gewebeprobe wie in Abb. 9 nach Inkubation mit demselben Konjugat. Der unfixierte Gefrierschnitt wurde vor der Inkubation mit PBS gewaschen. Die unspezifische Reaktion ist deutlich vermindert (400fach).

Abb. 11: Stufenschnitt derselben Gewebeprobe wie in Abb. 9 nach Inkubation mit absorbiertem Anti-IgG-Konjugat in einem molaren Verhältnis von 1:1,8 F:P. Spezifisches granuläres Fluoreszenzmuster durch IgG-Ablagerungen entlang der dermo-epidermalen Grenzzone und der Kollagenfasern. In der Epidermis keinerlei unspezifische Reaktionen mehr (400fach).

Membranimmunfluoreszenz. Die antigenen Determinanten auf der Oberfläche lebender Zellen können direkt oder indirekt mit Konjugaten in Teströhrchen inkubiert werden. Diese Technik wird allgemein für die Differenzierung von Lymphozytenpopulationen, für die Bestimmung von Immunglobulinen auf der Oberfläche von B-Lymphozyten oder von Immunkomplexen auf Raji-Zellen angewendet. Um ein „Maskieren" der Zellmembran zu verhindern, werden alle Vorgänge bei 4 °C durchgeführt oder den Reagentien ein Inhibitor wie beispielsweise 0,02 M NaN_3 zugesetzt.

Beurteilung und photographische Dokumentation

Das Durchlicht- und das Auflichtmikroskop sind die zwei prinzipiell unterschiedlichen Arten von Fluoreszenzmikroskopen. Als Fluoreszenzanregungssysteme sind UV- oder BV-Anregungsfilter und Interferenzfilter weit verbreitet [42, 47].

Die einzelnen Fluorochrome fluoreszieren unter verschiedenen Anregungsfiltern unterschiedlich. Während beispielsweise FITC eine gelb-grüne Fluoreszenz emittiert, leuchten TRITC und PE rot oder orangefarben auf. Die Fluoreszenz kann mit hochempfindlichen Farbfilmen photographiert werden. Verschiedene Substanzen oder Strukturelemente in der Haut zeigen unter Bestrahlung mit UV oder BV eine natürliche Autofluoreszenz. Während die kollagenen Fasern weiß-blau und die elastischen Fasern weiß-gelb fluoreszieren, zeigt die Granularzellschicht der Epidermis und das Lipofuszin der ekkrinen Drüsen eine orange-gelbliche Fluoreszenz [48, 49]. Zellen oder Gewebe mit starker elektrischer Ladung können unspezifische Reaktionen mit den Konjugaten zeigen. Wie in Abbildung 6 dargestellt, zeigen eosinophile Leukozyten oft eine unspezifische Reaktivität. Die Autofluoreszenz kann mit speziellen Filtern teilweise absorbiert werden.

Technische Hinweise zur Durchführung spezifischer Reaktionen und methodische Fehlerquellen

Die Immunfluoreszenz beruht auf einer sehr empfindlichen und spezifischen Immunreaktion. Die verwendeten Reagentien müssen sorgfältig vorbereitet werden. Da unspezifische Reaktionen immer möglich sind, kann auf den Blocking-Test und die Mitführung von Negativkontrollen in keinem Fall verzichtet werden. Die Abbildungen 7 und 8 zeigen unspezifische Reaktionen nach Inkubation von Gefrierschnitten aus menschlicher Haut mit freier, nicht-gekoppelter FITC-Lösung. FITC in PBS trägt eine stark negative Ladung und zeigt daher unspezifische nicht-immunologische Reaktionen in Gewebeschnitten. Daher kann freies FITC in den Konjugaten zu unspezifischen Reaktionen führen.

Die Abbildungen 9, 10 und 11 zeigen immunologisch gebundene IgG-Ablagerungen in Gefrierschnitten aus Läsio-

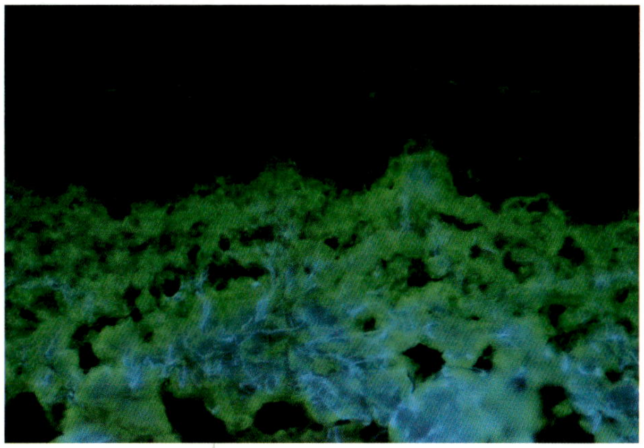

Abb. 12: Nachweis von IgG-Ablagerungen in Gewebeschnitten aus einer kutanen Läsion bei SLE. Der nicht fixierte Gefrierschnitt wurde mit nicht-absorbiertem Anti-IgG-Konjugat in einem molaren Verhältnis von 1:1,8 F:P inkubiert. Diffuse unspezifische Fluoreszenz in der gesamten Dermis (400fach).

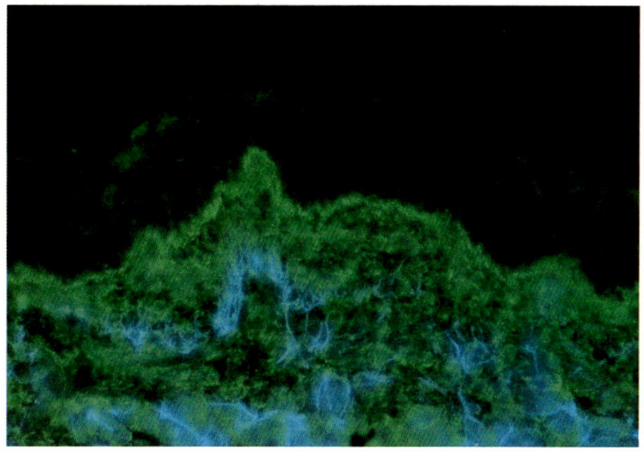

Abb. 13: Nachweis von IgG-Ablagerungen durch direkte Immunfluoreszenz im selben Präparat wie in Abb. 12 nach Inkubation mit absorbiertem Konjugat. Spezifisches Fluoreszenzmuster an der Junktionszone und in der oberen Dermis (400fach) [27].

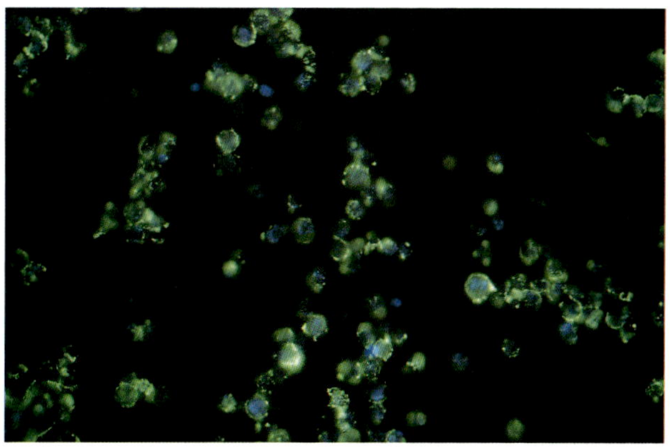

Abb. 14: Nachweis von Immunkomplexen auf der Oberfläche lebender Raji-Zellen mit der indirekten Methode. Die Zellen wurden primär mit Serum von Patienten mit SLE, anschließend mit absorbiertem Anti-IgG-Konjugat inkubiert. Die Auflichtfluoreszenzmikroskopie zeigt granuläre Ablagerungen auf der Zelloberfläche (600fach).

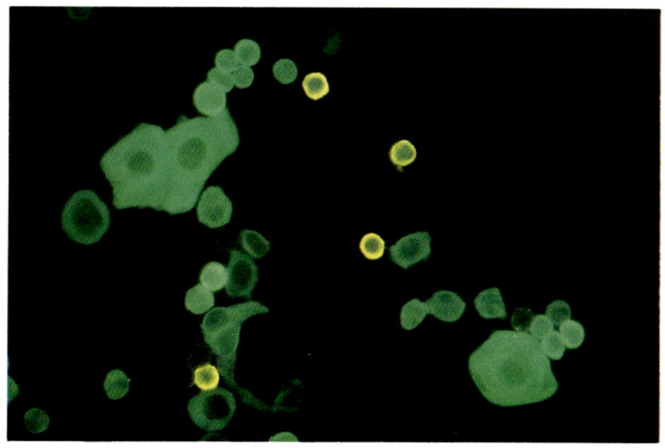

Abb. 15: Doppelfärbung mit FITC-markiertem Anti-DNP-Konjugat und PE-markiertem Avidin plus monoklonalem biotinyliertem Anti-Thy-1-Antikörper. Zwei monoklonale Antikörper auf einer Suspension epidermaler Zellen aus DNCB-markierter C3H-Mäusehaut (400fach).

nen bei SLE nach Vorbehandlung der Schnitte und Verwendung verschiedener Konjugate. Die Abbildungen 9 und 10 stellen unspezifische Reaktionen dar, während in Abbildung 11 optimal gefärbte spezifische granuläre IgG-Ablagerungen an der dermo-epidermalen Grenzzone zu sehen sind. In Abbildung 9 wurde ein in 95%igem Ethanol fixierter Gefrierschnitt mit einem nicht-absorbierten Konjugat mit hohem molarem F:P-Quotienten inkubiert. Dasselbe Konjugat wurde in Abbildung 10 für nicht fixierte und gewaschene Schnitte derselben Gewebeprobe verwendet.

In den Abbildungen 12 und 13 sind ebenfalls Ablagerungen von humanem IgG in Gewebe aus einer erythematösen Läsion eines SLE dargestellt. Abbildung 12 gibt ein Beispiel für eine unspezifische Reaktion von Anti-IgG durch Verwendung eines nicht-absorbierten Konjugats. In Abbildung 13 wurde das richtig absorbierte und verdünnte Konjugat an unfixierten Gefrierschnitten desselben Gewebes wie in Abbildung 12 verwendet. Die spezifischen granulären Ablagerungen zeigen sich sowohl an der dermo-epidermalen Grenzzone als auch in der Dermis. In Abbildung 14 sind granuläre Immunkomplexe auf der Oberfläche lebender Raji-Zellen mit einem Auflichtmikroskop unter Verwendung der Membranfluoreszenzmethode dargestellt. Abbildung 15 schließlich gibt ein Beispiel für die Doppelfärbungsmethode in Suspensionen epidermaler Zellen aus DNCB (Dinitrochlorobenzen)- markierter Mäusehaut. Dabei wurden FITC-markierte Anti-DNP-Antikörper und PE-markiertes Avidin sowie biotinmarkiertes Anti-Thy-1, also zwei Lösungen mit jeweils verschiedenen monoklonalen Antikörpern, verwendet. Die meisten Keratinozyten exprimieren das DNP-Antigen und fluoreszieren grün, während die Thy-1-positiven Zellen eine rote Fluoreszenz emittieren.

Es sei hier wiederholt, daß die Immunfluoreszenz auf einer empfindlichen Immunreaktion beruht. Bei allen Arbeitsschritten ist eine sorgfältige Auswahl der Materialien und Konjugate sowie die optimale Vorbehandlung der Zellen oder Gewebe unerläßlich. Die Beurteilung muß mit adäquaten optischen Systemen unter Mitführung geeigneter Kontrollen stattfinden, um spezifische Reaktionen zu erhalten und diese korrekt interpretieren zu können.

2. Immunenzymhistochemie

Die Immunenzymhistochemie ist eine von vielen immunhistochemischen Techniken, bei der man zwar nicht das Enzym selbst, wohl aber sein Reaktionsprodukt sehen kann. Vorteile und Nachteile der Methode sind in Tabelle 1 aufgeführt.

Peroxydase, alkalische Phosphatase und Cytochrom sind unter anderem Vertreter der Enzyme, welche bei der Antikörperkonjugation verwendet werden [50–52]. Die Meerrettichperoxydase ist dabei das am häufigsten verwendete Enzym in der Immunhistochemie.

Prinzipiell kann man die Enzyme entweder durch eine chemische [50] oder durch eine immunologische Reaktion [51] an den Antikörper koppeln. Die letztgenannte Möglichkeit wird dann beispielsweise als Peroxydase-anti-Peroxydase-Methode bezeichnet. Vorteile und Nachteile beider Möglichkeiten werden in den Tabellen 1 und 2 dargestellt. [Als Farbsubstrate bei der Immunenzymhistochemie verwendet man überwiegend Diaminobenzidin (rotbraun), Aminoethylcarbazol (rot), Neufuchsin (rot) und Chlornaphtol (blau). Anm. d. Hrsg.]

Material und Methoden

Koppelungsmethoden (Abb. 1)

- Chemische Reaktion [50]
- Immunologische Reaktion [53, 54]
  - Löslicher Peroxydase-anti-Peroxydase-Komplex [53]
  - Peroxydase-anti-Peroxydase-Brücken-Methode [54]
- Avidin-Biotin-Peroxydase-Komplex-Methode [55, 56]

Die Peroxydase-anti-Peroxydase-Brücken-Methode ist wegen der besseren Penetrationsfähigkeit des Komplexes weit mehr verbreitet als die Methode mit dem löslichen Peroxydase-anti-Peroxydase-Komplex. Eine gute Penetrationsfä-

Tab. 1: Gegenüberstellung der Immunenzymhistochemie und der Immunfluoreszenzhistochemie.

Immunenzymhistochemie	Immunfluoreszenzhistochemie
Vorteile ■ Stabiler Farbkomplex ■ Gewebestrukturen leicht erkennbar ■ Höhere Sensitivität ■ Leicht der Immunelektronenmikroskopie zuzuführen	Vorteile ■ Besserer Kontrast ■ Gute Darstellung kleiner Strukturen ■ Immunreaktion ohne Visualisierungsreaktion direkt auswertbar ■ Einfache Inkubation
Nachteile ■ Komplizierterer Färbevorgang ■ Nicht das Enzym selbst, sondern das Reaktionsprodukt wird sichtbar ■ Schlechter Kontrast	Nachteile ■ Die Fluoreszenz reduziert sich schnell ■ Gewebsstrukturen sind kaum erkennbar

Tab. 2: Vorteile und Nachteile der Immunperoxydasemethoden.

	Vorteile	Nachteile
Peroxydase-anti-Peroxydase-Brücken-Methode (PAP)	■ Gute Penetrationsfähigkeit ■ Gute Antikörperaktivität	■ Langwierige Inkubation
Peroxydasekonjugiertes F(ab)-Fragment	■ Gute Penetrationsfähigkeit ■ Einfache Inkubationstechnik	■ Instabile Antikörperaktivität ■ Stärkere Hintergrundsreaktion
Lange Inkubation mit den kompletten peroxydasekonjugierten Antikörpern	■ Einfache Inkubationstechnik	■ Schlechte Penetrationsfähigkeit ■ Langwierige Inkubation (14 Std.) ■ Gewebemorphologie leidet ■ Schlechte Antigen-Antikörper-Reaktion
Avidin-Biotin-Peroxydase-Komplex-Methode (ABC)	■ Hohe Sensitivität	■ Schlechte Penetrationsfähigkeit

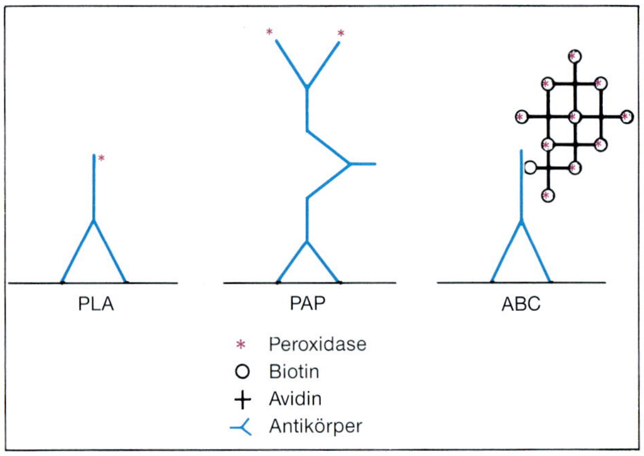

Abb. 1: Immunperoxydasemethoden (PLA: direkte Methode, PAP: Peroxydase-anti-Peroxydase-Brücken-Methode, ABC: Avidin-Biotin-Komplex-Methode).

higkeit ist zur Darstellung des bullösen Pemphigoid-Antigens oder des linearen IgA-Antigens an der Lamina lucida der Basalmembranzone eine unbedingte Voraussetzung.

Gewebeaufbereitung vor dem Färbevorgang

Es ist notwendig, das Gewebe in seiner Antigenität wie in seiner Morphologie zu erhalten. Das Gewebe kann jedoch bei dem Versuch, seine Antigenität zu erhalten, einen Teil seiner Morphologie einbüßen und umgekehrt. Daher sollte die Gewebeaufbereitung vor der Färbung nach einem der folgenden Rezepte erfolgen:

- 10%iges Glycerin (10%iges DMSO) [54]
- Agar [57]
- McLeans Fixativ (PLP) [51]
- Zambonis Fixativlösungen [50]
- Lawicryl [58].

Es gibt jedoch noch keine standardisierte Technik.

Die optimale Gewebeschnittdicke sowie das Aufbringen der Schnitte auf den Objektträger hängen von der jeweiligen Färbeprozedur ab, wobei natürlich jede der oben aufgeführten Gewebepräparationen sorgfältigst ausgeführt werden sollte. Dabei ist genügend Spielraum für eigene Modifikationen gegeben.

Färbevorgang

Eine Beschreibung aller möglichen Methoden würde den Rahmen dieses Buches sprengen. Daher wird auf die Literaturangaben zu jeder der im folgenden aufgeführten Immunperoxydasemethoden verwiesen.

- Peroxydasegekoppelte Antikörpermethode (direkte Methode) [50, 51]
- Peroxydase-anti-Peroxydase-Brücken-Methode (PAP) [54, 57]
- Methode mit löslichem Peroxydase-anti-Peroxydase-Komplex [53]
- Avidin-Biotin-Peroxydase-Komplex-Methode [55, 56]

Tab. 3: ABC-Färbevorgang.

Gewebestück
↓
3%iges unspezifisches Serum für 20 min
  Serumüberstand von den Schnitten entfernen
↓
Primärantikörper für 30 min
  Spülen mit Tris-Puffer
↓
Biotinylierter Sekundärantikörper für 30 min
  Spülen mit Tris-Puffer
↓
Avidin-Biotin-Peroxydase-Komplex für 30 bis 60 min
  Spülen mit Tris-Puffer
↓
DAB-Lösung für 5 min
  Spülen mit Wasser
↓
Kerngegenfärbung, Säubern und Eindeckeln

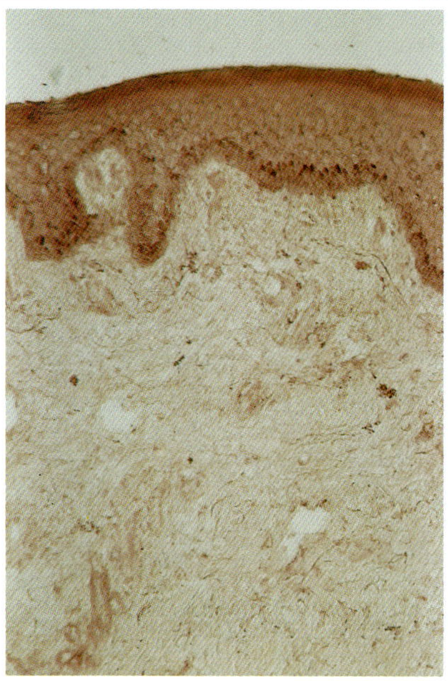

Abb. 2: Unbehandeltes Hautgewebestück (PAP), diffuser brauner Hintergrund (unspezifische Ablagerungen und Reaktionen) (100fach).

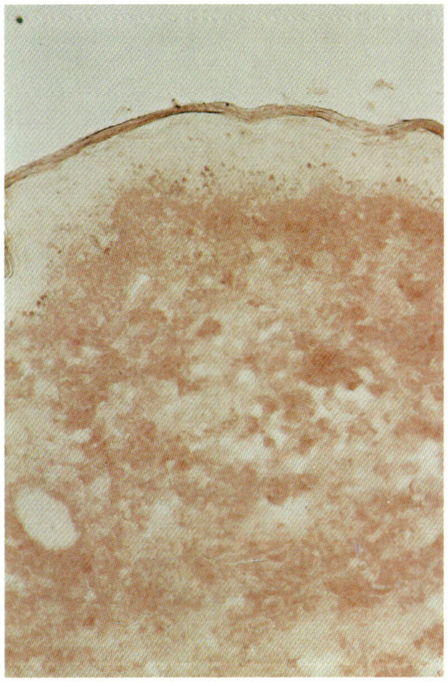

Abb. 3

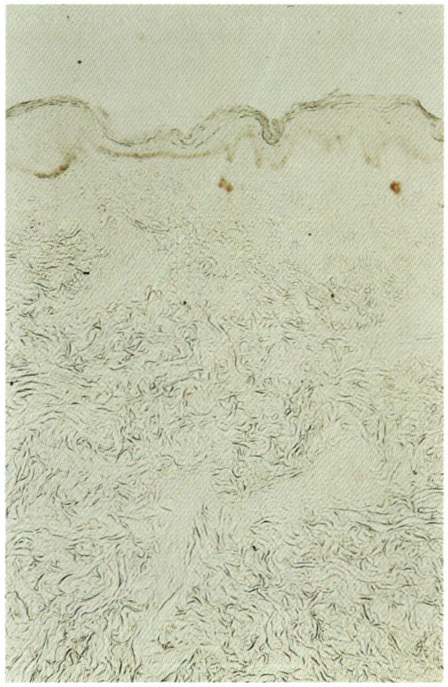

Abb. 4

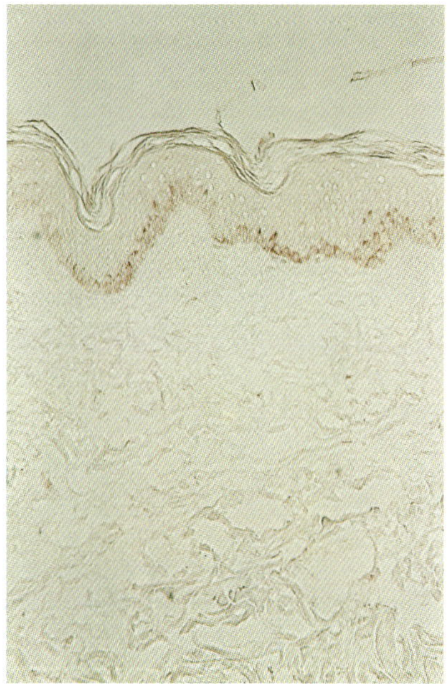

Abb. 5

[**Direkte Methode.** Das Enzym, welches eine Färbereaktion zum mikroskopischen Nachweis eines Antigens katalysieren soll, ist direkt mit dem primären Antikörper konjugiert. Die häufigsten Enzymsysteme sind die Peroxydase (Abb. 1) und die alkalische Phosphatase.

Indirekte Methode. Die Bindung des primären, unmarkierten Antikörpers wird mit einem sekundären, gegen die Globulinfraktion des primären Antikörpers gerichteten und enzymkonjugierten Antikörper nachgewiesen.

Brücken-Methode. Ein brückenbildender Antikörper verbindet den primären mit dem sekundären Antikörper. Während der primäre Antikörper mit seinem spezifischen Antigen reagiert, reagiert der sekundäre Antikörper mit dem Enzymkomplex. Da durch die Brückenbildung eine direkte chemische Reaktion des primären Antikörpers mit dem Enzymkomplex vermieden wird, ist eine hervorragende Reaktionsfähigkeit gewährleistet. Als Enzyme finden dabei sowohl die Peroxydase bei der PAP-Methode (Peroxydase-anti-Peroxydase) (Abb. 1) wie die alkalische Phosphatase bei der APAAP-Methode (Alkalische-Phosphatase-anti-alkalische-Phosphatase) Anwendung.

Avidin-Biotin-Methode. Bei der sehr häufig angewendeten Avidin-Biotin-Methode (Tab. 3) wird die hohe Affinität des Avidin (Eiklar) zu Biotin (Vitamin H) als Färbekomplex genutzt. Nach Inkubation des primären Antikörpers wird ein zweiter, biotinylierter Antikörper aufgebracht, der gegen die Globulinfraktion des primären Antikörpers gerichtet ist. Durch die Bindung biotinylierter Peroxydasemoleküle mit mehreren Avidinmolekülen ergibt sich ein deutliches Enhancement der Färbereaktion (Abb. 1). Anm. d. Hrsg.] [58a, 58b, 58c, 58d].

Abb. 3: Normale Haut, mit Neuraminidase behandelt (PAP). Reduzierte unspezifische Färbereaktion in der Epidermis (100fach).

Abb. 4: Normale Haut, mit normalem Tierserum behandelt (PAP). Man sieht nur die Reaktion der endogenen Peroxydase im oberen Korium (100fach).

Abb. 5: Normale Haut, nach Hemmung der endogenen Peroxydase und Inkubation mit Tierserum. Jegliche unspezifische Reaktion ist verschwunden (100fach).

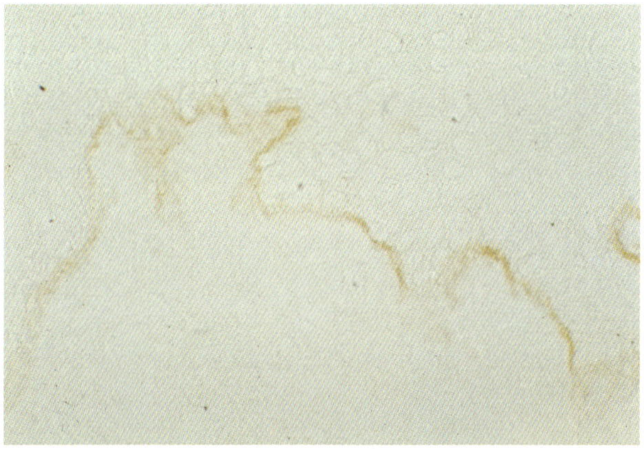

Abb. 6: Herpes gestationis, dieselbe Behandlung wie in Abb. 5. Lineare, hier bräunliche C3-Ablagerungen an der Epidermis/Dermis-Grenze (200fach).

Kapitel 1

Achtung

Unspezifische Reaktionen und Färbeartefakte werden in den Abbildungen 2–5 dargestellt. Man unterscheidet zwei Formen unspezifischer Reaktionen; einmal den Nachweis der endogenen Peroxydase, z. B. in neutrophilen Granulozyten, zum anderen die Darstellung der unspezifischen Peroxydase oder von DAB (3,3'-Diaminobenzidin) im Gewebe. Vorbehandlung mit Natriumsäure kann die Peroxydase blockieren [51] (Abb. 5). Die Reaktion der unspezifischen Peroxydase wird durch Zugabe normalen Tierserums (gewöhnlich 10%iges PBS) sehr zuverlässig verhindert [54] (Abb. 4). Zur weiteren Blockierung unspezifischer Färbungen in der Epidermis verwendet man gerne Neuraminidase (Abb. 3).

In den Abbildungen 2–5 sind Kontrollen für Abb. 6 dargestellt.

3. Immunelektronenmikroskopie

3.1 Immunperoxydasemethode

Die Sensitivität dieser Methode wird beeinflußt durch:

- Antigenität
- Antikörperaktivität
- Enzymaktivität
- Sichtbarkeit des Reaktionsproduktes.

Die Antigenität eines Gewebestückes nimmt mit der Fixation ab. Die Antikörperaktivität wird durch die Modifikation der Antikörper, welche für eine gute Penetrationsfähigkeit notwendig ist, zwangsläufig beeinträchtigt. Gerade in bezug auf die Penetrationsfähigkeit liegt der Hauptvorteil der Immunperoxydasemethode im Vergleich zur Immunoferritin- oder Immunogoldmethode (Tab. 1). Zahlreiche Enzyme werden, wie im vorigen Kapitel beschrieben, zur Antikörperkonjugation verwendet. Mit Ausnahme der Peroxydase [59] werden diese Enzyme jedoch auf Grund zahlreicher Nachteile nicht in der dermatologischen Immunhistochemie angewendet [60].

Unspezifische Hintergrundsreaktionen resultieren in erster Linie aus der endogenen Peroxydase (z. B. in Neutrophilen) und unspezifischen Enzym-, DAB- und Osmiumablagerungen.

Die Methode zur Hemmung der natürlicherweise im Gewebe vorhandenen Peroxydase wurde im vorhergehenden Kapitel beschrieben. Um bei einer positiven Reaktion unspezifische Ablagerungen von echten Reaktionsprodukten unterscheiden zu können, müssen Kontrollschritte eingebaut werden [59]. Die Gewebestücke sollten ohne oder mit nur geringer Kerngegenfärbung betrachtet werden, da so die Reaktionsprodukte leichter zu erkennen sind (Abb. 1–3). Die Ergebnisse unserer Untersuchungen an bullösen Dermatosen werden in Tabelle 2 aufgeführt.

Tab. 1: Charakteristika der IEM.

Markierung	Vorteil	Nachteil	Anwendung
Radioisotop	Gute Penetration	Spezifische Behandlung erforderlich	Zellstruktur
Ferritin	Einfache Routinemethode	Schlechte Penetrationsfähigkeit	Gut zugängliche Strukturen
Gold	Verschiedene Goldpartikelgrößen kommen zur Anwendung	Schlechte Penetrationsfähigkeit	Mehrfachinkubation
Direkte Methode	Einfache Inkubation	Im Verhältnis zur Antikörperreaktivität schlechte Penetration	Großer Anwendungsbereich
PAP	Gute Penetrationsfähigkeit	Falsch negative Ergebnisse	Großer Anwendungsbereich
ABC	Hohe Sensitivität	Schlechte Penetration	Gut zugängliche Strukturen

Tab. 2: Zusammenfassung der immunelektronenmikroskopischen Ergebnisse an bullösen Dermatosen.

Lokalisation	**Diagnose**	**DIF** Ig	Komplement
Epidermis	Pemphigus	IgG	+
	Bullöses Pemphigoid	IgG	+
	Vernarbendes Pemphigoid	IgG	+
Junktionszone	(BMP, Brunsting-Perry)		
	Herpes gestationis	(IgG)	+ C3
	IgA-lineare Dermatose vom Lamina-lucida-Typ	IgA	+
	IgA-lineare Dermatose vom subbasalen Typ	IgG	+
Dermis	Dermatitis herpetiformis Duhring	IgA	+
	Epidermolysis bullosa acquisita	IgG (IgM)	+
Lokalisation	**Diagnose**	**IIF** Ig	**Komplement**
Epidermis	Pemphigus	IgG	+
	Bullöses Pemphigoid	IgG	+
	Vernarbendes Pemphigoid	IgG	+
Junktionszone	(BMP, Brunsting-Perry)		
	Herpes gestationis	HGF (IgG)	+ C3
	IgA-lineare Dermatose vom Lamina-lucida-Typ	IgA	+
	IgA-lineare Dermatose vom subbasalen Typ	IgG	+
Dermis	Dermatitis herpetiformis Duhring	–	–
	Epidermolysis bullosa acquisita	IgG	+
Lokalisation	**Diagnose**	**IEM**	
Epidermis	Pemphigus	Interzellulär	
	Bullöses Pemphigoid	Lamina lucida	
	Vernarbendes Pemphigoid	Lamina lucida	
Junktionszone	(BMP, Brunsting-Perry)		
	Herpes gestationis	Lamina lucida	
	IgA-lineare Dermatose vom Lamina-lucida-Typ	Lamina lucida	
	IgA-lineare Dermatose vom subbasalen Typ	Ankerfilamente an der subbasalen Lamina	
Dermis	Dermatitis herpetiformis Duhring	Im Bereich der elastischen Fasern	
	Epidermolysis bullosa acquisita	Korium	

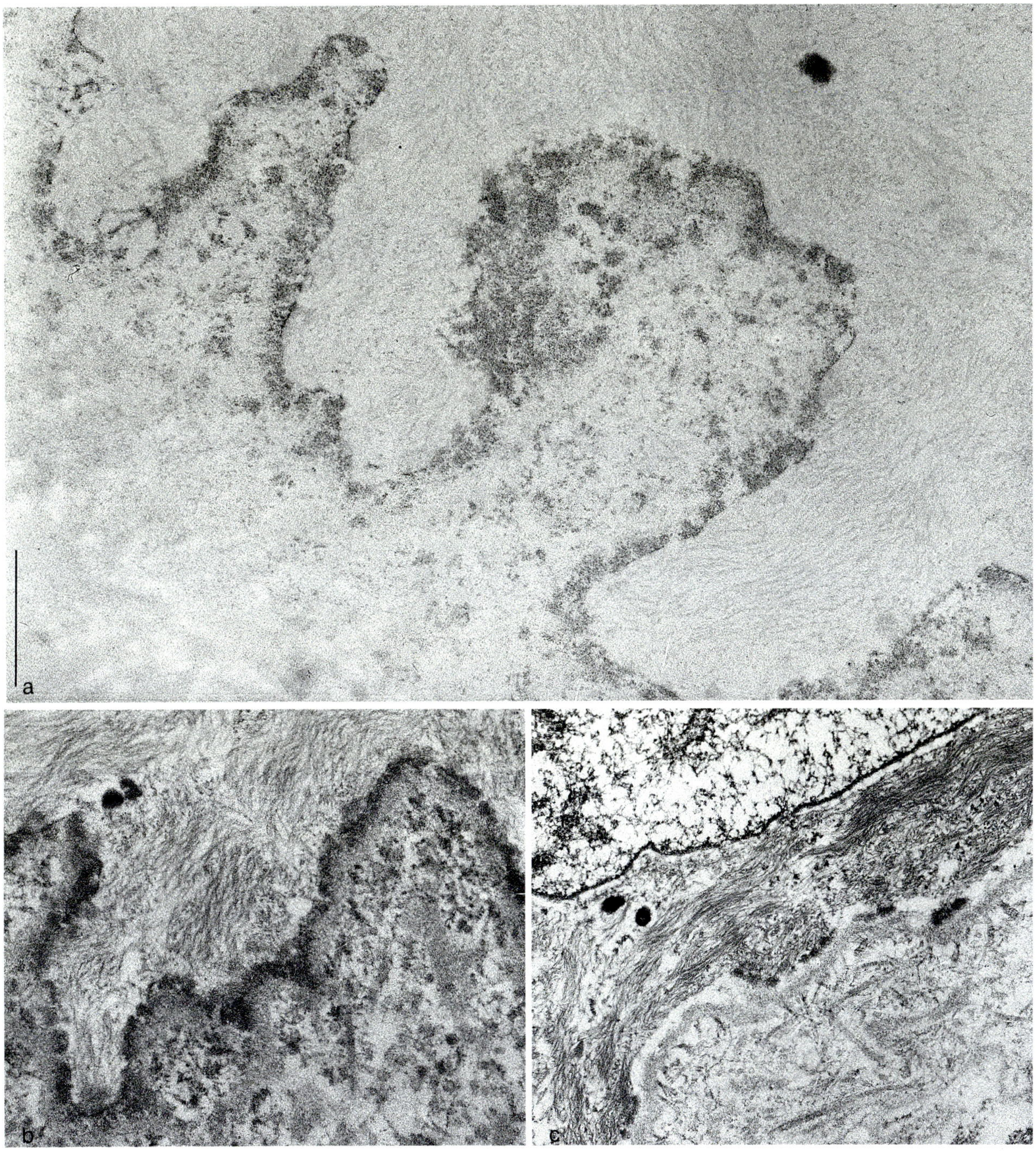

Abb. 1a: Immunperoxydasemethode ohne Gegenfärbung (Herpes gestationis). Das dunkle, granuläre, linear angeordnete Reaktionsprodukt besteht aus C3-Ablagerungen.

Abb. 1b: Das Gewebestück von Abb. 1a gegengefärbt mit Bleicitrat und Uranylacetat [54].

Abb. 1c: Normale menschliche Haut [54]. Das Gewebestück wurde nach derselben Methode wie in Abb. 1b gefärbt.

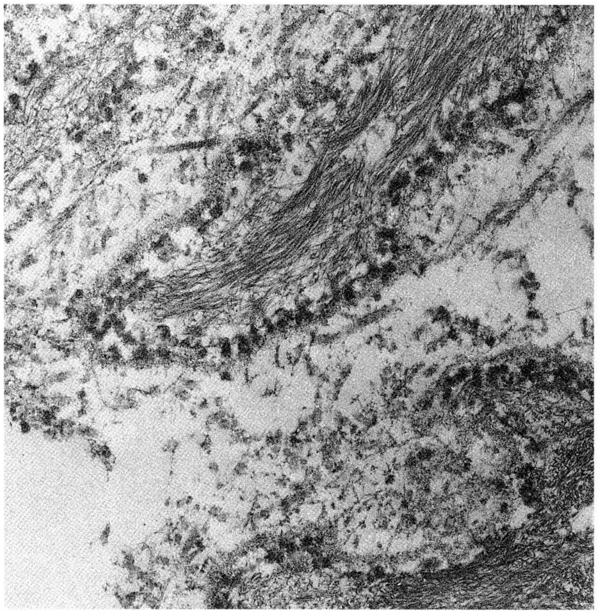

Abb. 2: Das Gewebestück (Herpes gestationis) wurde vor der Färbung nicht mit einem Kryoprotektor inkubiert. (Selbe Färbemethode wie in Abb. 1b.) [54].

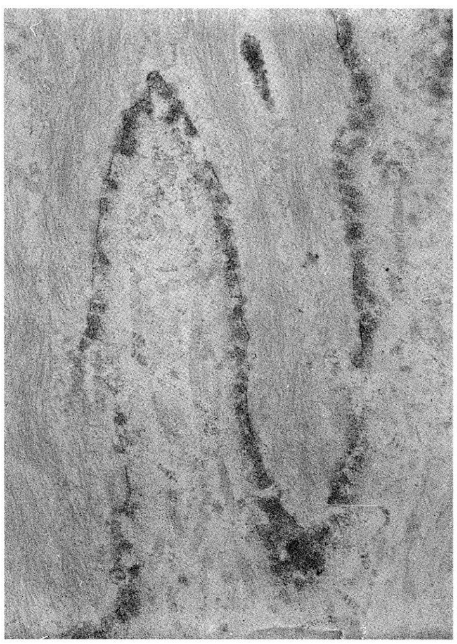

Abb. 3: Das Gewebestück war 4 Monate lang bei −40 °C gelagert. (Selbe Färbemethode wie in Abb. 1a.).

3.2 Immunoferritinmethode zur Elektronenmikroskopie

Einführung

Ferritin ist ein Protein mit einem Eisengehalt von mehr als 20 %. Ferritinmoleküle können elektronenmikroskopisch als elektronendichte Partikel mit einem Durchmesser von annähernd 5 nm dargestellt werden. So können ferritinkonjugierte Antikörper erfolgreich als Sonden eingesetzt werden, um spezifische Antigene und Rezeptoren darzustellen. Der Vorteil dieser Methode besteht in der Einfachheit, mit der jedes Ferritinmolekül nachgewiesen werden kann. Dies erlaubt semiquantitative Auswertungen von Antigenkonzentrationen unter bestimmten Bedingungen. Auf der anderen Seite ist eine geschickte technische Handhabung des doch recht großen Ferritinmoleküls notwendig, damit es in das antigenhaltige Gewebestück, beziehungsweise in die Zelle, eindringen kann [61]. Erst unlängst wurde eine Methode entwickelt, bei der ferritinkonjugierte Antikörper direkt auf Ultradünngefrierschnitte aufgebracht werden.

Präparation des ferritinkonjugierten Antikörpers

Ferritin wird weitgehend durch Rekristallisation von Cadmiumsulfat und Ultrazentrifugation gereinigt. Die Konjugation wird nach der Methode von Kishida et al. durchgeführt [62]. Der Sucrosedichtegradient und die Adsorptionschromatographie sind Schritte zur Reinigung des Konjugates. Die Konzentration des Konjugates wird durch passive Hämagglutination bestimmt. Auch für kommerziell erhältliche Konjugate ist eine Reinigung notwendig.

Durchführung

Die Oberflächenantigene isolierter und kultivierter Zellen sind für das Konjugat leicht zugänglich. Dies gilt auch für Zellen, welche tubuläre Lumina auskleiden. Bei der direkten Methode reagieren die Zellen unmittelbar mit dem Ferritinkonjugat. Bei der indirekten Methode werden die Zellen zunächst mit den spezifischen Antikörpern und dann in einem zweiten Schritt mit dem ferritinkonjugierten sekundären Antikörper inkubiert. Das Gewebestück wird fixiert und zur Elektronenmikroskopie eingebettet. Die Ultradünnschnitte werden entfärbt oder mit Uranylat gegengefärbt. Dies bewirkt eine Kontrastierung von Ferritin gegen den Hintergrund. Abbildung 1 zeigt eine elektronenmikroskopische Aufnahme einer Langerhanszelle in isolierten Epidermiszellen vom Meerschweinchen. Diese wurde mit ferritinkonjugiertem Concanavalin A (Con A) inkubiert, um die Zelloberflächenverteilung von Con-A-Bindungsstellen zu zeigen. Zur Vermeidung unspezifischer Bindungen sollte das Ferritinkonjugat vor Applikation mit geeigneten Materialien absorbiert werden.

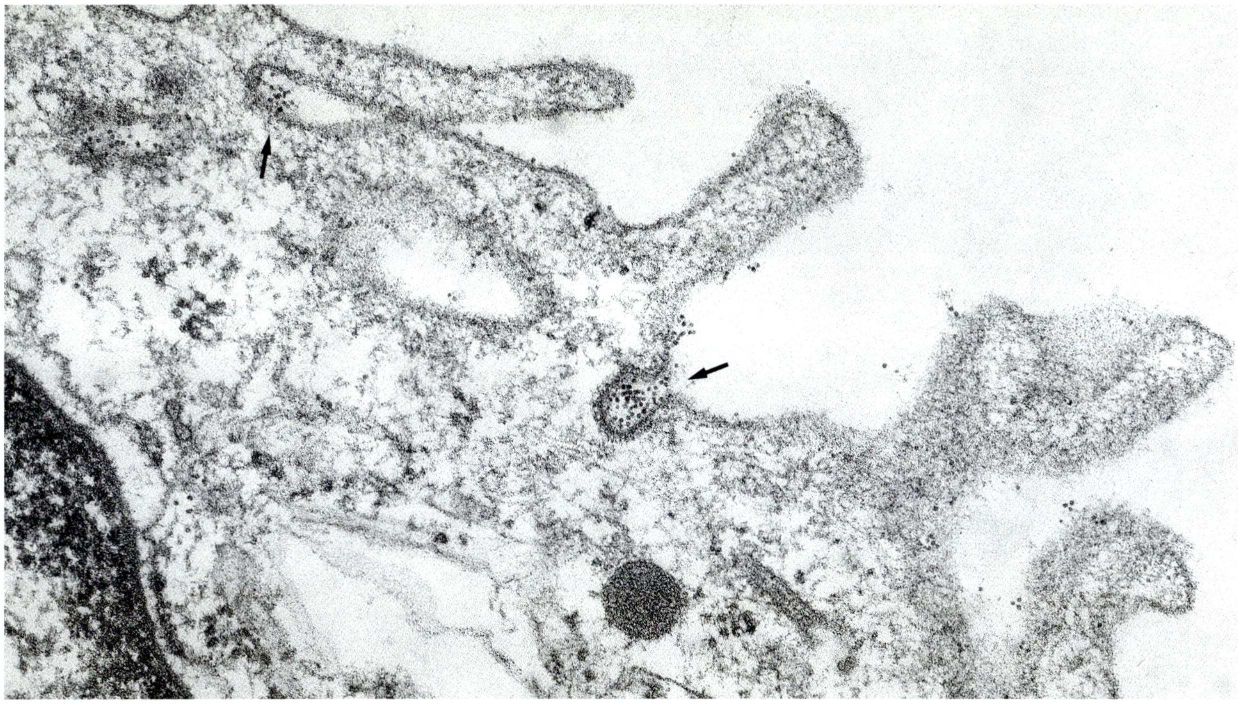

Abb. 1: Verteilung von Con-A-Bindungsstellen auf einer Langerhanszelle. Isolierte Meerschweinchenepithelien wurden 5 min lang mit Ferritin-Con A bei 37 °C inkubiert. Ferritinpartikel zeigen sich in Invaginationen wie auch auf der Oberfläche (70 000fach) [64].

3.3 Immunogoldmethode

Die Anwendung der Immunogoldmethode in der Immunelektronenmikroskopie wurde von Faulk et al. im Jahre 1971 eingeführt [65]. Kolloidales Gold ist leicht nachweisbar und hat den Vorteil, daß bei leichter Veränderung der Teilchengröße Doppelinkubationen möglich sind [66, 69].

Die Gefrierbruchmethode ist ebenfalls eine exzellente Technik, bei der die Lipiddoppelschicht der Zellmembran aufgespalten wird, so daß intramembranöse Strukturen wie Desmosomen, tight junctions und gap junctions sichtbar gemacht werden können.

In diesem Abschnitt soll die „Immungefrierbruchmethode" vorgestellt werden, welche 1985 von Pinto da Silva und Kan eingeführt wurde [67].

Gefrierbruchmethode nach Immunogoldmarkierung

Einzelne Zellen einer Zellsuspension, welche mit kolloidalem Gold beladen sind, werden gefroren und zertrümmert. Die Zelle in der Mitte von Abbildung 1 wurde nach diesem Prinzip aufgebrochen und damit ihre exoplasmatische Membran freigelegt. Der Elektronenstrahl des Elektronenmikroskops durchdringt die Lipidmembran, so daß durch die Schatten der Goldpartikel die exoplasmatische Membran abgebildet wird [67].

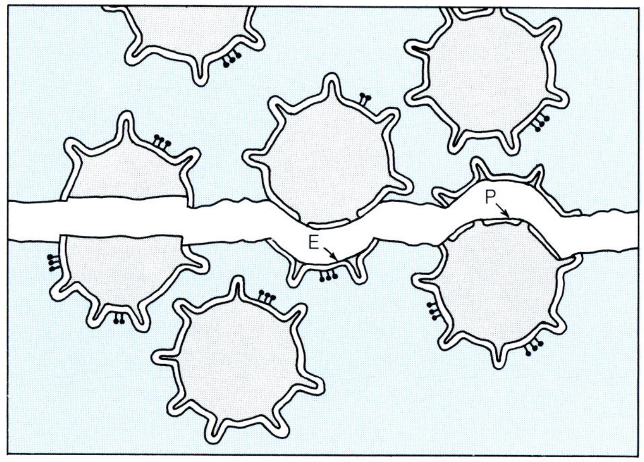

Abb. 1: Schema der Immungefrierbruchmethode.

Methode

Durch Behandlung menschlicher Keratinozyten mit Dispase (5000 U/ml, Hanksche Lösung, 15 min) und Trypsin (0,02%ig, PBS(−), EDTA(−), 10 min) wird ein Dispersum hergestellt. Die Zellen werden mit Serum eines Patienten mit Pemphigus foliaceus eine Stunde lang bei Raumtempe-

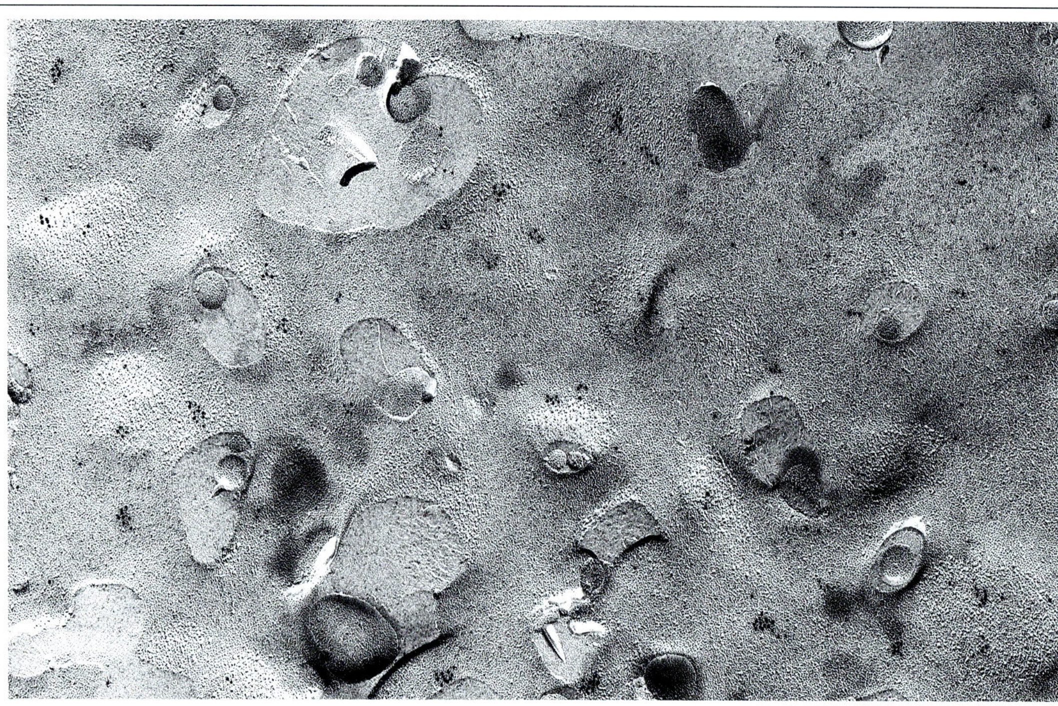

Abb. 2: Lipidmembran mit Desmosomen. Immungefrierbruchmethode (10 000fach).

ratur inkubiert und mit kolloidalem Gold markiertem Antihuman-IgG markiert. Danach erfolgt eine Fixation in 1%igem Glutaraldehyd. Nach Suspension in einer Pufferlösung werden die Zellen gefroren, zertrümmert und mit Platin bedampft (Abb. 2) [68].

Befunde

Die Lipidmembran stellt sich als plane Oberfläche, die intramembranösen Strukturen als konvex vorgewölbte Punkte dar. Die Desmosomen sind als ovale Bezirke erkennbar, in denen die dunklen Punkte Kolloidalgoldpartikeln entsprechen.

Weitere Möglichkeiten

Auch Protein A kann mit der Kolloidalgoldmethode verwendet werden [66, 69]. Die Immungefrierbruchmethode könnte sich als wertvolles Verfahren zur Erforschung der Korrelationen zwischen intramembranösen Antikörpern und den Rezeptoren der intramembranösen Feinstrukturen erweisen.

3.4 Rasterelektronenmikroskopie (REM)

Die dreidimensionale Verteilung spezieller Moleküle auf der Zelloberfläche kann am besten mit Hilfe der Rasterelektronenmikroskopie untersucht werden [70, 71]. Prinzipiell sind die immunologischen Koppelungsmethoden mit denen bei der Immunfluoreszenzhistochemie und der Transmissionsimmunelektronenmikroskopie (TIEM) identisch. Der Hauptunterschied besteht in der Wahl der Konjugate zur Visualisierung.

Auswahl und Präparation von Konjugaten für die REM

Wie in Tabelle 1 dargestellt, werden synthetische Polymere, makromolekulare Proteine und Viren zur Visualisierung bei der REM verwendet. Sie unterscheiden sich jedoch bezüglich Größe, Form, Oberflächenbeschaffenheit und Stabilität, so daß für jedes Experiment das geeignete Konjugat gesucht werden muß. Methoden zur Präparation der Immunkonjugate können grob unterteilt werden in die nichtkovalente Absorptionsmethode (Polystyren Latex, Kolloidalgold usw.) und in die kovalente Konjugationsmethode, bei der brückenbildende Reagentien verwendet werden. Diese sind beispielsweise synthetische Polymere mit funktionellen Gruppen, makromolekulare Proteine oder Viren. Dabei wird meistens Glutaraldehyd als bifunktionales Brückenreagenz verwendet, welches Aminogruppen von Antikörpern mit Aminogruppen von Konjugaten aneinanderkoppelt. Wie bei anderen immunhistochemischen Verfahren verwendet man eine direkte und eine indirekte Methode, wobei bei Verwendung relativ großer Marker wie T4-Bakteriophagen (T4) die indirekte Methode eine höhere Sensitivität aufweist und somit bessere Ergebnisse erzielt [72]. Spezielle Markierungsmethoden wie die Haptensandwichmethode oder die Hybrid-Antikörper-Methode sind zwar bekannt, finden aber nicht generell Anwendung.

Anwendung in der Dermatologie

Im gesamten dermatologischen Fachbereich lagen zu diesem Thema nach einer Literaturrecherche lediglich Veröffentlichungen von Nakaye et al. vor [73, 74, 75]. Im folgenden gehen wir eher skizzenhaft auf die Methode mit T4 ein.

▶

Abb. 1: Blutgruppenantigen A auf menschlichen Erythrozyten mit T4-IgG markiert. T4-IgG ist gleichmäßig über die Zelle verteilt (10 000fach).
Die charakteristische Form jedes T4 ist bei starker Vergrößerung gut erkennbar (60 000fach).

Abb. 2: Blutgruppenantigen A, T4-IgG-markiert, auf menschlichen Blasenepithelien. Infektionsbedingt kommen auch Erythrozyten (RBC) und Stäbchen (rod) vor. Die auf den Erythrozyten sitzenden Antigene finden sich ebenfalls auf den Epithelien (14 000fach).

Tab. 1: Marker zur Visualisierung bei der REM.

	Marker	Form	Größe (nm)
Synthetische Polymere	Polystyren Latex	kugelförmig	200–1000
	Polymetacrylat Latex	kugelförmig	500–1000
	Carboxylierte Polystyren-Kugeln	kugelförmig	220–325
	Copolymer Mikrokugeln	kugelförmig	30–340
	Siliconkugeln	kugelförmig	13.5–20
	Goldgranula	kugelförmig	5–150
Makromolekulare Proteine	Ferritin	kugelförmig	12–15
	Hämocyanin	kugelförmig	35 × 50
	Pyosin R	stabförmig	15 × 110
Viren	OX 174	kugelförmig	25–30
	Bakteriophage T4	hexagonal	85 × 115
		Kopf und Schwanz	19 × 95
	Bushy stunt Virus	kugelförmig	30
	Tabakmosaikvirus	stabförmig	18 × 300
Verschiedene	Fluorescein	nicht einheitlich	–
	Peroxydase-Diamino-benzidin	nicht einheitlich (oft annähernd kugelförmig)	– 20–30

Kapitel 1

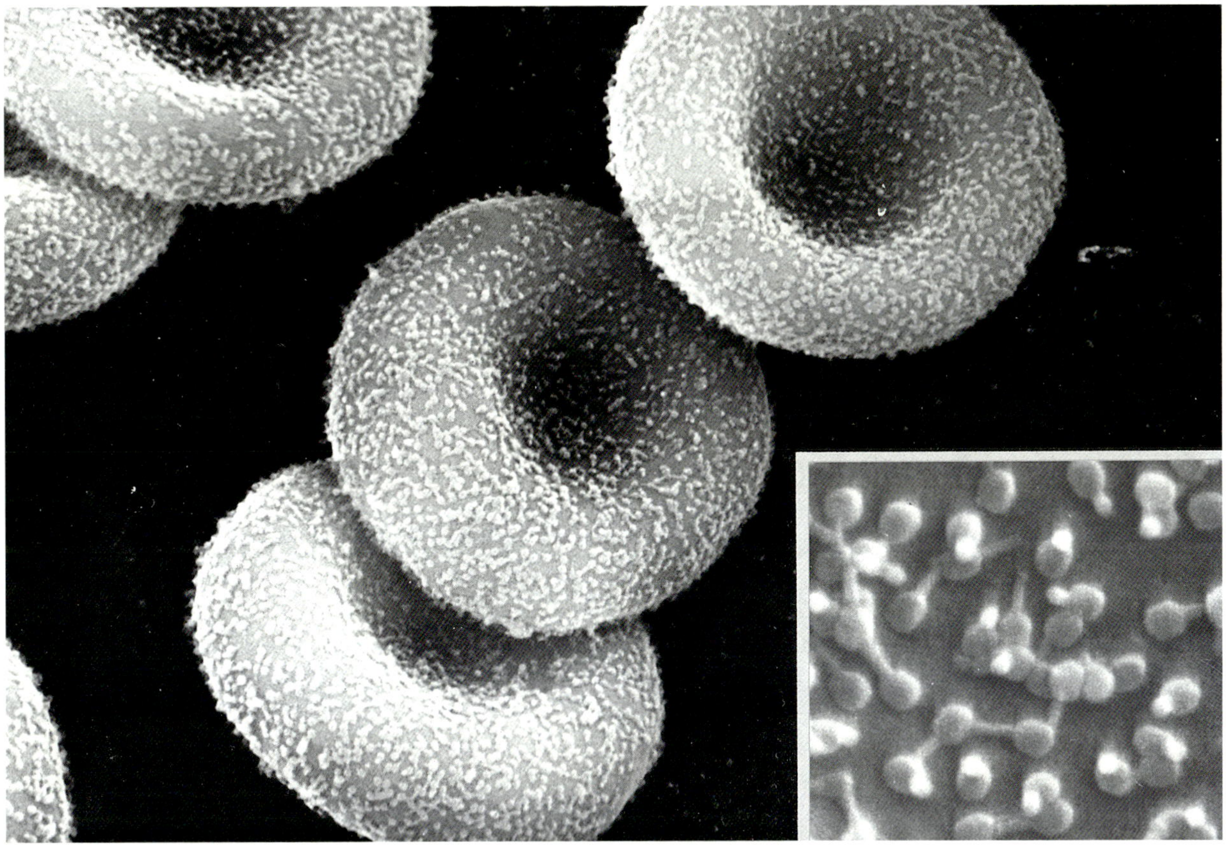

Abb. 1

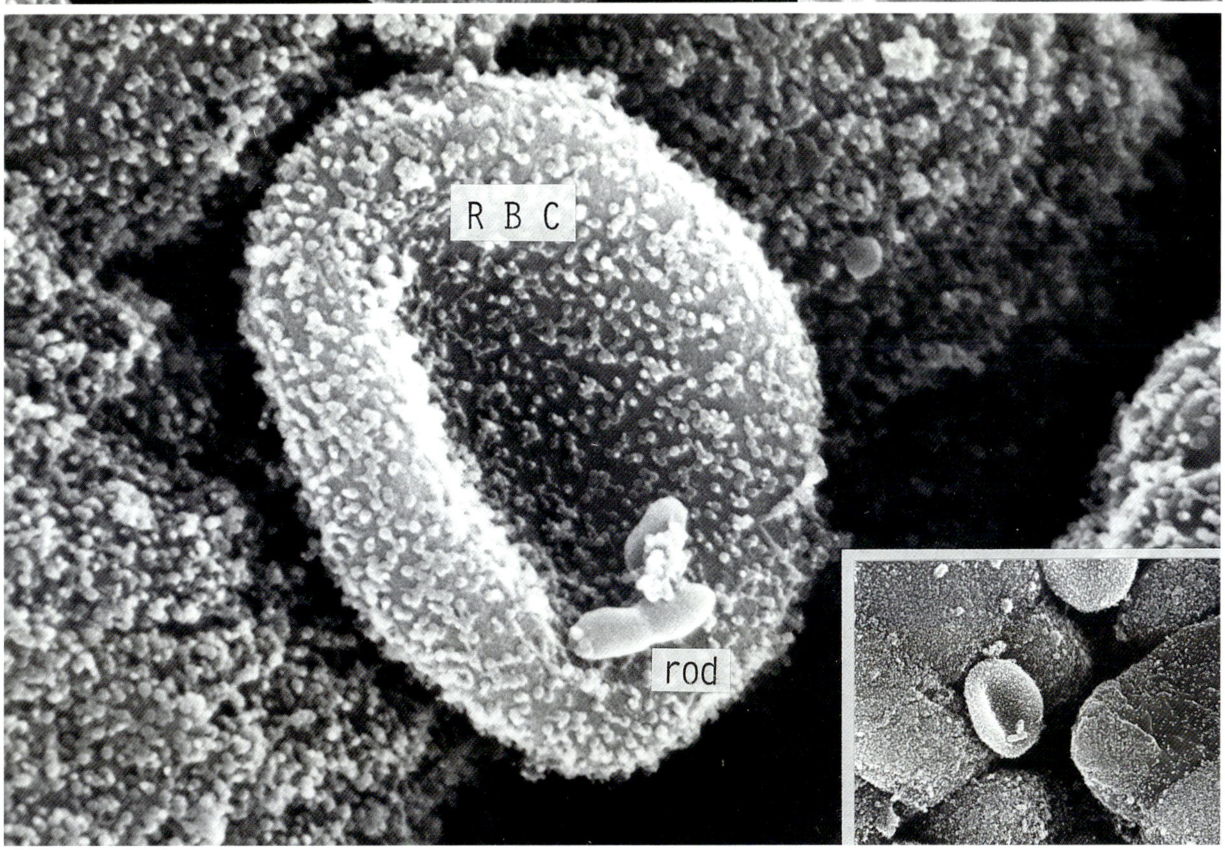

Abb. 2

T4 und das Wirtsbakterium E. coli werden auf einem Nähragar gezüchtet und als Lysat nach einer Routinemethode aufbereitet. Gereinigtes T4 ist lediglich durch stufenweise Zentrifugation des Lysats erhältlich. T4 (4 bis 6 mg/ml) und der Trägerantikörper (IgG, 10 bis 20 mg/ml) werden in einem Proteinverhältnis von 2:1 gemischt und mit 0,5%igem Glutaraldehyd bis zu einer Endkonzentration von 0,05 % versetzt. Nach einstündiger Konjugation wird Glycin zur Inaktivierung restlicher Aldehydgruppen zugegeben und das T4-IgG- Konjugat durch stufenweise Zentrifugation konzentriert und gesammelt. Bei einer Temperatur von 4 °C ist T4-IgG mindestens 6 Monate haltbar, bei −70 °C sogar bis zu 12 Monaten. Generell werden die zu markierenden Zellen bei 4 °C 10 Minuten lang mit 1%igem Glutaraldehyd vorfixiert und mit Glycin behandelt. Nach der indirekten Methode werden sie dann mit T4-IgG inkubiert. Bei der Markierung von Zellsuspensionen werden die Zellen zuerst auf einen mit Poly-L-Lysin beschichteten Objektträger geklebt und dann inkubiert.

Zusammenfassend läßt sich sagen, daß Marker wie gerade T4 mit einer Größe von 100 nm am geeignetsten erscheinen, um einerseits große Oberflächen und viele Zellen gleichzeitig, andererseits auch Gewebeschnitte zu untersuchen [76]. Die charakteristische Form des T4 mit einem hexagonalen Kopf und Schwanz erlaubt es, die Zelloberfläche in einer Übersichtsvergrößerung zu betrachten und dann die Bindungsstelle in einer starken Vergrößerung gezielt zu untersuchen (Abb. 1,2).

Wesentliche Merkmale

- Man kann kommerziell erhältliches Latex verwenden
- Antikörperkoppelung durch Verwendung funktioneller Oberflächengruppen (-NH2, -OH, -COOH)
- Besitzt funktionelle Aminogruppe
- Koppelung an den Antikörper durch negative Oberflächenladung
- Wie bei der TIEM sind verschiedene Koppelungsmethoden möglich
- Morphologische Merkmale sind ähnlich denen der Tabakmosaikviren (TMV)
- Gemeinsame Merkmale bakterieller und pflanzlicher Viren: leichte Reinigung auch bei größeren Mengen, charakteristische Form
- Helligkeitsunterschiede

Kapitel 1

4. Anwendung monoklonaler Antikörper

Einführung

Ziel der Immunhistochemie ist es, mit Hilfe von Antikörpern verschiedene Zellarten oder Gewebestrukturen darzustellen. Zweifellos kann durch den Einsatz von Antikörpern eine hohe Spezifität bei dieser Fragestellung erreicht werden. In diesem Zusammenhang werden gerade monoklonale Antikörper, welche mit der Hybridomtechnik hergestellt werden, zu einem wertvollen Hilfsmittel.

Dieses Kapitel gibt einen Überblick über die Charakteristika monoklonaler Antikörper (mAk) sowie Hinweise zu deren Anwendung in der Immunhistochemie.

Charakteristika monoklonaler Antikörper

Spezifität

Monoklonale Antikörper sind eine Art Myelomprotein, welches von einem Klon von Hybridzellen sezerniert wird. Hybridzellen werden gewöhnlich hergestellt, indem eine kultivierte Myelomzelle aus der Maus mit einem B-Lymphozyten aus der Maus zur Verschmelzung gebracht wird. Dabei handelt es sich um B-Lymphozyten, die einen spezifischen Antikörper gegen eine einzige antigene Determinante produzieren [77]. Somit kann ein monoklonaler Antikörper als ein „reines Reagenz" bezeichnet werden, da er die Kriterien der Homogenität, Reinheit und Spezifität aufweist. Ein und derselbe mAk kann theoretisch permanent und in unbegrenzten Mengen produziert werden, indem die Hybridzellinie kultiviert wird. Die Möglichkeit, Antikörper einer bestimmten Spezifität jederzeit zu reproduzieren, wie auch die Tatsache, daß die zeitaufwendige Absorptionsmethode zum Erhalt der Spezifität wegfällt, stellt einen großen Vorteil der mAk gegenüber den herkömmlichen polyklonalen Antisera dar. Die Charakteristika monoklonaler Antikörper in der Immunhistochemie sind in Tabelle 1 zusammengefaßt. Allgemein ausgedrückt besitzen mAk gemäß ihrer Homogenität eine hohe Affinität sowie eine große Spezifität bei ihrer Reaktion mit einem einzigen Antigen. Da die nachzuweisende antigene Determinante manchmal nur in geringen Mengen im Gewebe exprimiert ist, wird in diesen Fällen eine Reaktionsverstärkung notwendig. Konventionelle Antisera stellen eine Antikörpermischung gegen verschiedene Epitope der nachzuweisenden Strukturen dar und können mAk überlegen sein. Ein Nachteil monoklonaler Antikörper bei der Anwendung im immunhistochemischen Bereich ist der Verlust ihrer Reaktionsfähigkeit am formalinfixierten, paraffineingebetteten Gewebe. Dies liegt an der Bindung zwischen dem mAk und dem Antigen über die Bindungsstelle des Antikörpers an der dreidimensionalen Struktur der antigenen Determinante. Wird diese Struktur durch Fixation oder Gewebeaufarbeitung geschädigt oder vollständig denaturiert, kann der mAk das Antigen nicht mehr erkennen. Daher werden bei Anwendung monoklonaler Antikörper Kryostatschnitte empfohlen. Bei Anwendung konventioneller Antisera bleibt die Reaktivität erhalten, sofern darin ein Antikörper enthalten ist, der sich gegen ein fixationsresistentes Antigen richtet.

Tab. 1: Eigenschaften monoklonaler Antikörper und konventioneller Antisera.

	Monoklonale Antikörper	Konventionelle Antisera
Zusammensetzung	Monoklonales Immunglobulin	Mischung polyklonaler Immunglobuline
Bindung an	Eine antigene Determinante eines Moleküls	Verschiedene antigene Determinanten eines Moleküls
Reproduzierbarkeit	Vollständig	Variation bei den einzelnen Inkubationen
Präparation des Gewebes	Reagieren meist nicht an formalinfixiertem, paraffineingebettetem Gewebe; Kryostatschnitte sind empfehlenswert	Reagieren meist an formalinfixiertem, paraffineingebettetem Gewebe
Kreuzreaktionen	Meist keine; jedoch komplett, wenn identische antigene Determinanten vorhanden sind	Meist vorhanden; Absorptionsvorgänge sind erforderlich
Physikalische Eigenschaften der Immunglobuline	Manchmal unerwartet; für konventionelle immunologische Methoden nicht verwendbar	Typisch

Kreuzreaktionen

Wie oben erwähnt, bindet ein mAk nur an eine einzige antigene Determinante mit ganz bestimmter Struktur. Jedoch vermögen mAk auch an andere Moleküle zu binden, die dieselbe antigene Determinante aufweisen wie das Molekül, gegen das der mAk ursprünglich gerichtet war. Diese Art von Kreuzreaktion kann natürlich nicht durch Absorption verhindert werden. Beispiele solcher Kreuzreaktionen sind in der Literatur beschrieben [78]. Mit anderen Worten besitzen mAk zwar eine Spezifität für eine bestimmte antigene Determinante, sind dabei aber nicht molekül- oder zellspezifisch. Weiß man derartige Reaktionsmöglichkeiten bei der Anwendung monoklonaler Antikörper nicht, kann es leicht zu Fehlinterpretationen immunhistochemischer Ergebnisse kommen. Man sollte sich vor Augen halten, daß die Einführung monoklonaler Antikörper den Wert regelrecht gereinigter konventioneller polyklonaler Antisera von bekannter Spezifität nicht mindert.

Weitere Charakteristika

Monoklonale Antikörper sind etwas eigenartige Immunglobuline, welche von künstlichen Zellen, den Hybridzellen, produziert werden. Sie können sich daher bei einigen Immunreaktionen recht unerwartet verhalten, so zum Beispiel wenn ein mAk der IgG-Untergruppe nicht mit Anti-IgG oder Protein A reagiert. Gerade aus diesem Grund muß der Auswahl des sekundären Antikörpers zum primären mAk besondere Aufmerksamkeit gewidmet werden.

Anwendung monoklonaler Antikörper

Die Details der verschiedenen immunhistochemischen Methoden können in zahlreichen guten Übersichtsarbeiten nachgelesen werden [79, 80]. Grundsätzlich gibt es in der Methodik der Anwendung polyklonaler Antisera und monoklonaler Antikörper keinen wesentlichen Unterschied. Nach unserer Erfahrung ergibt die einfache indirekte Methode (indirekte Immunfluoreszenz oder indirekte Immunenzymhistochemie) gute Ergebnise, wobei positive Resultate nicht zu übersehen sind.

Wo jedoch Immunhistochemie routinemäßig mit käuflich erhältlichen mAk durchgeführt wird, werden ABC oder PAP die Methoden der Wahl sein, um die Kosten bei der Arbeit mit den teuren Antikörpern zu senken. Verstärkungsreaktionen sind notwendig, wenn das nachzuweisende Antigen bekanntermaßen in geringen Mengen im Gewebestück vorhanden ist.

Die Abbildungen 1–4 veranschaulichen Beispiele indirekter Immunenzymhistochemie an normaler Haut mit einem Antikörper, der gegen eine Zellinie maligner Trichilemmome entwickelt wurde. Dieser mAk reagiert mit verschiedenen Komponenten normaler Haut, seine Spezifität wird in Tabelle 2 dargestellt [81].

Neuerdings werden ganze „staining kits" mit mAk gegen Lymphozytensubpopulationen und andere Antigene zum Verkauf angeboten. „Universal kits" mit allen zur Immunhistochemie notwendigen Reagentien, mit Ausnahme des primären Antikörpers, sind ebenfalls auf dem Markt erhältlich und ergeben durchaus befriedigende Resultate. Die Abbildungen 5–8 geben Beispiele immunhistochemischer Markierungen von Lymphozytensubpopulationen.

In den Abbildungen 9–13 wird die Anwendung anhand eines klinischen Beispiels demonstriert. Es handelt sich um einen ulzerierten Tumor am Unterarm eines Japaners. Zur Charakterisierung der Tumorzellen wurden hierbei immunhistochemische Untersuchungen durchgeführt. Die Tumorzellen reagieren positiv mit Anti-LCA (pan-Lymphozyten-Marker) und negativ mit Anti-EMA (Epitheliales Membran-Antigen). Zur weiteren Differenzierung wurden die Lymphozyten mit OKT-Antikörpern inkubiert. Die endgültige Diagnose eines kutanen T-Zell-Lymphoms vom

Tab. 2: Spezifitäten 5 monoklonaler Antikörper gegen maligne Trichilemmome.

Monoklonaler Antikörper	3D6	5C6	2B6	4B5	4A5
Trichilemmom	+	+	+	+	+
Keratinozyten	+ Stratum corneum	+ Stratum granulosum	+ Stratum spinosum	+ Stratum granulosum	+ Stratum basale
Fibroblasten	–	–	–	–	–
Dermale Strukturen	+ M. arrector pili	–	–	+ Elastische Fasern?	–
Haarfollikel	+ Haar, innere Wurzelscheide	+ Innere Wurzelscheide	+ Äußere Wurzelscheide	–	+ Stratum basale
Schweißdrüsen	–	+ Myoepitheliale Zellen	+	–	+ Stratum basale

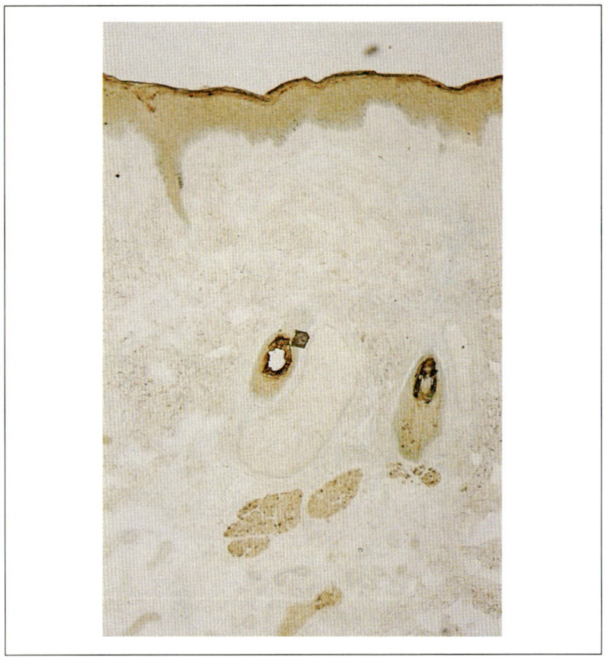

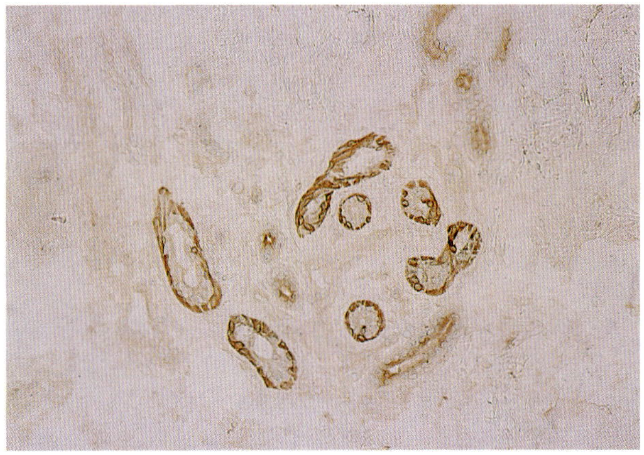

Abb. 2: Der mAk 5 C6 reagiert mit dem Myoepithelium ekkriner Drüsen (100fach).

◄

Abb. 1: Der monoklonale Antikörper 3 D6 reagiert mit der Hornschicht, dem Haar, der inneren Haarwurzelscheide und den Mm. arrectores pilorum (20fach).

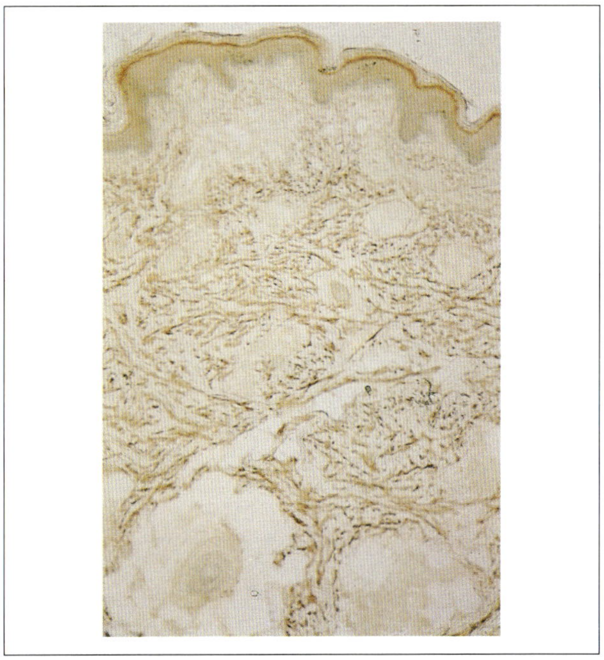

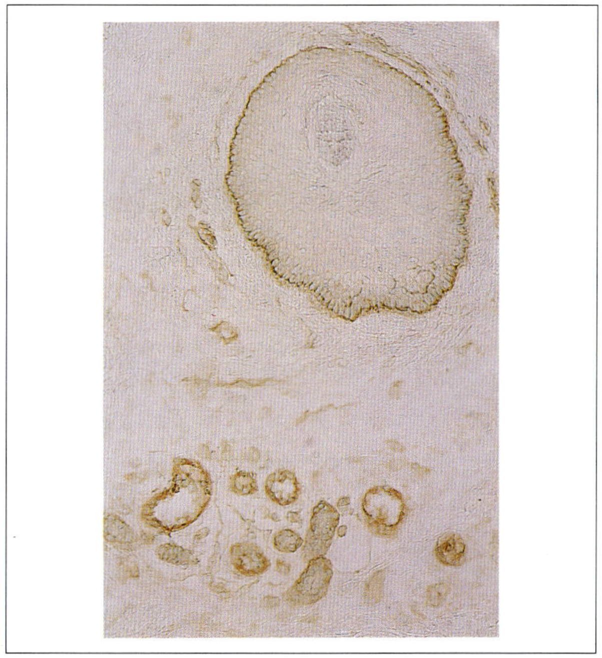

Abb. 3: Der mAk 4 B5 reagiert mit dermalem Fasermaterial (vermutlich elastischen Fasern) (20fach).

Abb. 4: Der mAk 4 A5 reagiert mit der Basalzellschicht von Haarfollikeln und ekkrinen Drüsen (100fach).

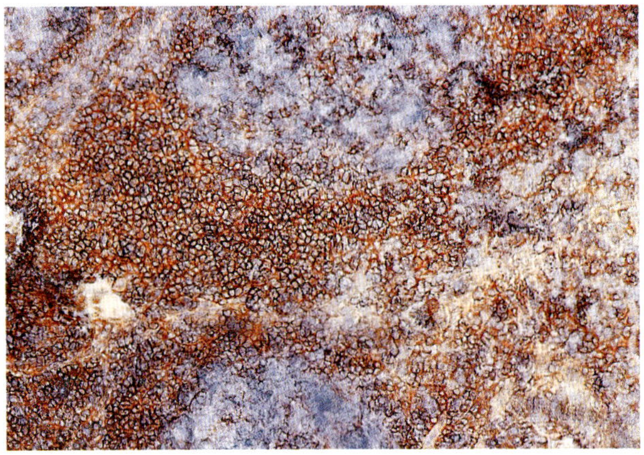

Abb. 5: OKT 4 bei einer menschlichen Tonsille färbt die Mehrzahl der perifollikulären Lymphozyten an (100fach).

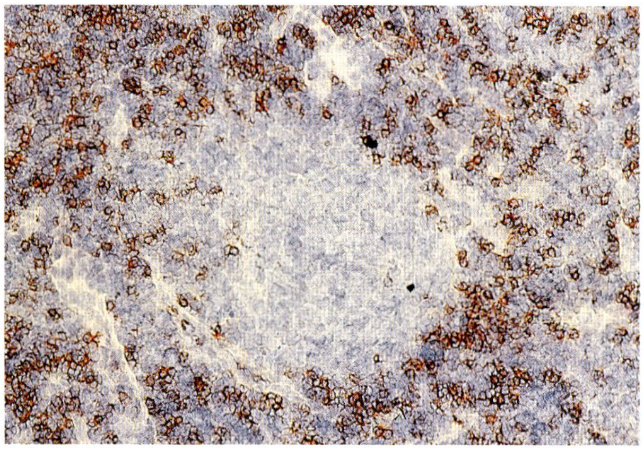

Abb. 6: OKT 8 bei einer menschlichen Tonsille färbt nur einige perifollikuläre Lymphozyten an (100fach).

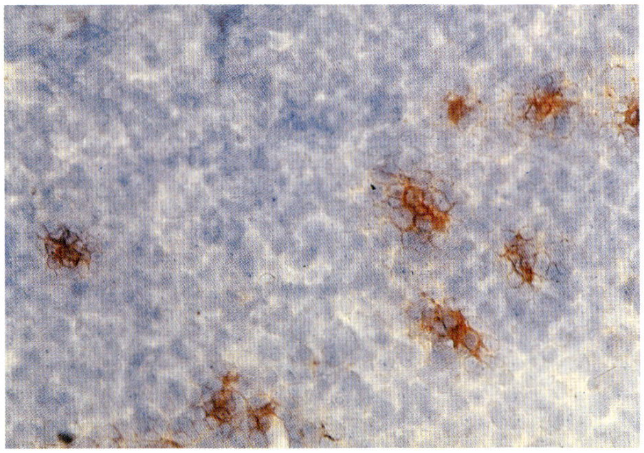

Abb. 7: Interdigitierende Retikulumzellen werden in der T-Zell-Zone einer menschlichen Tonsille mit OKT 6 dargestellt (200fach).

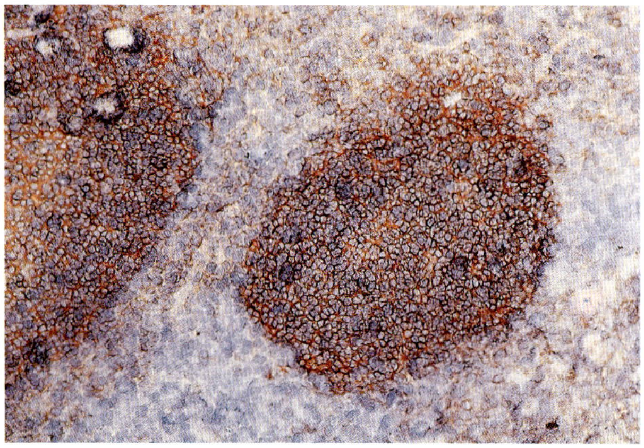

Abb. 8: OKT 7 (monoklonaler Pan-B-Zell-Marker) reagiert stark mit follikulären B-Lymphozyten (200fach).

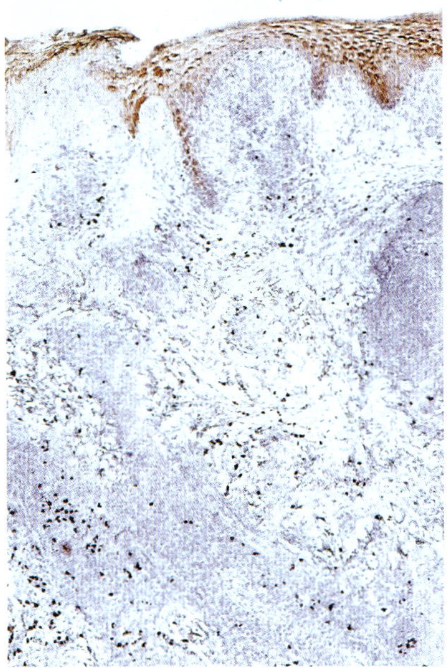

Abb. 9

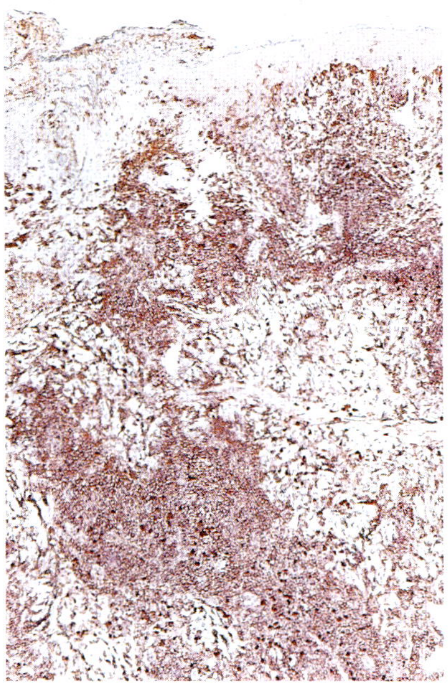

Abb. 10

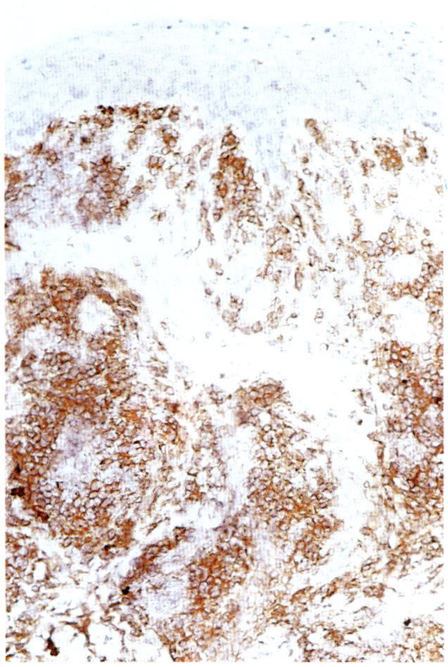

Abb. 11

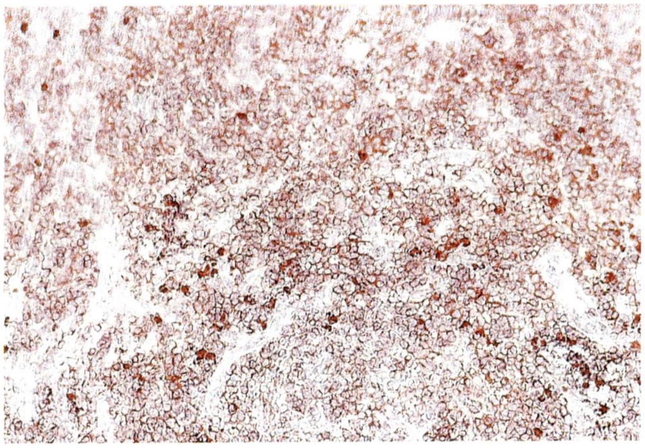

Abb. 12: Die meisten Tumorzellen sind OKT-4-positiv (100fach).

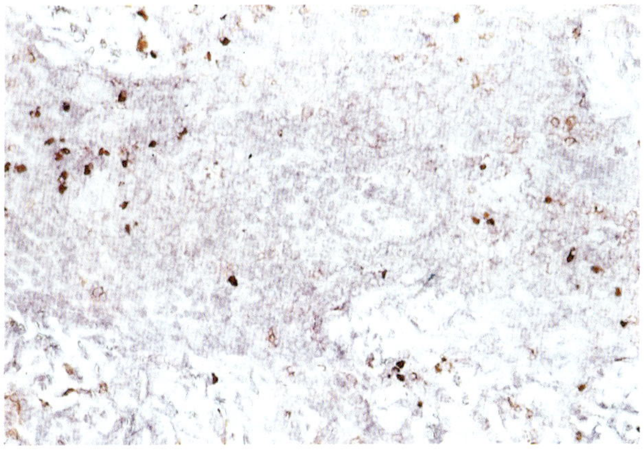

Abb. 13: Die Tumorzellen sind OKT-8-negativ. Vereinzelte positive Zellelemente stellen monohistiozytäre Zellen mit einer starken Aktivität der endogenen Peroxydase dar und sind somit unspezifisch positiv (100fach).

Tab. 3: Technische Gesichtspunkte zur Beachtung bei immunhistochemischen Färbungen mit monoklonalen Antikörpern.

1. Verwendung von Kryostatschnitten aus Gewebe, welches in OCT eingebettet, sofort nach der Entnahme in flüssigem Stickstoff gefroren und bei − 80 °C aufbewahrt wurde. Kryostatschnitte können mehrere Wochen aufgehoben werden, wenn sie in Aceton schnellfixiert und bei − 80 °C eingefroren werden.
2. Kontrollsera (positiv und negativ) sind unerläßlich. Monoklonale Antikörper mit gesicherter Reaktivität gegenüber einem beliebigen Gewebebestandteil dienen als Positivkontrolle (beispielsweise Anti-HLA-mAk für menschliches Gewebe). Als Negativkontrolle dienen Sera nicht-immunisierter Mäuse oder Kulturüberstände der zugrundeliegenden Myelom-Zellinie.
3. Zu keinem Zeitpunkt während der immunhistochemischen Inkubation darf das Präparat austrocknen.
4. Monoklonale primäre Antikörper sollten auf ihre Kompatibilität mit dem sekundären Antikörper geprüft werden.
5. Beim Blockieren der endogenen Peroxydase darf die Antigenität nicht verloren gehen. Wenn eine Blockierung nicht unbedingt erforderlich ist, zeigt die endogene Peroxydase-Aktivität monohistiozytärer Infiltratzellen an, ob die Substratlösung korrekt arbeitet.

nicht epidermotropen Typ ergab sich nach Darstellung des T-Helfer-/Inducer-Zell-Phänotyps der Tumorzellen.

In Tabelle 3 schließlich sind praktische Anregungen für immunhistochemische Färbungen mit monoklonalen Antikörpern zusammengefaßt.

Möglichkeiten monoklonaler Antikörper

Wissenschaftlich bedeutende monoklonale Antikörper in der Immunhistochemie werden sich in kurzer Zeit aus der Flut ständig neuentwickelter Antikörper herauskristallisieren. Dazu gehören beispielsweise Antikörper gegen funktionelle Zellmoleküle oder gegen Onkogene. Dabei werden Antikörper bevorzugt sein, welche auch am formalinfixierten Gewebe angewendet werden können und somit auch retrospektive Untersuchungen erlauben.

Auf dem Gebiet der Autoimmunkrankheiten oder der Tumorimmunologie werden humane mAk aus Human-human-Hybriden wesentlich aussagekräftiger bei der Untersuchung der Immunantwort in vivo sein als mAk von der Maus. Letztere nämlich basieren auf dem Immunsystem der Maus, während humane mAk das Erkennungsmuster des menschlichen Immunsystems wiedergeben.

◄

Abb. 9: Kutanes T-Zell-Lymphom. Die Tumorzellen im Korium reagieren nicht mit Anti-EMA (Epitheliales Membran-Antigen) (20fach).

Abb. 10: Tumorzellen und Zellen des entzündlichen Infiltrates reagieren mit Anti-LCA (Pan-Lymphozyten-Marker) (40fach).

Abb. 11: Die Tumorzellen sind OKT-11-positiv und somit den T-Lymphozyten zuzuordnen. Sie infiltrieren die Epidermis nicht (100fach).

Kapitel 1

5. Wichtige Antikörper*

Die folgenden Tabellen vermitteln einen systematischen Überblick über die wichtigsten Antikörper in der dermatologischen Immunhistochemie und ihre Spezifitäten. Aus der Vielzahl der inzwischen kommerziell erhältlichen Antikörper wurden diejenigen ausgewählt, welche im europäischen Raum aktuell in der Forschung von Bedeutung oder bereits in der klinischen Routine etabliert sind. Tabelle 1 stellt die Antikörper dar, welche gegen in der Diagnostik wichtige Enzyme gerichtet sind. Zusätzlich sind Antikörper gegen Klasse-I- und Klasse-II-Antigene und den EGF-Rezeptor aufgeführt. Tabelle 2 zeigt Antikörper, die in der Haut vorkommende Zellen und davon abgeleitete gut- und bösartige Tumoren markieren. Tabelle 3 [81a] gibt eine Synopsis der im Buch vorkommenden Antikörper und wichtiger Antikörper für die Diagnostik kutaner Lymphome sowie ihre Zuordnung zur CD-Klassifikation. Auf die Darstellung der zahlreichen Antikörper gegen Immunglobuline und Komplementbestandteile wurde hier verzichtet.

* Einschub der deutschen Herausgeber.

Tab. 1: Antikörper, die gegen in der Diagnostik wichtige Enzyme gerichtet sind.

Enzyme, Zytokinrezeptoren, Erreger, HLA-Marker, sonstige	Antikörper[Hersteller]	Clone	pa kr	Spezifität	m p
Enzyme	CEA[DAKO]	A5B7			
	α-1-Antitrypsin[DAKO]		pa	Makrophagen und histiozytäre Neoplasien	p
	α-1-Antichymotrypsin[DAKO]			Makrophagen und histiozytäre Neoplasien	p
Zytokine und deren Rezeptoren	EGF-Rezeptor[DIANOVA]		pa	EGF-Rezeptor	p
Erreger	HSV1[DAKO]		pa	Herpes-simplex-Virus Typ I und gemeinsame Antigene von HSV I und II	p
	HSV2[DAKO]		pa	Herpes-simplex-Virus Typ II und gemeinsame Antigene von HSV I und II	p
	Bovines Papillomvirusantigen (BPV)[DAKO]		pa	Papillomviruskapsid	p
	HIV-1[DIANOVA]	RL16-76-1	kr	gp120- und gp160-Hüllprotein von HIV-1	
HLA-Marker	HLA-Klasse-I-Antigen[DAKO]	W6/32	kr	HLA-ABC	m
	HLA-Klasse-II-Antigen[DAKO]	DK22	kr	Langerhanszellen, interdigitierende Retikulumzellen, Makrophagen, Endothelien	m
	LN 3[CLONAB]		pa	Aktivierte B-Lymphozyten, T-Zell-Zone, Makrophagen	m
Sonstige	Ki-67[DAKO]	Ki-67	kr	Alle proliferierenden Zellen in der späten G1-, S-, M- und G2-Phase des Zellzyklus.	m

DAKO: Dako Diagnostika GmbH Hamburg
DIANOVA/IMMUNOTECH: Dianova GmbH Hamburg
CAMON: Camon Labor-Service GmbH Wiesbaden
CLONAB: Biotest AG Dreieich

kr: Antikörper sind nur an Gefriermaterial verwendbar
pa: Antikörper sind paraffingängig
m: Monoklonaler Antikörper
p: Polyklonaler Antikörper

Tab. 2: Antikörper, die in der Haut vorkommende Zellen und davon abgeleitete gut- und bösartige Tumoren markieren.

Zellen, Gewebe, Tumoren	Antikörper Hersteller	Clone	pa kr	Spezifität	m p
Epithelial	Keratin DAKO	K92	kr	Keratin mit MW von 55 bis 56 kD, suprabasale Epidermis	m
	Kl 1 DIANOVA	Kl 1	pa	Keratin mit MW von 56 kD, überwiegend suprabasale Epidermis	m
	PAN-Zytokeratin-Cocktail CAMON		pa	Zytokeratin 10, 13, 14, 15, 19; überwiegend epidermale Basalzellschicht	m
	Epitheliales Membran-Antigen (EMA) DAKO		pa	Schweißdrüsenepithel, herdförmig in der Epidermis, Plasmazellen, Karzinome	m
Mesenchymal	Vimentin DAKO Vimentin CAMON	V9 VIM 3B4	pa pa	Fibroblasten, glatte Muskelzellen, Endothelien, Perizyten, lymphoide Zellen, Melanomzellen	m
	Desmin DAKO Desmin CAMON	D33 DE-R-11	pa pa	Glatte und quergestreifte Muskulatur und davon abgeleitete Tumoren	m
	Aktin ENZO	HHF35	pa	Glatte und quergestreifte Muskulatur und davon abgeleitete Tumoren	m
Gefäße	Faktor-VIII-assoziiertes Antigen	F8/86	pa	Endothelien und davon abgeleitete Tumoren, Megakaryozyten	m
Nerven	NSE DAKO		pa	Zentrales und peripheres Nervensystem, schwach in glatter und quergestreifter Muskulatur	p
	S-100 DAKO		pa	Schwannsche Zellen, Melanozyten, Langerhanszellen, interdigitierende Retikulumzellen	p
Melanozytäre Zellen	S-100 (siehe oben)				
	HMB45 ENZO		pa	Aktivierte Melanozyten, Zellen des blauen Nävus, Melanome, Klarzellsarkom der Sehnen	m
	225.28S	225.28S	kr	Melanomzellen, Basaliom	m
Neuroendokrine Zellen	Chromogranin A DAKO		pa	Periphere Nerven, neuroendokrine Zellen und davon abgeleitete Tumoren	p
Lymphozyten	T 200 CAMON LCA DAKO	 PD 7/26 und 2B 11	pa pa	Alle Lymphozyten (Ak ist gerichtet gegen das common leucocyte antigen)	m
Pan-B-Zell-Marker	L 26 DAKO	L 26	pa	33-kD-Polypepdid auf B-Zellen	m
	CD 45 R DAKO	4KB5	pa	Polypeptidketten mit 220 kD und 205 kD auf B-Zellen und einigen T-Zellen	m
Pan-T-Zell-Marker	UCHL 1 CLONAB,DAKO	UCHL 1	pa	Antigen mit 180 kD auf einem Isoenzym von CD 45, auf T-Zellen	m
	MT 1 CLONAB		pa	T-Zellen, Monozyten, Makrophagen, Langerhanszellen	m

Wichtige Antikörper

5.

Tab. 2: Antikörper, die in der Haut vorkommende Zellen und davon abgeleitete gut- und bösartige Tumoren markieren.

Zellen, Gewebe, Tumoren	Antikörper [Hersteller]	Clone	pa kr	Spezifität	m p
Makrophagen	Lysozym [DAKO]		pa	Monozyten, Makrophagen, neutrophile Granulozyten	p
	MAC 387 [DAKO]	MAC 387	pa	Monozyten, Makrophagen, Granulozyten, Zellen bei Histiozytosis X und dermatopathischer Lymphadenopathie	m
Basalmembran der Epidermis	Typ-IV-Kollagen [IMMUNOTEC]	11.3.6 (MNC1)	kr	Typ-IV-Kollagen	m
	Typ-IV-Kollagen [DAKO]	CIV22	pa	Typ-IV-Kollagen	m
	Laminin [IMMUNOTEC]	4C12	kr	Basalmembran	m
Amyloid	Amyloid A [DAKO]	mcl (2,3)	pa	Amyloid AA	m
Bindegewebe	Fibronektin [DAKO]		pa	Bindegewebe und Gefäße	p

DAKO: Dako Diagnostika GmbH Hamburg
DIANOVA/IMMUNOTEC: Dianova GmbH Hamburg
CAMON: Camon Labor-Service GmbH Wiesbaden
ENZO: Ortho Diagnostik Systems GmbH Neckargemünd

kr: Antikörper sind nur an Gefriermaterial verwendbar
pa: Antikörper sind paraffingängig
m: Monoklonaler Antikörper
p: Polyklonaler Antikörper

Tab. 3: Antikörper für die Diagnostik kutaner Lymphome und ihre Zuordnung zur CD-Klassifikation.

CD-Klassifikation	Antikörper	Molekular-gewicht in kD	Spezifität
CD 1 a	OKT 6, Leu-6, T6	49	Dendritische Zellen, Langerhanszellen
CD 2	OKT 11, Leu-5, T 11	50	E-Rosetten-Rezeptor-tragende periphere T-Zellen, NK-Zellen
CD 3	OKT 3, Leu-4, T3	16 (26 bis 20)	T3Ag oder Epsilon-Kette (T-Zellen)
CD 4	OKT 4, Leu-3 a, T4	59	T4Ag auf T-Helfer-Zellen, Rezeptor von Klasse-II-Antigen (Langerhanszellen), HIV-Rezeptor
CD 5	OKT 1, Leu-1, T101, T1	67	Pan-T-Zellen, manche B-Zellen
CD 8	OKT 8, OKT 5, Leu-2 a + 2 b, T8	32	T-Suppressor-/Zytotoxische Zellen, Rezeptor von Klasse-I-Antigen
CD 11 a	IOT 16	180 (95)	Leukozyten, LFA1 α-Kette (Adhäsionsmoleküle)
CD 16	Leu-11, OKNK, ION 16	50 bis 65	Monozyten, Neutrophile, NK-Zellen
CD 20	Bl, Leu-16	35 bis 37	Pan-B-Zellen
CD 25	IL-2, T14, Anti-Tac	55	β-Kette des Interleukin-2-Rezeptors, Monozyten, aktivierte B- und T-Lymphozyten
CD 30	Ki-1, RSC-1 Ber H2	105	Aktivierte B- und T-Lymphozyten, Sternberg-Reed-Hodgkin-Zellen, Plasmazellen
CD 45	LCA	200	Pan-Lymphozyten-Marker
CD 45R	Leu-18, HB 10, 11, UCHL1	180	T-Zellen, Monozyten, bestimmte B-Zellen, NK-Zellen
CD 54	IOL54	90	ICAM-1, Leukozyten, Endothelien

Kapitel 2

Zelluläre und extrazelluläre Bestandteile der normalen Haut

Kapitel 2

1. Zellen

1.1 Keratinozyten

1.1.1 Zytoskelett

Einführung

Das Zytoskelett besteht aus Proteinfilamenten, welche ein Netzwerk im Zytoplasma der Zelle bilden. Im Zytoplasma eukaryoter Zellen können drei Arten ultrastrukturell und chemisch unterschiedlicher fibrillärer Strukturen nachgewiesen werden: Mikrofilamente mit einem Durchmesser von 6 nm, welche hauptsächlich aus Aktinfilamenten mit einem Molekulargewicht von 42 bis 43 kD bestehen, Mikrotubuli aus A-Tubulin mit einem Molekulargewicht von 56 kD und B-Tubulin mit einem Molekulargewicht von 42 kD. Intermediärfilamente (IF) werden aufgrund ihrer zellulären Typenspezifität und ihrer Feinstrukturen in fünf Hauptklassen eingeteilt [82]. Dabei handelt es sich um Keratin-IF in epithelialen Zellen, Desmin-IF in Muskelzellen, Vimentin-IF in mesenchymalen Zellen, Gliafilamente in Gliazellen und Neurofilamente in Neuronen. Das Zytoskelett der Keratinozyten, die bekanntlich epitheliale Zellen darstellen, besteht aus Mikrofilamenten, Mikrotubuli und Keratin-IF.

Wichtige Befunde

Normale Keratinozyten in Kultur. Das feine Netzwerk des Zytoskeletts kann im Gewebeschnitt nicht visualisiert werden, da die Schnitte hierfür zu dick sind. Für die Darstellung des Zytoskeletts werden daher Keratinozyten aus Zellkulturen verwendet.

Die Mikrofilamente liegen in Keratinozyten normalerweise nicht zu Fasern gebündelt vor. Mit der Immunfluoreszenzmikroskopie können die einzelnen Filamente oder ihre Bündel nicht dargestellt werden; die intrazytoplasmatischen Mikrofilamente zeigen eine homogene Fluoreszenz, welche im Zentrum der Zelle und in ihrer Peripherie heller ist als im übrigen intrazellulären Raum [83] (Abb. 1a).

Mikrotubuli (Abb. 2a) bilden juxtanukleär ein dichtes Netzwerk, von dem aus Filamentbündel radiär ausstrahlen. Die Enden dieser radiären Filamente haben keine feste Verbindung zu den benachbarten Zellen, während die Keratin-IF mit denen benachbarter Zellen in Verbindung zu stehen scheinen (Abb. 1b 2b) [84, 85]. Die Keratin-IF bilden ebenfalls dichte, zentrale Netzwerke mit radiär ausstrahlenden Filamentbündeln.

Desmosomen stellen sich als schwarze, ungefärbte Flekken am Ende der radiären Keratin-IF-Bündel dar, die mit denen der benachbarten Zellen in Verbindung stehen. Diese Keratinbündel, welche mit den Desmosomen zweier benachbarter Zellen in Verbindung stehen, scheinen eine gemeinsame Zugrichtung ihrer Fibrillen zu besitzen. Diese Zytoskelettelemente zeigen während der Mitosephasen eine dynamische Umstrukturierung [85].

Normale Haut. Epidermale Zellen zeigen immunfluoreszenzmikroskopisch eine gute Anfärbung mit Anti-Aktin, Anti-Tubulin und Anti-Keratin. Da die Inkubationen mit Anti-Aktin und Anti-Tubulin keine nennenswerten Ergebnisse erbracht haben, werden im folgenden nur die Resultate der Immunfluoreszenzuntersuchungen der Keratin-IF beschrieben. Die Keratinfilamente stellen die komplizierteste Klasse der IF dar. Sie bestehen aus zahlreichen Polypeptiden mit Molekulargewichten zwischen 40 kD und 68 kD und isoelektrischen Punkten zwischen pH 5 und pH 8. Sie werden in 19 Untergruppen unterteilt. Die Keratin-IF der Epidermis bestehen hauptsächlich aus 4 dieser 19 Keratine. Diese sind zwei saure Keratine (Typ-I-Keratine mit Molekulargewichten zwischen 56.5 kD und 50 kD) und zwei neutral-basische Keratine (Typ-II-Keratine mit Molekulargewichten zwischen 65 bis 68 kD und 50 kD). Sun et al. haben spezifische monoklonale Antikörper entwickelt: AE_1 gegen Typ I, AE_3 gegen Typ II und AE_2 gegen beide Keratintypen, welche nur in suprabasalen Zellen exprimiert werden [85, 86]. Die spezifische Reaktivität dieser Antikörper wurde mit Immunoblotting überprüft. AE_1 reagiert immunhistochemisch mit den Basalzellen der Epidermis, AE_2 und polyklonale Antikörper gegen 67-kD-Keratine reagieren mit den suprabasalen Zellen [87]. Die Untersuchungen mit diesen monoklonalen Antikörpern haben gezeigt, daß 56,5-kD (Typ I)- und 65- bis 68-kD (Typ II)-Keratine Marker für die Keratinisierung sind; 48-kD (Typ I)- und 56-kD (Typ II)-Keratine sind Marker für Proliferation bzw. Nicht-Differenzierung und 50-kD (Typ I)- und 58-kD (Typ II)-Keratine sind „breite" Marker für Keratinozyten [86].

Kranke Haut. Während es noch keine Berichte über eine abnormale Ausstattung des Zytoskeletts in den epidermalen Zellen kranker Haut gibt, wurde die abnormale Expression von Keratin-Subunits bereits an mehreren Dermatosen studiert [88].

Bedeutung dieser Befunde in der Dermatologie

Da in der letzten Zeit eine Vielzahl monoklonaler Antikörper gegen Keratine entwickelt wurden, finden sie jetzt als

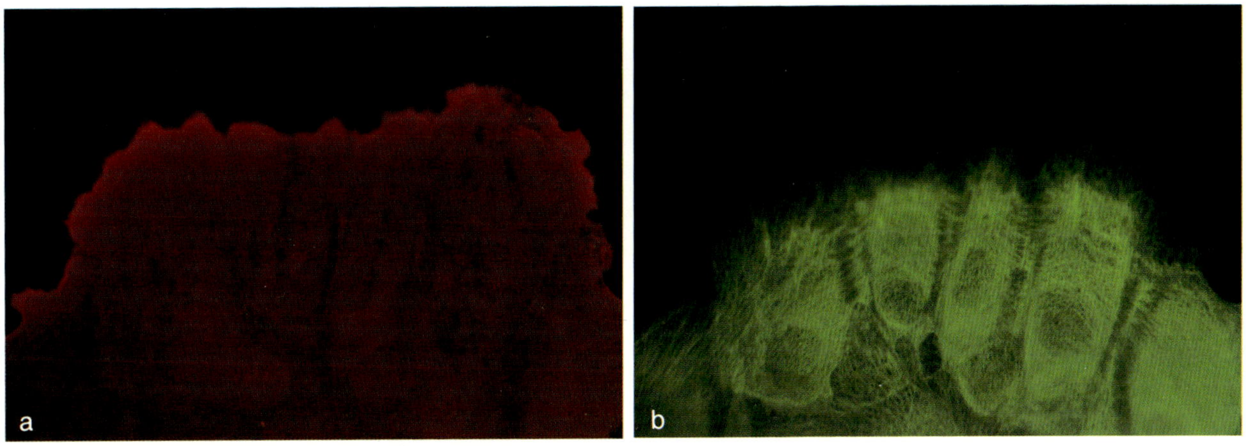

Abb. 1: Menschliche Keratinozyten in Zellkultur mit Anti-Aktin (Rhodamin, a) und Anti-Keratin (FITC, b) angefärbt.

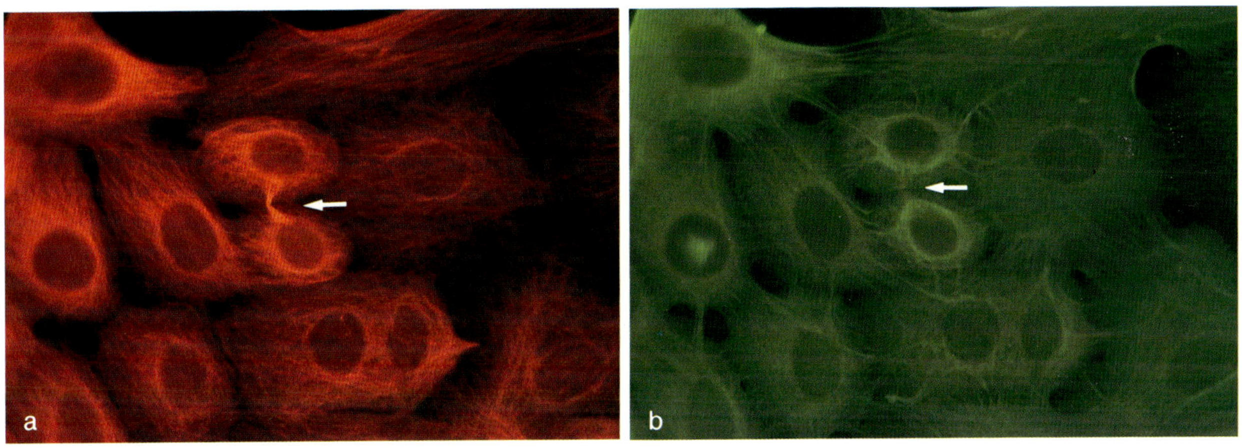

Abb. 2: Menschliche Keratinozyten in Zellkultur. Doppelfärbung mit Anti-Tubulin (Rhodamin, a) und Anti-Keratin (FITC, b). Die Zellen in der Bildmitte befinden sich in der Mitosephase (Telophase) und werden noch durch Bündel von Mikrotubuli zusammengehalten. Gebündelte Keratin-IF stehen mit denen der benachbarten Zellen in Kontakt. Die Mikrotubuli haben keine Verbindung mit den benachbarten Zellen, die sich in der Interphase befinden.

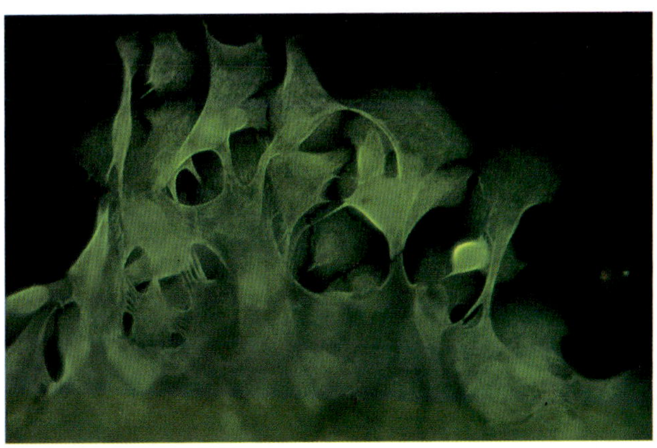

Abb. 3: Zugabe von Pemphigus-Serum hat zu einem Verlust der Zellkontakte geführt, sichtbar an der Retraktion der Keratin-IF von der Zellperipherie.

Marker für den Differenzierungsgrad von Keratinozyten in Diagnostik und Forschung Anwendung [89]. Die nicht immunfluoreszenzgebundene Untersuchung über die Anordnung der IF wird für die Erforschung des Mechanismus des Zellzusammenhalts eingesetzt, da die Retraktion der Keratin-IF sehr sensitiv den Verlust desmosomaler Kontakte anzeigt (Abb. 3) [90].

Technische Gesichtspunkte

Für eine gute immunfluoreszenzmikroskopische Darstellung sollten die Zellen auf Glasobjektträgern angezüchtet, mit Methanol bei −20 °C für 7 bis 10 Minuten fixiert und anschließend mit 0.5%igem Triton X-100 behandelt werden. Anschließend werden die Zellen auf den Objektträgern immunhistochemischen Methoden unterzogen.

1.1.2 Haarkeratin

Herkunft und Eigenschaften

Haarkeratin setzt sich aus fibrillären Proteinen (FP) und Matrixproteinen (MP) zusammen. Mit Harnstoff und 2-Mercaptoethanol werden FP und MP aus dem Haar als Fraktionen mit hohem und niedrigem Schwefelgehalt extrahiert. Während der Extraktion müssen diese Proteine alkyliert werden. Man erhält dann die Haar-FP als S-Carboxymethyl-Keratin [91]. Hierin unterscheiden sich die Haar-FP von den epidermalen FP, für deren Extraktion keine Alkylierung notwendig ist. Allgemein wird angenommen, daß Haar-FP Tonofilamente oder Keratinfilamente bilden, die einen der hauptsächlichen Zellbestandteile des Haarschaftes darstellen.

Haar-FP wurden durch ein- und zweidimensionale Gelelektrophorese untersucht und in verschiedene Polypeptidbanden oder -spots aufgetrennt. Hierbei zeigte sich, daß die Haar-FP sich in ihrer molekularen Zusammensetzung von denen der Epidermis und des Nagels unterscheiden [92, 93].

Immunologische Untersuchungen mit polyklonalen Anti-Keratin-Antikörpern führten zu der Schlußfolgerung, daß keine immunologische Kreuzreaktivität zwischen epidermalen und follikulären FP besteht [92]. Dieses Konzept mußte jedoch modifiziert werden, da die inzwischen hergestellten monoklonalen Anti-Haarkeratin-Antikörper gegen menschliche Haar-FP, die als HKN-2, HKN-4, HKN-5, HKN-6 und HKN-7 bezeichnet werden, verschiedene immunologische Reaktionsmuster mit menschlichen Geweben zeigen [94, 95]. Die Immunoblotanalyse zeigt, daß HKN-2 und HKN-4 mit einigen der Elektrophoresebanden von Haar-FP und epidermalen FP reagieren, während HKN-5, -6 und -7 nur die Haar-FP-Banden anfärben [94, 95].

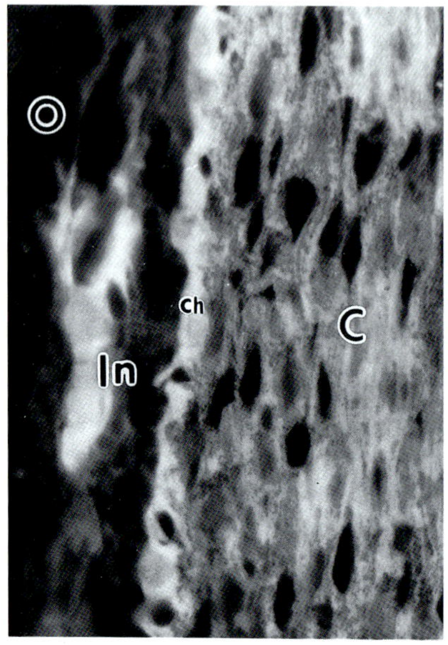

Abb. 4: Immunhistochemische Darstellung der keratogenen Zone des Haares mit HKN-6. (C = Haarkortex; ch = Haarkutikula; In = innere Haarwurzelscheide; O = äußere Wurzelscheide) (220fach).

Immunhistochemische Befunde im normalen menschlichen Gewebe

HKN-5, -6 und -7 zeigen eine immunhistochemische Spezifität für Haar. HKN-6 und -7 zeigen nur eine Reaktion mit Zellen in der Haarmedulla, dem Kortex, der Kutikula und der inneren Haarwurzelscheide in der keratogenen Zone (Abb. 4) [94]. HKN-5 färbt außerdem die innere Zellage (IZL) der äußeren Wurzelscheide (ÄWS) (Abb. 5) [95]. Die IZL zeigt ultrastrukturell eine eigenartige Zelldifferenzie-

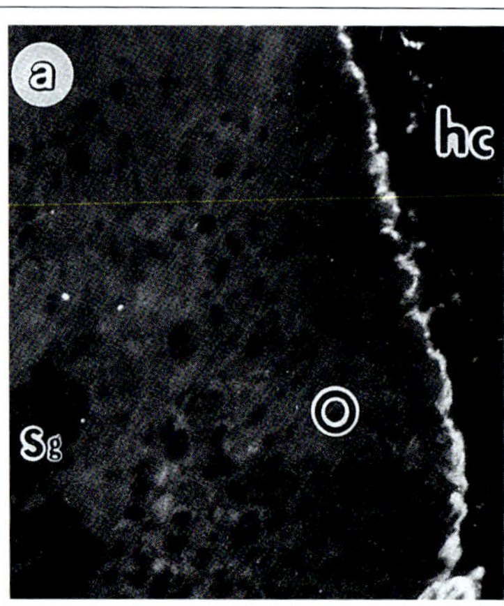

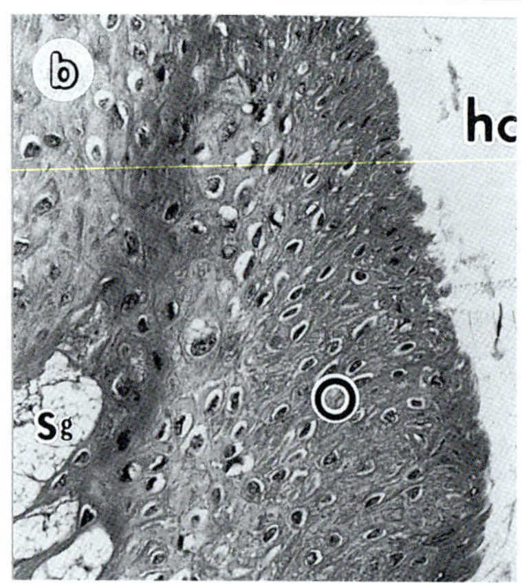

Abb. 5: (a): Immunhistochemische Darstellung des Follikelepithels mit HKN-5. (b): Derselbe Schnitt in der HE-Färbung. Beachte die lineare Immunfluoreszenz auf der Oberfläche der äußeren Wurzelscheide (O), die zum Haarausführungsgang (hc) hin eine trichilemmale Verhornung erfährt (Sg = Talgdrüse) (220fach).

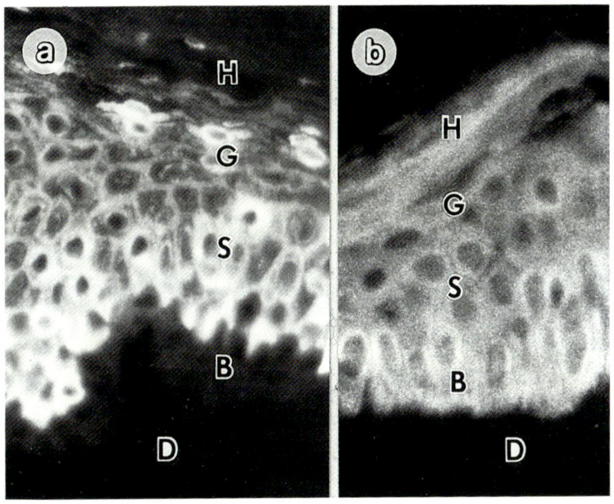

Abb. 6: Immunhistochemische Darstellung der Epidermis. a: Färbung mit HKN-2. b: Färbung mit HKN-4. (B = Basalzellschicht; D = Dermis; G = Granularzellschicht; H = Hornschicht; S = Stratum spinosum) (300fach).

rung, die sich von der der ÄWS unterscheidet. Andererseits zeigen bestimmte Zellen der ÄWS, der Epidermis (Abb. 6a), der Talgdrüsen und der Schweißdrüsen mit den zugehörigen myoepithelialen Zellen eine Reaktion mit HKN-2, während die Basalzellen der Epidermis und der ÄWS sowie die sekretorischen Zellen der Schweißdrüsen nicht HKN-2-positiv sind. Die Bindungsstellen für diese monoklonalen Antikörper beschränken sich auf bestimmte epitheliale Areale der Haut, während HKN-4 mit allen Hautepithelien einschließlich der gesamten Epidermis (Abb. 6b), den Hepatozyten und hepatischen Gallengangsepithelien, Glomerulumepithelien und Parietalzellen der Bowmanschen Kapsel in der Niere sowie epithelialen Zellen des Intestinums reagiert. Man nimmt an, daß HKN-4 an eine der antigenen Determinanten der FP-Moleküle, welche sich in den Epithelien verschiedener menschlicher Gewebe finden, bindet. Keiner dieser monoklonalen Antikörper reagiert mit Zellen neuraler, muskulärer oder vaskulärer Gewebe oder mit anderen mesenchymalen Komponenten.

Bedeutung für die Dermatologie

Die oben beschriebenen monoklonalen Anti-Keratin-Antikörper scheinen für die Untersuchung der Zelldifferenzierung in normalem menschlichem Haar ebenso wie zum Studium des Haarzyklus bei Tieren geeignet zu sein, da sie auch mit tierischen Epithelien reagieren (unveröffentlichte Daten). Monoklonale Antikörper mit Spezifität gegen verschiedene Hautanhangsgebilde oder ihre Komponenten, wie die oben genannten Anti-Haarkeratin-Antikörper HKN-5, -6 und -7, werden genauere Informationen über die Differenzierung verschiedener epithelialer Tumoren der Haut erbringen. Dabei wird auch die Untersuchung des biologischen Verhaltens verschiedener epithelialer Zellreihen der Haut in vitro und in vivo möglich werden.

Technische Gesichtspunkte bei den Färbungen

Für die Immunfluoreszenz und die Immunperoxydasemethode sind unfixierte, gefrorene Gewebe notwendig; jede Art der Fixierung vermindert die Reaktivität der monoklonalen Anti-Haarkeratin-Antikörper. Es steht fest, daß bei Verwendung fixierter Gewebe falsch negative Reaktionen zustandekommen. Der Verlust an Reaktivität reduziert sich jedoch auf ein Minimum, wenn die Gewebe in Alkohol fixiert werden.

Alle monoklonalen Antikörper, HKN-2, -4, -5, -6 und -7, gehören zur Subklasse Maus-IgG_1.

1.1.3 Desmosomen

Ursprung und Eigenschaften des Anti-Desmosomen-Antikörpers

Desmosomen stellen interzelluläre Verbindungsstrukturen dar und kommen in großer Anzahl zwischen epithelialen und myokardialen Zellen vor. Desmosomen sind vor allem in der Epidermis gut entwickelt und können lichtmikroskopisch am besten im Stratum spinosum als Interzellularbrükken gesehen werden.

Die Zellmembranen zweier benachbarter Zellen verlaufen parallel. Wird zur transmissionselektronenmikroskopischen Betrachtung ein Desmosom senkrecht zur Zellmembranebene geschnitten, stellt sich zwischen den zwei Zellmembranen eine stark elektronendichte lineare Struktur dar, die als interzelluläre Kontaktschicht bezeichnet wird. Zusätzlich findet man eine stark elektronendichte Plaque, die sogenannte Bindungsplaque, die der inneren Oberfläche jeder Zellmembran anliegt. Um diese Plaques sammeln sich zahlreiche Tonofilamente, welche in ihr verankert sind (Abb. 7).

Elektronenmikroskopie an der Epidermis mit der Gefrierbruchmethode zeigt, daß der desmosomale Bezirk der Zellmembran eine ovale Gestalt von 0,3 bis 0,7 μm Länge besitzt. Pro μm^2 Zellmembran befinden sich ein bis zwei Desmosomen. Im Bereich der Desmosomen läßt sich eine vermehrte Anzahl intramembranöser Partikel nachweisen [97]. In der Zellkultur zeigt die Ausbildung von Desmosomen durch epidermale Zellen eine deutliche Abhängigkeit von der Calciumkonzentration des Kulturmediums; mit zunehmender Calciumkonzentration nimmt auch die Zahl der ausgebildeten Desmosomen zu [98].

Die Komponenten der Desmosomen sind biochemisch analysiert worden. Desmoplakin I und II sind desmosomale

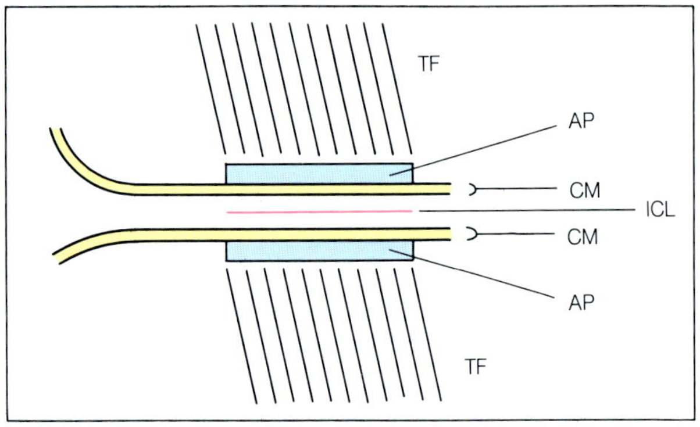

Abb. 7: Elektronenoptisches Schema eines Desmosoms (AP = Bindungsplaque; CM = Zellmembran; ICL = interzelluläre Kontaktschicht; TF = Tonofilamente).

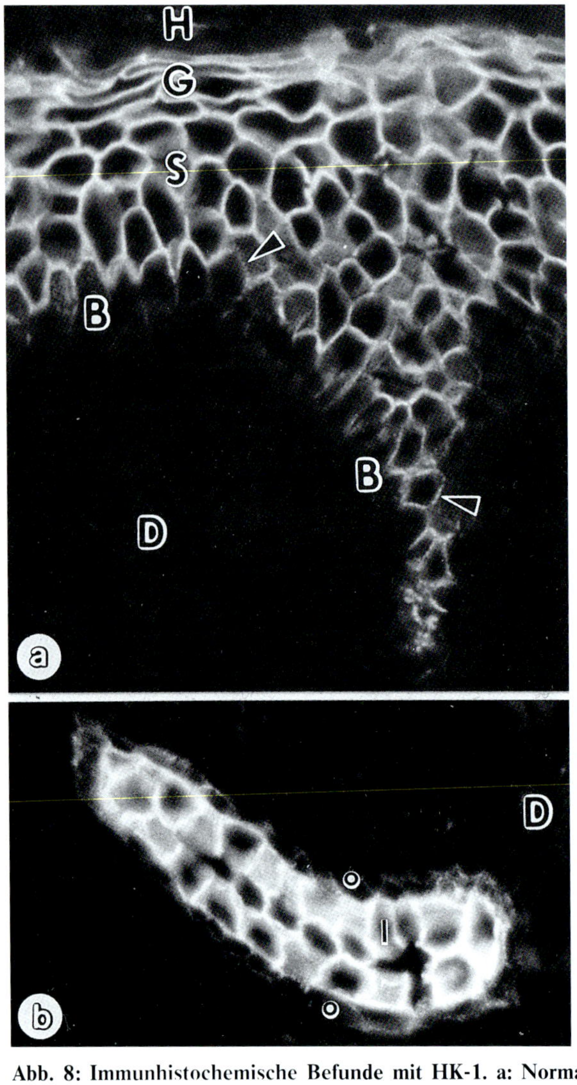

Abb. 8: Immunhistochemische Befunde mit HK-1. a: Normale Haut, b: Ausführungsgang einer ekkrinen Drüse. (B = Basalzellschicht; D = Dermis; G = Stratum granulosum; H = Stratum corneum; I = innere Zellage; O = äußere Zellage; S = Stratum spinosum; Pfeile: gesprenkelte Immunfluoreszenz) (340fach).

Polypeptide aus Rinderepidermis mit einem Molekulargewicht von 250 kD bzw. 215 kD. Polyklonale Antikörper reagieren immunhistochemisch mit den Desmosomen und Hemidesmosomen epithelialer und myokardialer Zellen von Menschen, Rindern, Hühnern und Nagetieren sowie zytochemisch mit den Bindungsplaques [99]. Andererseits wird berichtet, daß zwei Glykoproteine mit Molekulargewichten von 115 kD und 100 kD, sogenannte Desmocolline, in den Interzellularräumen der Desmosomen lokalisiert sind und mit der Adhäsionsfunktion der Desmosomen in Zusammenhang stehen sollen [100].

Der monoklonale Antikörper HK-1, ein monoklonaler Antikörper aus der Maus, der gegen die schwefelarmen Proteine aus menschlichem Haar produziert wurde, zeigt eine spezifische Reaktion mit den Desmosomen verschiedener epithelialer und myokardialer Zellen. Mit der Immunperoxydasemethode kann das Bindungsplaque-Areal der Desmosomen mit HK-1 elektronenmikroskopisch dargestellt werden. Dieser monoklonale Antikörper scheint an eine in den Bindungsplaques enthaltene Substanz zu binden, die sich möglicherweise von den oben beschriebenen Desmoplakinen unterscheidet, da er keine Hemidesmosomen anfärbt [101].

Immunhistochemische Befunde mit HK-1

Normale menschliche Haut. Immunhistochemisch zeigt HK-1 eine schwache Anfärbung der interzellulären Verbindung zwischen Basalzellen, während er die membranösen Anteile des Stratum spinosum und granulosum stark anfärbt. Das Immunfluoreszenzmuster ist in den unteren Zelllagen granulär, während es in den oberen linear erscheint (Abb. 8a). Die dermo-epidermale Junktionszone und die Hornschicht reagieren nicht mit HK-1 (Abb. 8a). Die peripheren Anteile der inneren Zellage von Schweißdrüsen zeigen ebenfalls eine stark positive Reaktion mit HK-1, während die äußeren Zellen der Schweißdrüsengänge (Abb. 8b) und die sekretorischen Zellen der Schweißdrüsen nur eine schwach positive Reaktion mit diesem Antikörper aufweisen. In der behaarten Haut zeigt die Zellperipherie der Zellen der äußeren Wurzelscheide eine gesprenkelte Immunfluoreszenz mit HK-1 (Abb. 9a). Die Haarmatrixzellen (germinative Zellen) reagieren nahezu gar nicht, mit zunehmender Ausreifung der Zellen zur Gewebeoberfläche hin findet man an den Zellgrenzen jedoch eine zunehmend deutlichere Fluoreszenz. In der keratogenen Zone zeigt sich eine mäßige lineare Immunfluoreszenz in der Peripherie der Haarzellen und eine starke lineare Fluoreszenz in der Peripherie der Zellen der inneren Wurzelscheide, welche kurz vor der Keratinisierung stehen (Abb. 9b). Keratinisierte Haarzellen zeigen keine Reaktion. Die peripheren (germinativen) Zellen und ausreifenden Zellen der Talgdrüsen zeigen eine mäßige bis schwache Anfärbung mit HK-1. Mesenchymale Gewebe wie Musculi arrectores pilorum, Nerven, Gefäße, Fibroblasten, Infiltratzellen sowie kollagene und elastische Fasern reagieren nicht mit HK-1.

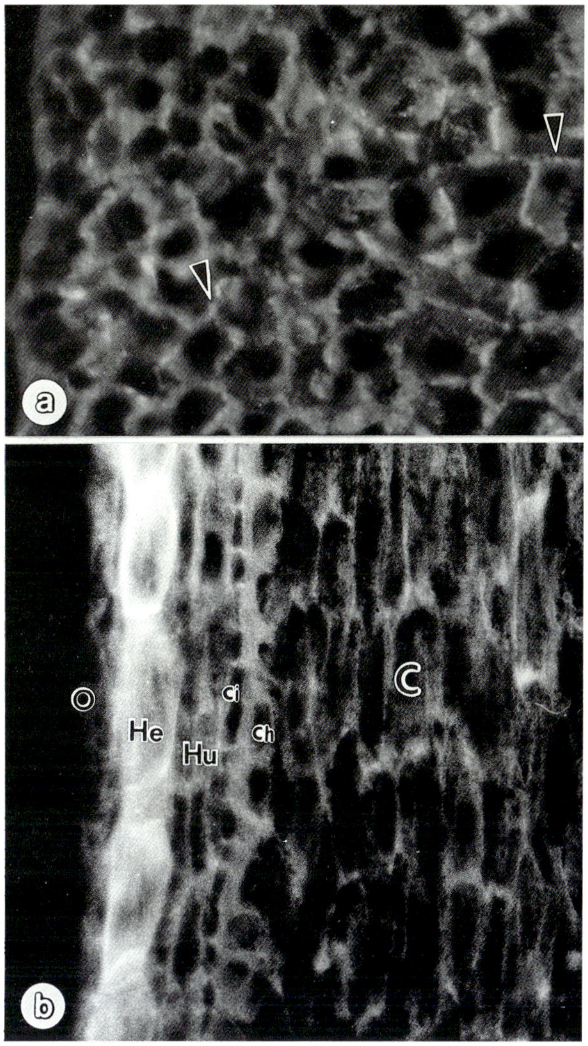

Abb. 9: Immunhistochemische Befunde mit HK-1. a: Isthmusbereich der äußeren Wurzelscheide, b: keratogene Zone des Haares. (C = Haarkortex; ch = Haarkutikula; ci = Kutikula der inneren Wurzelscheide; He = Henle-Schicht; Hu = Huxley-Schicht; o = äußere Wurzelscheide; Pfeile: gesprenkelte Immunfluoreszenz) (340fach).

Pathologisch veränderte Haut. Obwohl bisher wenige immunhistochemische Studien unter Verwendung von monoklonalen und polyklonalen Anti-Desmosomen-Antikörpern durchgeführt wurden, sind die Befunde, die mit HK-1 bei den akantholytischen Dermatosen erhoben wurden, von großem Interesse. Die akantholytischen epidermalen Zellen beim Pemphigus vulgaris zeigen eine gesprenkelte Immunfluoreszenz in der Zellperipherie, wie sie auch normale epidermale Zellen aufweisen. Bei M. Darier und M. Hailey-Hailey dagegen zeigt das Zytoplasma der akantholytischen Zellen eine diffuse Anfärbung mit HK-1 (Abb. 10). Diese Befunde legen die Annahme einer abnormalen intrazellulären Verteilung der plaquegebundenen Substanz der Desmosomen bei den genannten Krankheiten nahe [102].

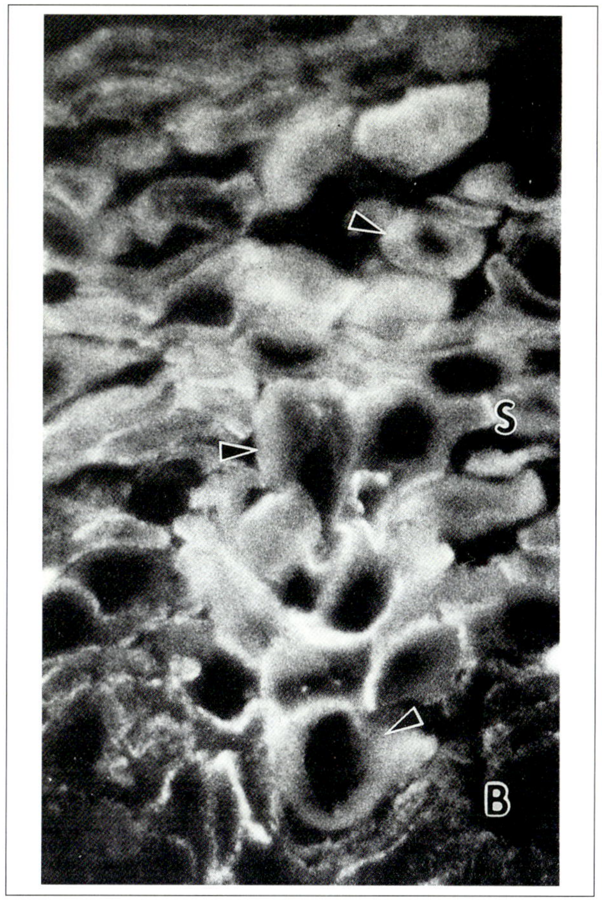

Abb. 10: Dyskeratosis follikularis Darier, Inkubation mit HK-1. Diffuse Immunfluoreszenz (Pfeile) im Zytoplasma akantholytischer Zellen des Stratum spinosum (S). (B = Basalzellschicht) (520fach).

Bedeutung in der Dermatologie

Der monoklonale anti-desmosomale Antikörper HK-1 scheint ein nützlicher Marker epithelialer Zellen auch für die Untersuchung von Hauttumoren und Zellen in Zellkulturen zu sein. Dieser und ähnliche Antikörper gegen Bestandteile der Desmosomen werden auch die weitere biochemische und immunhistochemische Erforschung dieser Zellstrukturen erleichtern.

Technische Hinweise

Sowohl mit der Immunfluoreszenztechnik wie der Immunperoxydasemethode sollten Gefrierschnitte bei Inkubation mit HK-1 verwendet werden, da jede Art der Fixation die Reaktivität vermindert.

Der monoklonale Antikörper HK-1 gehört der Untergruppe Maus- IgG_1 an.

1.1.4 Lysozym

Die biologische Bedeutung von Lysozym und seine Verteilung in der Haut

1928 gelang Alexander Fleming seine berühmte Entdekkung des Penicillins. Bereits 1922 hatte Fleming durch Zufall eine Substanz gefunden, welche imstande war, Bakterien abzutöten. Unter der Vorstellung, daß diese Substanz ein Enzym sei, gab er ihr den Namen Lysozym. Zahlreiche exogene bakterizide Substanzen (Antibiotika) sind seit der Entdeckung des Penicillins entwickelt worden. Biologische Untersuchungen endogener antibakterieller Substanzen wurden dagegen nicht durchgeführt, bis in den sechziger Jahren Jollès und Mitarbeiter systematische Studien über die Verteilung von Lysozym im menschlichen Körper durchführten. Sie fanden hohe Lysozymkonzentrationen in der Milch [103], der Tränenflüssigkeit [103], dem Blutplasma [103] und in Leukozyten [104]. 1971 isolierten, reinigten und kristallisierten Ogawa et al. als erstes menschliches Enzymprotein Lysozym aus der menschlichen Haut [105]. Was die biochemische und immunologische Charakterisierung dieses Enzyms angeht, so besteht zwar Spezies-, aber keine Organspezifität [106]. Weiterhin wurde unter Verwendung von FITC-konjugierten Anti-Lysozym-Antikörpern aus der Muttermilch die Lokalisation von Lysozym in der menschlichen Haut studiert. Dabei fand sich Lysozym im Zytoplasma epidermaler Zellen, wobei die Konzentration im Stratum granulosum besonders hoch war (Abb. 11) [107]. Lysozym allein lysiert zwei von vier Staphylokokkenspezies und 16 von 22 Streptokokkenspezies aus dem menschlichen Körper. Zusammen mit Antikörpern, Komplement und anderen Enzymen ist es imstande, alle Spezies zu lysieren. Diese Resultate weisen darauf hin, daß Lysozym eine wichtige Rolle im Abwehrsystem der Haut spielt.

Die Rolle von Lysozym bei verschiedenen Dermatosen

Die Aktivität von Serumlysozym ist bei infektiösen Krankheiten, von Gewebelysozym bei entzündlichen Dermatosen erhöht. Da phagozytierende Zellen wie Mikrophagen und Makrophagen besonders reich an Lysozym sind [108], stellt die histochemische und zytochemische Erforschung von Lysozym ein wertvolles Instrument für die Erfassung und Identifikation von Tumorzellen bei myeloischer Leukämie oder Monozytenleukämie dar (Abb. 12). Die Messung der Lysozymaktivität im Serum und Urin erleichtert die Differenzierung von Leukämien und kann als Verlaufsparameter für die Aktivität eines Krankheitsprozesses wie auch für den therapeutischen Effekt eingesetzt werden [109]. Da die Epitheloidzellen der Sarkoidose einen hohen Lysozymgehalt aufweisen, kann die Lysozymbestimmung bei der Sarkoidose auch diagnostisch angewendet werden.

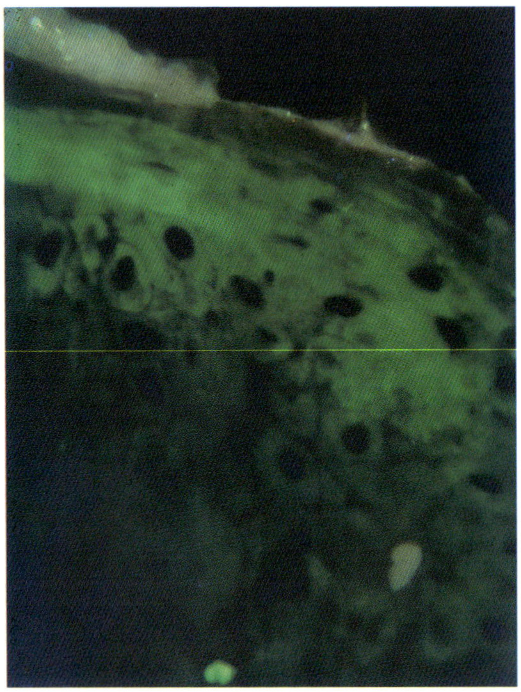

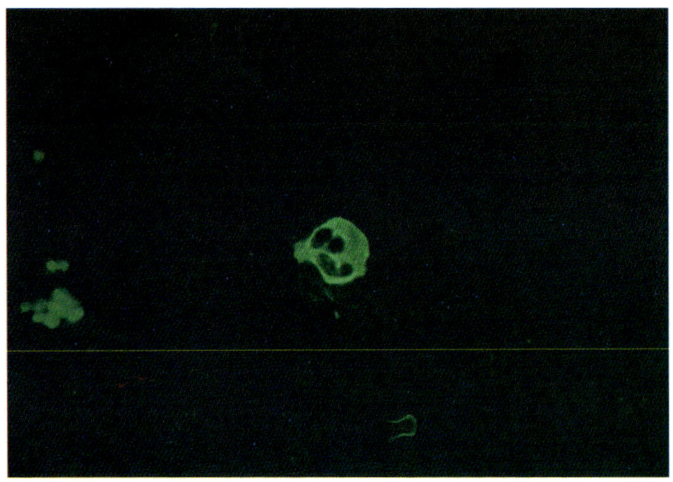

Abb. 12: Spezifisches Fluoreszenzmuster von Lysozym in menschlichen neutrophilen Granulozyten.

◄

Abb. 11: Verteilung von Lysozym in der menschlichen Epidermis.

1.1.5 Zyklisches AMP

Herkunft und Eigenschaften

Zyklisches Adenosin-3', 5'-Monophosphat (cAMP) ist ein intrazellulärer „second messenger", dessen Aufgabe es ist, externe Signale weiterzuleiten. Die Synthese von cAMP findet in zahlreichen verschiedenen Zellen durch eine membrangebundene Adenylatcyclase bei Anwesenheit eines zweiwertigen Kations (Mg^{++} oder Mn^{++}) und ATP als Substrat statt. Da cAMP den Dreh- und Angelpunkt einer Vielzahl von Zellfunktionen, wie zum Beispiel der Zellproliferation und -differenzierung, wie auch verschiedener Enzymsysteme darstellt, ist die Kenntnis der Lokalisation von cAMP in der Zelle bei pathologischen hyperproliferativen Prozessen, wie der Psoriasis, im Vergleich zu normalen epidermalen Keratinozyten von Interesse.

Die Lokalisation von cAMP in epidermalen Keratinozyten gelang mit der Immunfluoreszenztechnik [110] mit einem Antikörper gegen cAMP (Yamasa Shoyu Co., Tokyo). Zusätzlich zur Immunfluoreszenz wurden auch immunenzymhistochemische Methoden mit meerrettichperoxydasemarkiertem Antiserum an Stelle von FITC- konjugiertem Antiserum angewendet. Verschiedene Autoren haben hierzu berichtet [111, 112], daß diese Methode eine bessere Histotopographie von cAMP in Geweben und Zellen liefert.

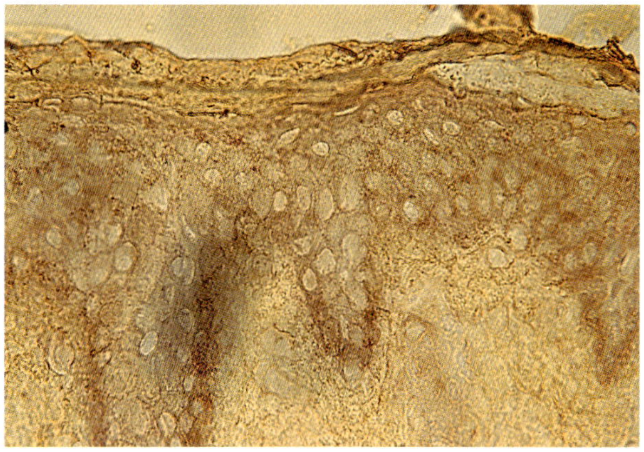

Abb. 14: Darstellung von cAMP in normaler Epidermis mit der Immunperoxydasetechnik. Feingranuläre Ablagerungen von cAMP im Zytoplasma und an der Plasmamembran des gesamten Stratum spinosum, cAMP-Ablagerungen in Form größerer Granula auch in den Kernen des Stratum granulosum (400fach).

Normale Haut. In normaler Epidermis befindet sich der Hauptanteil des cAMP im Zytoplasma der Keratinozyten. Geringere Mengen lassen sich außerdem in den Zellkernen der oberen Epidermis einschließlich der Granularzellschicht nachweisen (Abb. 13).

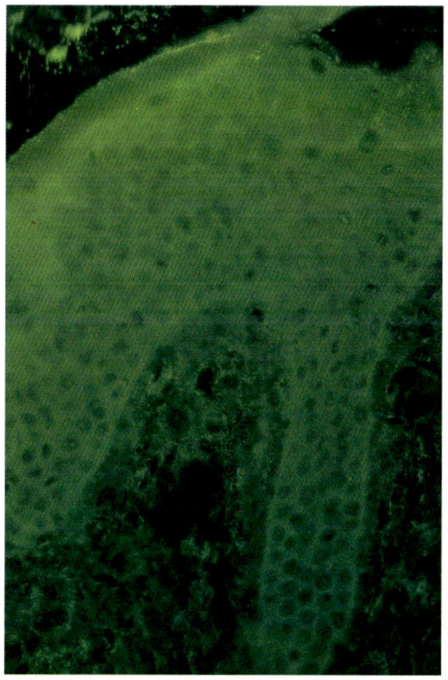

Abb. 13: Immunfluoreszenztechnische Darstellung von cAMP in menschlicher Epidermis. cAMP-Ablagerungen zeigen sich im wesentlichen im Zytoplasma und an der Plasmamembran fast aller epidermalen Keratinozyten, weiterhin auch in den Nuklei der oberen Epidermisschichten (200fach).

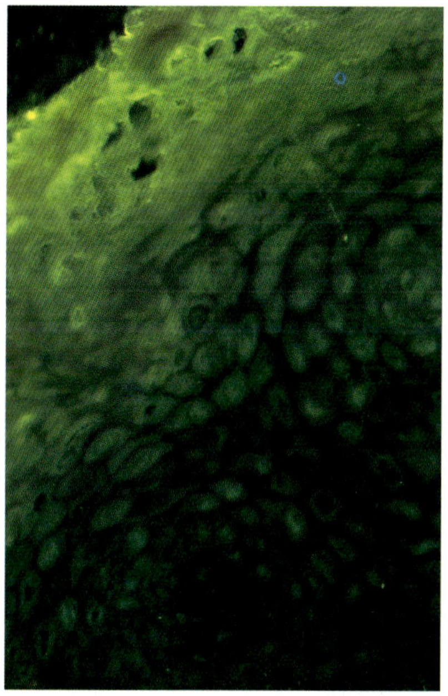

Abb. 15: Darstellung von cAMP in psoriatischer Epidermis mit der Immunfluoreszenztechnik. Intranukleäre Ablagerungen von cAMP vor allem in den Keratinozyten der oberen Epidermisschichten (200fach).

Ein feingranuliertes Muster von cAMP zeigt sich im Zytoplasma und der Plasmamembran der gesamten Stachelzellschicht. In den Kernen der Granularzellschicht liegt es in Form gröberer granulärer Ablagerungen vor (Abb. 14).

Hyperproliferative Epidermis. In der psoriatischen Epidermis entspricht die Lokalisation des cAMP im wesentlichen der in normaler Haut. Die intranukleären cAMP-Ablagerungen sind in der Granularzellschicht und in den ihr benachbarten Stachelzellen allerdings etwas auffälliger als in der normalen Epidermis (Abb. 15). Wie erwartet entspricht der cAMP-Gehalt der psoriatischen Epidermis dem der normalen Epidermis [113].

Bedeutung in der Dermatologie

Die Epidermis enthält mindestens vier voneinander unabhängige Rezeptorentypen für das Adenylatcyclasesystem (adrenergische, Prostaglandin E-, Adenosin- und Histaminrezeptoren). Die verminderte Antwort der psoriatischen Haut auf adrenerge Stimuli und Prostaglandin E ist bereits mehrfach beschrieben. Die Bedeutung dieser veränderten zellulären Verteilung des cAMP für die Proliferation oder Differenzierung der Keratinozyten ist jedoch nach wie vor unbekannt. Da der cAMP-Gehalt der Zellen sich unter Ischämiebedingungen rasch ändert [114], müssen die Gewebeproben sofort nach der Entnahme in flüssigem Stickstoff eingefroren und bei −80 °C aufbewahrt werden. Nach Möglichkeit sollte die Entnahmestelle mit flüssigem Stickstoff vorbehandelt werden. Bei Entnahme der Gewebeproben unter Lokalanästhesie darf kein Epinephrin verwendet werden.

1.1.6 DNase I und RNase A

Herkunft und Eigenschaften von DNase I und RNase A

DNase I (Desoxyribonuklease I) aus dem Rinderpankreas hat ein Molekulargewicht von etwa 31 kD. DNase I hydrolysiert hochpolymerisierte DNA durch Spaltung von vor allem neben Pyrimidinnukleotiden gelegenen Phosphodiesterbrücken. Ebenfalls aus dem Rinderpankreas kann man RNase A (Ribonuklease A) isolieren.

Beobachtungen

DNase I
Normale Haut

Lichtmikroskopie. Immunologische Reaktivität mit DNase I wird in den meisten Zellkernen menschlicher Gewebe, aber auch in Zellkernen von Rinder-, Ratten- und Meerschweinchengewebe beobachtet [115, 116, 117]. In der Epidermis ändert sich die Intensität der Reaktion in den Kernen der epidermalen Keratinozyten mit dem Grad ihrer Keratinisierung. Die Kerne der Keratinozyten in der Basalzellschicht und dem unteren Teil des Stratum spinosum zeigen eine mäßig positive Reaktion [115, 117], während im oberen Teil des Stratum spinosum und Stratum granulosum die Kerne deutlich angefärbt werden. Die Kerne im oberen Stratum granulosum zeigen die stärkste Reaktion für

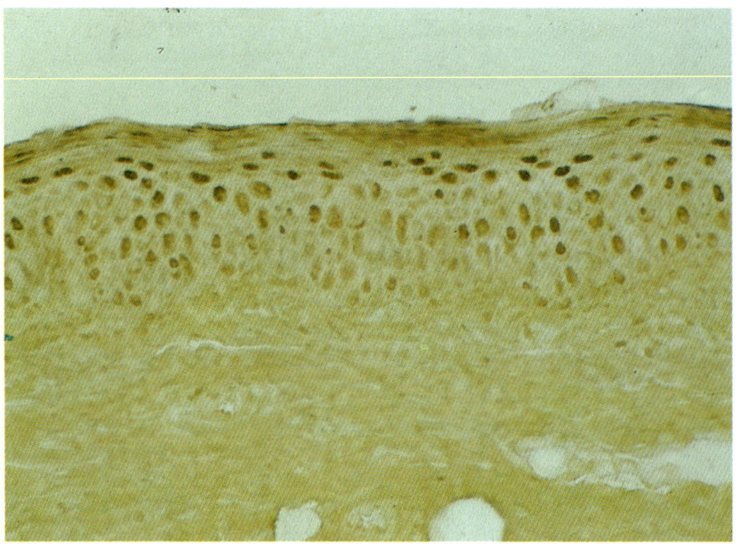

◄ **Abb. 16: Immunreaktivität für DNase I in den Kernen epidermaler Keratinozyten in Meerschweinchenhaut. Am deutlichsten färbt sich das obere Stratum granulosum an (570fach).**

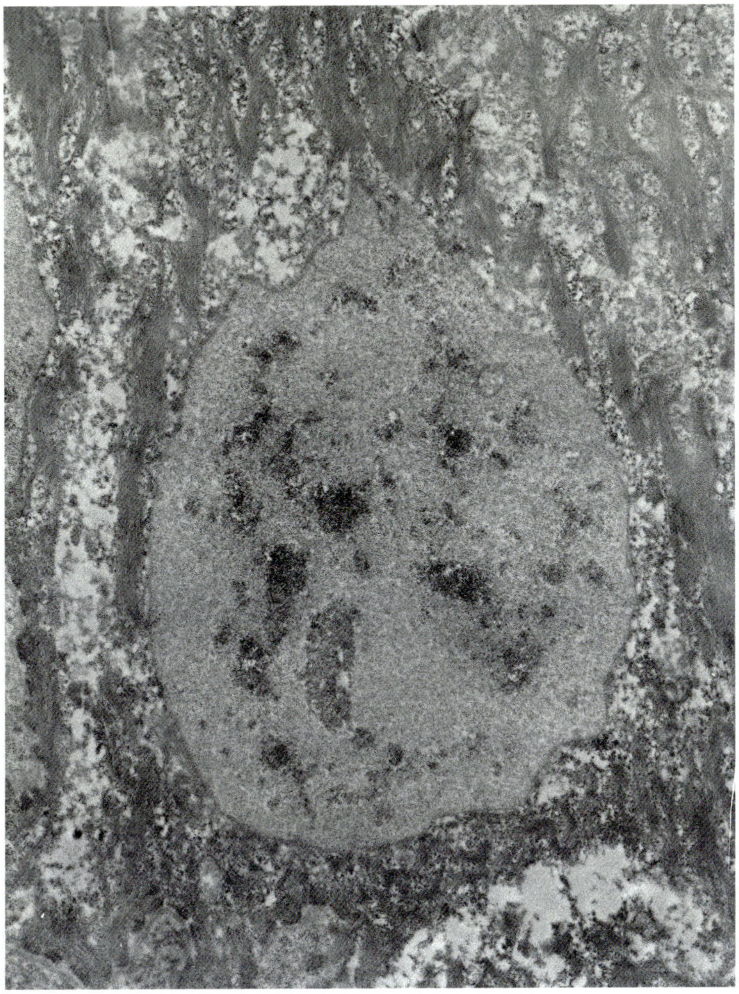

Abb. 17

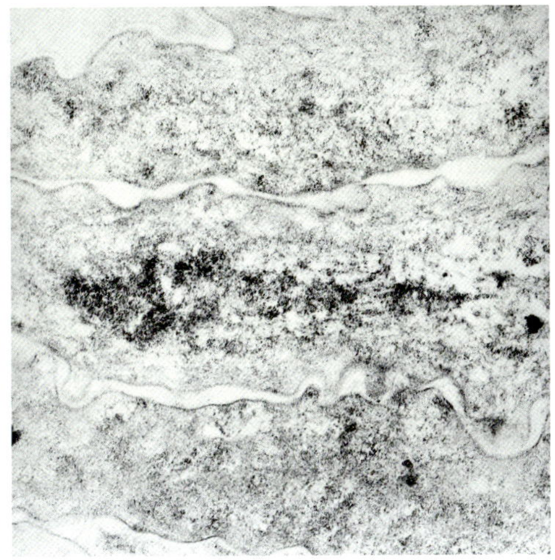

Abb. 18

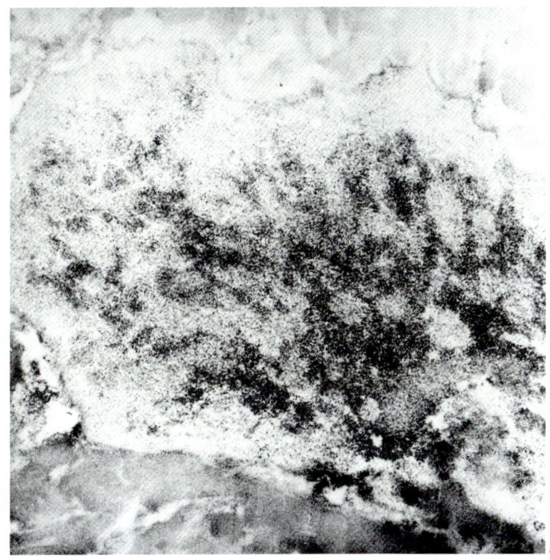

Abb. 19

Abb. 17: DNase-I-Reaktionsprodukte zeigen sich herdförmig im Karyoplasma in der Basalzellschicht von Meerschweinchenepidermis (22 000fach).
Abb. 18: DNase I im Stratum corneum. Vertikalschnitt durch menschliche Haut (8400fach).
Abb. 19: DNase I im Stratum corneum. Horizontalschnitt durch menschliche Haut (10 000fach).

▶
Abb. 20: RNase A in Meerschweinchenhaut (570fach).

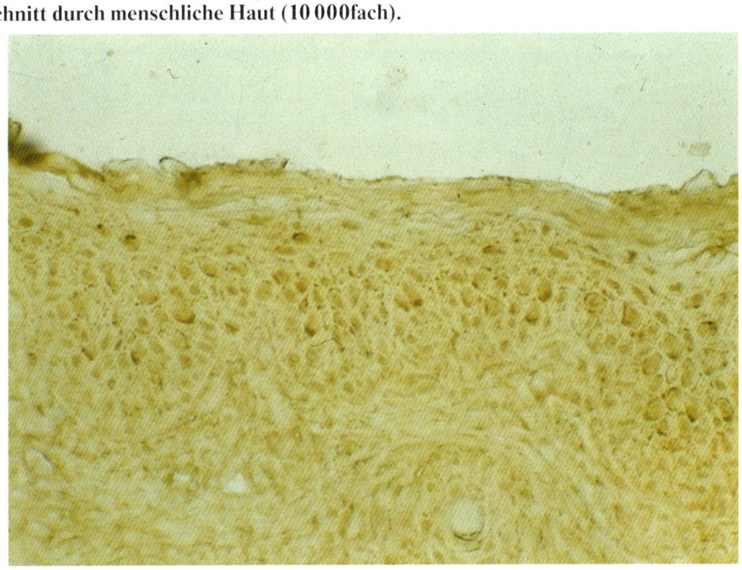

DNase I [115, 117]. Allerdings nimmt der DNA-Gehalt der Zellen mit zunehmender Keratinisierung ab [118]. DNase I ist sogar in den verhornten Zellen nachweisbar, die keinen Kern mehr enthalten [116].

Elektronenmikroskopie. Reaktionsprodukte verschiedener Größe sind im Karyoplasma nachweisbar und scheinen im Euchromatinanteil der Kerne lokalisiert zu sein [117]. In großen Mengen sind die Reaktionsprodukte als verklumpte Massen in den abgeflachten verhornten Zellen sichtbar, welche keine Nuklei mehr enthalten [116].

Kranke menschliche Haut sowie Tierexperimente

Lichtmikroskopie. In psoriatischer Haut [119] zeigt die Inkubation für DNase I eine Reaktion in den Nuklei der epidermalen Zellen. Nach effektiver bzw. ineffektiver Therapie mit PUVA, Etretinat und Steroidexterna finden sich Unterschiede in der Intensität der Anfärbung. Vor Therapie war die Immunreaktivität für DNase I bei den Patienten, welche anschließend einen Therapieerfolg aufwiesen, stärker ausgeprägt als bei den späteren Therapieversagern. Nach Therapie nahm die Intensität der Anfärbung für DNase I bei den Therapieversagern zu.

Andererseits war bei den Therapieversagern die Intensität der Färbung bereits vor der Therapie sehr schwach und die Zunahme der Anfärbbarkeit nach Therapie nur gering. 48 bis 72 Stunden nach UV-Bestrahlung zeigten die Kerne epidermaler Keratinozyten in Meerschweinchenhaut eine nur sehr schwache Reaktion [117].

Elektronenmikroskopie. In der Meerscheinchenhaut war die DNA nach UV-B-Exposition diffus über das gesamte Karyoplasma verteilt [120]. Kleine Granula des immunologischen Reaktionsprodukts von DNase I fanden sich gleichmäßig in den Nuklei [117].

RNase A

Mit RNase A färben sich nicht nur die meisten Zellkerne der Haut [115] an, sondern auch das Zytoplasma zeigt eine deutliche Reaktion. Die Immunreaktivität von RNase A in den Nuklei der epidermalen Keratinozyten ändert sich mit zunehmender Keratinisierung ähnlich wie die Immunreaktivität für DNase I [115].

Bedeutung für die Dermatologie

Die Immunfärbung für DNase I und RNase A erweist sich für die Untersuchung hydrolytischer Enzyme von Kernsäuren in Zellen und Geweben als nützlich. Dies gilt besonders für die Veränderungen in der nukleären DNA und RNA [115, 116, 117, 119]. Bei der klinischen Anwendung scheint die Anfärbung mit DNase I ein guter Parameter für die Effektivität verschiedener Therapieformen der Psoriasis zu sein [119].

Technische Hinweise

Die Gefrierschnitte sollten eine Dicke von etwa 8 μm aufweisen. Vor der Immunreaktion werden die Schnitte für 30 bis 120 Minuten in Zamboni-Lösung bei 4 °C fixiert. Für die Elektronenmikroskopie werden die Proben nach der Immunfärbung mit Osmiumtetroxid nachfixiert.

1.2 Thy-1-positive dendritische epidermale Zellen (d-EC)

Einführung

Thy-1-Antigen ist ein Glykoprotein auf der Zelloberfläche mit eingeschränkter Verteilung im Gewebe, welches besonders als Differenzierungsantigen bei der Reifung von T-Lymphozyten in Mäusehaut Beachtung gefunden hat [121]. Neuere Untersuchungen haben gezeigt, daß Thy-1-Antigen auch von neuralen Zellen, Fibroblasten, myoepithelialen Zellen der Brust und hämatopoetischen Zellen mit Ausnahme der T-Lymphozyten exprimiert wird [122, 123].

Obwohl die Expression kleiner Mengen von Thy-1-Antigen in den Zellen der Mäuseepidermis (EC) schon 1972 von Scheid et al. anhand von Studien über Zytotoxizität vermutet wurde, nahm man erst 1983 mit der Entdeckung Thy-1-positiver dendritischer epidermaler Zellen (Thy-1^+d-EC) immunfluoreszenzoptische Studien über EC mit Antikörpern gegen das Thy-1-Antigen in Angriff. Diese Zellen wurden von zwei Arbeitsgruppen anhand der ihnen eigenen Charakteristika als die dritte dendritische epidermale Zellpopulation von den Langerhanszellen (LC) und den Melanozyten in der Maus abgegrenzt [123, 125].

Thy-1^+d-EC wurden als primär dendritische Zellen ohne Desmosomen, Melanosomen, Tyrosinase-Aktivität, Merkelzellgranula oder Birbeck-Granula definiert. Sie exprimieren eine große Menge an Thy-1-Antigen, Klasse-Ia-Antigen auf ihrer Zelloberfläche läßt sich jedoch nicht nachweisen [123, 125]. 1984 wurde die Entwicklung von Thy-1^+d-EC und LC aus Vorstufen im Knochenmark nachgewiesen [126, 127]. Weiterhin konnte gezeigt werden, daß Thy-1^+d-EC im Gegensatz zu Langerhanszellen eine stark positive Reaktion mit Anti-Acialo-GM_1-Antikörpern zeigen, welche mit natürlichen Killerzellen (NK), Suppressorzellen und fetalen Thymozyten der Maus reagieren [128].

Auch in jüngster Zeit wurden Thy-1^+d-EC nur in der Mäuseepidermis nachgewiesen, während die Suche nach dem menschlichen Analogon bisher noch ergebnislos geblieben ist [129].

Immunfluoreszenzoptische Untersuchungen an Thy-1^+d-EC

Thy-1^+d-EC in Epidermishorizontalschnitten. Acetonfixierte C57B1/6-Epidermishorizontalschnitte vom Ohr und Schwanz der Maus wurden durch EDTA-Trennung gewonnen und über Nacht bei 4 °C mit einem monoklonalen Anti-Thy-1,2-Antikörper (New England Nuclear) inkubiert. Anschließend wurden sie für zwei Stunden bei 37 °C mit FITC-konjugiertem Anti-Maus-IgM (Cappel) inkubiert, um die Thy-1^+d-EC, welche eine große Menge an Thy-1 auf ihrer Zelloberfläche exprimieren, sichtbar zu machen (Abb. 1). Wie bereits erwähnt, stellen Thy-1^+d-EC dendritische Zellen dar, welche gleichmäßig über die Epidermis des Mäuseohrs in horizontaler Ebene verteilt sind. Eine kleine Menge von Thy-1-Antigen ist in wabigem Verteilungsmuster auf der Oberfläche von Keratinozyten zu sehen [128]. Anders als in der Epidermis des Ohres sind die Thy-1^+d-EC im nackten Bereich des Mäuseschwanzes ebenso wie die Langerhanszellen unregelmäßig verteilt und im geschuppten Anteil des Schwanzes überhaupt nicht vorhanden (Abb. 3).

Dichte und Verteilungsmuster der Thy -1^+d-EC hängen also von der Körperregion und dem verwendeten Mäusestamm ab. C57B1/6-Mäuse zeigen die größte Dichte Thy-1^+d-EC, gefolgt von den Stämmen C3H/He, AKR/J, BALB/c und C3H/HE nu/nu [125]. Die Epidermis von Rumpf und Ohr weist Thy-1^+d-EC in gleichmäßiger Verteilung auf.

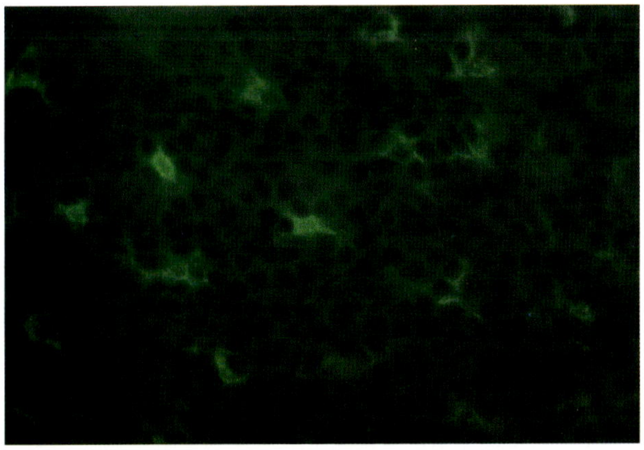

Abb. 1: Thy-1^+d-EC in der Epidermis des Mäuseohrs (C57B1/6). Thy-1^+d-EC haben ausgeprägte Dendriten und viel Thy-1-Antigen auf der Zelloberfläche. Schwache Ausprägung von Thy-1-Antigen in wabiger Anordnung auf der Oberfläche von Keratinozyten (400fach).

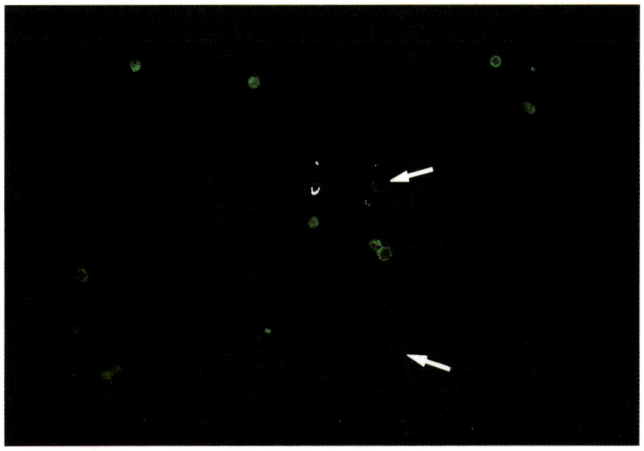

Abb. 2: Thy-1^+d-EC in Einzelzellsuspension (C57B1/6, Ohr). Starke Ausprägung des Thy-1-Antigens auf der gesamten Zelloberfläche von Thy-1^+d-EC. Sehr schwache Anfärbung von Thy-1-Antigen auf der Oberfläche einiger Keratinozyten (Pfeil) (200fach).

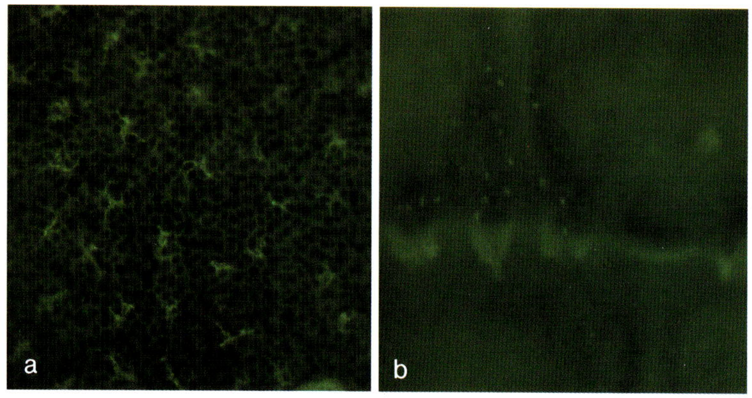

▶ **Abb. 3: Vergleich der Dichte und Oberflächenverteilung der Thy-1$^+$d-EC in der Epidermis des Mäuseohrs und Mäuseschwanzes (C57B1/6). Große Anzahl Thy-1$^+$d-EC in der Epidermis vom Ohr in gleichmäßiger Verteilung (a, 200fach). Im glatten Bereich der Schwanzepidermis nur wenige Thy-1$^+$d-EC in ungleichmäßiger Verteilung (b, 100fach).**

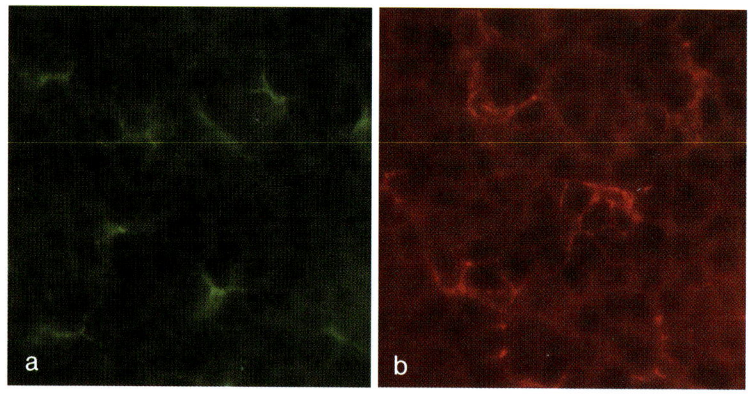

▶ **Abb. 4: Immunfluoreszenzoptische Darstellung von Thy-1$^+$d-EC durch Doppelmarkierung mit Anti-Ia- und Anti-Thy-1-Antikörpern (B6C3F$_1$). Klasse-Ia-Antigene, dargestellt mit FITC (a), und Thy-1-Antigene, dargestellt mit TRITC (b), stellen sich auf verschiedenen Zellen dar. Thy-1$^+$d-EC sind damit nicht identisch mit den epidermalen Langerhanszellen (je 400fach).**

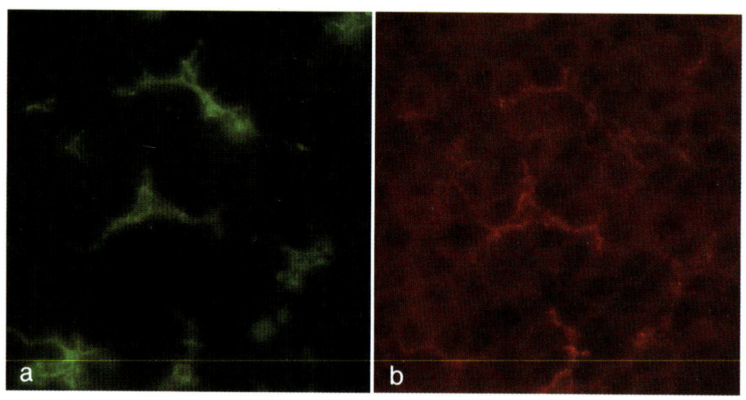

▶ **Abb. 5: Doppelmarkierung von Thy-1$^+$d-EC mit Anti-Acialo-GM$_1$- und Anti-Thy-1-Antikörpern (B6C3F$_1$). FITC-markierte Acialo-GM$_1$-Antigene (a) und TRITC-markierte Thy-1-Antigene (b) befinden sich auf denselben Zellen. Thy-1$^+$d-EC reagieren stark positiv mit Anti-Acialo-Gm$_1$-Antikörpern (400fach).**

Thy-1$^+$d-EC in Einzelzellsuspensionen epidermaler Zellen. Einzelzellsuspensionen von Ohrepidermis von C57B1/6-Mäusen wurden standardmäßig durch Andauung mit Trypsin gewonnen und auf Eis mit denselben Reagentien gefärbt, welche auch für die Epidermishorizontalschnitte verwendet wurden. Jeder Färbeschritt nimmt etwa eine Stunde in Anspruch (Abb. 2). Die Thy-1$^+$d-EC zeigen eine sehr ausgeprägte Fluoreszenz. Die Dichte der Thy-1$^+$d-EC, welche vom verwendeten Mäusestamm und von der untersuchten Körperregion abhängt, wird mit Werten von 0,7 bis 2,7 % aller Epidermiszellen angegeben [125].

Außerdem stellt sich eine sehr schwache Fluoreszenz in der Membran bei 4,1 bis 17,3 % [122] bzw. 20 bis 30 % [125] der suspendierten Epidermiszellen dar. Die Thy-1$^+$d-EC sind hiervon durch ihre intensive Fluoreszenz jedoch leicht zu unterscheiden [122, 125].

Immunfluoreszenzoptische Untersuchungen an Thy-1$^+$d-EC mit Doppelmarkierung durch Anti-Ia- und Anti-Acialo-GM$_1$-Antikörper. Rumpfepidermis von [C57B1/6 x C3H/He] F$_1$-Mäusen wurde zuerst mit Maus-Anti-Ia^k-(ATH-anti-ATL)-Antikörper (Cederlane) über Nacht bei 4 °C und anschließend mit FITC-konjugiertem Ziegen-anti-Maus-IgG (Cappel) für zwei Stunden bei 37 °C inkubiert. Alternativ wurde die Epidermis auch zuerst mit Hasen-anti-Acialo-GM$_1$-Antikörper (Wako) über Nacht bei 4 °C und dann mit FITC-konjugiertem Ziegen-anti-Hasen-IgG (Cappel) inkubiert. Diese FITC-markierten Epidermisschnitte wurden daraufhin erneut über Nacht bei 4 °C mit monoklonalem Anti-Thy-1,2-Antikörper und zuletzt mit TRITC-konjugiertem Ziegen-anti-Maus-IgM (Cappel) für zwei Stunden bei 37 °C inkubiert (Abb. 4,5).

Anti-Thy-1 und Anti-Ia-Antikörper fanden sich nie an ein und derselben Zelle [128]; das heißt, Thy-1^+d-EC sind dendritische epidermale Zellen, welche sich von Langerhanszellen unterscheiden. Die Thy-1^+d-EC zeigen jedoch erwartungsgemäß eine stark positive Reaktion mit dem Anti-Acialo-GM_1-Antikörper.

Immunologische Bedeutung von Thy-1^+d-EC

Die morphologischen und phänotypischen Befunde legen den Schluß nahe, daß in der Mäuseepidermis zwei verschiedene Arten dendritischer epidermaler Zellen mit Ursprung im Knochenmark existieren. Es handelt sich dabei um die Klasse-Ia^+- und Thy-1^--Langerhanszellen und die kürzlich entdeckten Ia^- und Thy-1^+ dendritischen Epidermiszellen (d-EC). Zahlreiche immundermatologische Studien haben gezeigt, daß Langerhanszellen als antigenpräsentierende Zellen bei vielen immunologisch bedingten Dermatosen eine Schlüsselrolle spielen. Während die Erforschung der Langerhanszellen schon weit fortgeschritten ist, herrscht noch keine Klarheit über die Funktion der Thy-1^+d-EC.

Eine Zeitlang wurden die Thy-1^+d-EC als gewebeständige natürliche Killerzellen (NK) der Mäuseepidermis betrachtet, da sie eine große Menge Acialo GM_1 auf ihrer Zelloberfläche exprimieren. Acialo GM_1 gilt als recht spezifischer Oberflächenmarker von NK-Zellen. Andererseits wurde bis heute keine NK-Zellaktivität der Thy-1^+d-EC beobachtet [128]. Die bisherigen Ergebnisse lassen den Schluß zu, daß die Thy-1^+ dendritischen Epidermiszellen als spezielle Leukozyten eine Rolle in der kutanen immunologischen Abwehr der Maus spielen und eventuell im Zusammenhang mit NK- Zellen stehen [128].

1.3 Langerhanszellen

Einführung

1868 beschrieb Paul Langerhans erstmalig dendritische Zellen in den suprabasalen Epidermisschichten, welche sich mit Goldchlorid anfärben ließen [130]. Anfänglich betrachtete man diese Zellen aufgrund ihrer Anfärbbarkeit mit Goldchlorid als neurale Zellen, später interpretierte man sie als Zellen melanozytärer Herkunft [131]. 1961 beschrieb Birbeck Granula in den Langerhanszellen, welche heute als Birbeck- oder Langerhanszellgranula bezeichnet werden. Diese Granula gleichen denen, die in Zellen bei Histiozytosis X zu finden sind und legten damit den Gedanken an eine mesenchymale Herkunft dieser Zellen nahe. 1977 zeigten Stingl et al. die Expression des Fc-IgG-Rezeptors, des C3-Rezeptors und von Klasse-Ia-Antigen auf Langerhanszellen. Damit wurden die Langerhanszellen das Thema weiterer intensiver Forschungsarbeit. Es wurde gezeigt, daß sie als Stimulatorzellen in einer gemischten Leukozytenreaktion, als antigenpräsentierende Zellen und als Helferzellen bei der Induktion zytotoxischer T-Lymphozyten fungieren können. Die Rolle der Langerhanszellen wurde auch in vivo, vor allem in Zusammenhang mit Hypersen-

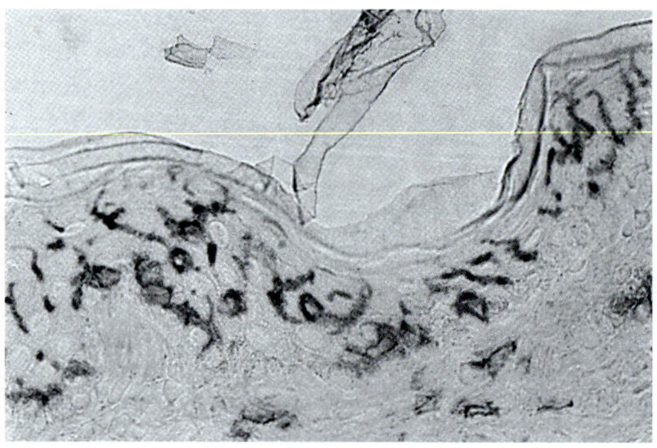

Abb. 1: Menschliche Langerhanszellen stellen sich nach Inkubation mit dem Antikörper OKT 6 als dendritische Zellen in der Epidermis dar. Peroxydase-anti-Peroxydase-Methode (400fach).

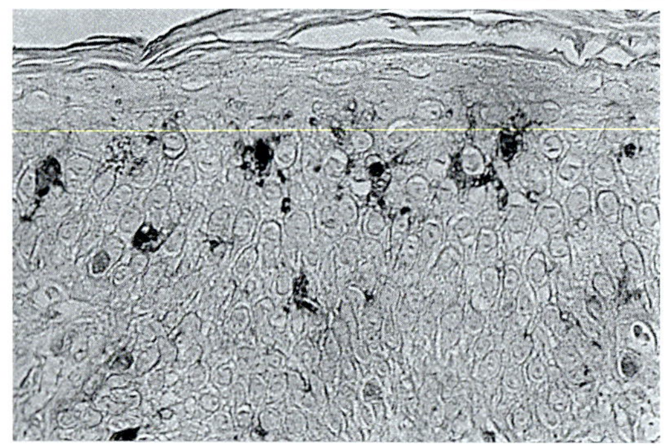

Abb. 2: Darstellung menschlicher Langerhanszellen mit dem Anti-S-100-Antikörper. PAP-Methode (400fach).

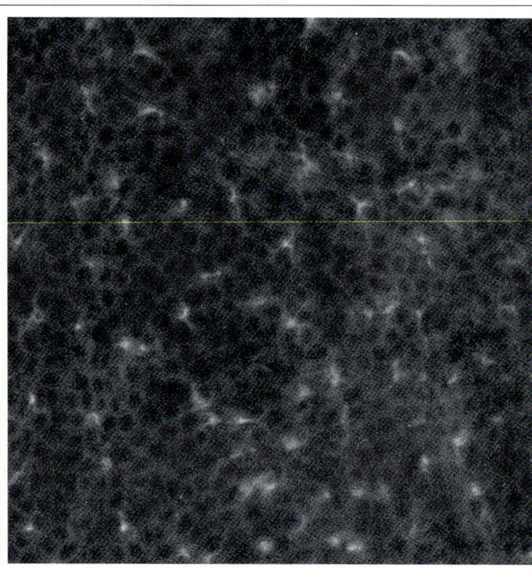

Abb. 3: C3H/He-Mäuseepidermis nach Abtrennung von der Dermis mit EDTA. Färbung der Langerhanszellen mit A.TH-anti-A.TL-Antikörper und nachfolgende Inkubation mit FITC-konjugiertem Ziegen-anti-Maus-IgG (200fach).

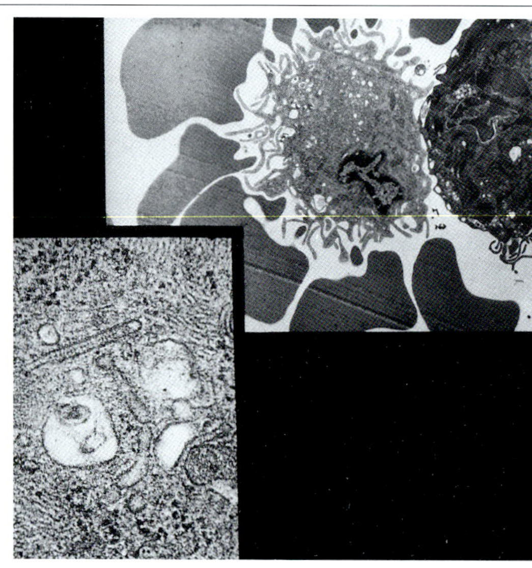

Abb. 4: Elektronenmikroskopische Darstellung Fc-IgG-Rosetten bildender Langerhanszellen (3000fach). In der Ausschnittsvergrößerung Birbeck-Granula (38 000fach).

sitivitäts- und Abstoßungsreaktionen von Hauttransplantaten untersucht [132, 133]. Langerhanszellen können mit ATPase, alkalischer Phosphatase und der unspezifischen Esterase angefärbt werden. Daneben reagieren die Langerhanszellen immunhistochemisch mit den Antikörpern OKT 6, S-100 und T-200 [134, 135].

Bedeutung für die Dermatologie

Langerhanszellen sind antigenpräsentierende Zellen der Haut. Wie oben ausgeführt, spielen sie eine wichtige Rolle im Immunsystem der Haut.

Technische Hinweise

Für die Herstellung epidermaler Zellsuspensionen werden Trypsin und DNase verwendet. Die genaue Anwendung dieser Enzyme ist dabei von Spezies zu Spezies verschieden [136].

Für manche Antikörper können auch entparaffinierte Schnitte verwendet werden.

1.4 Melanozyten

1.4.1 Tyrosinase in Melanozyten

Ursprung und Eigenschaften

Tyrosinase katalysiert die Bildung von Melaninpigment und ist das einzige bekannte melanozytenmarkierende Enzym. Hearing et al. [137] stellten aus malignen Melanomen bei der Maus vier gereinigte Formen von Tyrosinase her, die in der Reihenfolge ihrer abnehmenden elektrophoretischen Mobilität T_1, T_2, T_3 und T_4 benannt werden. Dieser Arbeit zufolge ist T_4 die melanosomengebundene und T_3 die De-novo-Form des Enzyms. T_3 soll in vivo durch die Zugabe von Sialinsäuren und Neutralzuckern in T_1, durch Komplexbildung mit Membranbestandteilen von Melanosomen in T_4 umgewandelt werden. Nach Tomita et al. sind die zwei Enzymformen T_1 und T_2, welche aus der löslichen Fraktion von Melanomen bei der Maus gewonnen werden, keine Vorstufen, sondern Abbauprodukte von melanosomengebundenem T_4 [138]. Bekanntlich wird T_4 in vivo und in vitro während der Melaninsynthese inaktiviert [139]. Daher kann in reifen Melanosomen keine Enzymaktivität nachgewiesen werden.

Drei monoklonale Antikörper mit den Bezeichnungen TMH-1, TMH-2 und TMH-3 wurden von Tomita et al. hergestellt [140]. Sie binden spezifisch an T_4-Tyrosinase aus der Maus. Immunfluoreszenzoptische Untersuchungen ergaben, daß diese Antikörper mit menschlicher Tyrosinase kreuzreagieren [141] und damit für die immunhistochemische Diagnostik wie für experimentelle Untersuchungen an menschlicher Epidermis geeignet sind [142].

Befunde

Da TMH-1, -2 und -3 spezifisch mit Tyrosinase reagieren, können alle tyrosinasehaltigen Zellen, z.B. pigmentierte Nävus- und Melanomzellen, mit ihrer Hilfe immunfluoreszenztechnisch dargestellt werden (Abb. 1). Unpigmentierte Melanozyten, wie in einem amelanotischen Melanom oder in Albinohaut, werden dagegen nicht angefärbt.

Bedeutung für die Dermatologie

Zellen, welche sich immunhistochemisch mit TMH-1, TMH-2 oder TMH-3 anfärben, müssen melanozytären Ursprungs sein, da diese Antikörper spezifisch an Tyrosinase binden. Andererseits ist keine Aussage darüber möglich, ob sich alle melanozytären Zellen mit diesen Antikörpern angefärbt haben, da unpigmentierte melanozytäre Zellen keine Tyrosinase enthalten. Der größte Anteil des Melanins, welches in den Geweben abgelagert wird, ist eine Aggregation zahlreicher Melaningranula, die von den Melanozyten in Form reifer Melanosomen abgegeben werden und wenig oder keine native Tyrosinase enthalten. Daher zeigen Melaningranula in Nävi oder Melanomen oft keine Reaktion mit Antikörpern gegen Tyrosinase.

Technische Hinweise

Melanozyten zeigen im Paraffinschnitt keine immunhistochemische Anfärbung mit einem der drei oben genannten Antikörper. Dies ist möglicherweise auf eine Deformierung der Tyrosinase-Epitope während der Fixation und Paraffineinbettung zurückzuführen.

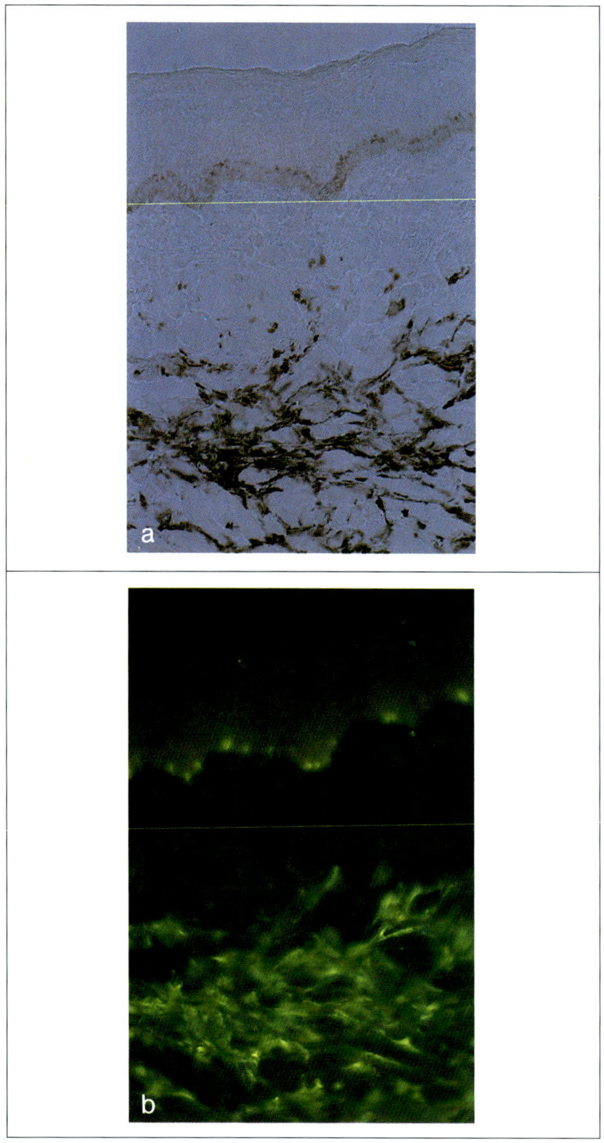

Abb. 1: Blauer Nävus. (a) Ungefärbt; Hyperpigmentierung in der Basalzellschicht der Epidermis und Ablagerungen größerer Melaningranula in der Dermis. (b) Immunfluoreszenzfärbung mit dem monoklonalen Antikörper gegen Tyrosinase; die fluoreszierenden Areale bestehen nicht immer aus Melaninablagerungen (je 65fach).

1.4.2 Zellmembranen und Organellen (Melanosomen) melanozytärer Zellen

Einführung

Die von den Melanozyten produzierten sekretorischen Granula werden Melanosomen genannt. Dabei handelt es sich um von einer Membran eingeschlossene Organellen, deren Grundstruktur aus Tyrosinase und Matrixprotein besteht [143]. In neoplastischen Melanozyten sind Zusammensetzung und Struktur der Melanosomen deutlich verändert. Die morphologischen Veränderungen von Melanosomen entstehen in erster Linie durch abnorm strukturierte Matrixproteine [144, 145]. Bei bestimmten Pigmentanomalien sind die Veränderungen in Struktur und Zusammensetzung der Melanosomen charakteristisch und können oft diagnoseweisend sein [146–148]. Jimbow et al. konnten mit der Hybridomtechnik unter Verwendung von Myelomzellen aus der Maus vier monoklonale Antikörper (mAk) gegen Melanosomen im malignen Melanom des Menschen entwickeln. Die Melanosomen wurden aus frischem Autopsiematerial isoliert, mit Hilfe von Detergentien aufgespalten und durch DE-52-Säulenchromatographie teilweise gereinigt (0,25 M KCl). Die so gewonnenen monoklonalen Antikörper wurden HMSA-1, HMSA-2, HMSA-3 und HMSA-4 benannt. HMSA steht dabei für **H**uman-**m**elanosome-associated **a**ntigen [149–153].

Ergebnisse

HMSA-1 und HMSA-2 gehören zur Untergruppe IgG_1k, HMSA-3 und HMSA-4 zur Untergruppe IgM k. Mit Hilfe der Avidin-Biotin-Komplex-Methode zeigt sich, daß diese vier monoklonalen Antikörper an ein zytoplasmatisches Antigen in neoplastischen Melanozyten, nicht jedoch in normalen Melanozyten binden. Die entsprechenden Epitope sind im Zytoplasma lokalisiert und variieren in Abhängigkeit vom Zelltyp. Mit der SDS-PAGE-Analyse wurde festgestellt, daß die Epitope für HMSA-1 und HMSA-2 verschiedene Größen aufweisen. Immunelektronenmikroskopisch und mit dem ELISA (enzyme-linked immunosorbent assay) wurde HMSA-1 in Melanosomen, Ribosomen und im endoplasmatischen Retikulum nachgewiesen. Es scheint, daß die Epitope für HMSA-1 und HMSA-2 mit dem melanosomalen Matrixprotein und seinen Vorstufen identisch sind.

Diagnostische Bedeutung

Die monoklonalen Antikörper HMSA-1 und HMSA-2 reagieren mit Zellen des malignen Melanoms und melanozytischer Nävi. In melanozytischen Nävi färbt sich das Zytoplasma aller dermalen Nävuszellnester mit HMSA-1 und HMSA-2 homogen an. Dabei besteht kein Unterschied zwischen oberflächlich oder tief gelegenen Zellnestern. Im Gegensatz hierzu zeigen die Zellen des malignen Melanoms eine heterogene Reaktivität, d. h. Bereiche schwacher und deutlicher Anfärbung finden sich unregelmäßig im gesamten Tumor verteilt. HMSA-1 und HMSA-2 reagieren mit den epidermalen Melanozyten dysplastischer Nävi und zeigen mit amelanotischen Melanozyten eine deutlich stärkere Reaktion als mit melanotischen.

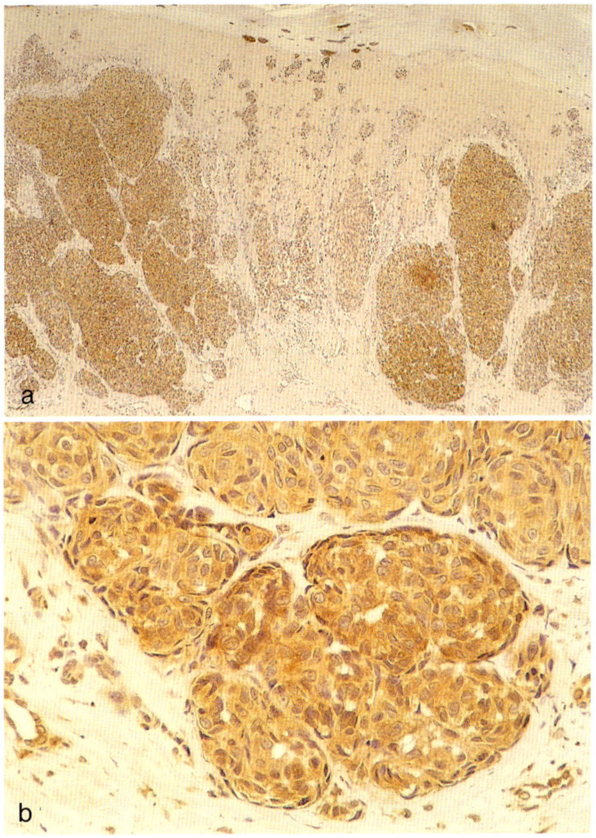

Abb. 2: Subunguales amelanotisches malignes Melanom nach Reaktion mit HMSA-1, ABC-Methode. (a) Anfärbung der Zellen in Epidermis und Dermis in der Übersichtsvergrößerung (40fach). (b) Die stärkere Vergrößerung zeigt die Lokalisation des Reaktionsproduktes im Zytoplasma (200fach).

Technische Hinweise

Die monoklonalen Antikörper HMSA-1 und HMSA-2 reagieren an formalinfixiertem und paraffineingebettetem Material. Für die indirekte Immunperoxydasereaktion mit der ABC-Methode werden die Paraffinschnitte für zwanzig Minuten in Methanollösung mit Zusatz von 0,3%igem Wasserstoffperoxyd zur Blockierung der endogenen Peroxydase getaucht und anschließend zur Demaskierung der Antigene mit 0,1%igem Trypsin mit Zusatz von NaF in PBS behandelt. Nach zwanzigminütiger Inkubation mit 2%igem normalem Pferdeserum werden die Schnitte mit den monoklonalen Antikörpern für etwa dreißig Minuten inkubiert. Nach Spülung mit PBS läßt man die Schnitte mit biotiny-

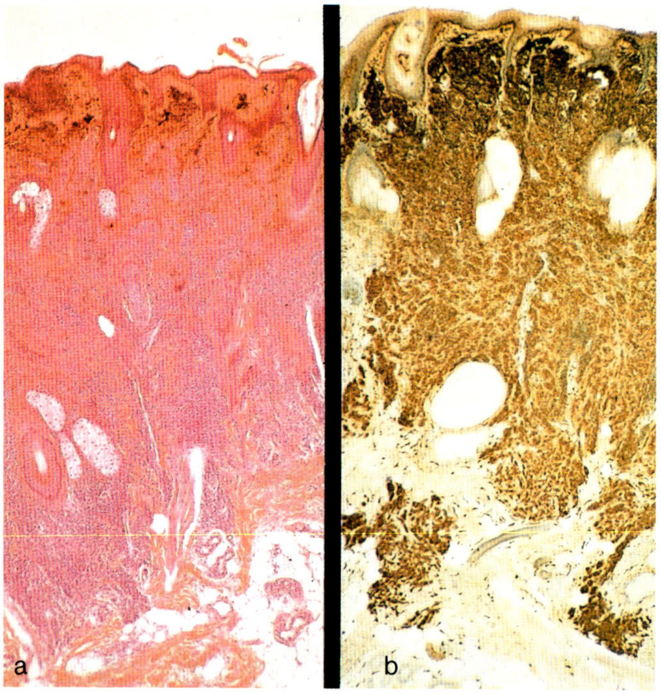

Abb. 3: Pigmentierter Nävuszellnävus. (a) HE (40fach). (b) Dermale Nävuszellen zeigen diffuse Anfärbung mit HMSA-2. ABC-Methode (40fach).

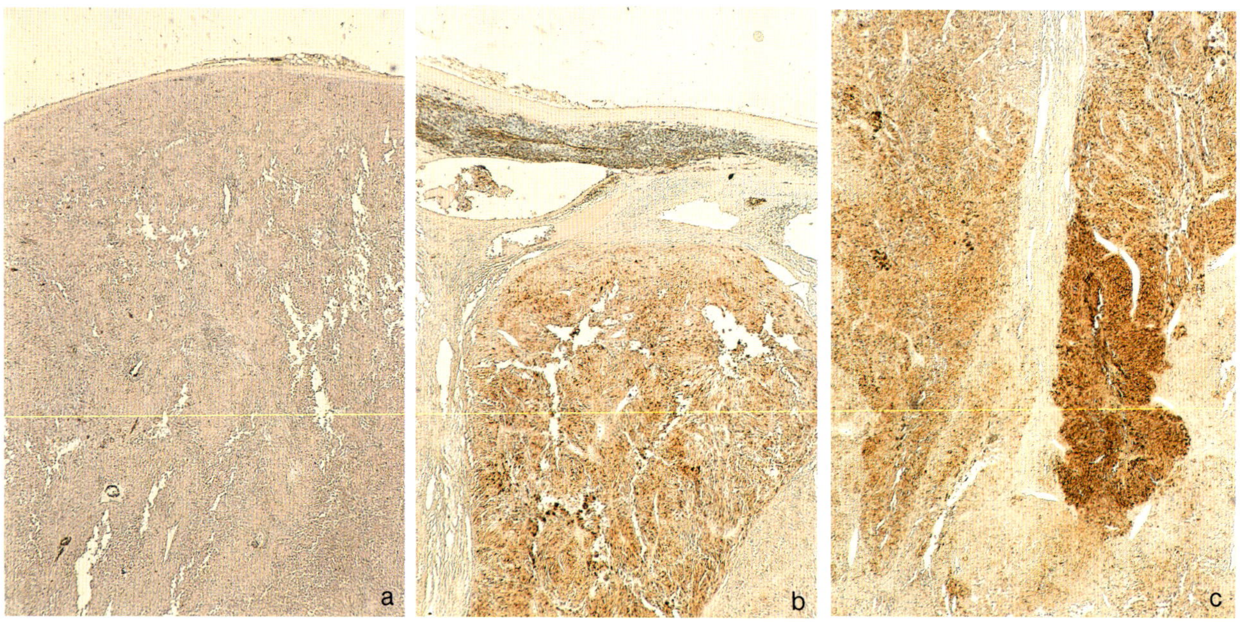

Abb. 4: Lymphknotenmetastase eines amelanotischen Melanoms. Reaktion mit HMSA-1. (a) Negativkontrolle (40fach). (b) Tumorzellen direkt an der Lymphknotenkapsel mit guter Reaktion (80fach). (c) Zentrum des Lymphknotens mit deutlich stärker angefärbten Tumorzellen als direkt unter der Kapsel (Abb. 3b). Auffällige heterogene Reaktivität (80fach).

liertem Pferde-anti-Maus-Serum reagieren. Danach wird für sechzig Minuten mit ABC-Reagenz (Vector Lab., Inc., Burlingham) überschichtet. Nach erneuter Spülung mit PBS erfolgt die letzte Inkubation mit 0,025%igem Diaminobenzidin und 0,01%igem Wasserstoffperoxyd. Diese Lösung wird mit 0,1 M Tris-HCl auf pH 7,2 gepuffert. Eine leichte Gegenfärbung mit Giemsa ermöglicht die Unterscheidung des Reaktionsproduktes vom Melaninpigment.

1.5 Zellen der Schweißdrüsen

Herkunft und Eigenschaften

Die Zellen der Schweißdrüsen stammen von der embryonalen Epidermis ab. Die Anlagen der ekkrinen Drüsen entwickeln sich aus der Basalzellschicht der Epidermis, während die apokrinen Drüsen aus dem oberen Anteil der Haarfollikel abstammen. Da beide Typen von Schweißdrüsen sich aus embryonalen Keratinozyten entwickeln, besitzen sie mit diesen gemeinsame Eigenschaften. Andererseits zeigen die Zellen, die sich zum sekretorischen Anteil der Drüse differenzieren, auch Gemeinsamkeiten mit sekretorischen Zellen innerer Organe. Myoepitheliale Zellen in den äußeren Schichten der sekretorischen Anteile entwikkeln sich ebenfalls aus der embryonalen Epidermis und zeigen damit Charakteristika epithelialer Zellen. Wegen ihrer Ausstattung mit Myofibrillen zeigen sie auch Ähnlichkeiten mit glatten Muskelzellen.

Schweißdrüsen werden allgemein in ekkrine und apokrine Drüsen unterteilt. In einer kürzlich erschienenen Arbeit wurde über einen dritten Typ, die sogenannte apoekkrine Drüse, berichtet, welche die Charakteristika beider Typen vereint [154].

Zur immunhistochemischen Darstellung der Schweißdrüsen werden gewöhnlich Antikörper gegen karzinoembryonales Antigen (CEA) und S-100-Protein verwendet [155–158]. In jüngerer Zeit konnten weitere monoklonale Antikörper wie EKH5, EKH6 [159] und smf D-47 [160] entwickelt werden, die ebenfalls mit Schweißdrüsen reagieren. Weiterhin sollen Antikörper gegen sekretorische IgA-Komponenten (SC) [161], epitheliales Membran-Antigen (EMA) [162], GCDFP-15 [163] (gross cystic disease fluid protein) und das Lektin DBA [164] für Untersuchungen an Schweißdrüsen geeignet sein.

Ergebnisse

Normale Schweißdrüsenzellen. Die verschiedenen Antikörper, welche an Schweißdrüsen binden, sind in Tabelle 1 zusammengefaßt. Anti-CEA zeigt eine starke Reaktion mit sekretorischen Zellen (Abb. 1) sowie mit den Zellen, welche das Lumen der Drüsengänge auskleiden, die zum Akrosyringium ziehen [155] (Abb. 2). Anti-CEA reagiert auch mit apokrinen Drüsen, wenn auch die Reaktion, verglichen mit der an ekkrinen Drüsen, relativ schwach ausfällt [156]. Der Anti-S-100-Protein-Antikörper reagiert mit hellen Zellen des sekretorischen Anteils ekkriner Drüsen, myoepithelialen Zellen ekkriner Drüsen sowie mit apokrinen Drüsen [158]. Der monoklonale Antikörper EKH5 reagiert mit ekkrinen sekretorischen Zellen (Abb. 3), EKH6 mit sekretorischen Zellen und teilweise auch mit den Drüsenendstücken [159] (Abb. 4). Myoepitheliale Zellen zeigen ebenfalls eine Anfärbung mit Anti-Zytokeratin-Antikörpern wie zum Beispiel dem monoklonalen Antikörper EKH4 (spezifisch für 50-kD-Keratin) [165–166] (Abb. 5). Der monoklonale Antikörper D-47 reagiert mit ekkrinen sekretorischen Drüsen [160], GCDFP-15 mit den entsprechenden sekretorischen Zellen [163], EMA mit sekretorischen Zellen apokriner und ekkriner Drüsen [162].

Abnormale Schweißdrüsenzellen. Die Reaktivität der oben genannten Marker an Tumorzellen aus Hautanhangsgebilden ist bestens erforscht. CEA wurde an der luminalen Seite der meisten benignen und malignen lumenbildenden Schweißdrüsentumoren nachgewiesen (Abb. 6). S-100 dagegen findet sich in Tumoren, welche eine starke myoepitheliale Komponente aufweisen. Dazu gehören beispielsweise die Mischtumoren. Es ist auch in Tumoren enthalten, welche von den sekretorischen Anteilen von Drüsen ausgehen, wie dem ekkrinen Spiradenom, papillären Adenom oder Hidrozystom (Abb. 7). Die monoklonalen Antikörper EKH5 und EKH6 reagieren hauptsächlich mit ekkrinen Tumoren, und zwar nicht nur mit deren luminalen Strukturen, sondern auch mit den soliden Tumoranteilen [167].

Tab. 1: Reaktionsmuster verschiedener Antikörper an Schweißdrüsenzellen.

	CEA	S-100	EKH5	EKH6	Zytokeratin (EKH4)	D-47	SC	EMA	GCDFP-15
Ekkrine Schweißdrüsen									
Sekretorischer Anteil	+	+	+	+	−	+	+	+	−
Myoepitheliale Zellen	−	+	−	−	+	−	−	−	−
Ausführungsgang	+	−	−	±	+	−	−	−	−
Akrosyringium	+	−	−	−	+	−	−	−	−
Apokrine Schweißdrüsen									
Sekretorischer Anteil	+	−	±	±	−	−		+	+
Myoepitheliale Zellen	−	+	−	±	+	−		−	−
Ausführungsgang	+	−	−	−	+	−		−	+

+ Positiv; ± Schwache Reaktion; +/− Teilweise positiv; − negativ

Kapitel 2

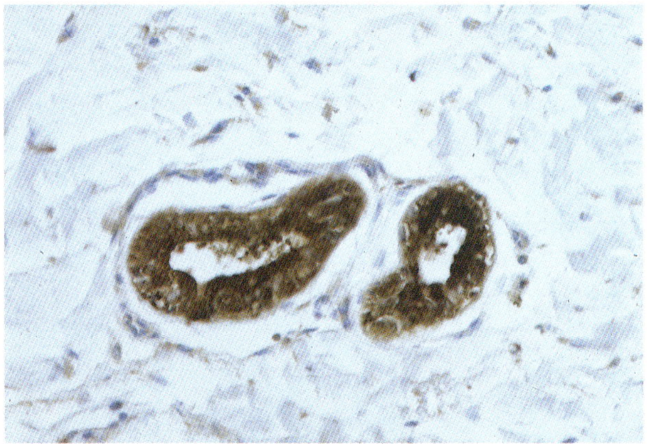

Abb. 1: Sekretorischer Anteil einer ekkrinen Drüse mit Anfärbung der sekretorischen Zellen (Anti-CEA, PAP-Methode) (230fach).

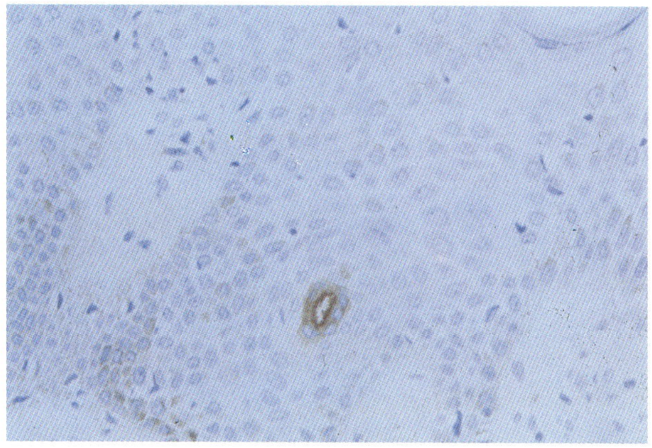

Abb. 2: Akrosyringium mit Anfärbung der inneren Zellauskleidung des Drüsenlumens (Anti-CEA, PAP-Methode) (115fach).

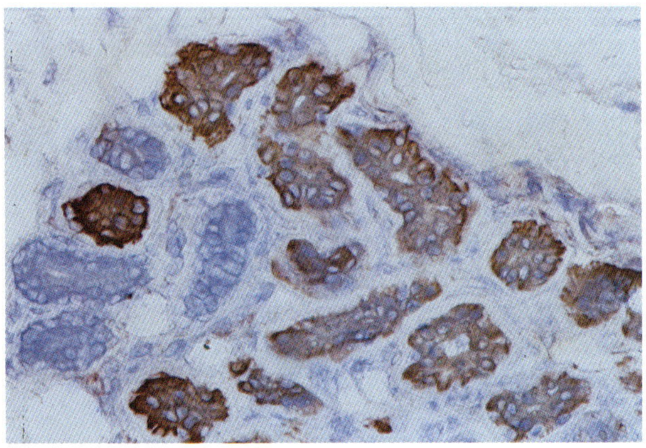

Abb. 3: Sekretorischer Anteil einer ekkrinen Drüse mit Anfärbung der sekretorischen Zellen (EKH5, ABC-Methode) (115fach).

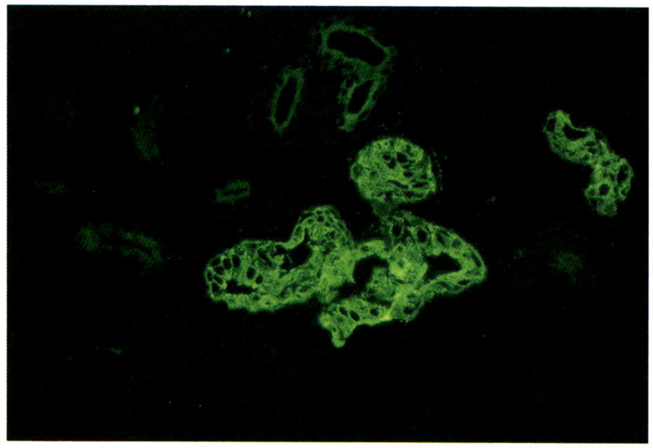

Abb. 4: Sekretorische Zellen und einige Drüsenendstücke sind angefärbt (EKH6, indirekte Immunfluoreszenzmethode) (180fach).

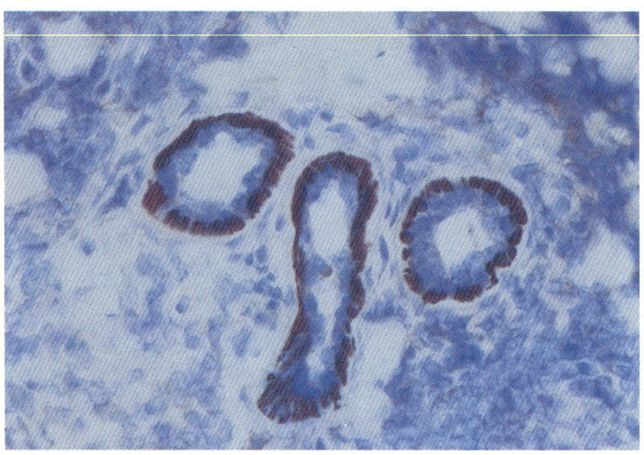

Abb. 5: Sekretorischer Anteil einer ekkrinen Drüse mit Anfärbung der myoepithelialen Zellen (EKH4, ABC-Methode) (230fach).

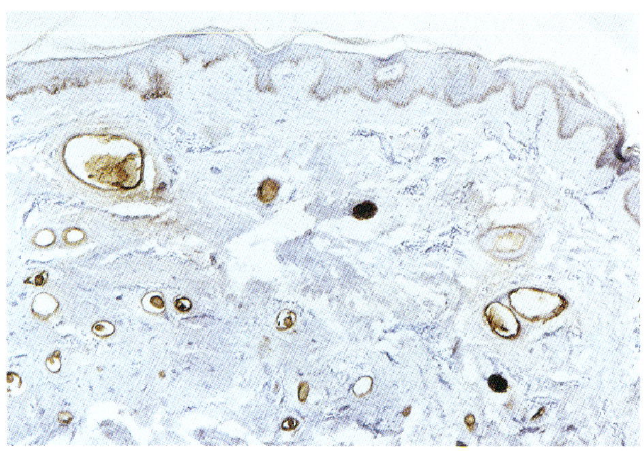

Abb. 6: Syringom mit Anfärbung der Tumorzellen (Anti-CEA, PAP-Methode) (45fach).

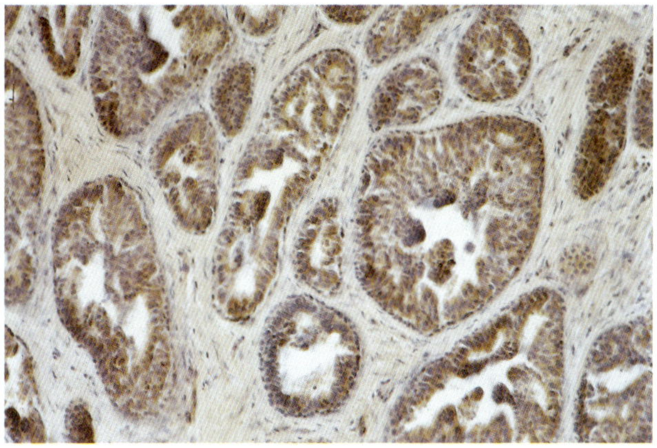

Abb. 7: Ekkrines papilläres Adenom mit Anfärbung der Tumorzellen (Anti-S-100-Protein, PAP-Methode) (50fach).

Die Resultate immunhistochemischer Inkubationen müssen mit großer Sorgfalt interpretiert werden, da Tumorzellen Antigenprofile zeigen können, die von denen der normalen Zellen sehr verschieden sind. So ist gerade die Herkunft der Zellen beim extramammären Morbus Paget umstritten, da sie das folgende Profil ekkriner und apokriner Marker zeigen: Anti-CEA(+), Anti-S-100-Protein(−), EKH5(+), EKH6(+), D-47(−), GCDFP-15(+) und Lektin DBA(−).

Bedeutung in der Dermatopathologie

Seit der Einführung immunhistochemischer Techniken hat die Erforschung von Herkunft und Differenzierung der Zellen von Tumoren der Hautanhangsgebilde rasche Fortschritte gemacht. Anti-CEA erweist sich als geeignet für die Differenzierung der Schweißdrüsentumoren von denen anderer Hautanhangsgebilde, Anti-S-100 für die weitere Klassifizierung der Schweißdrüsentumoren. Zur Erforschung der Herkunft oder Differenzierung von Tumoren der Hautanhangsgebilde ist ein einzelner Marker jedoch nicht ausreichend. Vielmehr benötigt man ein Panel verschiedener Antikörper. Auch die Kombination immunhistochemischer Färbungen mit anderen Techniken wie der Elektronenmikroskopie ist gelegentlich sinnvoll.

Technische Hinweise

Die meisten Antikörper können sowohl an Gefrierschnitten als auch an Paraffinschnitten angewendet werden. Ausnahmen bilden Anti-S-100, welches nicht an Gefrierschnitten, und Anti-D-47, welches nicht an Paraffinschnitten verwendet werden kann. EKH5 und EKH6 können zwar an alkoholfixierten Paraffinschnitten verwendet werden, die besten Resultate werden jedoch an Gefrierschnitten erzielt. Es sind verschiedene Anti-CEA- und Anti-S-100-Färbekits auf dem Markt, die in den meisten Fällen bei Verwendung von Paraffinschnitten gute Resultate ergeben.

Kapitel 2

1.6 Zellen der Talgdrüsenfollikel

Entwicklung und Eigenschaften

Die Zellen der Talgdrüsenfollikel und Schweißdrüsen entwickeln sich im frühen Embryonalstadium des Menschen aus epidermalen Keratinozyten [168]. Daher sollten sich die Zellen in ihren grundlegenden Eigenschaften ähnlich sein, auch wenn sie und die von ihnen gebildeten Organe sich in ihrer Morphologie und Funktion unterscheiden. Dies ist möglicherweise der Grund dafür, daß kein monoklonaler Antikörper existiert, der ausschließlich mit einer bestimmten Zelle oder einem bestimmten Organ reagiert, obwohl mit großem Aufwand versucht wurde, einen solchen monoklonalen Antikörper zu entwickeln. Gegenwärtig gibt es einige monoklonale Antikörper (EKH5 [169–171] und HKN6 [172]), welche recht spezifisch mit ekkrinen Drüsen und mit der inneren Haarwurzelscheide reagieren. Da die Zellen der Hautanhangsgebilde andererseits auch große morphologische und biologische Unterschiede aufweisen, kann dennoch mit der Entwicklung wirklich spezifischer monoklonaler Antikörper in Zukunft gerechnet werden.

Fraglich bleibt dagegen die Entwicklung wirklich spezifischer monoklonaler Antikörper gegen benigne und maligne Tumoren, da die benignen Tumoren der Hautanhangsgebilde oft pluripotent sind [173]. Das bedeutet, daß die Tumorzellen Charakteristika verschiedener Tumorarten in sich vereinen. Diese Vorstellung wird dadurch gestützt, daß oft zwei oder mehrere verschiedene Tumorzellarten in einem Tumor gefunden werden. Dieses Phänomen wurde in vitro an Gewebekulturen von Trichilemmomzellen untersucht. Anfänglich differenzierte sich die Zellinie (K-TL-1) in Richtung Haarfollikel mit Ausbildung dreidimensionaler Strukturen [174, 175], später jedoch entwickelten sich Gangstrukturen ähnlich denen ekkriner Drüsen [171]. Dieses In-vitro-Phänomen konnte an der Nacktmaus auch in vivo beobachtet werden.

Die Entwicklung spezifischer monoklonaler Antikörper gegen maligne Tumoren ist außerordentlich problematisch, da maligne Tumorzellen oft nur gering ausgereift sind. Monoklonale Antikörper, welche mit bestimmten normalen Zellen oder Organen unter physiologischen Verhältnissen reagieren, zeigen deshalb nicht unbedingt auch eine Reaktion mit den maligne transformierten Zellen des entsprechenden Gewebes.

Vor allem die Entwicklung monoklonaler Antikörper gegen bestimmte Tumoren der Hautanhangsgebilde ist schwierig. Dennoch besteht immer die Möglichkeit, daß man sie zufällig findet.

Ergebnisse nach Anwendung eines monoklonalen Antikörpers gegen Zellen der Talgdrüsenfollikel

Normale Zellen der Talgdrüsenfollikel und Schweißdrüsen. Kanzaki et al. gelang die Entwicklung eines spezifischen monoklonalen Antikörpers gegen normale Talgdrüsenfollikelzellen. Dieser Antikörper wurde hergestellt, indem Mäuse mit ganzen Zellen einer in vitro gezüchteten Zellinie eines humanen malignen Trichilemmoms (IK-TL-2) immunisiert wurden. Der Antikörper (3D6-2) reagiert mit dem Zytoplasma der Talgdrüsenfollikelzellen (Abb. 1a), zeigt aber

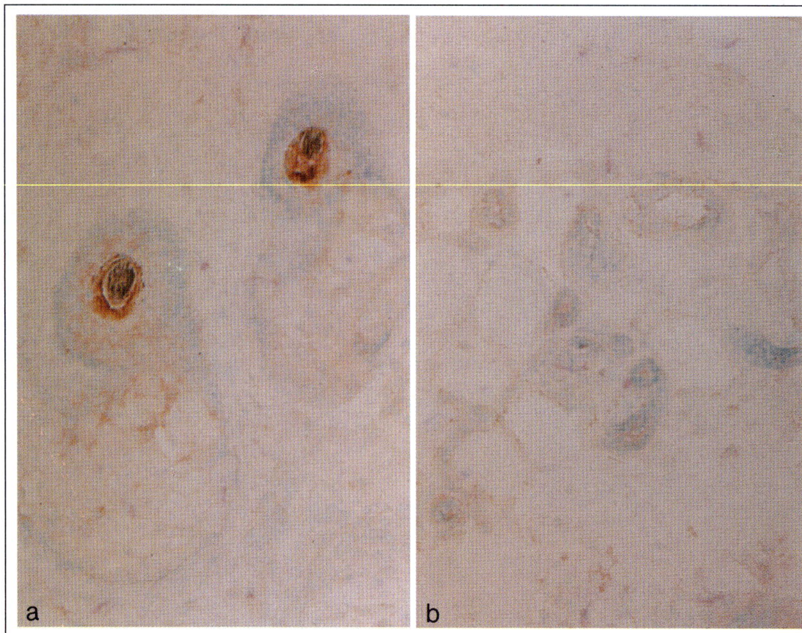

Abb. 1: (a) Normale menschliche Haarfollikel und Talgdrüsen reagieren mit dem Antikörper 3D6-2 (50fach). (b) Die Zellen der Übergangszone normaler menschlicher ekkriner Drüsen mit schwacher Anfärbung entlang der Zellmembran mit dem Antikörper 3D6-2 (50fach).

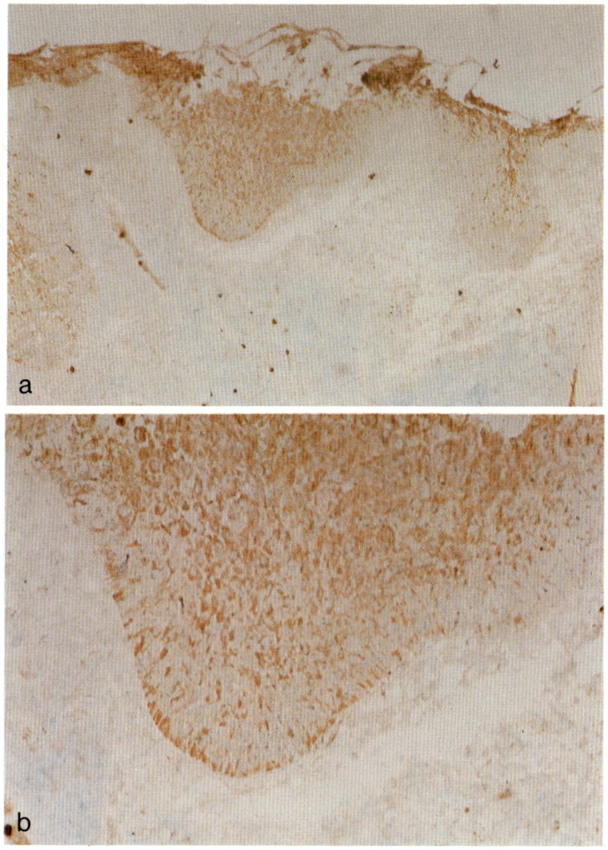

Abb. 2: (a) Alle Zellen eines malignen Trichilemmoms sind angefärbt (20fach). (b) Vergrößerung von 2a, grobgranuläre Reaktionsprodukte diffus im Zytoplasma verteilt (50fach).

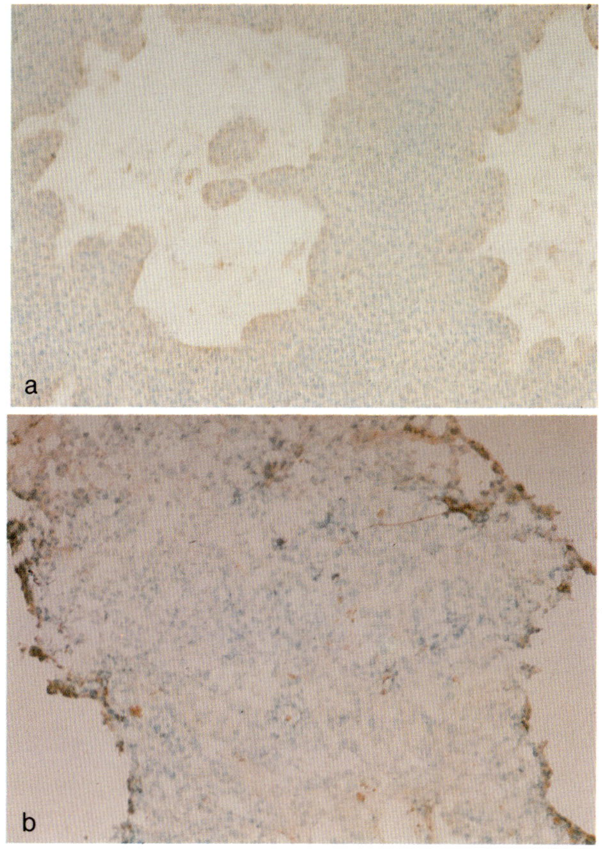

Abb. 3: (a) Ekkrines Porom mit schwach positiver Reaktion an der Zellmembran der außengelegenen Tumorzellen (50fach). (b) Keine Reaktion mit 3D6-2 an einem ekkrinen Karzinom (50fach).

nur eine schwache Reaktion mit dem submembranösen Anteil des Übergangsstückes ekkriner Drüsen (Abb. 1b).

Tumoren der Haarfollikel und der ekkrinen Drüsen. Immunhistochemische Methoden ermöglichen bereits die Aussage, ob ein Tumor vom Talgdrüsenfollikel abstammt oder nicht. Dennoch muß auf diesem Gebiet noch viel Forschungsarbeit geleistet werden, und eine Unterscheidung maligner Tumoren von benignen mit Hilfe monoklonaler Antikörper ist nur eine von zahlreichen Herausforderungen.

In diesem Kapitel werden die Anwendungsmöglichkeiten des monoklonalen Antikörpers 3D6-2 bei der Erkennung von Tumoren der Talgdrüsenfollikel und der ekkrinen Drüsen demonstriert. Der Antikörper reagiert ausgezeichnet mit Zellen des malignen Trichilemmoms (Abb. 2a). Das Reaktionsprodukt ist dabei gleichmäßig im Zytoplasma aller Tumorzellen verteilt und zeigt mit der PAP-Methode grobgranuläre Ablagerungen (Abb. 2b). Dagegen reagieren bei Anwendung an einem benignen ekkrinen Tumor (ekkrines Porom) nur die äußersten Zellagen entlang der Zellmembran, nicht aber Strukturen im Zytoplasma (Abb. 3a). Maligne ekkrine Tumoren werden mit 3D6-2 überhaupt nicht angefärbt (Abb. 3b).

Diese Ergebnisse zeigen, daß dieser Antikörper Tumoren der Talgdrüsenfollikel von ekkrinen Tumoren und weiterhin maligne von benignen ekkrinen Tumoren unterscheiden kann.

Bedeutung in der Dermatologie

Wie oben erwähnt, wird die Differenzierung verschiedener Hauttumoren durch die Verwendung geeigneter monoklonaler Antikörper einfacher und präziser. In vielen Fällen kann es allerdings schwierig, wenn nicht sogar unmöglich sein, monoklonale Antikörper zu finden, welche spezifisch mit einem bestimmten Organ oder Tumor reagieren.

Technische Hinweise

Zur Durchführung immunhistochemischer Untersuchungen sind keine speziellen Techniken notwendig. Monoklonale Antikörper, welche nicht nur am Gefrierschnitt, sondern auch am Paraffinschnitt reagieren, sind insofern besonders günstig, als sie die immunhistochemische Aufarbeitung bereits vorhandener Präparate ermöglichen. Mit der Entwicklung einer größeren Zahl solcher Antikörper können weitere Fortschritte in der Tumordiagnostik erwartet werden.

1.7 Fibroblasten

1.7.1 Zytoskelett

Einführung

Ein hoher Prozentsatz der Zellen höherer Wirbeltiere enthält ein Zytoskelett aus drei Hauptfaserproteinen. Dabei handelt es sich um Mikrotubuli, Mikrofilamente und Intermediärfilamente. Diese Proteine bilden ein Netzwerk, welches der Zelle nicht nur ihre Form gibt, sondern auch für die Adhäsion, Lokomotion, die Beweglichkeit der Zellorganellen und die Mitose eine entscheidende Funktion ausübt. Sie wirken entweder alleine oder in Verbindung mit anderen Proteinen. 1974 wies Lazarides immunfluoreszenztechnisch erstmals Formationen von Mikrofilamenten nach, indem er einen Anti-Aktin-Antikörper mit Fibroblasten in Zellkultur reagieren ließ [177]. Seither wird die Immunfluoreszenz ergänzend zur Elektronenmikroskopie zum Studium des Zytoskeletts angewendet.

Ergebnisse

Zellmotilität und mechanische Stabilisierung der Zelle sind die wesentlichen Aufgaben der Aktinfilamente. Immunfluoreszenzmikroskopisch stellen sich die Aktinfilamente als straffe oder gekräuselte intrazytoplasmatische Fasern (Abb. 1a) in enger Nachbarschaft zur Plasmamembran und zu Fibronektin dar [178] (Abb. 1b).

Mikrotubuli bilden fibröse tubuläre Strukturen. Eine wichtige Aufgabe der Mikrotubuli ist die Koordination der Mitose. In der Interphase liegen die Mikrotubuli als zytoplasmatischer mikrotubulärer Komplex vor, welcher in der Längsachse des Fibroblasten ausgerichtet ist. Während der Mitose unterliegen die Mikrotubuli einem Ablauf von Zerfall und Neuformierung, aus dem sie als mitotische Spindel hervorgehen [179] (Abb. 2).

Intermediärfilamente werden biochemisch und immunologisch in fünf verschiedene Typen unterteilt. Im Fibroblasten liegen sie als Vimentinfilamente vor (Abb. 3). Sie bilden ein intrazytoplasmatisches Netzwerk. Eine Reorganisation der Intermediärfilamente wird ebenfalls während des Zellzyklus und unter Behandlung mit zytostatischen Medikamenten wie Colchicin und Zytochalasin beobachtet [180].

Bedeutung in der Dermatologie

Die Beobachtung des Verhaltens und der Organisation des Zytoskeletts ermöglicht die Erforschung zellulärer Funktionen und transmembranöser Interaktionen zwischen Zellen und extrazellulärer Matrix bei der Wundheilung wie auch bei verschiedenen durch endokrine oder metabolische Störungen verursachten Dermatosen.

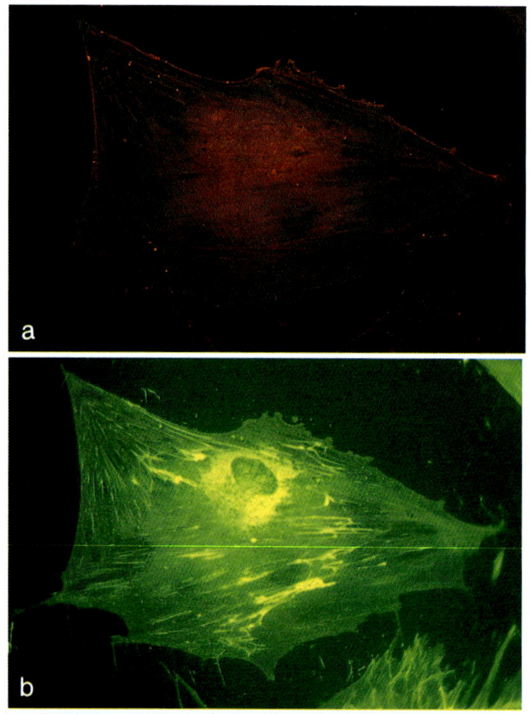

Abb.1

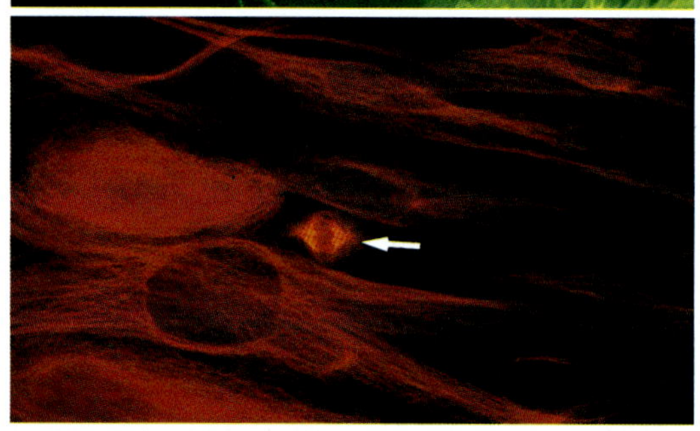

Abb.2

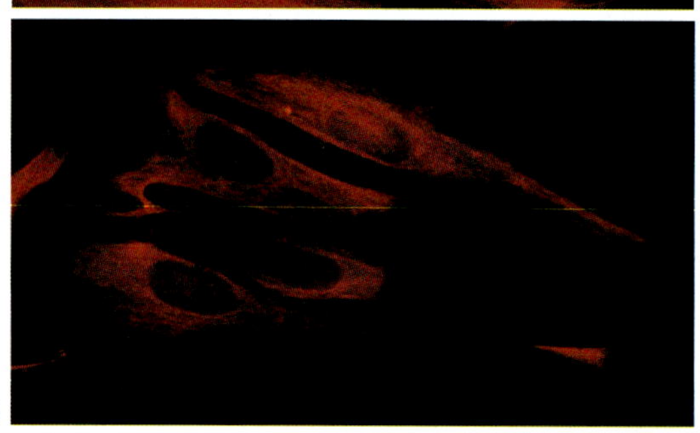

Abb.3

Abb. 1: Immunfluoreszenzdarstellung menschlicher Fibroblasten in Zellkultur durch eine Doppelmarkierung mit rhodaminkonjugiertem Anti-Aktin (a) und FITC-markiertem Anti-Fibronektin (b). Viele gerade Fasern entsprechen Fibronektin-Fibrillen.
Abb. 2: Mikrotubuli erscheinen nach Anfärbung mit Anti-Tubulin in faserartiger Anordnung und als mitotische Spindel in bipolaren Fibroblasten.
Abb. 3: Feines Netzwerk von Vimentinfilamenten, dargestellt mit Anti-Vimentin.

Technische Hinweise

Nach Fixierung mit kaltem Methanol werden die Schnitte mit 0.5%igem Triton X-100 behandelt, welches überschüssige Zellmembranen und Zytoplasma eliminiert. Anschließend erfolgt die Inkubation mit den spezifischen Antikörpern gegen die verschiedenen Bestandteile des Zytoskeletts. Zur Darstellung von Aktinfilamenten wendet man häufig fluoreszierendes Phalloidin oder Antikörper gegen Tropomyosin, schweres Meromyosin oder α-Aktinin an [181].

1.7.2 Immunologisches Verhalten

Einführung

Fibroblasten synthetisieren und sezernieren verschiedenartiges Kollagen, Fibronektin und Proteoglykane, welche alle eine enge Beziehung zu den biologischen Funktionen der extrazellulären Matrix besitzen. Neue Untersuchungen haben gezeigt, daß Fibroblasten Membranrezeptoren für den Komplementbestandteil C3c aufweisen [182] und alle drei Subkomponenten (C1q, C1r und C1s) von C1 synthetisieren [183, 184]. Man vermutet daher, daß Fibroblasten in die immunologischen Phänomene bei Bindegewebserkrankungen involviert sind.

Ergebnisse

C3-Rezeptor. Normale Fibroblasten binden an Schafserythrozyten, die mit C3 beladen sind, und bilden dabei sogenannte C3-Rosetten (Abb. 4a). Die stärkere Vergrößerung in der rasterelektronenmikroskopischen Aufnahme zeigt, daß die Adhärenz durch feine zytoplasmatische Ausläufer von Fibroblasten oder C3-Rezeptoren [185] zustande kommt (Abb. 4b).

Synthese und Sekretion der C1-Subkomponenten. Normale Fibroblasten synthetisieren und sezernieren alle Subkomponenten (C1q, C1r und C1s) von C1. Das C1q-Molekül aus Fibroblasten hat ein höheres Molekulargewicht als das des Serums [184] (Abb. 5).

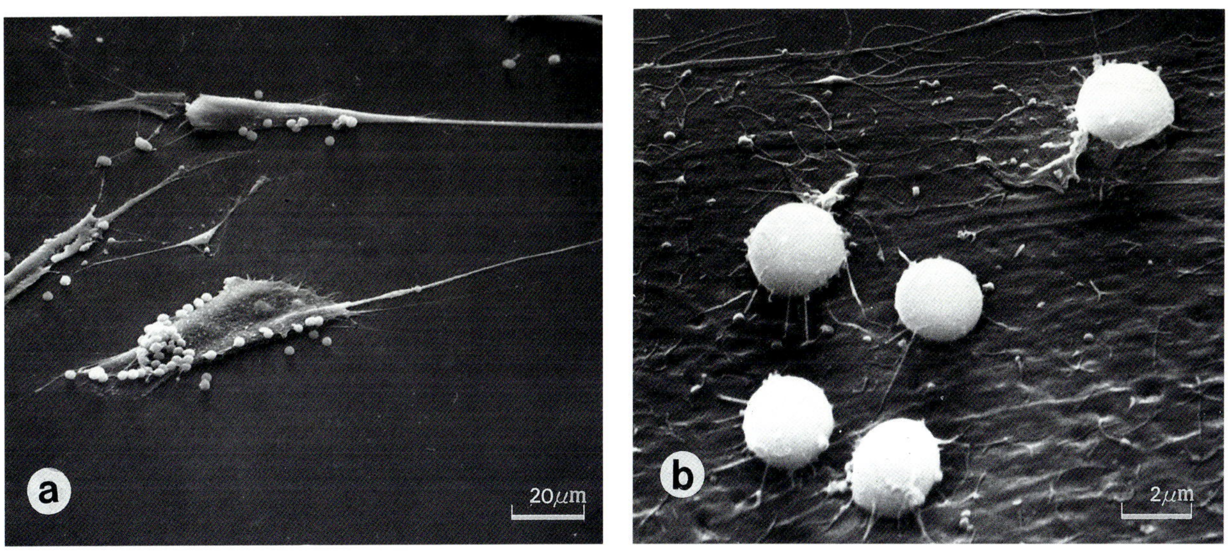

Abb. 4: Rasterelektronenmikroskopisches Bild einer C3-Rosette. Dieses Phänomen steht möglicherweise im Zusammenhang mit viralen Infektionen. (a) Rosettenbildung menschlicher Fibroblasten in Zellkultur und C3-beladener Schafserythrozyten. (b) Bindungsstellen zwischen diesen Zellen.

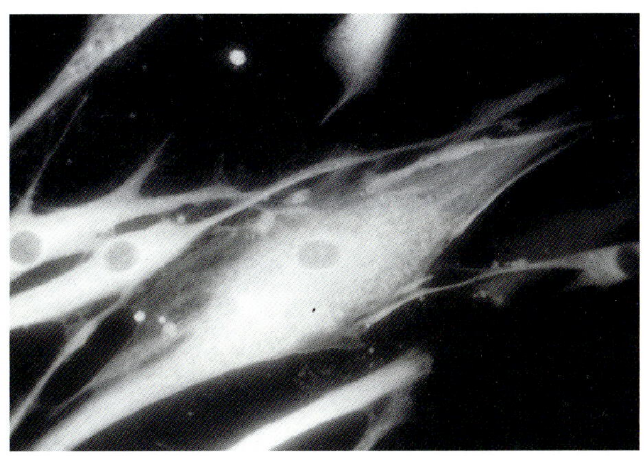

▶

Abb. 5: Darstellung von C1q in menschlichen Fibroblasten in Zellkultur nach Inkubation mit einem fluoreszierenden Anti-C1q-Antikörper.

Bedeutung in der Dermatologie

Die biologische Bedeutung der C3-Rezeptoren auf der Zellmembran von Fibroblasten ist bisher weitgehend unbekannt. Möglicherweise spielen sie eine wichtige Rolle bei der Erkennung schädlicher Agentien, wie beispielsweise von Immunkomplexen. In diesem Falle käme ihnen eine Schlüsselrolle bei der Auslösung von Immunkomplexerkrankungen zu.

Die Synthese von C1q in der Haut soll angeblich durch physikalische Stimuli verstärkt werden [183].

Technische Hinweise

Die Bildung von C3-Rosetten durch Fibroblasten läßt sich in jungen Zellkulturen leicht nachweisen. Die Synthese von C1q wird am besten immunhistologisch an mild fixierten Fibroblasten nachgewiesen.

1.8 Gefäßendothelien

Einführung

Die Gefäßendothelien (EZ) gehen von den peripheren flachen Zellen der Blutinseln aus, die in der zweiten Hälfte der dritten Embryonalwoche als gruppierte mesenchymale Zellen mesodermaler Herkunft in Erscheinung treten. Sie bilden zunächst primitive Blutgefäße, um dann zu anastomosieren und ein vaskuläres Netzwerk zu bilden. Bald treten sie in Verbindung mit der Herzanlage, die sich in der vierten Embryonalwoche entwickelt. Danach reifen die Blutgefäße weiter aus und differenzieren zu arteriellen oder venösen Gefäßen.

Blutgefäße versehen viele wichtige Funktionen zur Erhaltung und Versorgung der Gewebe, wie Transport und Verteilung von nutritiven Substanzen und Hormonen, Gasaustausch, Abtransport von Stoffwechselprodukten, Blutgerinnung und Fibrinolyse. Darüber hinaus haben Blutgefäße organspezifische Eigenschaften. Diese Funktionen laufen ausnahmslos auf oder in Zusammenhang mit den Endothelzellen ab. Daher werden die vaskulären Endothelzellen als multifunktionale Zellen betrachtet, deren verschiedene Eigenschaften in Tabelle 1 aufgeführt sind.

Ergebnisse

Die Gefäßendothelien bilden nur eine Zellage aus und haben eine pflastersteinähnliche Oberfläche (Abb. 1a). Zu ihrer Identifizierung werden gewöhnlich Antikörper gegen Faktor-VIII-assoziiertes Antigen (FVIIIRg) verwendet [186]. FVIIIRg zeigt im Zytoplasma der Endothelzellen ein granuläres Verteilungsmuster (Abb. 1b). Obwohl FVIIIRg nicht nur in Endothelzellen, sondern auch in Megakaryozyten und Thrombozyten vorkommt, können mit diesen Antikörpern Blutgefäße identifiziert werden (Abb. 2) [187]. Unreife Endothelzellen weisen zwar ebenfalls FVIIIRg auf, aber in deutlich geringeren Mengen als die reifen Formen. Andererseits verlieren maligne entartete Endothelzellen sowohl die Fähigkeit zur Bildung von Blutgefäßen als auch die zur Expression von FVIIIRg (Abb. 3a).

Ulex europaeus Agglutinin I (UEA I) ist ein Lektin mit bekannter Bindungsfähigkeit an die α-L-Fucose-Reste von Gefäßendothelien [188]. Obwohl diese Fucosereste auch Bestandteil der AB0-Blutgruppenantigene sind, wird das Ergebnis der Anfärbung nicht durch die Blutgruppenzugehörigkeit des Patienten verfälscht. UEA I kann auch maligne entartete Endothelzellen erkennen (Abb. 3b).

Bei der Verwendung dieser Marker ist die Unterscheidung zwischen Blut- und Lymphgefäßen von großer Wichtigkeit. Lymphatische Endothelzellen werden bei gleichzeitiger Verwendung von UEA I und Anti-FVIIIRg teilweise mitgefärbt. Das Färbungsmuster lymphatischer Endothelien unterscheidet sich jedoch von dem der gleichmäßig angefärbten vaskulären Endothelzellen [189].

Tab. 1: Eigenschaften von Gefäßendothelien.

Morphologie	Monolayer Pflastersteinähnliches Aussehen Weibel-Palade-Körper Pinozytotische Vesikel Basalmembran
Sekretion/Expression	Faktor-VIII-assoziiertes Antigen Von-Willebrand-Faktor AB0-Blutgruppenantigen HLA-DR-Antigen Angiotensin-Converting-Enzym (ACE) Alkalische Phosphatase Xanthinoxydase Aktivatoren und Inhibitoren der Fibrinolyse Kollagenase Fibronektin Kollagen Typ I, III, IV, V Prostazyklin (PGE_1 & PGE_2, PGI_2) Thrombospondin
Rezeptoren und Bindungspotenzen	Insulin Estrogen Histamin Low density Lipoprotein (LDL) Ulex europaeus Agglutinin I (UEA I) Komplementkomponenten (C1q, C4, C3)

Kapitel 2

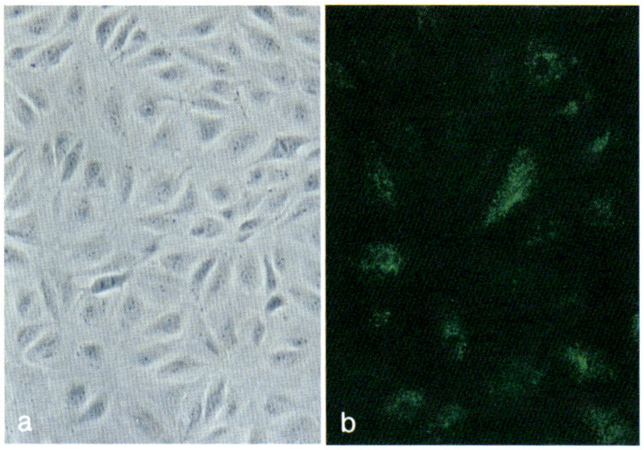

Abb. 1: (a) Zellkultur von Mikrogefäßendothelien aus der Haut eines Erwachsenen (400fach); (b) dargestellt mit einem fluoreszierenden Antikörper gegen Faktor-VIII-assoziiertes Antigen (320fach).

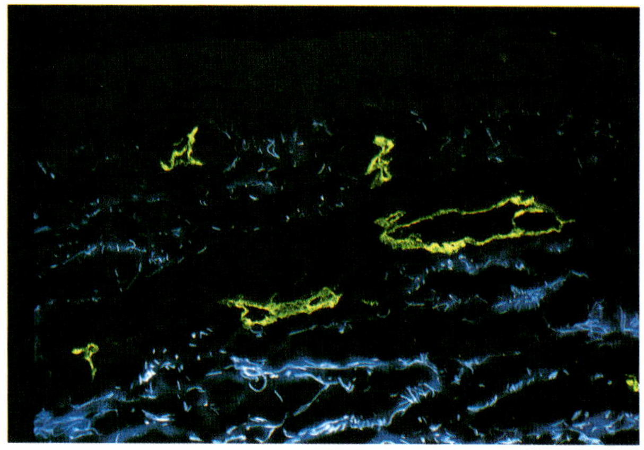

Abb. 2: Faktor-VIII-assoziiertes Antigen in normaler Haut (Immunfluoreszenztechnik (160fach).

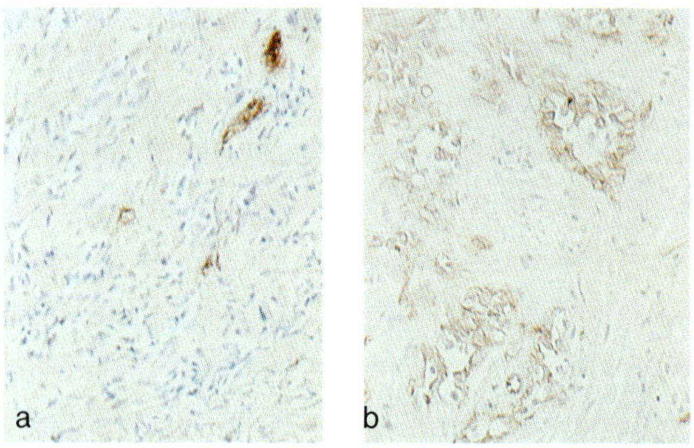

Abb. 3(a): Faktor-VIII-assoziiertes Antigen beim malignen Hämangioendotheliom (PAP-Technik) (200fach). Abb. 3(b): UEA-I-Bindungsstellen beim malignen Hämangioendotheliom (PAP-Technik) (200fach).

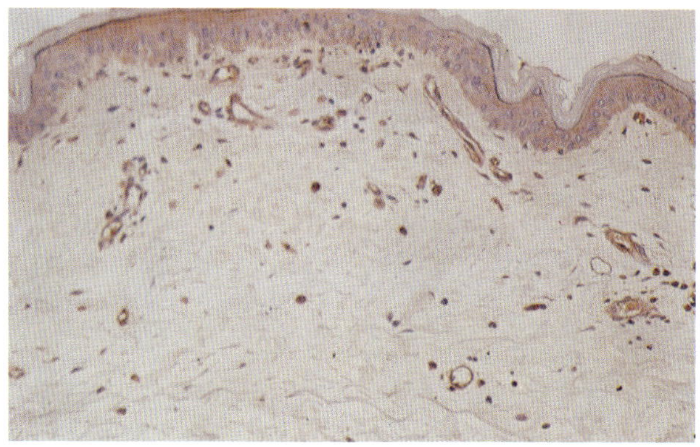

Abb. 4: Lokalisation von Gewebeplasminogenaktivator in normaler Haut (ABC-Technik) (200fach).

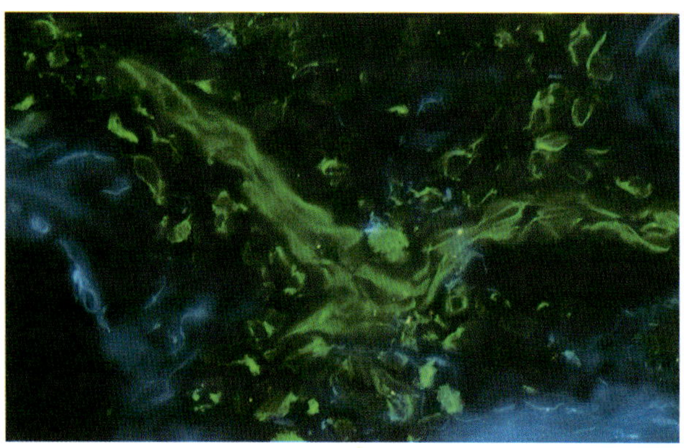

Abb. 5: C1q-Bindungsstellen in Gefäßendothelien des subpapillären Plexus (Immunfluoreszenztechnik) (600fach).

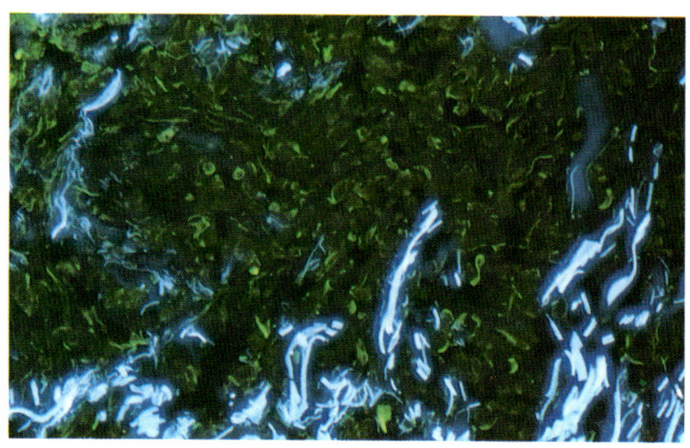

Abb. 6: C1q-Bindungsstellen beim malignen Hämangioendotheliom (Immunfluoreszenztechnik) (600fach).

Die Fibrinolyse gehört zu den wichtigen Funktionen vaskulärer Endothelzellen. Seit der Arbeit von Todd [190] ist allgemein anerkannt, daß Gefäßendothelien Plasminogenaktivatoren synthetisieren. Der Nachweis von Plasminogenaktivatoren gelingt immunhistochemisch sowohl in vaskulären [191] wie auch in lymphatischen Endothelzellen (Abb. 4).

In normalem Gewebe binden Komplementkomponenten nicht an Endothelzellen. Durch Behandlung mit einem Detergens werden Komplementbindungsstellen auf den Zellen demaskiert (Abb. 5) [192], die allerdings nicht endothelspezifisch sind. Die Bindung aller Komplementkomponenten außer von C1q wird durch EDTA und EGTA inhibiert. Wenn Serum eines Patienten mit C4-Mangel als „Komplementquelle" verwendet wird, lassen sich keine C1q- und C4-Ablagerungen nachweisen. Alles in allem scheint es möglich, daß das Komplement auf der Oberfläche von Gefäßendothelien unabhängig von Immunglobulinen und Immunkomplexen aktiviert wird [192]. Die Fähigkeit zur Komplementbindung ist auch bei malignen Endothelzellen erhalten (Abb. 6).

Bedeutung in der Dermatologie

Die kleinen Blutgefäße der Haut sind mit den verschiedensten Methoden untersucht worden [193]. Die Endothelzellen dieser kleinen Blutgefäße besitzen angiogenetische Eigenschaften, welche Granulation und Tumorwachstum fördern können. Andererseits führt ihre Verletzung zu Schäden im Gewebe. Sie spielen eine Rolle bei der Pathogenese zahlreicher Hauterkrankungen; daher ist es wichtig, die Gefäßendothelien zu identifizieren, ihre Differenzierung oder Dignität zu diskutieren sowie ihre Funktionen und Aktivitäten immunhistochemisch zu untersuchen. Dazu gelang es, Methoden zur Kultivierung kutaner Gefäßendothelien zu etablieren [194]. Die Entwicklung spezifischer Antikörper zur Untersuchung ihrer spezifischen Funktionen und Eigenschaften wird in naher Zukunft erwartet.

Technische Hinweise

Zum Erhalt der Gewebeantigenität sollten immunfluoreszenzoptische Untersuchungen am Gefrierschnitt durchgeführt werden. Paraffinschnitte sind zur Lokalisierung von FVIIIRg- und UEA-I-Bindungsstellen mittels der Immunenzymhistochemie (PAP- oder ABC-Methode) ausreichend. Wenn die Bindung der Komplementfaktoren dargestellt werden soll, müssen die Gefrierschnitte zur Demaskierung der Bindungsstellen mit NP-40-Detergens vorbehandelt und anschließend mit Paraformaldehyd fixiert werden [192]. Antikörper gegen Plasminogenaktivatoren und Angiotensin-Converting-Enzyme (ACE) zur Darstellung in Gefäßendothelien sind bereits kommerziell erhältlich [191, 195].

Kapitel 2

1.9 Nervenzellen

Einführung

Zur Aufrechterhaltung einer Homöostase gibt es im peripheren Nervensystem sensorische und autonome Nerven. Sensorische Nerven besitzen freie Nervenendigungen im Gewebe. An einigen Körperarealen existieren auch charakteristische Endorgane, die als Meissnersche Tastkörperchen und Vater-Pacini-Körperchen bezeichnet werden. Autonome Nerven unter der Kontrolle des sympathischen Nervensystems innervieren Blutgefäße, Schweißdrüsen und die Musculi arrectores pilorum. Die Nervenfasern bestehen aus myelinisierten und nicht-myelinisierten Axonen, welche von Schwannschen Zellen eingehüllt und von einem Endoneurium umgeben sind. Die Innervation der Haut kann lichtmikroskopisch mit Methylenblau und Silberfärbungen sichtbar gemacht werden [196]. Immunhistochemische Techniken sind zur Darstellung der Acetylcholinesterase [197] als Marker für cholinerge Nerven und der für die in adrenergen Nerven typischen formalininduzierten Gewebefluoreszenz geeignet [198].

Das S-100-Protein [199], welches bei neutralem pH in reinem Ammoniumsulfat löslich ist, wurde immunhistochemisch in der Glia des zentralen Nervensystems, in Gliazellen der peripheren Ganglien und in Schwannschen Zellen kutaner Nerven dargestellt [200]. Die neuronenspezifische Enolase (NSE) ist das Isoenzym der Enolase mit dem niedrigsten pH-Wert und war ursprünglich als 14-3-2-Protein bezeichnet worden [201]. NSE ist in den Neuronen des zentralen und peripheren Nervensystems und in den Zellen des neuroendokrinen (APUD) Systems nachweisbar [202]. Die immunhistochemische Anfärbung von S-100-Protein und NSE eignet sich zur Darstellung des peripheren Nervensystems und zur Differenzierung neuraler Tumoren.

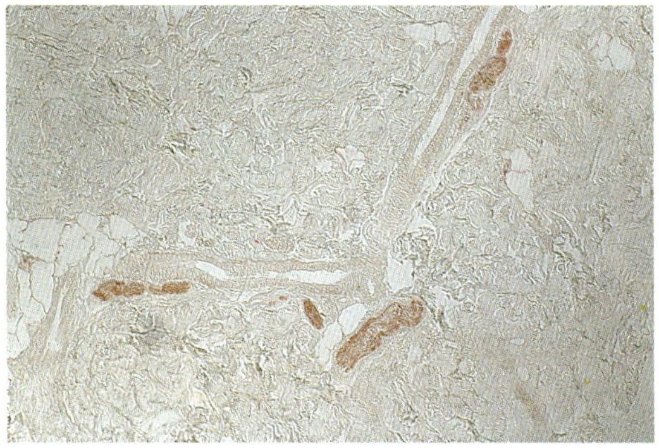

Abb. 1: Darstellung von Nervenfasern in der Dermis mit Anti-S-100-Protein (50fach).

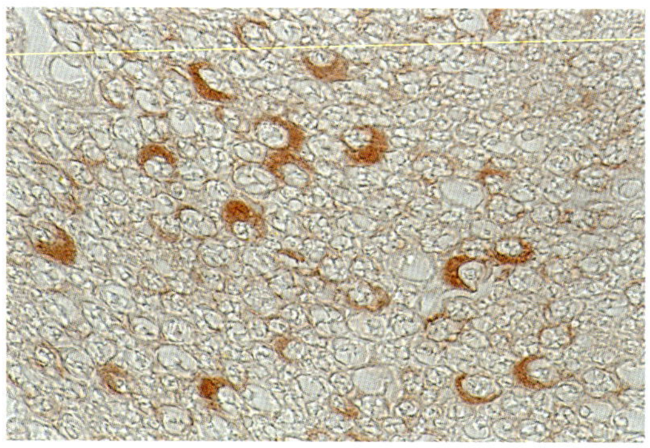

Abb. 2: Querschnitt durch den Nervus ischiadicus der Ratte (Anti-S-100-Protein) (400fach).

Ergebnisse

Normale Haut [203, 204]. Da die Schwannschen Zellen viel S-100-Protein enthalten, zeigen Nervenfasern eine starke Anfärbung mit Anti-S-100-Protein und können so leicht vom Bindegewebe unterschieden werden (Abb. 1). In einem Querschnitt durch den Nervus ischiadicus der Ratte färbt sich das Perikaryon der Schwannschen Zellen, welche die myelinisierten Nervenfasern umgeben, an (Abb. 2). Axone und Myelinscheiden enthalten dagegen kein S-100-Protein. Mit Anti-NSE reagieren nur die Axone, nicht jedoch die Myelinscheiden und Schwannschen Zellen (Abb. 3). S-100-Protein- und NSE-positive Nervenfasern sind durch ihre Anfärbung von den Musculi arrectores pilorum leicht unterscheidbar. Das Netzwerk feiner Nervenfasern, welches die ekkrinen Drüsen umgibt, wird mit Anti-NSE dargestellt (Abb. 4). Die Meissnerschen Tastkörperchen und die Vater-Pacini-Körperchen der Finger reagieren mit Anti-S-100-Protein und Anti-NSE. Die lamellären Zellen der Meissnerschen Tastkörperchen stammen von Schwannschen Zellen ab und enthalten damit S-100-Protein und NSE. Das Axon tritt von der Unterseite her in das Meissnersche Körperchen ein. Die spiraligen Axone sind deutlich mit Anti-NSE angefärbt (Abb. 5). Die lamellären Zellen der Vater-Pacini-Körperchen enthalten weder S-100-Protein noch NSE. Die inneren Zellen der Vater-Pacini-Körperchen, welche von Schwannschen Zellen abstammen, sind S-100-Protein-positiv und NSE-negativ (Abb. 6). Anti-NSE-positive Reaktionsprodukte finden sich nur in Axonen, welche im Zentrum der innersten Zellschicht liegen.

Pathologisch veränderte Gewebe [205, 206]. Da Denervation der peripheren Nerven eine Degeneration der Nervenfaser nach sich zieht, sind die Axone, ebenso wie die Meissner- und Vater-Pacini-Körperchen, NSE-negativ. S-100-Protein dagegen bleibt auf den Schwannschen Zellen, den lamellären Zellen der Meissnerschen Körperchen und der inneren Zellage der Vater-Pacini-Körperchen nachweisbar.

Kapitel 2

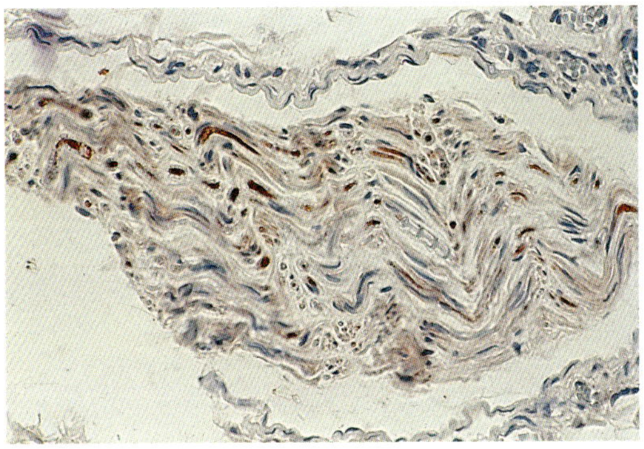

Abb. 3: Darstellung von Nervenfasern mit Anti-NSE. Die Myelinscheide wird nicht angefärbt (400fach).

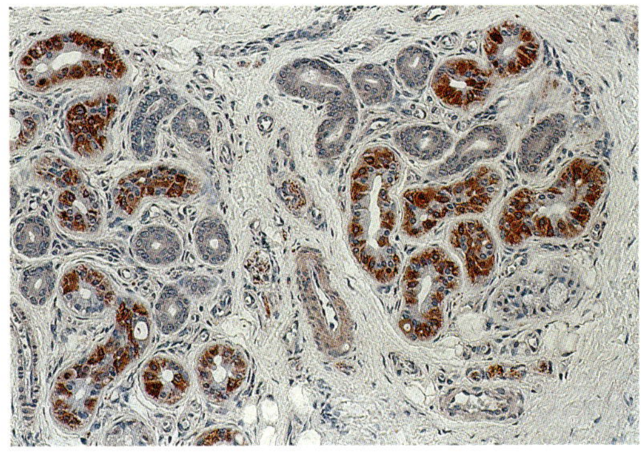

Abb. 4: NSE-positive Nervenfasern umgeben die Schweißdrüsen. Die sekretorischen Anteile ekkriner Drüsen sind ebenfalls NSE-positiv (50fach).

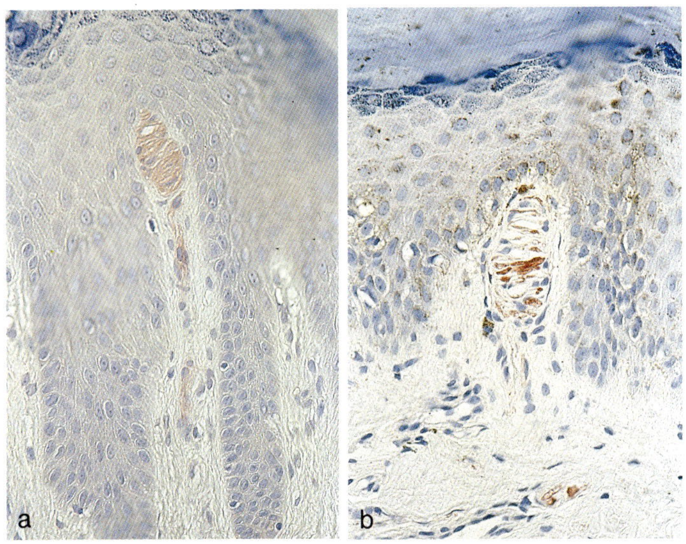

Abb. 5: Meissnersches Tastkörperchen (400fach). (a) Anfärbung der lamellären Zellen mit Anti-S-100-Protein. (b) NSE in einem Axon.

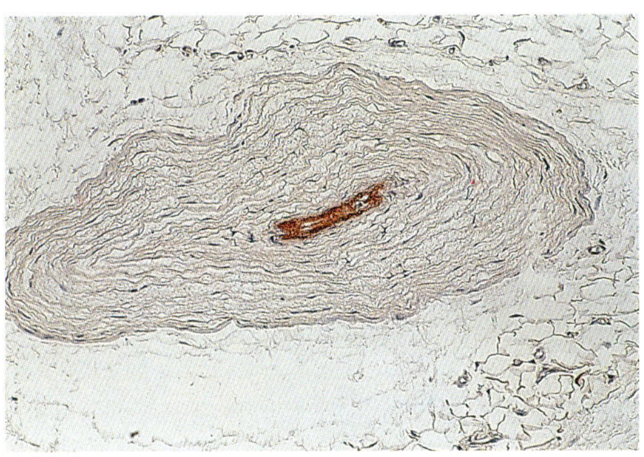

Abb. 6: Anfärbung der inneren Zellage eines Vater-Pacini-Körperchens mit Anti-S-100-Protein (50fach).

Abb. 7: Schwannom (Anti-S-100-Protein) (25fach). ▶

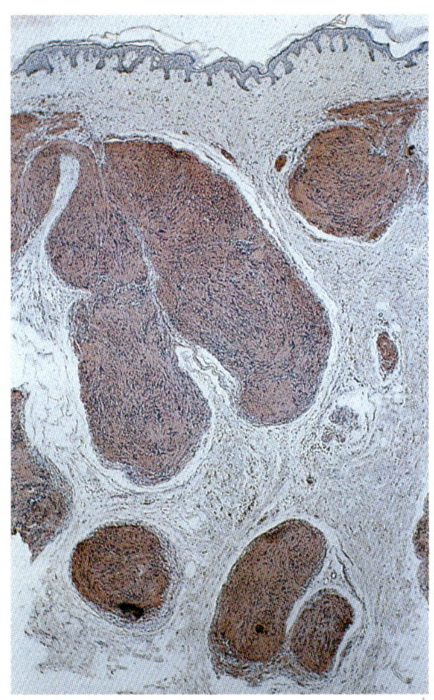

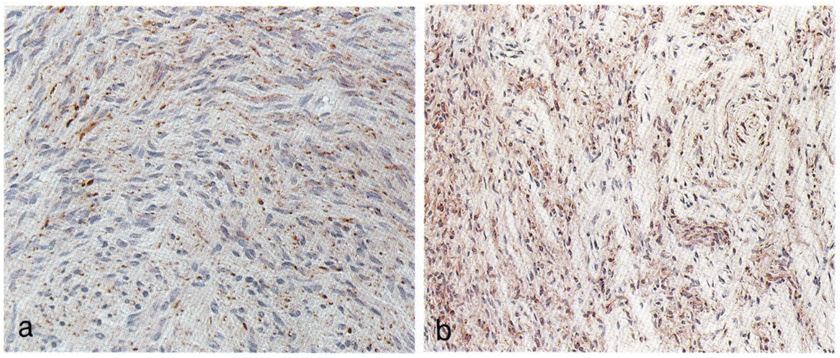

Abb. 8: Neurofibrom (200fach). (a) Anti-S-100-Protein. (b) Anti-NSE.

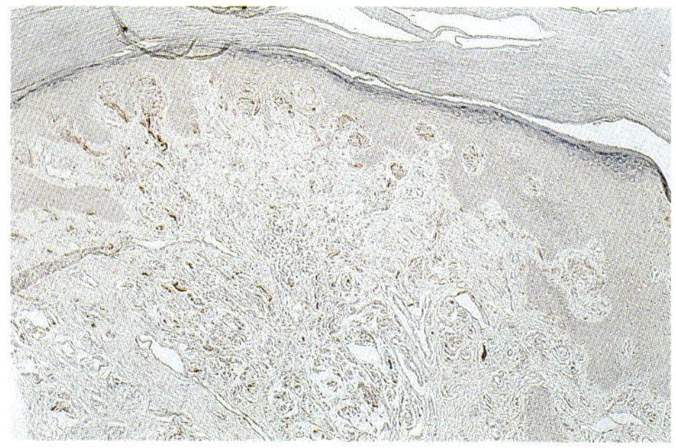

Abb. 9: Neurom (Anti-NSE) (50fach).

S-100-Protein und NSE finden sich in Schwannschen Zellen und Axonen des peripheren Nervensystems. Beide sind als Marker zur Differentialdiagnose neuraler Tumoren von Nutzen. Schwannomzellen reagieren stark positiv mit Anti-S-100-Protein, negativ oder schwach positiv mit Anti-NSE (Abb. 7). Die Spindelzellen des Neurofibroms sind zwar S-100-positiv, es kommen jedoch NSE-positive Axone in den Tumorzellnestern vor (Abb. 8). Beim Neurom sind die großen Nervenfaserbündel und die Strukturen, welche den Meissnerschen Körperchen ähneln, sowohl S-100-Protein- als auch NSE-positiv (Abb. 9).

Technische Hinweise

Antikörper gegen S-100-Protein und NSE sind kommerziell erhältlich. Immunhistochemische Färbungen sollten am formalinfixierten Material mit der PAP- oder der ABC-Methode durchgeführt werden.

1.10 Lymphozytensubpopulationen in der Haut

Einführung

Lymphozyten machen die Hauptmasse der immunkompetenten Zellen aus und gliedern sich in T- und B-Lymphozyten sowie deren Untergruppen. E-Rezeptoren, Fc-Rezeptoren, C3-Rezeptoren, Oberflächen-Immunglobuline und Hetero-Antisera sind zur Analyse funktioneller Lymphozytensubpopulationen herangezogen worden.

Monoklonale Antikörper, welche mit der Hybridomtechnik hergestellt werden, erkennen spezielle Oberflächenantigene von T-Zellen, B-Zellen und anderen immunkompetenten Zellen. Immunhistochemische Techniken ermöglichen die Identifizierung von Lymphozytensubpopulationen in der Haut. Auch die Erforschung der Interaktion von Lymphozyten mit beispielsweise Tumorzellen oder anderen immunkompetenten Zellen (Langerhanszellen, Monozyten, natürliche Killerzellen etc.) scheint hiermit möglich. Da eine Störung des Immunsystems in der Pathogenese vieler Dermatosen eine Rolle spielt, ist die Erforschung der Lymphozytensubpopulationen in der Haut von großer Bedeutung. Die Spezifitäten der verschiedenen monoklonalen Antikörper sind in Tabelle 1 aufgeführt.

Ergebnisse

Die bisherigen Ergebnisse bezüglich der Verteilung der Lymphozytensubpopulationen sind in Tabelle 2 zusammengefaßt. Die Abbildungen 1-8 illustrieren diese Daten.

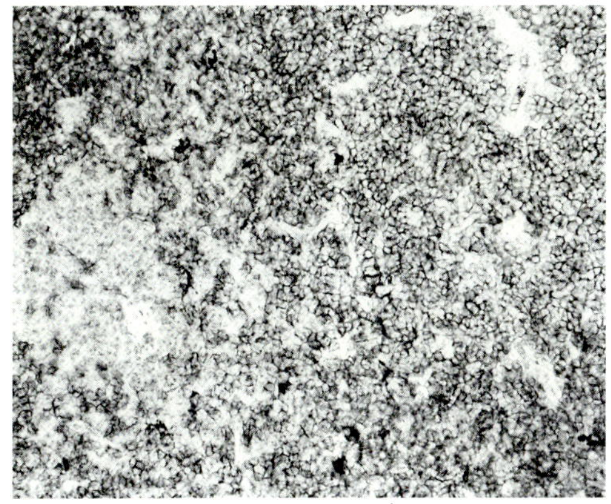

Abb. 1: Kryostatschnitt einer Tonsille mit zahlreichen OKT-3-positiven Zellen parakortikal und interfollikulär (200fach).

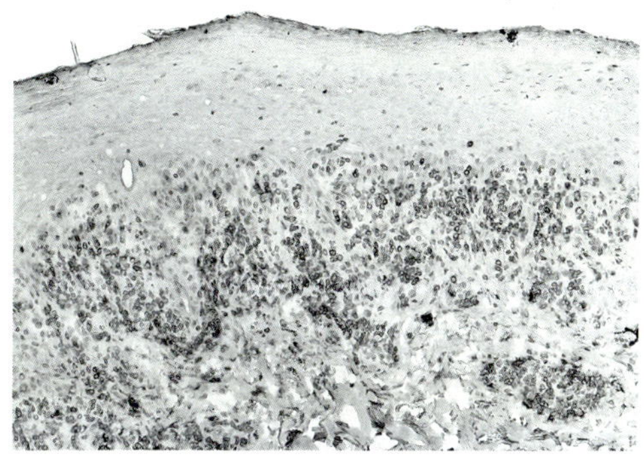

Abb. 2: OKT-4-positive Zellen im oberen Korium beim Lichen ruber planus (100fach).

Tab. 1: Monoklonale Antikörper zur Charakterisierung von Lymphozytensubpopulationen.

Monoklonale Antikörper	Spezifität
OKT 3[a], Leu-1[b]	T-Lymphozyten im peripheren Blut, Thymozyten
OKT 4[a], Leu-3a[b]	Helfer-/Inducer-T-Untergruppen
OKT 8[a], Leu-2a[b]	Zytotoxische/Suppressor-T-Untergruppen
OKT 6[a]	Normale Thymozyten, Langerhanszellen
OKT 11[a]	E-Rosetten-bildende Lymphozyten, Thymozyten
OKI a 1[a], HLA-DR[b]	B-Zellen, Monozyten, Makrophagen, Langerhanszellen, aktivierte T-Zellen
OKB 7[a], B1[c]	B-Zellen, B-Zell-Lymphome
HNK 1, (Leu-7)[b], Leu-11[b]	K- und NK-Zellen

[a] OrthoDiagnostic System Inc. [b] Becton-Dickinson, Monoclonal Center Inc. [c] Coulter Electronics

Tab. 2: Verteilung von T-Zell-Untergruppen bei verschiedenen Dermatosen [207-218].

Überwiegend Helfer-/ Inducer-T-Zellen	DLE, Lichen ruber planus, Psoriasis vulgaris, Erythema exsudativum multiforme, atopische Dermatitis, Kontaktekzem, PPD-Reaktion, Mycosis fungoides, Sézary-Syndrom, Granuloma anulare, Alopezia areata, adulte T-Zell-Leukämie, tuberkuloide Lepra (im Granulom), Sarkoidose (im Granulom), Basaliom
Überwiegend Suppressor-/ Zytotoxische T-Zellen	SLE, Graft-versus-host-Reaktion, tuberkuloide Lepra (Peripherie des Granuloms), Sarkoidose (Peripherie des Granuloms), Plattenepithelkarzinom

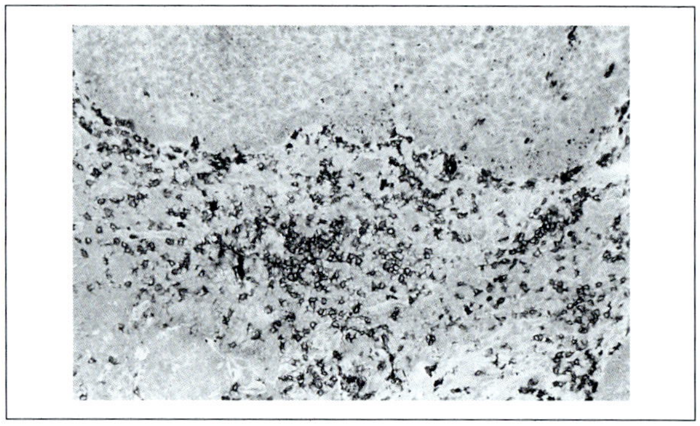

Abb. 3: Zahlreiche OKT-4-positive Zellen umgeben ein Basaliom (100fach) [218].

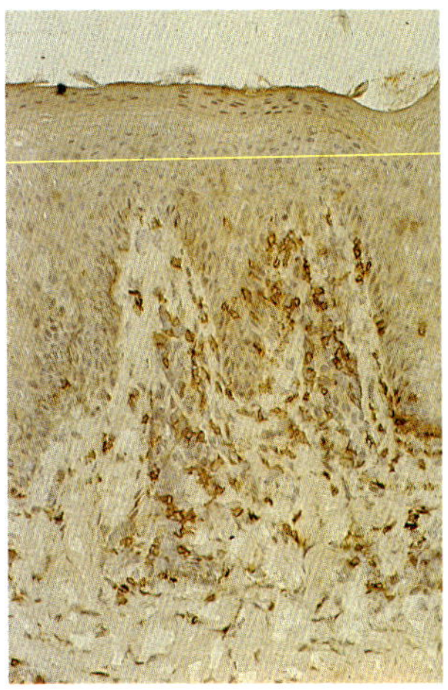

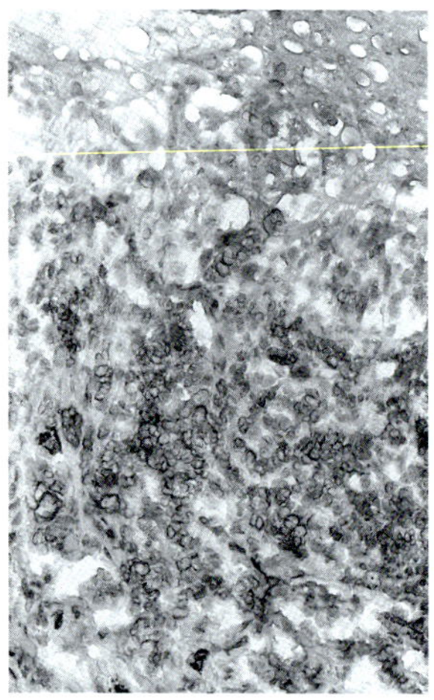

Abb. 4: OKT-8-positive Zellen im Korium und der Epidermis bei SLE (100fach).
Abb. 5: OKT-4-positive Zellen im Korium bei CDLE (200fach).

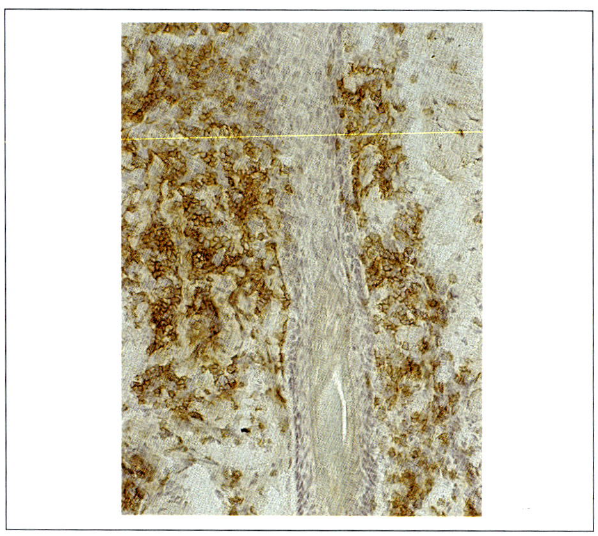

Abb. 8: Zahlreiche OKT-4-positive Zellen um einen Haarfollikel bei Alopecia areata (200fach).

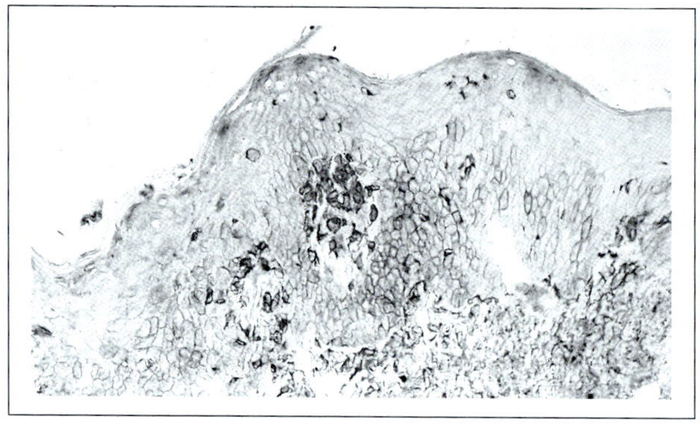

Abb. 6: HLA-DR-Antigen auf der Zelloberfläche von Keratinozyten bei Mycosis fungoides (100fach).

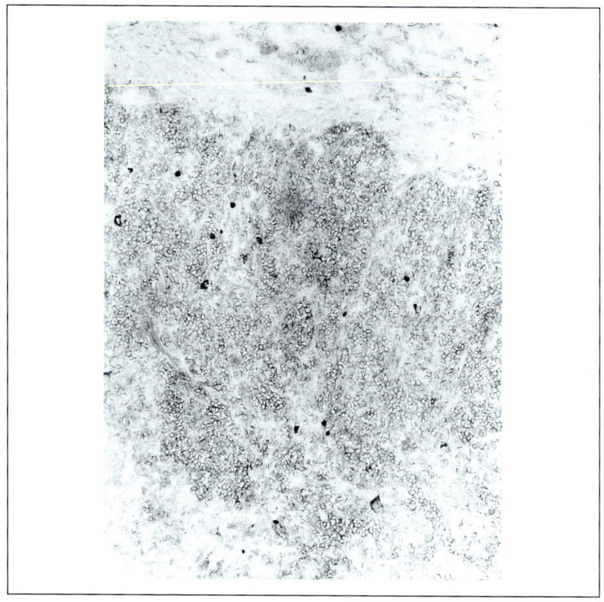

Abb. 7: Die meisten atypischen Lymphozyten bei adulter T-Zell-Leukämie reagieren mit OKT 4 (100fach).

Bedeutung in der Dermatologie

Eine Störung des Immunsystems scheint die Ursache vieler Dermatosen zu sein. Die detaillierte immunhistochemische Untersuchung der Lymphozytensubpopulationen wird daher die Aufklärung der pathogenetischen Vorgänge erleichtern.

Technische Hinweise

Zur Analyse von Lymphozytensubpopulationen im Gewebe wird gewöhnlich die Immunperoxydase-Methode mit monoklonalen Antikörpern fast ausschließlich an Kryostatschnitten und acetonfixiertem Gewebe verwendet. Der neue Trend geht jedoch dahin, monoklonale Antikörper zu entwickeln, die auch bei Verwendung formalinfixierter Paraffinschnitte Zelloberflächenantigene markieren [219].

2. Grundsubstanz

2.1 Synopsis

Zu Beginn

Die Grundsubstanz (das Interstitium) ist eine extrazelluläre Matrix, welche den Interzellularraum des Bindegewebes bildet und mesenchymalen Ursprungs ist. Diese Grundsubstanz ist in allen Geweben und Organen des Körpers vorhanden. Sie fungiert nicht nur als rein mechanisches Stützgewebe einzelner beweglicher Organe, sondern sie dient auch dem Austausch von Wasser, Ionen, Nährstoffen und Metaboliten zwischen dem strömenden Blut und den einzelnen Zellen des Körpers.

Untersuchungen der extrazellulären Matrix haben den Nachweis gewebespezifischer und strukturell unterschiedlicher Kollagenmoleküle (bisher 10 Typen) als faserigem Hauptbestandteil der Grundsubstanz erbracht. Weiterhin wurden in der Gruppe der Strukturglykoproteine Zelladhäsionsmoleküle entdeckt, welche gewebespezifisch sind und gewissermaßen als Gerüst zwischen Zelle und umgebenden Gewebekomponenten wirken. Somit spielt die Grundsubstanz eine entscheidende Rolle bei der Regulation von Zellfunktionen in vivo [220]. Sie ist von größtem Interesse bei der Untersuchung der Pathophysiologie matrixassoziierter Erkrankungen und liefert Informationen über die Zellantwort (Expression bestimmter Matrix-Komponenten) auf einzelne humorale Faktoren wie Zytokine und Wachstumsfaktoren. Die so gewonnenen Informationen werden es uns möglich machen, durch Analyse der jeweiligen Veränderungen physiologische oder pathogene Faktoren im Zusammenspiel von Zelle und Extrazellulärraum zu erkennen.

Bestandteile der Grundsubstanz

Kollagen

Kollagen besteht aus einer Gruppe von Faserproteinen mit gemeinsamen Strukturmerkmalen. Es bildet ein extrazelluläres Gerüst in den Geweben aller mehrzelligen Organismen und macht etwa ein Drittel des gesamten Körperproteins aus. Ein Kollagenmolekül ist aus drei Polypeptidketten (α-Ketten) aufgebaut, welche eine charakteristische Tripelhelix bilden.

Jede der α-Ketten besteht aus ungefähr 1000 Aminosäuren. Ihr Aufbau läßt sich durch die Formel (Gly-X-Y)n wiedergeben [333], d. h. jede dritte Aminosäure ist Glycin, während X und Y für verschiedene andere Aminosäuren stehen. Bei Säugetieren wird die X-Position oft durch Prolin, die Y-Position durch Hydroxyprolin oder Alanin besetzt. Die die übrigen X- und Y-Positionen einnehmenden Aminosäurereste variieren mit der untersuchten Spezies und dem Organ, dem das Gewebe entstammt. So zeigen beispielsweise die Kollagenfasern der Haut und die des Knorpelgewebes jeweils ihre gewebespezifische Zusammensetzung.

Biosynthese [220, 221]. Im Rahmen der Kollagensynthese wird an den Ribosomen der produzierenden Zelle zunächst eine Prä-pro-α-Kette gebildet. Diese enthält ein kurzes hydrophobes Präpeptid am äußeren Aminoende und zwei nicht-kollagenöse Polypeptidketten am aminoterminalen und am carboxyterminalen Ende der Tripelhelixregion, welche aus (Gly-X-Y)n-Elementen besteht. Während der intrazellulären Biosynthese wird jede Pro-α-Kette in 6 verschiedenen chemischen Schritten modifiziert, bevor die Helix gebildet wird: 1. Hydroxylierung des Prolins (hauptsächlich an Position 4, seltener an Position 3), 2. Hydroxylierung von Lysin, 3. Anlagerung von Galactose an die OH-Gruppe bestimmter Hydroxylysine (-Hyl-Gal), 4. in gleicher Weise Anlagerung von Glucose an bestimmte Galactosylreste von Hyl-Gal (Hyl-Gal-Glc). Das so gebildete Pro-Kollagen wird in Form sekretorischer Granula in den Extrazellulärraum ausgeschleust. Dort erfolgt die proteolytische Abspaltung der Peptidausläufer vom aminoterminalen Ende (durch Pro-Kollagen-N-Protease) und vom carboxyterminalen Ende (Pro-Kollagen-C-Protease) her. 5. So entstehen Kollagenmoleküle, die sich anschließend zu Fibrillen formieren.

Während dieses Prozesses wird 6. die Epsilon-Aminogruppe bestimmter Lysin- und/oder Hydroxylysinreste des Kollagenmoleküls durch die matrixständige Lysinoxydase oxydativ desaminiert. Die so entstandenen Aldehydgruppen bilden durch Reaktion mit Hydroxylysinresten Aminobrücken. Dies entspricht einer Ausreifung der Kollagenfasern. Die Anzahl der Aminobrücken in kollagenen Fasern steigt mit zunehmendem Alter. Kurz zusammengefaßt beinhaltet die Bildung eines Kollagenmoleküls eine Translation von Prä-pro-Kollagen-α-mRNA zur Prä-pro-α-Kette an den Ribosomen mit nachfolgenden verschiedenen Veränderungen am Molekül. Die an diesen Syntheseschritten beteiligten Enzyme unterscheiden sich von Gewebe zu Gewebe, so daß die Kollagenmoleküle für den jeweiligen Gewebe- und Organaufbau entsprechend den gewebespezifischen, physiologischen Anforderungen modifiziert werden können. Mit anderen Worten, ein Defekt kann auf jeder beliebigen Stufe der Kollagensynthese zu ernsthaften metabo-

Kapitel 2

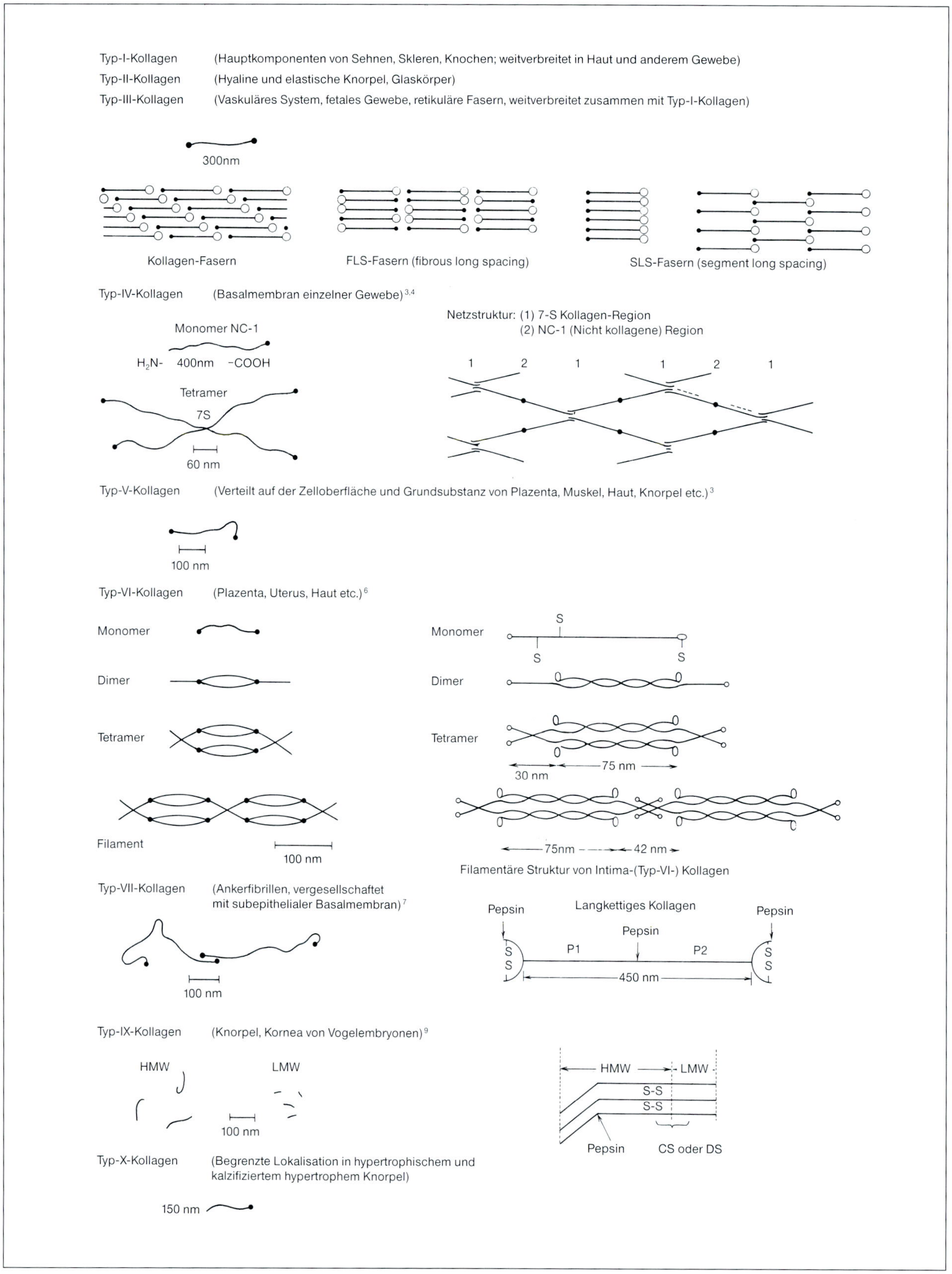

Typ-I-Kollagen (Hauptkomponenten von Sehnen, Skleren, Knochen; weitverbreitet in Haut und anderem Gewebe)
Typ-II-Kollagen (Hyaline und elastische Knorpel, Glaskörper)
Typ-III-Kollagen (Vaskuläres System, fetales Gewebe, retikuläre Fasern, weitverbreitet zusammen mit Typ-I-Kollagen)
300nm
Kollagen-Fasern
FLS-Fasern (fibrous long spacing)
SLS-Fasern (segment long spacing)
Typ-IV-Kollagen (Basalmembran einzelner Gewebe)[3,4]
Monomer NC-1
H_2N- 400nm -COOH
Tetramer
7S
60 nm
Netzstruktur: (1) 7-S Kollagen-Region
(2) NC-1 (Nicht kollagene) Region
1 2 1 1 2 1
Typ-V-Kollagen (Verteilt auf der Zelloberfläche und Grundsubstanz von Plazenta, Muskel, Haut, Knorpel etc.)[3]
100 nm
Typ-VI-Kollagen (Plazenta, Uterus, Haut etc.)[6]
Monomer
Dimer
Tetramer
Filament
100 nm
Monomer
S
S
S
Dimer
Tetramer
30 nm
75 nm
75nm
42 nm
Filamentäre Struktur von Intima-(Typ-VI-) Kollagen
Typ-VII-Kollagen (Ankerfibrillen, vergesellschaftet mit subepithelialer Basalmembran)[7]
100 nm
Pepsin
Langkettiges Kollagen
Pepsin
Pepsin
P1
P2
S
S
S
S
450 nm
Typ-IX-Kollagen (Knorpel, Kornea von Vogelembryonen)[9]
HMW
LMW
100 nm
HMW
LMW
S-S
S-S
Pepsin
CS oder DS
Typ-X-Kollagen (Begrenzte Lokalisation in hypertrophischem und kalzifiziertem hypertrophem Knorpel)
150 nm

lischen Störungen und Krankheiten führen (z. B. Ehlers-Danlos-Syndrom). Zur Aufklärung dieser Defekte werden immunhistochemische Untersuchungen und Immunoassays von erkranktem Gewebe und Zellen mit Antikörpern gegen Kollagen und die an seiner Synthese beteiligten Enzyme durchgeführt. Die Verteilung der Kollagentypen sollte dabei ebenso Beachtung finden wie die quantitative und qualitative Analyse abnormer Kollagenbestandteile in den betroffenen Geweben.

Polymorphismus. Gegenwärtig sind zehn genetisch verschiedene Kollagentypen beschrieben, wobei die Entdekkung weiterer Typen zu erwarten ist (Abb. 1). Basierend auf den Zelltypen, die Kollagen produzieren, auf der Funktion der Kollagene und ihrer Verteilung in den Geweben ist es möglich, Kollagentypen zu klassifizieren. Dabei unterscheidet man in fibrilläres Kollagen (Typ I, Typ II, Typ III), Basalmembrankollagen (Typ IV) [222, 223] und perizelluläres Kollagen (Typ V) [224].

Die erst kürzlich beschriebenen Kollagentypen VI-X [225-229] sind in nur geringen Mengen im Gewebe nachweisbar. Obwohl nur sehr wenig Information über diese Kollagenarten vorliegt, ergeben sich doch schon typenspezifische Funktionen in den einzelnen Geweben. So weiß man, daß Kollagen Typ IX [228] im Knorpel Chondroitinsulfat enthält und Kollagen Typ X [229] ganz speziell im hypertrophen und verkalkenden hypertrophen Knorpel vorkommt.

Fibrilläre Kollagene. Die Kollagentypen I bis III sind im Gewebe in Form von Fasern mit einer charakteristischen periodischen Querstreifung von 64 bis 67 nm vorhanden. Diese Periodizität ergibt sich aus der Anordnung der Kollagenmoleküle (in der nativen Fibrille) in einem axialen Abstand, der jeweils der Länge einer Viertelschraube entspricht. Dabei überlappen sich die einzelnen Moleküle in Längsrichtung. Im Typ-I-Kollagen beträgt der Abstand dieser axialen Staffelung genau 234± 1 Aminosäurereste.

Typ-I-Kollagen [$\alpha1(I)_2\alpha2(I)$] macht etwa 90% des gesamten im Körper vorkommenden Kollagens aus und bildet den Hauptbestandteil der Haut, Sehnen, Knochen, Skleren und Korneae. Dieses Kollagen ist von Gewebe zu Gewebe unterschiedlich. Dies erweckt die Vorstellung, daß die verschiedenen Typ-I-Kollagene eng verwandte Produkte einer Familie von Typ-I-Kollagen-Genen darstellen [230]. Ebenso scheint es sich mit Typ-II-Kollagen [$\alpha1\ (II)_3$] zu verhalten, wobei sich hier die α-Ketten strukturell unterscheiden [231]. Typ-III-Kollagen [$\alpha1\ (III)_3$] ist zusammen mit Typ-I-Kollagen in einer Vielzahl von Geweben, einschließlich der Blutgefäße, vorhanden. Dieser Kollagentyp wurde wegen seiner hohen Konzentration in fetalem Gewebe zunächst als fetales Kollagen bezeichnet. Durch die steigende Konzentration von Typ-I-Kollagen mit zunehmendem Alter erklärt sich jedoch das beim Erwachsenen beobachtete Mischungsverhältnis. Ferner hielt man Typ-III-Kollagen für den Hauptbestandteil retikulärer Fasern, da es Fibrillen mit geringerem Durchmesser bildet. Retikuläre Fasern enthalten jedoch ebenfalls Typ-I-Kollagen.

Perizelluläres Kollagen [227–231]. Typ-V-Kollagen [$\alpha1(V)_2\alpha2(V)$] ist wie Fibroblasten um das alveoläre Lungenepithel angeordnet. Es kann aus der Plazenta, der Kornea, der Haut und den Blutgefäßen isoliert werden. Die Media atherosklerotischer Aorten enthält einen hohen Anteil an Kollagen Typ V.

Elastin [232]

Die elastischen Fasern setzen sich aus zwei verschiedenen Proteinbestandteilen zusammen. Zum einen handelt es sich um einen amorphen Elastinkern, der keinerlei Periodizität aufweist, zum anderen um eine Hülle, die aus mikrofibrillären Strukturen mit einem Durchmesser von 10 bis 13 nm besteht und den amorphen Elastinkern umgibt. Elastische Fasern machen 2 bis 5% des Trockengewichts der Dermis aus und bilden den Hauptbestandteil der Aorta mit 30 bis 60% sowie des Ligamentum nuchae mit 70 bis 80%. In vielen anderen Geweben sind sie ebenfalls vorhanden. Elastische Fasern können aufgrund ihrer charakteristischen färberischen Eigenschaften einfach dargestellt werden (zum Beispiel mit der sauren Orzeinfärbung) und spielen eine wichtige Rolle für die Elastizität der Gewebe. Der amorphe Elastinkern, der den Hauptanteil der elastischen Fasern ausmacht, besteht zu 80% aus Glycin, Alanin, Prolin und Valin. Tryptophan, Cystein und Methionin dagegen sind nicht vorhanden. Der elastische Faserkern ist außerordentlich hydrophob, was sich in der (Pro-Gly-Val-Gly-Val)-Sequenz wiederspiegelt. Er ist ein Tropoelastinpolymer mit einem Molekulargewicht von 72 kD, welches von elastinproduzierenden Zellen synthetisiert wird. Die Bildung einer Faser aus Tropoelastinmolekülen geschieht in der Weise, daß eine begrenzte Anzahl von 38 Lysinresten pro Molekül sich nebeneinander anordnen. Dabei werden die Epsilon-Aminogruppen dieser Lysinreste durch die Lysinoxydase oxydativ desaminiert und bilden kovalente Bindungen zwischen den einzelnen Polypeptiden aus, die als Desmosin oder Isodesmosin bezeichnet werden.

Die so gebildete elastische Faser besteht aus einer β-Spirale, die hauptsächlich für die elastomerischen Eigenschaften verantwortlich ist, und darin regelmäßig sich wiederholenden α-helicalen Abschnitten, die durch kovalente Brükkenbindungen zwischen den Tropoelastinmolekülen die Faserstruktur erhalten. Es besteht soweit kein Hinweis auf einen Polymorphismus von Elastin.

◄

Abb. 1: Schema des molekularen Aufbaus der Kollagenarten Typ I bis Typ X mit Ausnahme von Typ VIII. (CS = Chondroitinsulfat; DS = Dermatansulfat).

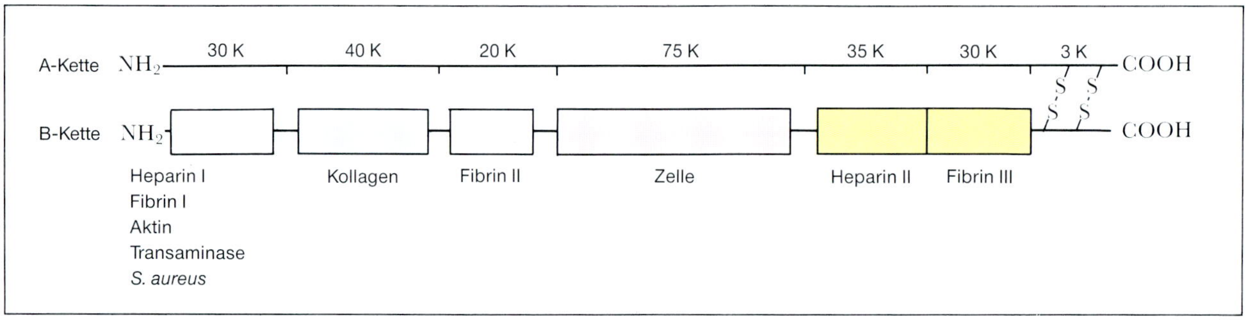

Abb. 2: Schema der Struktur von Fibronektin [236]. Eine A-Kette mit einem Molekulargewicht von 235 kD und eine B-Kette mit einem Molekulargewicht von 230 kD sind über die C-terminalen Regionen durch Disulfidbrücken aneinandergekoppelt. Das Molekül ist aus sieben verschiedenen multifunktionellen Regionen einschließlich der C-terminalen S-S-Brückenregion aufgebaut.

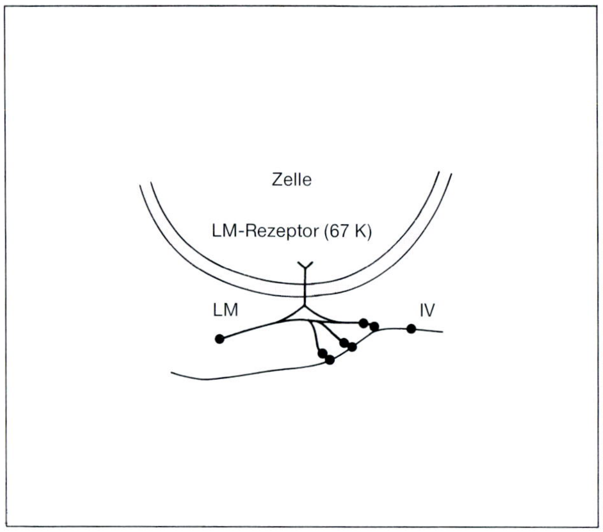

Abb. 3: Schema der Bindung eines Lamininmoleküls an die Zelle und die Basalmembran [236, 238]. Das Lamininmolekül (LM) besteht aus drei kurzen und einer langen Kette. Es bindet mit seinem Rezeptor (MG 67 kD) im gekreuzten Anteil an die Zellmembran und mit den Endstücken der kurzen Ketten an Typ-IV-Kollagen. Das Endstück der langen Kette besitzt eine hohe Affinität zu Heparansulfatproteoglykan.

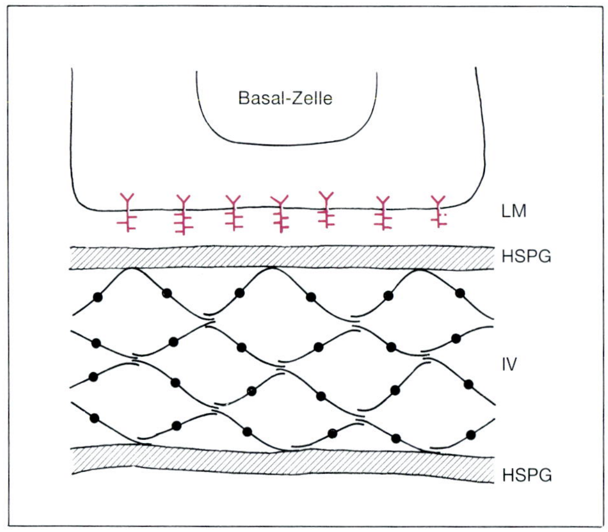

Abb. 4: Schema der Basalmembran [222, 223, 236]. Der Lamininrezeptor ist auf der Oberfläche der Basalmembran lokalisiert. Laminin (LM) bindet, wie in Abb. 3 gezeigt, mit seinem Rezeptor an Heparansulfatproteoglykan (HSPG). Zusätzlich bildet Laminin den Hauptbestandteil der Lamina rara (diagonale Linie) und zeigt dabei eine hohe Affinität zu den Netzstrukturen von Typ-IV-Kollagen und HSPG. Typ-IV-Kollagen kommt in netzförmiger Anordnung in der Lamina densa vor.

Proteoglykane

Proteoglykane sind komplexe Makromoleküle, die aus einem Kernprotein verschiedener Größe bestehen und mit Mukopolysaccharidketten (Glykosaminglykan, GAG) kovalent verbunden sind. Im Gegensatz zum Kollagen machen Proteoglykane nur 0,1 bis 3% des Trockengewichts der Gewebe aus. Die beteiligten Polysaccharidketten (GAG, überwiegend aus Hexosamin und Hexuronsäure aufgebaut) besitzen einen hohen Anteil gebundenen Wassers. Die Sulfat- und Carboxylgruppen der Disaccharideinheiten der meisten GAG-Ketten, mit Ausnahme der Hyaluronsäure und der Chondroitinketten, bewirken eine starke anionische Ladung. So bilden die Proteoglykane Polyanionen zur Bindung adäquater Mengen von Kationen. Weiterhin füllen sie den interstitiellen Matrixraum aus und verhindern das Austreten von Wasser und Ionen aus dem Gewebe.

Hyaluronsäure und Proteodermatansulfat machen den überwiegenden Anteil von GAG in der Haut aus [233]. Proteochondroitin-4-Sulfat ist ebenfalls in der fetalen Haut bis hin zur juvenilen Haut vorhanden. Das relative Verhältnis von Dermatansulfat zu Hyaluronsäure in der Haut steigt mit zunehmendem Alter. Proteodermatansulfat besteht aus einem Kernprotein mit einem Molekulargewicht von 56 kD, welches an 1 bis 4 Ketten des Dermatansulfats gebunden ist. Es findet sich beinahe ausschließlich in der d-Bande in der gap-Zone der Kollagenfasern [234] und scheint als Promotor der Kollagenfibrillogenese zu fungieren. Dermatansulfat und Kollagen liegen im gesamten Korium in einem konstanten Verhältnis vor [233]. Der Hyaluronsäureanteil ist in der papillären Dermis höher als in der retikulären Dermis. Hyaluronsäure fördert die Zellproliferation. Auch Proteoheparansulfat leitet sich von der Zellmembran und der Basalmembran ab und kommt in der Haut vor. Die GAG-Ketten zeigen aufgrund ihrer Disaccharidsequenzen bekanntlich nur geringe Antigenität. Daher sind Antikörper zu ihrer immunhistochemischen Darstellung besser geeignet als einzelne Kernproteine der Proteoglykane. Bemerkenswert ist in diesem Zusammenhang jedoch, daß unlängst ein Proteochondroitin-4-Sulfat, welches ein dem Proteodermatansulfat strukturell und antigenetisch verwandtes Kernprotein darstellt, aus dem Gelenkknorpel isoliert werden konnte [235].

Zelladhäsionssubstanz

Zelladhäsionssubstanzen stellen eine Gruppe von Glykoproteinen des Bindegewebes dar, die eine Rolle bei der Adhäsion von Fibroblasten und anderen Zelltypen zu ihren natürlichen Gewebesubstraten zu spielen scheinen. Sie sind aus zahlreichen Domänen aufgebaut, welche an Zellmembranen, Kollagen, Proteoglykan und Fibrin binden. Gewebespezifische Zelladhäsionssubstanzen, wie Fibronektin (Fibroblasten) [236], Chondronektin (Chondrozyten) [237] und Laminin (Epithelien) [238], sind bereits beschrieben. Diese Substanzen scheinen eine Rolle bei der Regulation von Zellaktivitäten, wie Proliferation, Differenzierung und Lokomotion, zu spielen. Fibronektin (Abb. 2) ist nicht auf Zelloberflächen und Gewebe beschränkt, sondern findet sich auch im Blutplasma. Laminin (Abb. 3) hat ein Molekulargewicht von etwa 800 kD und zeigt eine flexible kreuzförmige Struktur mit einem langen (75 nm) und drei kurzen (35 nm) Armen. Von den drei Untereinheiten des Laminins haben die kleineren Untereinheiten (die kurzen Arme) ein Molekulargewicht von 200 kD und die größere (der lange Arm des Kreuzes) von 400 kD. Laminin bildet einen Bestandteil der Basalmembran. Es bindet über seinen kreuzförmigen Anteil an Epithelien, über das terminale Ende des kurzen Armes an Typ-IV-Kollagen und über das Ende des langen Armes an Proteoheparansulfat [238]. Die pathophysiologische Bedeutung von Laminin bei der Metastasierung von Karzinomzellen soll darin liegen, daß Tumorzellen nach ihrer Bindung an Laminin zur Produktion von Kollagenase stimuliert werden. Kollagenase wiederum besitzt die Fähigkeit, Basalmembrankollagen (Typ IV) abzubauen.

Basalmembran

Die Basalmembran enthält neben Typ-IV-Kollagen auch Laminin, Proteoheparansulfat und Entactin. Bei dem letztgenannten handelt es sich um ein Glykoprotein mit einer Sulfatgruppe und einem Molekulargewicht von 158 kD [239]. Typ-IV-Kollagen wird von Epithelien und Zellen an der Basalmembran als Pro-Kollagen [pro-α1 (IV) $_2$pro-α2 (IV)] synthetisiert. Dieses Pro-Kollagen wird extrazellulär sezerniert und ohne Spaltung der N-terminalen oder C-terminalen Propeptidgruppe in die Basalmembran eingebaut. Die meisten Lysinreste der pro-α1 (IV)- und pro-α2 (IV)-Ketten werden zu Hydroxylysinresten hydroxyliert, von denen wiederum bis zu 90% in zwei Schritten zu Glc-Gal-Hyl glykosyliert werden. All diese charakteristischen Merkmale verhindern einen Zusammenbau dieses besonderen Kollagens zu dem typischen Fasernetz. Vielmehr wird eine maschenartige Membran (Abb. 4) gebildet, wobei jeweils die C-terminalen Propeptidgruppen zweier Kollagenmoleküle aneinander binden und die N-terminalen Propeptidgruppen aus 4 Kollagenmolekülen einander durch Disulfidbrückenbildung überlappen. So dient die maschenartige Struktur des Typ-IV-Kollagens, welches hauptsächlich in der Lamina densa vorkommt, als Regulator der Permeation von Proteinen und anderen Makromolekülen. Elektronenmikroskopische Beobachtungen zeigen, daß negativ geladenes Proteoheparansulfat und Laminin vornehmlich in den äußeren Schichten der Basalmembran (Lamina rara) vorkommen, wo Laminin durch seine Bindung an Zelloberflächenrezeptoren als Grundgerüst für die Basalzellen fungiert. Zusammengefaßt arbeitet die Basalmembran durch die netzförmige Struktur des an ihrem Aufbau beteiligten Typ-IV-Kollagens wie ein Molekülsieb. Daneben wirkt sie durch die negativ geladenen Proteoheparansulfatgruppen als elektrostatischer Regulator für die Permeation von Blut- und Körperflüssigkeitsbestandteilen. Über die physiologischen Funktionen von Entactin ist nur sehr wenig bekannt.

2.2 Laminin

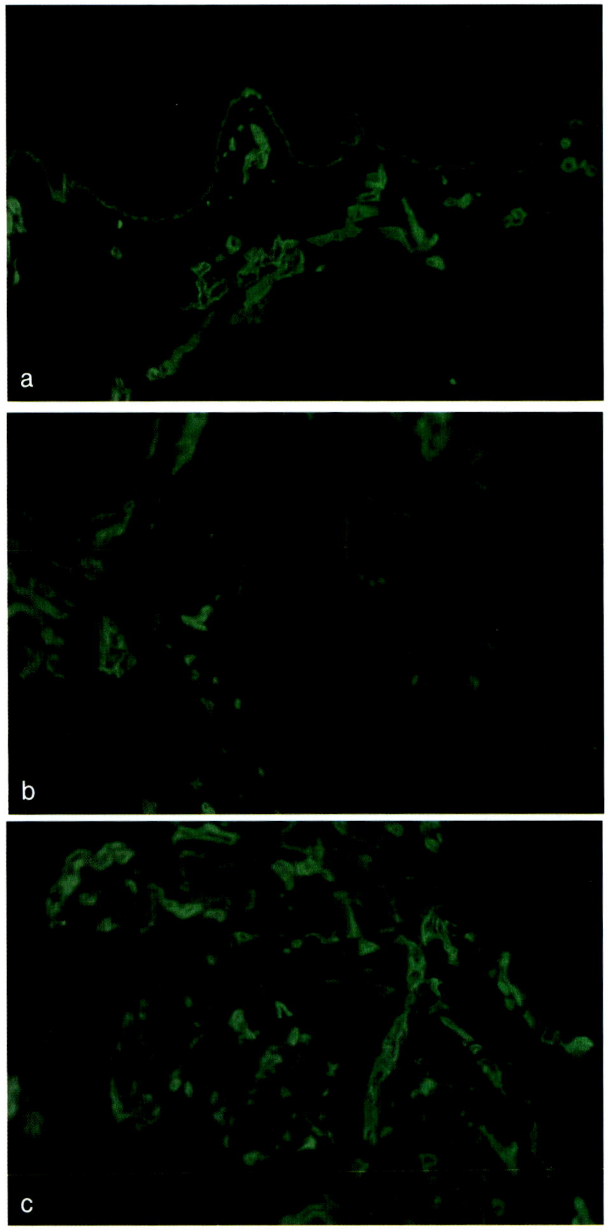

Abb. 1: Normale menschliche Haut. Intensive lineare Fluoreszenz (a) an der Junktionszone und in Blutgefäßen (200fach), (b) am Haarfollikel (500fach) und (c) an ekkrinen Drüsen (500fach) mit Anti-Laminin.

Einführung

Basalmembranen gehören zu den extrazellulären Strukturen, welche sowohl kollagenöse (Typ-IV-Kollagen) wie auch nicht-kollagenöse Glykoproteine (Laminin, Entactin, Proteoglykan) enthalten. Laminin ist ein nicht-kollagenöses Protein der Basalmembran und spielt eine Rolle bei der epithelialen Adhäsion an Typ-IV-Kollagen. Normalerweise kommt es an der Junktionszone zwischen Epidermis und Dermis vor und ist daher in der Epidermis nicht nachweisbar. Laminin hat möglicherweise auch eine Funktion bei der Zelldifferenzierung und Morphogenese des Gewebes.

Timple et al. isolierten 1979 Laminin aus dem sogenannten Englebreth-Holm-Swarm-Sarkom, einem Tumor bei der Maus, der Basalmembranbestandteile produziert [240]. Mittlerweile gelangen Chung et al. die Isolierung von Laminin (GP-2) aus kultivierten parietalen entodermalen Zellen [241]. Unlängst isolierten Sakashita et al. Laminin von Skrotumkarzinomzellen der Maus (PFHR-9) [242] und Wewer et al. aus Dottersacktumoren der Ratte [243].

Foidart et al. berichteten in einer immunelektronenmikroskopischen Arbeit, daß epitheliale und endotheliale Zellen in vitro Laminin synthetisieren. Laminin ist dabei an der Lamina lucida menschlicher epidermaler Basalmembranen sowie an der Basalmembran der Ösophagusendothelien der Maus lokalisiert [244].

Mittels SDS-Polyacrylamid-Gelelektrophorese unter vereinfachten Bedingungen waren ursprünglich zwei verschiedene Ketten gefunden worden: 200 bis 220 kD Untereinheit (A-Kette) und 400 bis 440 kD Untereinheit (B-Kette) [245].

Das gesamte Lamininmolekül hat eine asymmetrische Kreuzform, die aus drei gleichartigen, kurzen (35 nm) Armen (220 kD Untereinheit) und einem langen (75 nm) Arm (400 kD Untereinheit) besteht. Diese sind durch Disulfidbrücken im Zentrum des Kreuzes verbunden [246].

Ergebnisse

Normale Haut. Immunhistochemische Untersuchungen mit gereinigtem Antikörper gegen Laminin haben lineare Ablagerungen an der Junktionszone, an den Kapillaren (Abb. 1a) und in der Umgebung von Haarfollikeln (Abb. 1b), ekkrinen Drüsen (Abb. 1c) und peripheren Nerven gezeigt.

Kranke Haut. Beim Nävuszellnävus zeigt sich Laminin in linearem Muster um jede einzelne Zelle herum (Abb. 2). Beim sogenannten Mischtumor findet sich Laminin an der Basalmembran und um Epithelien herum [247] (Abb. 3). Beim Basaliom bildet es ein lineares Muster zwischen den Tumornestern und dem umgebenden Stroma (Abb. 4), bei einem bestimmten Typ des Basalioms sieht man Laminin auch innerhalb der Tumornester [248, 249] (Abb. 5). Beim Plattenepithelkarzinom sind lineare Ablagerungen zwischen den Tumorsträngen und dem Stroma sowie in den invasiven Tumoranteilen nachweisbar.

Hashimoto et al. konnten Laminin im Harnblasenkarzinom beobachten. Sie vermuteten, daß Laminin von den Karzinomzellen während der Proliferation produziert wird und möglicherweise die Tumorinvasion und Metastasierung fördert [250].

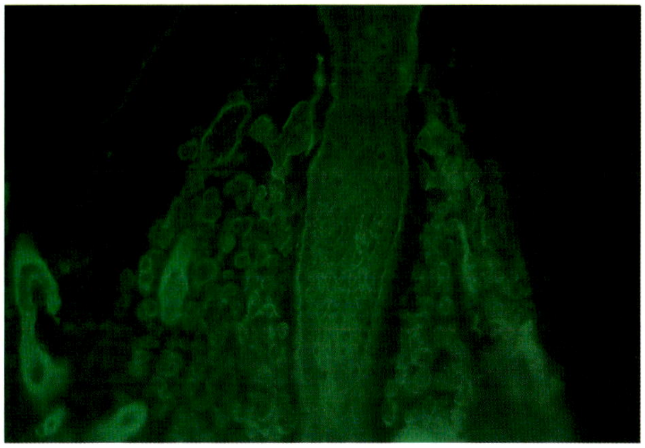

Abb. 2: Nävuszellnävus. Intensive lineare Fluoreszenz um jede Nävuszelle und um Nävuszellnester herum mit Anti-Laminin (400fach).

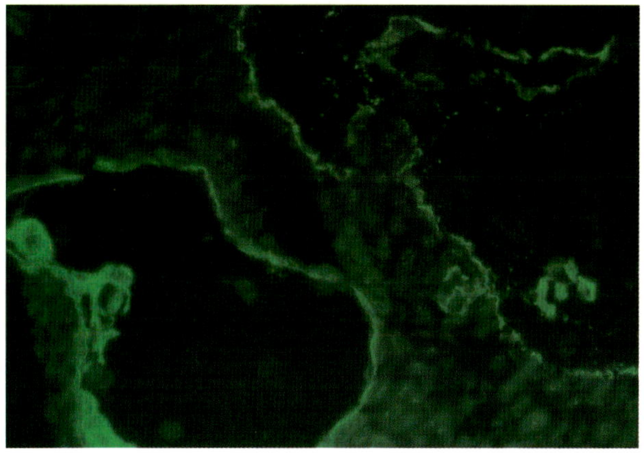

Abb. 3: Mischtumor. Lineare Fluoreszenz an der den Tumor umgebenden Basalmembranzone und im Stroma mit Anti-Laminin (400fach).

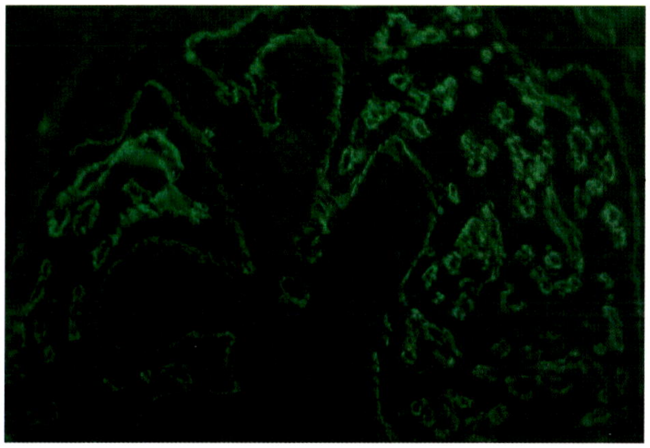

Abb. 4: Basaliom. Anti-Laminin bildet zarte Bande um die Tumorzellnester (200fach).

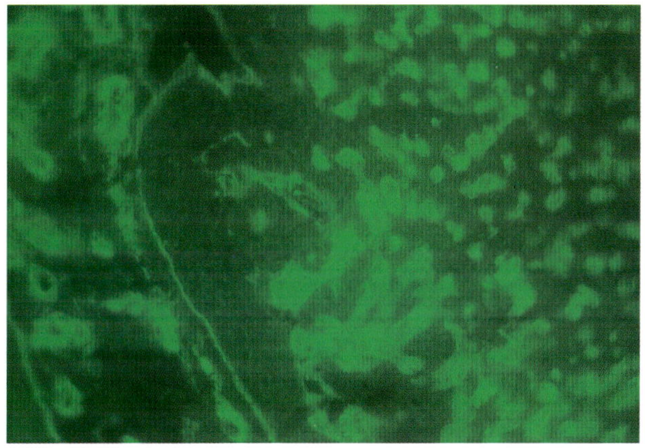

Abb. 5: Basaliom. Ringförmiges, granuläres, schwammartiges Fluoreszenzmuster innerhalb der Tumornester (400fach).

Bedeutung in der Dermatologie

Laminin bindet funktionell bevorzugt an Zellen, Typ-IV-Kollagen und Proteoglykan. Es ist Bestandteil der Basalmembran und könnte so für die Tumorproliferation, Invasion und Metastasierung bedeutsam sein.

Technische Hinweise

Für die Immunfluoreszenz eignen sich am besten unfixierte Gefrierschnitte. Falls jedoch eine Fixation erfolgen soll, so hat sich kaltes Aceton bewährt. Möglich ist auch die immunenzymhistochemische Darstellung an Paraffinschnitten mit einer Immunperoxydasemethode.

2.3 Fibronektin

Einführung

Fibronektin (FN) ist ein Glykoprotein mit einem Molekulargewicht von 440 kD, welches von Fibroblasten, Endothelien, Makrophagen sowie anderen mesenchymalen Zellen synthetisiert und sezerniert wird. Fibronektin ist im Bindegewebe, der Basalmembran und dem Plasma vorhanden. Es besitzt eine spezielle Affinität unter anderem zu Kollagen, Fibrin, Heparin, Hyaluronsäure und C1q.

Fibronektin spielt eine wichtige Rolle bei zahlreichen biologischen Vorgängen wie der Zell-Zell-Adhäsion, der Zell-Substrat-Adhäsion, der Fortbewegung und Differenzierung von Zellen, Instandhaltung der Zellstruktur, Wundheilung, Blutgerinnung und Phagozytose [251]. Man unterscheidet zelluläres Fibronektin von plasmatischem Fibronektin, die sich zwar immunologisch ähnlich verhalten, aber einige unterschiedliche biologische Funktionen und molekulare Strukturen aufweisen [252].

Anti-Fibronektin-Antikörper ermöglichen die Untersuchung von Menge und Lokalisation von Fibronektin im Plasma und im Gewebe. Die Lokalisation von Fibronektin bei Hautkrankheiten wurde bereits von Stenman et al. [253], Fyrand [254] und Fleischmajor et al. [255] beschrieben. In naher Zukunft erhofft man sich durch weitergehende Untersuchungen über die Mechanismen und physiologische Bedeutung von Fibronektin einen Beitrag zur Behandlung verschiedener Hautkrankheiten. Im vorliegenden Kapitel wird die Lokalisation von Fibronektin bei verschiedenen Dermatosen mittels der Immunfluoreszenztechnik beschrieben.

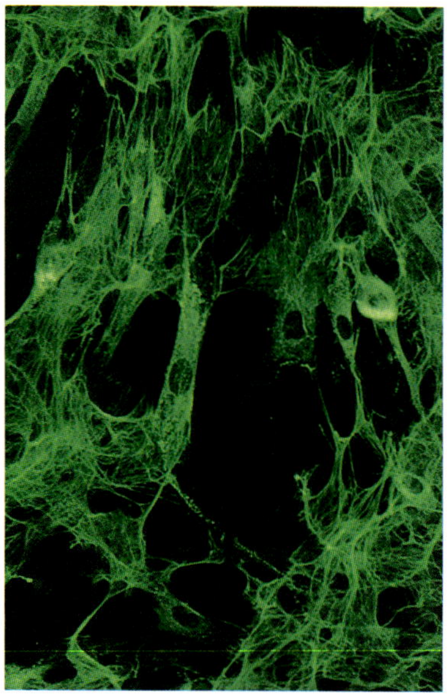

Abb. 2: Fibronektin in menschlichen Fibroblastenkulturen in der perizellulären Matrix wie im Zytoplasma (600fach).

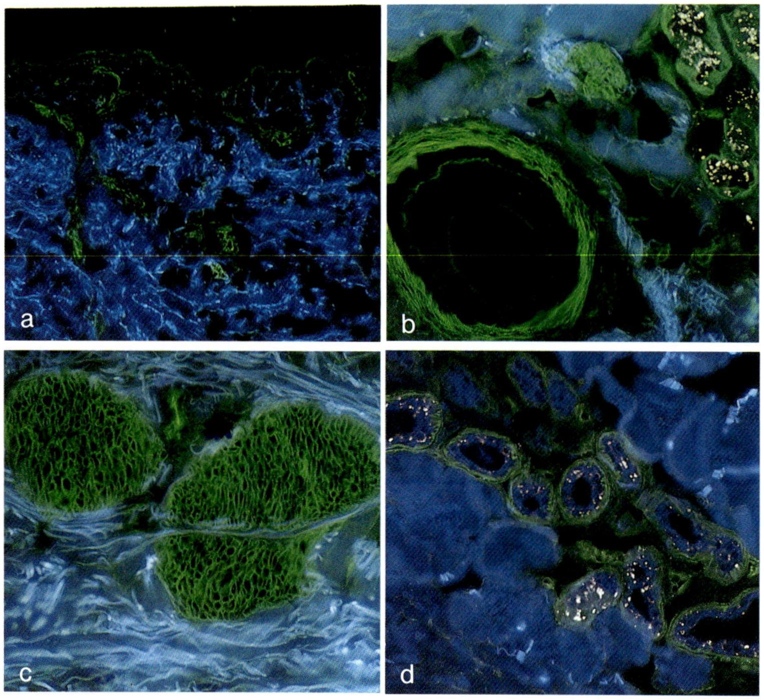

Abb. 1a: Fibronektin an der Junktionszone, im Stratum papillare sowie an den Gefäßwänden in normaler Haut (indirekte IF) (100fach).

Abb. 1b: Fibronektin perifollikulär (400fach).

Abb. 1c: Fibronektin an der Zellmembran eines Musculus arrector pili (400fach).

Abb. 1d: Fibronektin in der Umgebung ekkriner Schweißdrüsen (400fach).

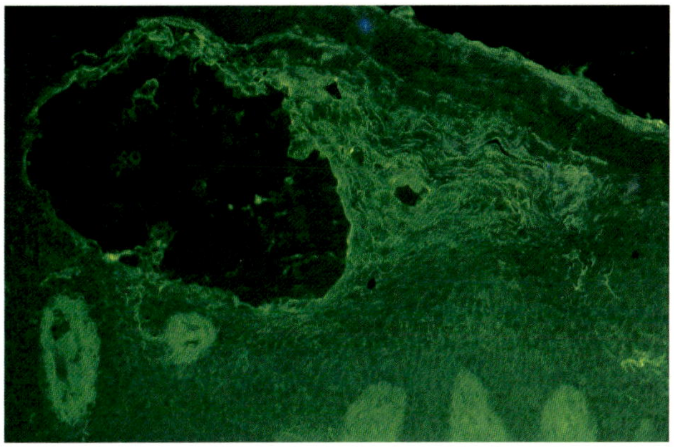

Abb. 3: Intraepidermale Fibronektinablagerungen vor allem in spongiotischen und perivesikulären Regionen bei Kontaktdermatitis (200fach).

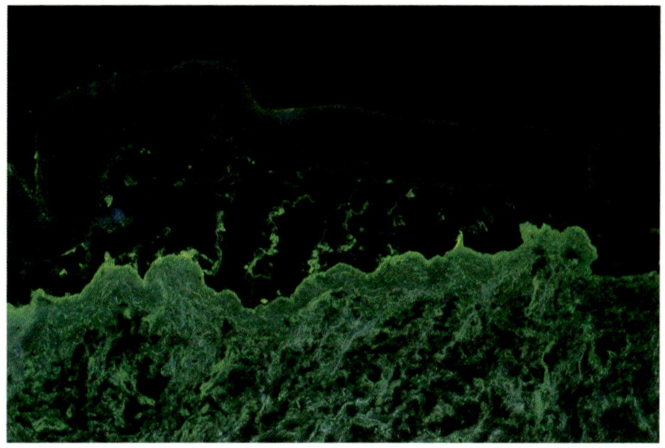

Abb. 4: Auffällige Fibronektinablagerungen am Blasengrund bei bullösem Pemphigoid (200fach).

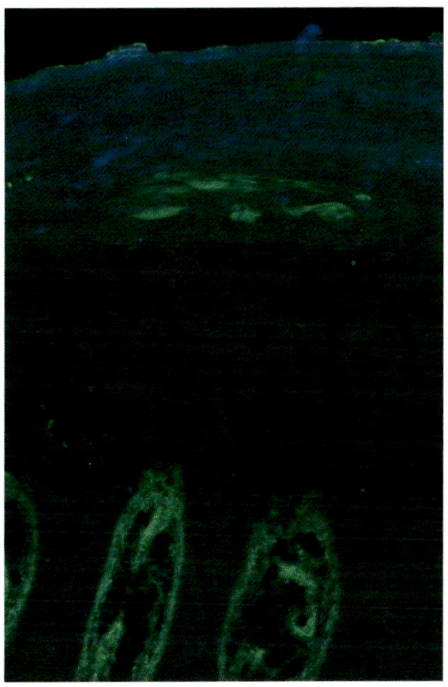

Abb. 5

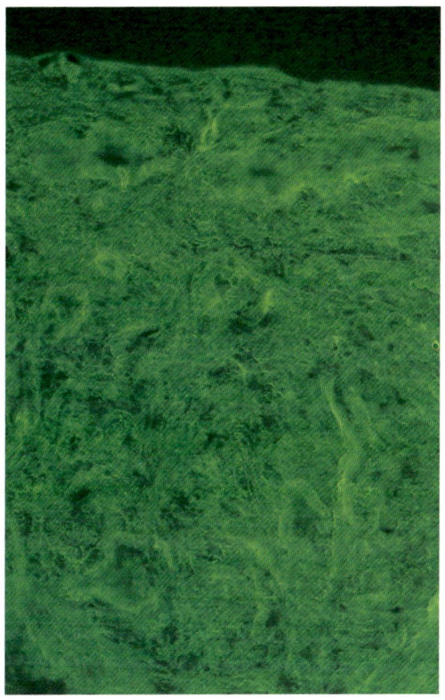

Abb. 6

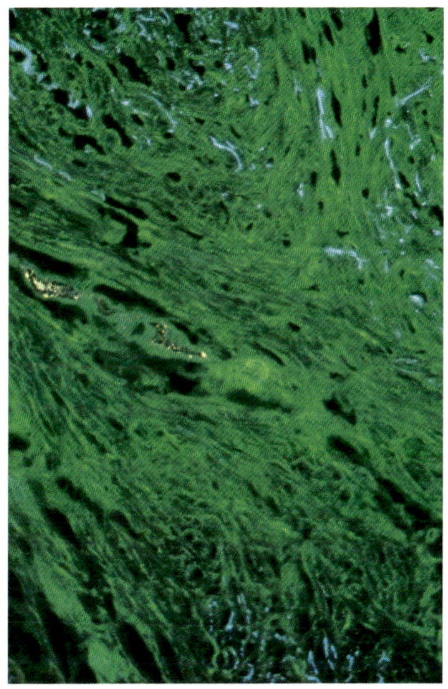

Abb. 7

Abb. 5: Fibronektin in intraepidermalen Spalträumen bei Psoriasis vulgaris (400fach).

Abb. 6: Hypertrophe Narbe mit Fibronektinablagerungen im gesamten Korium (200fach).

Abb. 7: Dermatofibrom mit wellenförmig angeordnetem Fibronektin im Korium (200fach).

Befunde

Normale menschliche Haut. Fibronektin kommt zusammen mit Kollagen, Fibrin, Hyaluronsäure und anderen dreidimensionalen Strukturen in der Haut vor. Anti-Fibronektin wird entlang der Junktionszone linear abgelagert. In der papillären Dermis, den Gefäßwänden der papillären Dermis (Abb. 1a), den perifollikulären Spalträumen (Abb. 1b), zwischen den Muskelzellen der Musculi arrectores pilorum (Abb. 1c) und entlang der ekkrinen Schweißdrüsen (Abb. 1d) zeigt sich ein retikuläres Muster. Andererseits findet sich im Stratum corneum, der Epidermis und der tiefen Dermis keinerlei spezifische Immunfluoreszenz mit Fibronektin. In Kulturen menschlicher Fibroblasten wird Fibronektin in der extrazellulären Matrix gebildet

(Abb. 2). In vitro konnte gezeigt werden, daß menschliche Keratinozyten Fibronektin synthetisieren, sezernieren und in der perizellulären Matrix ablagern [257].

Verschiedene Dermatosen. Vermutlich liegen bei entzündlichen Hautkrankheiten Veränderungen sowohl des zellulären wie auch des plasmatischen Fibronektins vor. Intraepidermale Ablagerungen von Fibronektin finden sich bei ekzematösen Veränderungen einschließlich des Kontaktekzems und der Angiodermatitis. Beim Kontaktekzem ist es gerade in den spongiotischen und perivesikulären Arealen deutlich vermehrt (Abb. 3). Beim Pemphigus vulgaris finden sich interzelluläre Ablagerungen von Fibronektin zusammen mit Immunglobulinen und Komplement.

Beim systemischen Lupus erythematodes kann Fibronektin in der verdickten Basalmembran, beim bullösen Pemphigoid am Blasenboden nachgewiesen werden (Abb. 4). Vermutlich sind diese Befunde Folge der Affinität zwischen Fibronektin und C1q. Bei der progressiven systemischen Sklerodermie sowie bei der Morphaea wird Fibronektin nur spärlich an der Junktionszone und in der papillären Dermis abgelagert. Gelegentlich wird Fibronektin intrazytoplasmatisch in der Granularzellschicht und in Munroschen Mikroabszessen bei der Psoriasis vulgaris (Abb. 5) sowie im Schorf und den Epidermisanteilen über den verlängerten Papillarkörpern gefunden. Der Schluß liegt nahe, daß die Ablagerung von plasmatischem Fibronektin durch entzündliche oder exsudative Prozesse innerhalb der Läsion verursacht wird. Auch bei Vaskulitiden ist Fibronektin in der papillären Dermis nachweisbar.

Im gesamten Korium eines Granulationsgewebes, das sich sofort im Anschluß auf eine Verletzung bildet, kommt Fibronektin geradezu massenhaft in linearer, netzförmiger oder gewellter Anordnung vor (Abb. 6). Dagegen ist es in älteren Narben vermindert und entspricht ungefähr der Verteilung in normaler Haut [258]. Beim Dermatofibrom ist auffällig viel Fibronektin im Korium verteilt (Abb. 7).

Entlang neugebildeter, unreifer Kollagenfasern, die von Fibroblasten synthetisiert werden, können ebenfalls Fibronektinablagerungen nachweisbar sein. Da sich beim Dermatofibrom keine auffälligen entzündlichen oder exsudativen Prozesse abspielen, spricht dies in erster Linie für eine Produktion zellulären Fibronektins durch Fibroblasten.

Bedeutung in der Dermatologie

Die Kinetik und pathologische Relevanz von Fibronektin in Hautläsionen ist noch unbekannt. Weitere Untersuchungen über plasmatisches und zelluläres Fibronektin werden seine pathophysiologische Bedeutung für dermatologische Fragestellungen möglicherweise klären. Fibronektin könnte hier nicht nur bei der Wundheilung, sondern auch bei Chemotaxis, entzündlichen Prozessen und der Immunantwort bei Tumorleiden eine Rolle spielen.

Technische Hinweise

Mit der Immunfluoreszenztechnik ergeben die Arbeiten an unfixierten Gefrierschnitten die besten Ergebnisse. Die Nachfixierung von Gefrierschnitten mit anderen Fixierlösungen als kaltem Aceton erweist sich als unbefriedigend. Bei Fixation mit 10%igem Formalin und 95%igem Alkohol erhält man eine unspezifische Anfärbung und die Fibronektinablagerungen sind nur schwer lokalisierbar.

Biopsien und Gefrierschnitte sollten vor der Fixation gründlich mit PBS-Puffer gespült werden, um unspezifische, fibronektinhaltige Plasmaproteine auszuwaschen. Die direkte Immunfluoreszenz zeigt eine höhere Spezifität als die indirekte Methode. Über Kreuzreaktionen zwischen heterogenen IgG-Fraktionen sollte man sich bei Anwendung der indirekten Methode im klaren sein. Für Untersuchungen mit monoklonalen Anti-Fibronektin-Antikörpern mit einer immunenzymhistochemischen Methode ist auch paraffineingebettetes Material geeignet.

Kapitel 2

2.4 Typ-I-, Typ-III- und Typ-V-Kollagen

Einführung

Um kollagenproduzierende Zellen nachzuweisen, untersuchten Ooshima et al. immunhistochemisch die Lokalisation der Prolylhydrolase mittels eines spezifischen Antiserums [259]. Der Nachweis dieses an der Kollagensynthese beteiligten Enzyms stellt einen hochsensitiven Indikator für die Kollagensynthese in den entsprechenden Zellen dar. Die Untersuchungen ergaben den Nachweis dieses Enzyms in glatter Gefäß- und Uterusmuskulatur, Gefäßendothelien, Chondrozyten, Hepatozyten, Alveolarepithelien sowie Fibroblasten mit der Schlußfolgerung, daß sowohl mesenchymale wie epitheliale Zellen Kollagen produzieren können. Wie bei der allgemeinen Proteinsynthese beginnt die Kollagensynthese an den Ribosomen in Form von Prä-pro-Kollagen. Prä-pro-Kollagen wird in der Zelle modifiziert und im rauhen endoplasmatischen Retikulum als Pro-Kollagen gespeichert. Von dort aus erfolgt die Sekretion aus der Zelle über den Golgi-Apparat. Pro-Kollagen (Kollagenmoleküle) vernetzt sich und bildet reife Kollagenfasern [260]. Typ-I-Kollagen (I) ist aus $[\alpha 1(I)]_2\alpha 2$-Molekülen aufgebaut. Es kommt in zahlreichen Organen wie der Dermis, Leber, Lunge, den Sehnen, Knochen, Gefäßwänden, Nieren und Bandscheiben vor. Das Trimer $[\alpha 1(I)]_3$ konnte in zahlreichen Zellkulturen, der Dermis und in Sehnen nachgewiesen werden. Typ-III-Kollagen bildet Moleküle mit eben solchen Trimeren und wird zusammen mit Typ-I-Kollagen im Korium, den Gefäßwänden, Leber, Lunge und Nieren gefunden. Im Knochen und in Sehnen ist es in nur geringen Konzentrationen vorhanden. Typ-V-Kollagen besteht aus einer Kombination verschiedener Bestandteile wie $\alpha 2(V)$-Ketten (A-Ketten), $\alpha 1(V)$-Ketten (B-Ketten) und $\alpha 3(V)$-Ketten (C-Ketten) und ist im Korium, Knorpel, in der Lunge, Aorta, Kornea, den Nerven, Sehnen und Knochen nachweisbar. Das Verteilungsmuster dieser Kollagentypen wurde immunhistochemisch untersucht. Meigel et al. [261] beschrieben 1977, daß Typ-I-Kollagen im gesamten Korium vorhanden sei, während Typ-III-Kollagen lediglich im Stratum papillare des Koriums nachgewiesen werden kann. Bei diesen Untersuchungen wurden für jeden Kollagentyp die entsprechenden spezifischen Antikörper verwendet. Dagegen berichteten Ebstein et al. [262] 1978 in einer biochemischen Untersuchung, daß das Mengenverhältnis zwischen Typ-I- und Typ-III-Kollagen im gesamten Korium nahezu gleichmäßig sei. Wegen dieser widersprüchlichen Ergebnisse führten Ishii et al. Untersuchungen über die Lokalisation von Typ-I- und Typ-III-Kollagen durch. Dabei wurden polyklonale Antikörper gegen beide Kollagentypen und zusätzlich ein monoklonaler Antikörper gegen Typ-III-Kollagen verwendet.

Konomi et al. [263] untersuchten 1984 das Verteilungsmuster von Typ-V-Kollagen mit Antikörpern gegen die A-, B- und C-Ketten mit dem Ergebnis, daß dieses Kollagen normalerweise im Interstitium, aber nicht an der Basalmembran vorhanden sei. Dagegen zeigten andere Untersuchungen Typ-V-Kollagen bei einigen pathologischen (tumorösen) Hautveränderungen nur an der Basalmembran [264, 265]. Um auch dieser Diskrepanz nachzugehen, untersuchten Ishii et al. auch die Lokalisation von Typ-V-Kollagen mit Hilfe von Antikörpern gegen die A- und B-Kette.

Ergebnisse

Bei der Auswertung des Verteilungsmusters von Typ-I-, -III- und -V-Kollagen ergaben sich hinsichtlich der Anwendung polyklonaler Antikörper und der Anwendung eines monoklonalen Antikörpers gegen Typ-III-Kollagen vergleichbare Ergebnisse. Die Epidermis sowie die Basalmembran waren komplett negativ, das gesamte Korium reagierte dagegen mit den angewendeten Anti-Kollagen-Antikörpern (Abb. 1–3). Das Ausmaß der Reaktion fiel im Korium ungefähr gleich aus, wobei tendenziell das Stratum papillare etwas stärker reagierte (Abb. 4). Eine Reaktion fand sich auch um die Adnexe, hier vor allem in einer bandförmigen Anordnung um die Außengrenzen der Basalmembran ekkriner und apokriner Drüsen (Abb. 5). Höhere Intensität ergab sich um die Basalmembran von Haarfollikeln, wobei das Reaktionsmuster im oberen Anteil eher diffus, im unteren Anteil bandförmig war (Abb. 6).

Die perivaskulären Regionen waren nur schwach positiv für Typ-I- und -III-Kollagen, jedoch deutlich positiv für Typ-V-Kollagen. Diese Ergebnisse stützen sich auf Untersuchungen an 16 Personen in einem Alter zwischen 2 und 85 Jahren, die an insgesamt 36 Stellen biopsiert wurden, so daß hinsichtlich Patientenalter und Lokalisation der Hautproben ein ausreichend großes Spektrum gewährleistet war.

Bedeutung in der Dermatologie

Die Untersuchungsergebnisse von Ishii et al. widerlegen die bisherige Annahme, daß Typ-I-Kollagen im gesamten Korium, Typ-III-Kollagen dagegen nur im Stratum papillare des Koriums vorkomme. Vielmehr bilden Typ-I- und Typ-III-Kollagen ein vergleichbares Verteilungsmuster im Korium. Damit hat die Vorstellung, daß die elastischen Fasern in erster Linie aus Typ-III-Kollagen bestehen [266], zumindest was die Haut betrifft, keine Gültigkeit mehr. Da Typ-V-Kollagen in ähnlicher Verteilung wie Typ-I- und Typ-III-Kollagen in der Haut nachweisbar ist, erwachsen hinsichtlich der Verteilung, Anordnung, den speziellen Beziehungen wie auch morphologischen Unterschieden dieser drei Kollagentypen neue Probleme, die immunelektronenmikroskopisch angegangen werden müssen. Da die Lokalisation der C-Kette von Typ-V-Kollagen bisher unbekannt ist, sind immunhistochemische Untersuchungen auch zur Lösung dieser Frage notwendig.

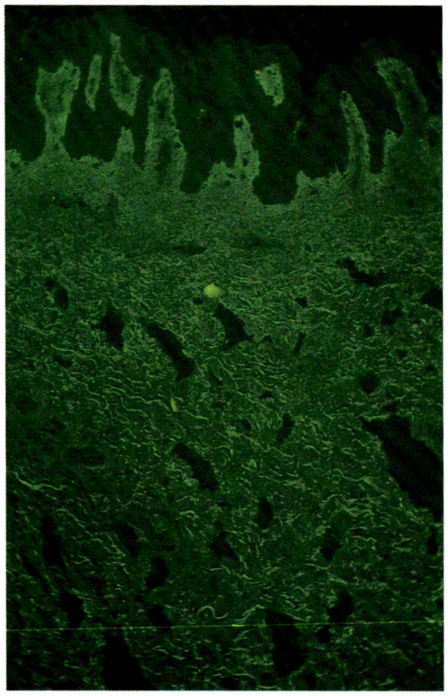

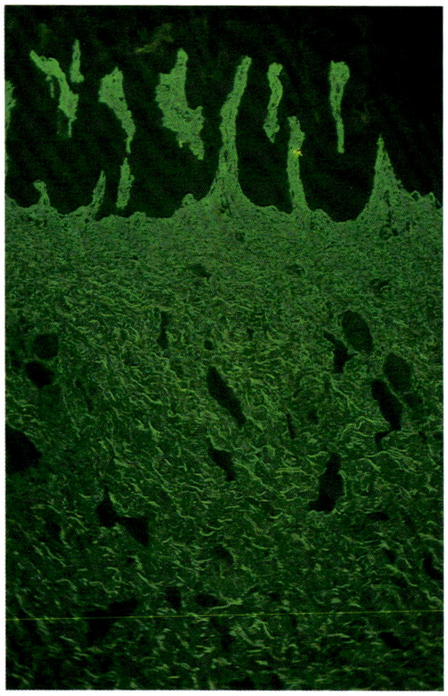

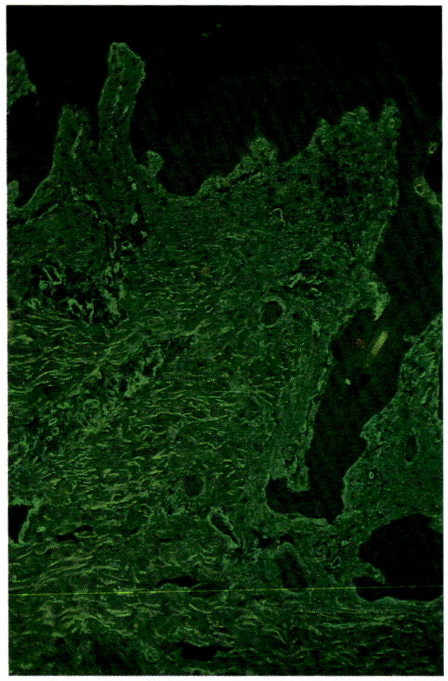

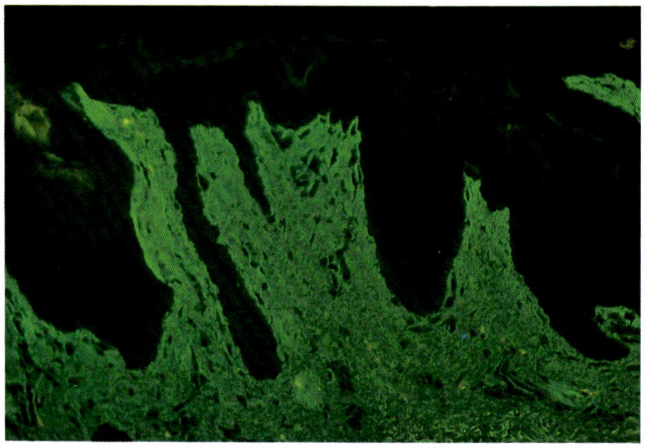

Abb. 4: Inkubation mit einem monoklonalen Anti-Typ-III-Kollagen-Antikörper mit verstärkter Fluoreszenz im Stratum papillare des Koriums (120fach).

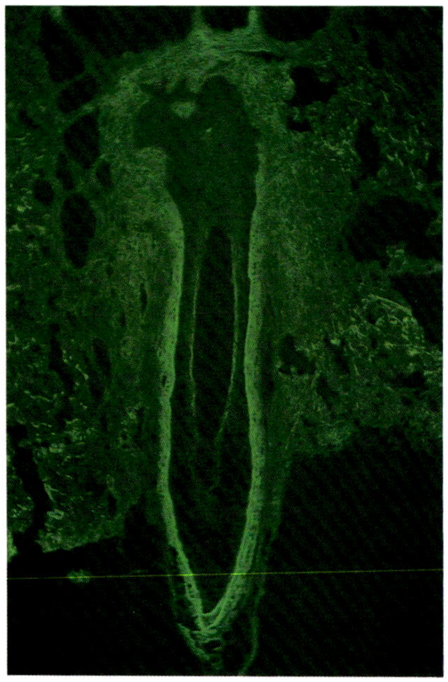

Abb. 6: Der obere Anteil eines mit einem polyklonalen Anti-Typ-I-Antikörper inkubierten Haarfollikels färbt sich diffus an, der untere Anteil zeigt ein bandförmiges Muster um die Basalmembranzone (60fach).

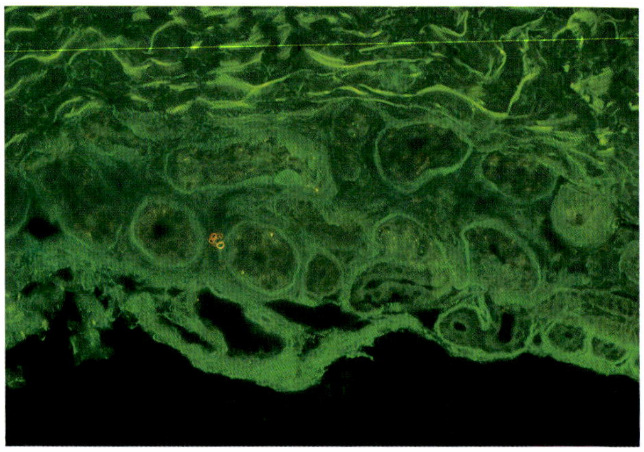

Abb. 5: Fluoreszenz um die Basalmembran ekkriner Schweißdrüsen nach Inkubation mit einem polyklonalen Anti-Typ-V-Kollagen-Antikörper (120fach).

Abb. 1 (oben links): Im gesamten Korium Reaktion mit dem polyklonalen Anti-Typ-I-Kollagen-Antikörper (60fach).

Abb. 2 (oben Mitte): Im gesamten Korium Reaktion mit dem monoklonalen Anti-Typ-III-Kollagen-Antikörper (60fach).

Abb. 3 (oben rechts): Im gesamten Korium Reaktion mit dem polyklonalen Anti-Typ-V-Kollagen-Antikörper (60fach).

Kapitel 2

Technische Hinweise

Obwohl nur in unfixiertem Gefriermaterial die Antigenität optimal erhalten bleibt, wurden die Gewebestücke für die oben beschriebenen Untersuchungen in kaltem Aceton fixiert. Damit ließ sich eine klare und schärfere Darstellung erzielen. Zur Vermeidung unspezifischer Fluoreszenz in der Epidermis wird die mehrfache Absorption mit Leberpuder empfohlen. Die Inkubationszeiten müssen ebenfalls sorgfältig beachtet werden.

(Die vorliegenden Untersuchungen wurden in Zusammenarbeit mit Kazuyoshi Fukai, Hiromi Kobayashi und Miyako Chanoki, Department of Dermatology, Osaka City University Medical School, und Yasuteru Muragaki, First Department of Pathology, Wakayama Medical College, durchgeführt.)

2.5 Typ-IV-Kollagen

Einführung

Typ-IV-Kollagen ist Bestandteil der Basalmembran und wird daher auch Basalmembrankollagen genannt.

Charakteristisch für Typ-IV-Kollagen ist zum einen der Aufbau der Moleküle aus 3-Hydroxyprolin und Hydroxylysin. Beinahe alle Hydroxylysine enthalten Disaccharide (Galactose und Glucose). Zum anderen kommt Typ-IV-Kollagen im Gewebe als Pro-Kollagen (hierbei sind die Propeptide sowohl am amino- als auch am carboxyterminalen Ende des Tripelhelixsegments der Ketten noch vorhanden) in Form einzelner Moleküle vor [267].

Der Metabolismus des Typ-IV-Kollagens ist weitgehend unbekannt. Typ-IV-Kollagen wird zwar von bakterieller Kollagenase und Elastase [269], nicht jedoch von Gewebskollagenase angedaut [268]. Uitto et al. [270] berichteten in diesem Zusammenhang, daß auch humane Leukozytenkollagenase Typ-IV-Kollagen andaut.

Aufbau

Lichtmikroskopisch ist die Basalmembran unscharf abgegrenzt. Man denkt sie sich als eine Zone, die den dermalen Anteil der Zellmembran der Basalzellschicht auf der einen Seite und das obere Korium auf der anderen Seite einschließt. Typ-IV-Kollagen bildet Komplexe mit anderen nicht-kollagenösen Glykoproteinen wie Laminin, Entactin, Fibronektin und Glykosaminglykan. Es kann immunhistochemisch in der Basalmembran von Gefäßen (Abb. 1, 2), Glomerula, Augenlinsenkapseln und des parietalen Dottersacks nachgewiesen werden. Immunelektronenmikroskopisch stellt sich die Lamina densa als Hauptbestandteil der Basalmembran heraus. Vermutlich wird sie aus Typ-IV-Kollagen aufgebaut [271].

Funktion

Das Basalmembrankollagen (Typ-IV-Kollagen) hat zwei Aufgaben:

1. Ultrastrukturelle Untersuchungen der glomerulären Basalmembran zeigen die Filtrationsfunktion von Typ-IV-Kollagen. Der Basalmembranultrafilter hat einen begrenzten Durchmesser von 10 nm und ein Molekulargewicht von ungefähr 40 kD.
2. Typ-IV-Kollagen spielt eine entscheidende Rolle für Zellteilung sowie Wachstum, Restitution und Erhalt von Zellen.

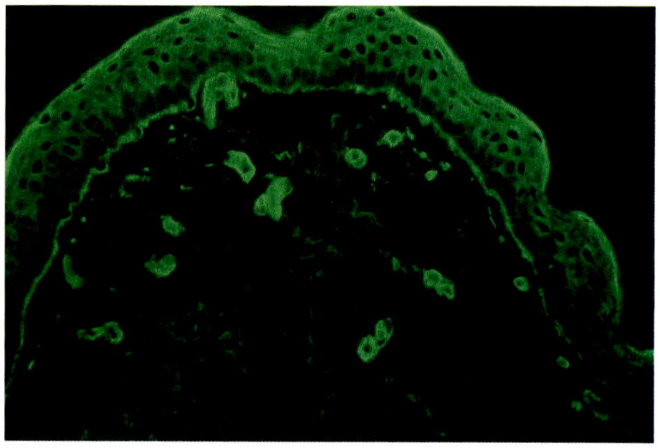

Abb. 1: Darstellung von Typ-IV-Kollagen in gesunder Haut mit einem fluoreszierenden Anti-Typ-IV-Kollagen-Antikörper.

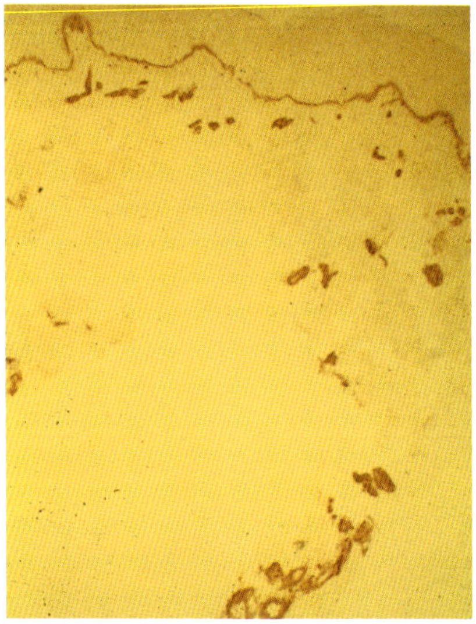

Abb. 2: Darstellung von Typ-IV-Kollagen in gesunder Haut mit einer immunenzymhistochemischen Methode.

Unphysiologische Bedingungen

Unter unphysiologischen Bedingungen ändert sich die Struktur von Typ-IV-Kollagen. Dabei kommt es hauptsächlich zu Zerstörung, Verdickung und Unregelmäßigkeiten im Aufbau der Basalmembran.

Technische Hinweise

Lösliches Typ-IV-Kollagen ist gelegentlich mit Laminin kontaminiert. Immunelektronenmikroskopische Untersuchungen sollten daher mit gereinigten Anti-Typ-IV-Kollagen-Antikörpern durchgeführt werden.

2.6 Bullöses Pemphigoid-Antigen

Einleitung

Das bullöse Pemphigoid-(BP-)Antigen ist normaler Bestandteil der Basalmembranzone der Epidermis und wird von den epidermalen Basalzellen synthetisiert. Es handelt sich um ein hochmolekulares Protein mit einem Molekulargewicht von ungefähr 220 bis 240 kD, dessen Aminosäureketten durch Disulfidbrücken verbunden sind [272, 273]. Dieses Antigen kann bei Patienten mit bullösem Pemphigoid durch den Nachweis des im Blut zirkulierenden Autoantikörpers immunologisch nachgewiesen werden. Es ist definiert als die Substanz, welche mit dem Autoantikörper von Patienten mit bullösem Pemphigoid reagiert.

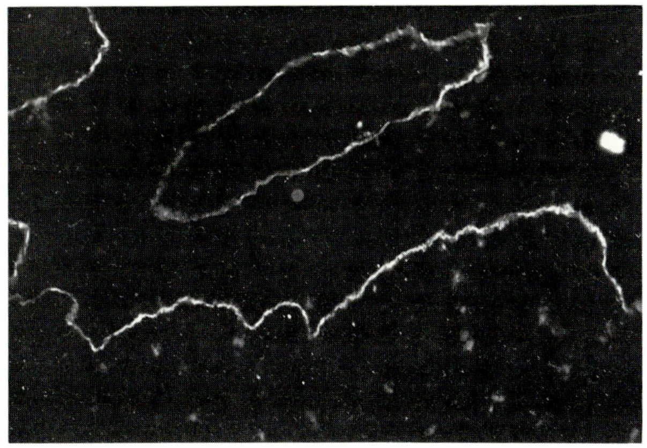

Abb. 1: BP-Antigen in Meerschweinchenhaut vom Kiefer (indirekte Immunfluoreszenz) (225fach).

Ergebnisse

In der Haut von Vertebraten ergibt sich bei Anwendung der indirekten Immunfluoreszenzmethode mit dem BP-Autoantikörper das typische lineare Muster an der Basalmembranzone (Abb. 1). Das Antigen ist an der Basalmembran des mehrschichtigen Plattenepithels von Säugetieren einschließlich der Mundhöhle und des oberen Ösophagus lokalisiert. In der Literatur ist beschrieben, daß die Basalmembran von Gallenblasen-, Harnblasen-, Urethral-, Tracheal- und Bronchialepithelien ein Antigen enthält, welches mit BP-Antikörpern reagiert [274]. Immunelektronenmikroskopisch läßt sich das BP-Antigen in der Lamina lucida in enger Assoziation mit der Zellmembran der Basalzellen nachweisen [275]. [Eine andere Arbeit beschreibt jedoch, daß das BP-Antigen intra- und extrazellulär auf den Hemidesmosomen und in deren Umgebung nachgewiesen wurde, wobei der Hauptanteil **innerhalb** der basalen Keratinozyten liegen soll. Anm. d. Hrsg.] [275a]

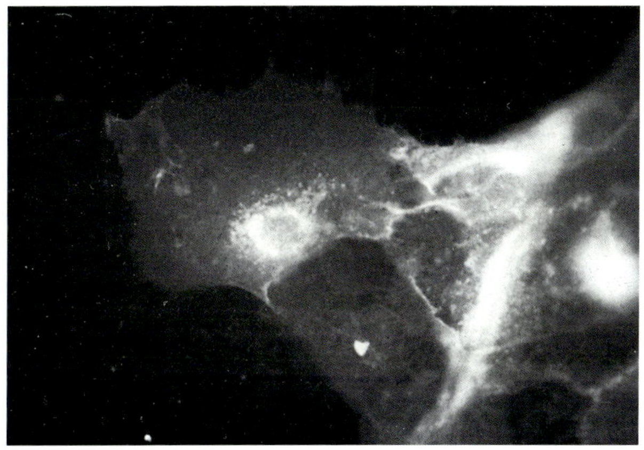

Abb. 2: Nachweis des BP-Antigens in einer Kultur menschlicher Keratinozyten. Das BP-Antigen ist in Form feiner perinukleärer Granula sichtbar (indirekte Immunfluoreszenz) (900fach).

Bedeutung in der Dermatologie

Das BP-Antigen ist immunfluoreszenzmikroskopisch an der Unterseite einer Regeneratepidermis bei Wundheilungsvorgängen nachweisbar, sobald epidermale Zellen Kontakt zur Wundoberfläche aufgenommen haben. Der Nachweis von Laminin und Typ-IV-Kollagen gelingt dagegen erst später [276]. In Suspensionen epidermaler Zellen, die durch Trypsination von Meerschweinchenepidermis hergestellt werden, haften ungefähr die Hälfte aller Zellen an Typ-IV-Kollagen-beschichteten Objektträgern. Diese selektiv anhaftenden kleinen, runden Zellen reagieren mit BP-Seren, während die restlichen, nicht adhäsiven Zellen keine Reaktion mit Anti-BP-Antikörpern eingehen [277].

Das BP-Antigen scheint somit eine wichtige Rolle bei der Zellwanderung und der Basalzell-Substrat-Adhäsion zu spielen.

Das BP-Antigen wird auch von kultivierten, epidermalen Keratinozyten synthetisiert. Es bildet ein intrazelluläres, grobkörniges perinukleäres Muster (Abb. 2). Wenn die Calciumkonzentration des Kulturmediums auf weniger als 0,1 mM gesenkt wird, so verlieren die epidermalen Keratinozyten ihre desmosomalen Verbindungen, bilden keine regelmäßige Schichtung mehr aus und beginnen rasch zu proliferieren. Das BP-Antigen kann in mehr als 90% dieser Zellen nachgewiesen werden [278]. Das Färbemuster ähnelt dabei dem von Pam-Zellen [273] und von SV-40-transformierten Keratinozyten [279]. Wird die Calciumionenkonzentration auf 1,2 mM geändert, so sinkt die Synthese des BP-Antigens. Unter diesen Umständen bilden sich Zell-Zell-Kontakte und Desmosomen aus und die Keratinozyten zeigen eine regelmäßige Schichtung. Nach oben hin kommt es zur Verhornung mit reduzierter DNA-Synthese. Das BP-Antigen ist somit ein Marker für schnell proliferierende, epidermale Zellen mit Charakteristika von Basalzellen.

Technische Hinweise

Für die Immunfluoreszenztechnik eignet sich am besten unfixiertes Gefriermaterial. Ist eine Fixation erforderlich, hat sich kaltes Aceton bewährt.

2.7 Glykosaminglykan

Einleitung

Glykosaminglykan wird in der Haut hauptsächlich von Fibroblasten produziert und zwischen den Kollagenfibrillen und der Matrix des Bindegewebes in der Junktionszone und der Epidermis abgelagert. In der Erwachsenenhaut macht Glykosaminglykan zwischen 1% und 5% des Trokkengewichts aus. Davon sind 60 bis 70% Hyaluronsäure und 15 bis 20% Dermatansulfat.
Ishikawa und Maeda zeigten in einer elektronenmikroskopischen Arbeit, daß die faserige Hyaluronsäure und der granuläre Glykosaminglykan-Protein-Komplex in der Matrix um die Kollagenfibrillen vorhanden sind und daß die Hyaluronsäurekette an die Kollagenfibrillen gebunden ist [280, 281] (Abb. 1).

Anti-Glykosaminglykan- und Anti-Proteoglykan-Antikörper wurden bereits von zahlreichen Arbeitsgruppen hergestellt und angewendet. Kitabatake et al. stellten bei ihren Arbeiten einen Antikörper gegen bovines Nasenknorpel-Proteoglykan nach der Methode von Wieslander und Heinegard her [282]. Damit wurde die Reaktivität menschlichen Proteoglykans untersucht [283].

Ergebnisse

Normale Haut. Mit der Immunfluoreszenztechnik zeigt sich eine spezifische Fluoreszenz subepidermal, an den Blutgefäßen und schwach auch zwischen den Kollagenfasern. Immunelektronenmikroskopisch können meerrettichperoxydasemarkierte Granula dargestellt werden, die wahrscheinlich Proteoglykan entsprechen. Ihre Lokalisation befindet sich an Kollagenfibrillen und dünnen Filamenten in der interfibrillären Matrix. Möglicherweise stellen sie die Hyaluronsäure dar [283].

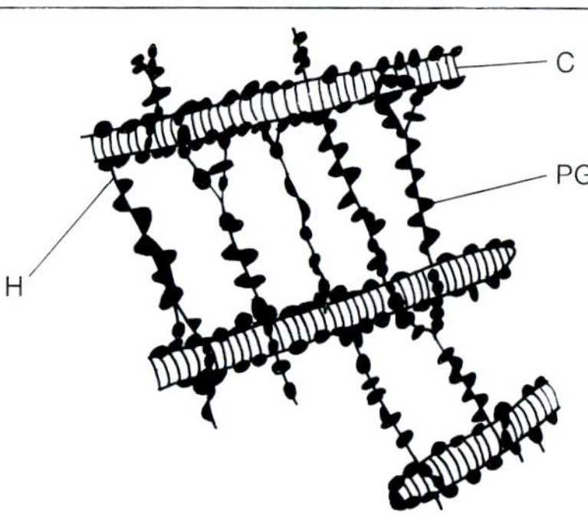

Abb. 1: Schematische Darstellung von Kollagenfibrillen und Proteoglykan-Makromolekülen. Die kurzen Proteoglykanketten liegen den Kollagenfibrillen an (C), die Hyaluronsäureketten (H) dagegen liegen zwischen den Fibrillen (Hidekazu Ishikawa, Hidebumi Maeda: Nishinihon J. Dermatol. 43: 1024, 1981).

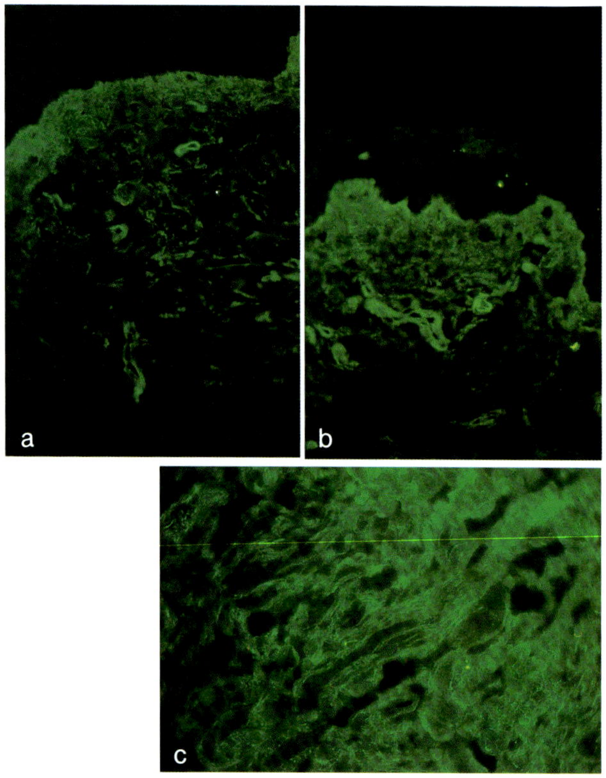

Abb. 2: Systemische Sklerodermie (350fach). (a) Klinisch unbeteiligte Haut mit Proteoglykanablagerungen subepidermal, um die Blutgefäße und schwach ausgeprägt zwischen den Kollagenfasern. (b) Mäßig betroffene Haut mit disseminierten, feingranulären Proteoglykanablagerungen perivaskulär. (c) Stark betroffenes Gewebe. Unregelmäßige grobkörnige Proteoglykanablagerungen zwischen den Kollagenfasern.

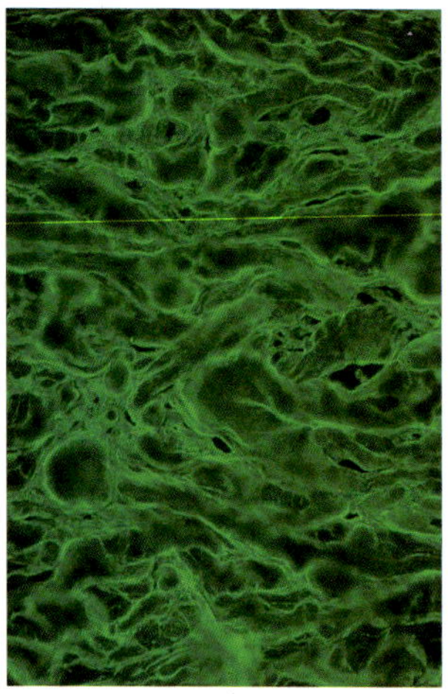

Abb. 3: Zirkumskripte Sklerodermie mit stärkerer Fluoreszenz zwischen den Kollagenfasern (350fach).

Kranke Haut. Klinisch unversehrte Haut von Patienten mit systemischer Sklerodermie zeigt die selben Charakteristika wie normale Haut (Abb. 2a). In mäßig betroffener Haut sind perivaskulär disseminierte, feingranuläre Proteoglykanablagerungen nachweisbar (Abb. 2b). In stark betroffener Haut finden sich unregelmäßige, grobgranuläre Proteoglykanablagerungen zwischen den Kollagenfaserbündeln (Abb. 2c).

In Läsionen bei zirkumskripter Sklerodermie ergibt sich eine stärkere Fluoreszenz zwischen den Kollagenfasern (Abb. 3). In Keloiden finden sich feingranuläre Proteoglykanablagerungen. Bei der Skleroderma adultorum (Buschke) zeigt sich eine Proteoglykanschicht entlang der Kollagenfasern. Dagegen findet beim Lichen myxoedematosus keine Reaktion statt. Diese Ergebnisse mit dem fehlenden Nachweis von Proteoglykan um die Hyaluronsäure-Filamente beim Lichen myxoedematosus stimmen mit den elektronenmikroskopischen Untersuchungen von Ishikawa und Ohta überein [284].

Bedeutung in der Dermatologie

Glykosaminglykan und Proteoglykan scheinen nicht nur in der normalen Haut bei der Faserbildung des Bindegewebes und dem Materialtransport zwischen Epidermis und Korium, sondern auch bei zahlreichen Krankheiten eine wichtige Rolle zu spielen.

Kapitel 3

Dermatosen und Hauttumoren

Kapitel 3

1. Bullöse Dermatosen

1.1 Pemphigus-Gruppe

Einführung

Die verschiedenen Spielarten des Pemphigus bilden eine Gruppe blasenbildender Krankheiten mit epidermaler Akantholyse. Man unterscheidet dabei vier Haupttypen, den Pemphigus vulgaris, Pemphigus vegetans, Pemphigus foliaceus und Pemphigus erythematosus. Histologisch zeigen die beiden erstgenannten eine suprabasale, die beiden letztgenannten eine subkorneale Akantholyse (Abb. 1).

Der Pemphigus war die erste Dermatose, welche anhand interzellulärer Autoantikörper im Serum und interzellulärer IgG-Ablagerungen in Hautläsionen als Autoimmunerkrankung identifiziert wurde [285–287]. Es ist unumstritten, daß diese Störungen des Immunsystems für Pathogenese und Diagnose des Pemphigus entscheidend sind.

Ergebnisse

Die direkte Immunfluoreszenz zeigt interzelluläre IgG-Ablagerungen in betroffener Haut (Abb. 2a). Während beim Pemphigus vulgaris die stärkste Reaktion im unteren Anteil der Epidermis stattfindet, ist beim Pemphigus foliaceus die Fluoreszenz im oberen Anteil der Epidermis am stärksten ausgeprägt. Zusätzlich finden sich in der selben Lokalisation häufig Ablagerungen von C1q, C4, C3, Properdin und Faktor B[288] (Abb. 2b). [Die Bestimmung der IgG-Subklassen in periläsionaler Haut zeigt, daß die Zusammensetzung der IgG-Ablagerungen in der akuten Phase der Krankheit und in Remission verschieden ist. Die häufigste Subklasse in der akuten Krankheitsphase ist IgG_1 mit 100%, danach folgen IgG_4 mit 85%, IgG_2 mit 54% und IgG_3 mit 77%. In der Remissionsphase findet sich IgG_4 in 79% der Fälle, danach in absteigender Reihenfolge IgG_1 in 50%, IgG_3 in 29% und IgG_2 in 14%. IgG_1 scheint damit ein Indikator der Krankheitsaktivität zu sein, während IgG_3 und C3 einen prädiktiven Wert für die Remission besitzen könnten. Anm. d. Hrsg.] [288a]. Mit der indirekten Immunfluoreszenz lassen sich interzelluläre IgG-Antikörper im Serum der meisten Pemphigus-Patienten nachweisen (Abb. 3a).

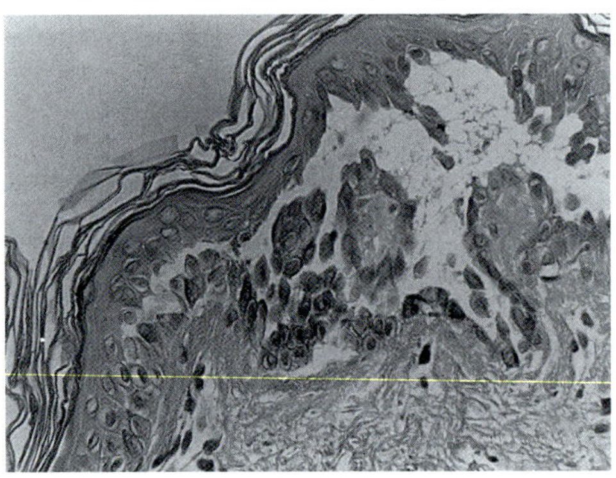

Abb. 1: Histopathologie des Pemphigus vulgaris (HE, 200fach).

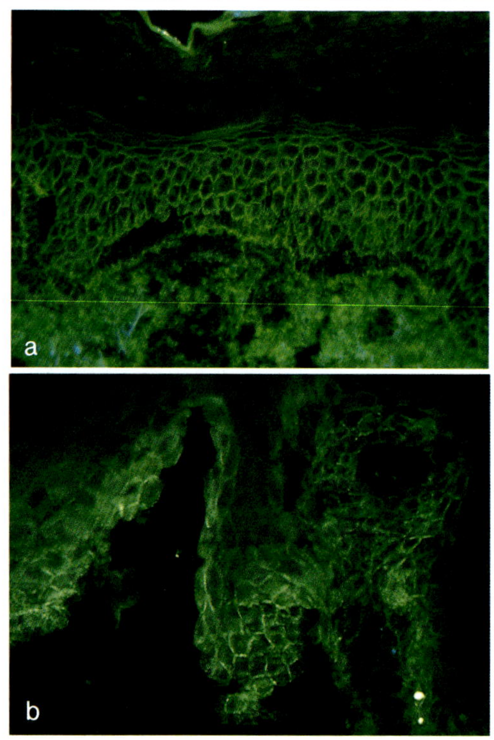

▶ **Abb. 2: Direkte Immunfluoreszenz in einer Läsion bei Pemphigus vulgaris. (a) IgG-Ablagerung (200fach). (b) C3-Ablagerung (200fach).**

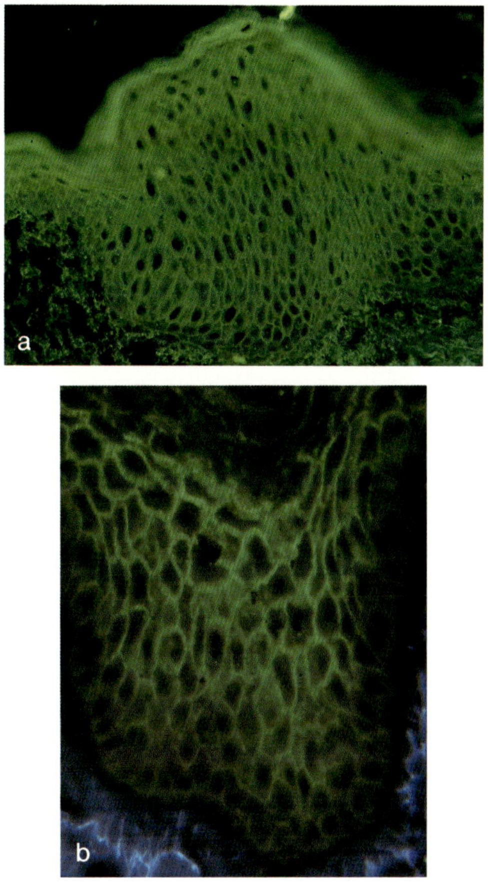

Abb. 3: (a) Interzelluläre IgG-Bindung mittels indirekter Immunfluoreszenz mit menschlicher Haut als Substrat (200fach). (b) C4-Bindung mittels interzellulärer Antikörper in der Komplement-Immunfluoreszenztechnik (400fach).

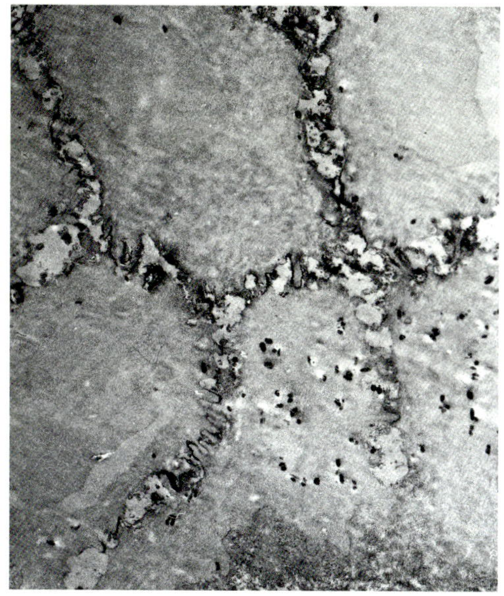

Abb. 4: Immunelektronenmikroskopie mit der Immunperoxydasetechnik. Das Reaktionsprodukt liegt entlang der Interzellularspalten.

Nach komplementimmunfluoreszenztechnischen Versuchen in vitro ging man bisher davon aus, daß diese Autoantikörper keine Komplementbindungsaktivität aufweisen [289]. Diese Vorstellung wurde jedoch durch neuere Versuche mit Nachweis von komplementbindenden Interzellularantikörpern in den Sera einiger Patienten widerlegt (Abb. 3b) [290]. Bei immunelektronenmikroskopischen Untersuchungen mit der Immunperoxydasetechnik werden regelmäßig Reaktionsprodukte im Interzellularraum betroffener Haut gefunden (Abb. 4). [Der Nachweis zirkulierender Antikörper ist diagnostisch für den Pemphigus vulgaris. Sogenannte Pemphigusantikörper werden aber auch bei einer Reihe anderer Dermatosen gefunden, so zum Beispiel bei Verbrennungen, Penicillinexanthemen, beim bullösen Pemphigoid, vernarbenden Pemphigoid, systemischen Lupus erythematodes, Lichen planus, bei der toxischen epidermalen Nekrolyse und der Myasthenia gravis. Eine Untersuchung an 1500 Patienten mit zirkulierenden Antikörpern gegen Interzellularsubstanz zeigte in 1% „pemphigusähnliche" Antikörper, ohne daß klinisch ein

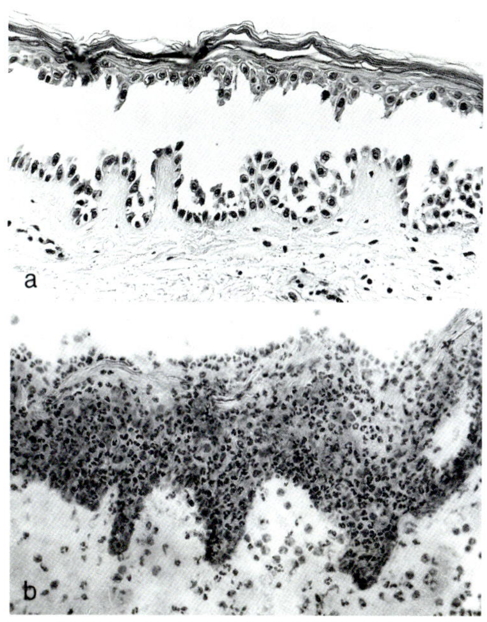

Abb. 5: (a) Normale menschliche Haut, vorinkubiert in Pemphigusserum über 48 h bei 37 °C. Veränderungen im Sinne einer suprabasalen Akantholyse. (b) Migration und Anheftung normaler menschlicher Leukozyten in der Epidermis von Gewebeschnitten, welche mit interzellulären Antikörpern vorinkubiert wurden.

Pemphigus vorgelegen oder sich später entwickelt hätte. Anm. d. Hrsg.] [290a]

Hautbiopsien aus sonnenexponierten Arealen beim Pemphigus erythematosus zeigen IgG- und Komplementablagerungen an der Junktionszone sowie IgG im Interzellularraum der Epidermis. Dies läßt einen Zusammenhang zwischen diesem speziellen Pemphigustyp und dem Lupus erythematodes vermuten.

Bedeutung für Diagnose und Pathogenese

Zur Differentialdiagnose des Pemphigus gegenüber Krankheiten mit anderen immunologischen Veränderungen (wie beispielsweise dem bullösen Pemphigoid oder der Dermatitis herpetiformis) sowie gegenüber Krankheiten ohne immunologische Pathologica (wie dem M. Hailey-Hailey oder dem M. Grover) hat sich die Immunfluoreszenztechnik bewährt. Auch für die Diagnostik atypischer Hautläsionen, wie zum Beispiel eines herpetiformen Pemphigus, ist diese Untersuchungstechnik geeignet. Da die Titer der zirkulierenden Antikörper mit der Krankheitsaktivität korrelieren und die IgG-Ablagerungen in einer Remission vollständig verschwinden, sind die immunologischen Veränderungen auch gute Verlaufsparameter unter Therapie.

Den interzellulären Antikörpern wird seit langem eine wichtige Rolle bei der Pathogenese des Pemphigus zugeschrieben. Der wahre Mechanismus der Blasenbildung ist jedoch noch nicht aufgeklärt. Man kann zeigen, daß normale Haut, die in Patientenserum oder in gereinigtem IgG kultiviert wurde, akantholytische Veränderungen in der Epidermis aufweist [291] (Abb. 5a). Komplement scheint für die Entstehung dieser Veränderungen nicht notwendig zu sein. Andererseits wird eine Bedeutung von Komplement für die Pathogenese des Pemphigus durch mehrere Tatsachen nahegelegt: 1. Ablagerungen von Komplementbestandteilen in betroffener Haut und 2. verminderte Komplementaktivität in der Blasenflüssigkeit. Darüber hinaus konnte in vitro mit der Leukozytenadhäsionstechnik gezeigt werden, daß in der Epidermis von Gewebeschnitten, welche mit Pemphigusserum vorbehandelt wurden, eine Migration und Anhaftung normaler Leukozyten stattfindet. Dieser Vorgang ist komplementabhängig [292] (Abb. 5b). Dieses Phänomen könnte für das Verständnis der Pathogenese wichtig sein, da es in der Frühphase der Krankheit häufig zu einer Infiltration eosinophiler Granulozyten in die Epidermis (eosinophile Spongiose) kommt. Unabhängig von diesen immunhistochemischen Untersuchungen weisen biochemische Arbeiten darauf hin, daß die Blasenbildung durch Proteasen induziert wird. Dabei soll es sich hauptsächlich um Plasminogenaktivator handeln, der zunächst in Keratinozyten gebildet und anschließend an IgG gebunden wird [293].

Biopsie

Für eine Immunfluoreszenzuntersuchung sollte Gewebe aus dem peribullösen, erythematösen Bereich frischer Bläschen entnommen werden. Wenn möglich, ist es noch vorteilhafter, die gesamte Blase zu entnehmen und eine Hälfte der Routinehistologie zuzuführen. Sofort nach der Biopsie wird das Gewebestück mit OCT auf ein Korkstück aufgezogen und in einem Hexanbad, welches zuvor in einer Alkohol-CO_2-Mischung gekühlt wurde, eingefroren. Dieses Gewebestück wird später tiefgefroren in einem Kryotom geschnitten. [Am rekonstituierten Paraffinschnitt gelingt der Nachweis interzellulärer IgG-Ablagerungen bei Anwendung der Peroxydase-anti-Peroxydase- und der Streptavidin-Biotin-Technik in 100% der Fälle. Die Immunhistochemie am Paraffinschnitt erreicht damit die gleiche Aussagekraft wie die direkte Immunfluoreszenz am Gefrierschnitt. Anm. d. Hrsg.] [293a]

Technische Hinweise

Interzelluläre Antikörper sind nicht in allen Fällen nachweisbar. Die Reaktivität dieser Antikörper zeigt in manchen Fällen eine Spezies- und Organspezifität. Zur indirekten Immunfluoreszenz wurde früher Meerschweinchenschleimhaut, Kaninchen- und Affenhaut verwendet. Menschliche Haut scheint jedoch die verläßlichsten Ergebnisse zu liefern [294]. Da die Antikörperreaktion im Frühstadium häufig negativ ausfällt, sind in diesen Fällen mehrere Biopsien notwendig.

1.2 Bullöses Pemphigoid

Einführung

Das Krankheitsbild des bullösen Pemphigoids beinhaltet eine Gruppe bullöser Dermatosen mit einer Störung der Kohäsion zwischen der Basalzellschicht der Epidermis und dem Korium [295]. Klinisch bestehen große, straffe Blasen und juckende erythematöse Veränderungen am ganzen Körper älterer Patienten. Als Ursache vermutet man autoimmunologische Mechanismen. Ein typischer Vertreter dieser Krankheitsgruppe ist das bullöse Pemphigoid. Zu den atypischen Formen wird beispielsweise das vernarbende Pemphigoid gezählt.

Wichtige Befunde und ihre Bedeutung

Histologische und elektronenmikroskopische Befunde. Die Blasenbildung erfolgt subepidermal bei erhaltenem Blasendach. Im oberen Korium und teilweise auch in den Blasen besteht ein entzündliches Infiltrat aus Lymphozyten, Eosinophilen sowie wenigen neutrophilen Granulozyten.

Gelegentlich sieht man eosinophile Körperchen als Zeichen degenerierter Basalzellen direkt unter dem Blasendach [296] (Abb. 1a).

Ultrastrukturell zeigt sich die Blasenbildung als Spaltbildung zwischen der Zellmembran der Basalzellen und der Lamina lucida der Basalmembran. Die Basalmembran am Blasengrund ist weitgehend unbeschädigt, während die Hemidesmosomen der Basalzellen am Blasendach deutlich vermindert sind (Abb. 1b).

Direkte Immunfluoreszenz (in vivo gebundenes Immunglobulin und Komplement). In vivo gebundenes Immunglobulin und/oder Komplement ist in läsionaler und periläsionaler Haut nachweisbar. Im nicht blasigen Anteil bildet es lineare Ablagerungen entlang der Junktionszone. In bullösen Läsionen finden sich die Ablagerungen meist umschrieben an der Unterseite des Blasendachs, wobei der Blasengrund unauffällig erscheint. In einigen Fällen sind Immunglobulin- und Komplementablagerungen sowohl am Blasenboden als auch am Blasendach nachweisbar (Abb. 2). Von den Serumfaktoren werden IgG und C3 am häufigsten, IgA, IgM und C1q eher selten nachgewiesen. Bei 60% der Patienten läßt sich IgG und/oder C3 auch in klinisch gesunder Haut nachweisen.

Indirekte Immunfluoreszenz (Nachweis zirkulierender Anti-Basalmembranzonen-(BMZ-)Antikörper im Patientenserum). Als Substrat für die indirekte Immunfluoreszenz werden normale menschliche Haut, Lippenschleimhaut vom Meerschweinchen oder Ösophagusschleimhaut vom Affen verwendet. Das Patientenserum dient als primärer Antikörper. Die indirekte Immunfluoreszenz weist Autoantikörper (IgG-Klasse) in verschiedenen Konzentrationen im Patientenserum nach, welche mit der Basalmembran des Substrates reagieren. Die Inzidenz positiver Befunde beträgt bei Patienten mit bullösem Pemphigoid 60 bis 70%, bei Patienten mit vernarbendem Pemphigoid 15 bis 20%. Werden Sera an Gefrierschnitten normaler, mit 1 M NaCl-Lösung behandelter Haut inkubiert, reagieren Anti-BMZ-Antikörper mit der epidermalen Seite des abgelösten Gewebes, das heißt mit der Basalschicht der Epidermis (Abb. 3) [297].

Immunelektronenmikroskopie. (a) In vitro gebundenes Immunglobulin und Komplement kann immunelektronenmikroskopisch dargestellt werden. Bei Verwendung der Immunperoxydasemethode findet sich das Reaktionsprodukt, welches Ablagerungen von Immunglobulinen oder Komplement anzeigt, zwischen der Basalzellschicht und der Basalmembranzone, an der Basalmembranzone oder an der Basalzellschicht. Gelegentlich kann man die Ablagerungen im Korium zusammen mit der abgelösten Basalmembranzone sehen (Abb. 4a–c). Manchmal findet auch eine schwache Reaktion zwischen der Unterseite von Melanozyten und der Basalmembranzone statt [299], obwohl diese Beobachtung nicht zur Regel gehört [298] (Abb. 5).

(b) An Schnitten normaler menschlicher Haut, welche zunächst mit Patientenserum unter Verwendung der Immunperoxydasemethode inkubiert werden, lassen sich die Bindungsstellen der im Patientenserum befindlichen Anti-BMZ-Antikörper elektronenmikroskopisch darstellen [300]. Das Reaktionsprodukt ist diskret entlang der Unter-

Abb. 1a: Subepidermale Blase mit mononukleären Zellen, Eosinophilen und Neutrophilen (Pfeile) im oberen Korium und im Blasenlumen. Einige degenerierte Keratinozyten im Blasendach.

Abb. 1b: Blasenbildung als Folge der Ablösung der Basalzellen (BC) von der Basalmembranzone (Pfeile).

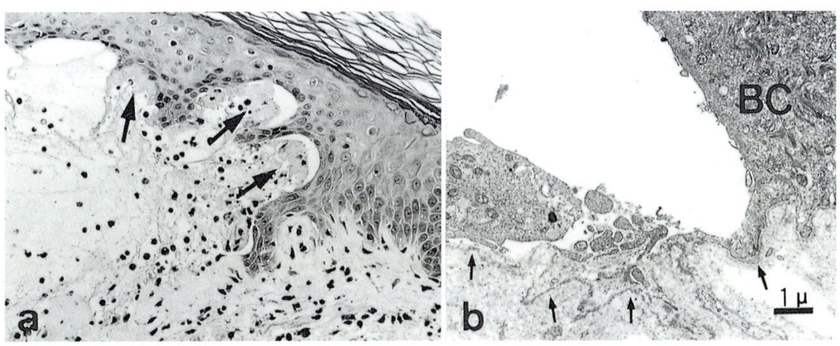

Kapitel 3

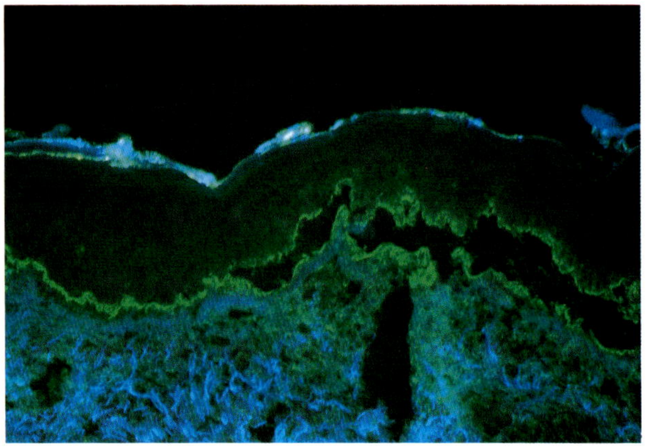

Abb. 2: IgG-Ablagerungen an der Basalmembranzone, an der Unterseite des Blasendachs und am Blasenboden in der direkten Immunfluoreszenz.

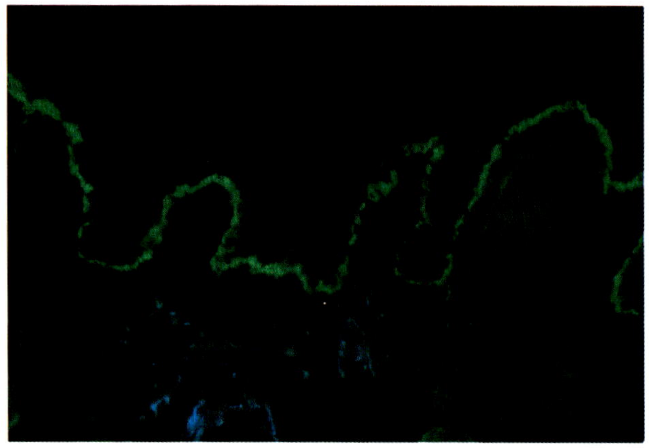

Abb. 3: Reaktion von Anti-BMZ-Antikörpern (IgG) an der Basalzellschicht der Epidermis in mit 1 M NaCl-Lösung behandelter normaler Haut (indirekte Immunfluoreszenz).

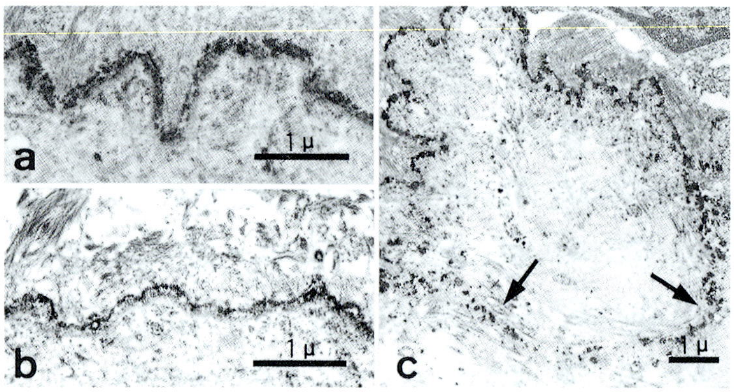

Abb. 4

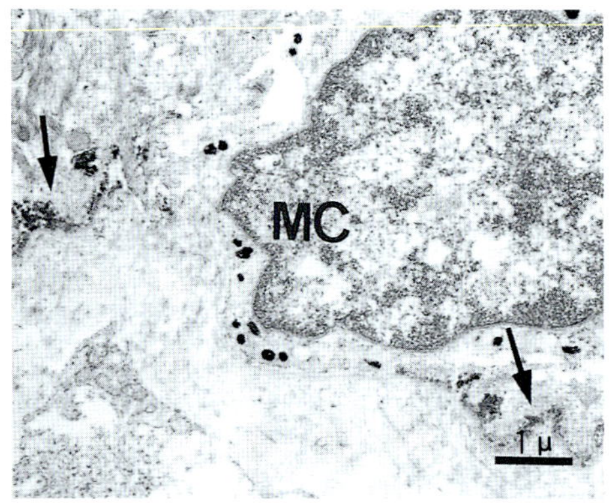

Abb. 5

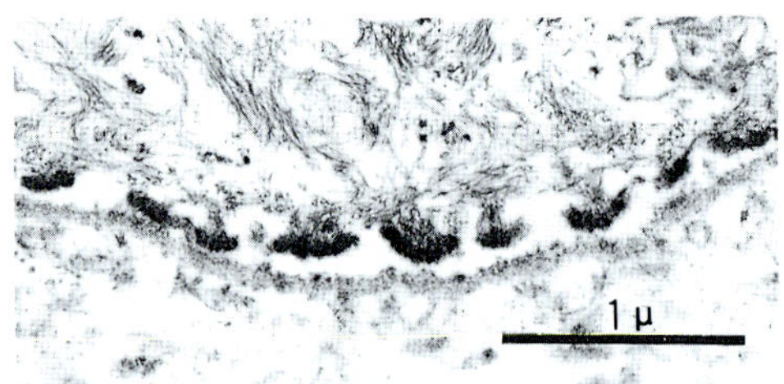

Abb. 6

Abb. 4: Immunelektronenmikroskopische Darstellung von Komplementablagerungen [299]. (a) Ablagerung an der Lamina lucida. (b) Ablagerung an der Unterseite der Basalzellen. (c) Ablagerung im Korium mit abgelöster Basalmembran (Pfeile).

Abb. 5: Immunelektronenmikroskopische Darstellung von IgG-Ablagerungen (Pfeile). Das Reaktionsprodukt fehlt unter dem Melanozyten (MC).

Abb. 6: Anti-BMZ-Antikörper (IgG) reagieren mit der Unterseite der Hemidesmosomen.

▶

Abb. 7: In einem Epidermishorizontalschnitt als Substrat erhält man ein granuläres Fluoreszenzmuster an der dermalen Seite der Basalzellen.

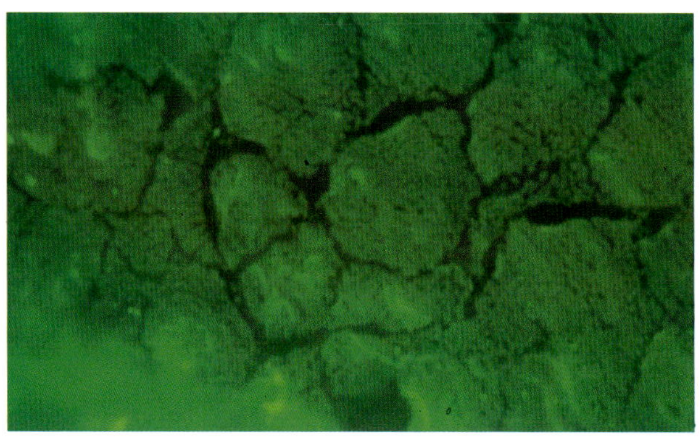

seite der Basalzellschicht abgelagert. Die Verteilung der Tonofilamente weist darauf hin, daß die Bindungsstellen an der Unterseite der Hemidesmosomen lokalisiert sind (Abb. 6). Vorbehandlung von Epidermishorizontalschnitten oder isolierten Basalzellen mit Saponin verbessert die Penetration der Antikörper in das Zytoplasma der Basalzellen und gestattet so eine Reaktion der Anti-BMZ-Antikörper mit dem Hemidesmosomen-Tonofibrillenkomplex [301].

Indirekte Immunfluoreszenz an Epidermishorizontalschnitten. Die Epidermis wird durch Andauung mit 1 M NaCl-Lösung vom Korium abgelöst und zunächst mit Patientenserum als Primärantikörper, anschließend mit einem sekundären FITC-konjugierten Anti-human-IgG-Antikörper inkubiert. Damit werden die Bindungsstellen der Anti-BMZ-Antikörper an der dermalen Seite der Epidermis dargestellt. Anti-BMZ-Antikörper bilden an dieser dermalen Seite der Basalzellen ein granuläres Reaktionsmuster (Abb. 7).

Technische Hinweise

Zur histologischen und immunhistochemischen Untersuchung sollte eine vollständige, kleine und frische Blase exzidiert werden, so daß die Grenzschicht zwischen Blase und umgebendem Gewebe in der Biopsie enthalten ist. Nach Fixation in PLP (Periodsäure-Lysin-Paraformaldehyd) wird das Gewebestück geteilt. Ein Teil wird der Routinehistologie zugeführt, während der andere für immunhistochemische Untersuchungen mit der Immunperoxydasemethode zur licht- und elektronenmikroskopischen Auswertung aufgearbeitet wird. [Gewöhnlich wird für die Immunhistochemie Gefriermaterial verwendet. Die Immunhistochemie am rekonstituierten Paraffinschnitt unter Verwendung der PAP-Methode oder der Streptavidin-Biotin-Technik erbringt unterschiedliche Ergebnisse. Manchen Gruppen gelang der Nachweis von Immunglobulinen nur in 60% der Fälle, andere Autoren geben einen positiven Befund in beinahe allen Fällen an. Der IgM-Nachweis gelingt dagegen nur am Gefrierschnitt. Anm. d. Hrsg.] [293a].

Diagnostische Bedeutung und Pathogenese

Die Diagnose des Pemphigoids sollte nicht ohne immunhistochemische Untersuchungen erfolgen. Eine Immunreaktion in der direkten oder indirekten Immunfluoreszenz ist zur Unterscheidung von anderen subepidermalen bullösen Krankheiten notwendig. Wenn keine der Untersuchungen ein positives Ergebnis aufweist, darf die Diagnose „Pemphigoid" nicht gestellt werden.

Darüber hinausgehend sollte die Diagnose klinisch atypischer Fälle und von Fällen mit schwieriger Abgrenzung von der Epidermolysis bullosa acquisita durch die indirekte Immunfluoreszenz und die Immunelektronenmikroskopie untermauert werden.

Anti-BMZ-Antikörpern im Serum von Pemphigoidpatienten wird eine wichtige Rolle in der Pathogenese der Blasenbildung zugesprochen. Dabei soll die Reaktion der Anti-BMZ-Antikörper mit dem BP-Antigen [302] das Komplementsystem aktivieren, welches seinerseits eine Leukotaxis auslöst [303]. Proteolytische Enzyme der weißen Blutkörperchen führen dann zu einer Beeinträchtigung der Kohäsion der Epidermis mit dem Korium an der Lamina lucida [304].

1.3 Herpes gestationis

Einführung

Der Herpes gestationis ist eine seltene, pruriginöse Erkrankung, die während der Schwangerschaft und postpartal auftreten kann. Klinisch besteht eine subepidermale Blasenbildung, die von IgG-anti-BMZ-Antikörpern unter Beteiligung von Komplement vermittelt sein soll. Eine endgültige Diagnose kann nur mittels spezieller immunhistochemischer Untersuchungen gestellt werden.

Diagnostisches Vorgehen

Histologische und elektronenmikroskopische Befunde. Frühe erythematöse Läsionen des Herpes gestationis zeigen ein Ödem im oberen Korium sowie eine spongiotische Lockerung der Epidermis mit fokaler eosinophiler Spongiose. Die Blasen liegen subepidermal und können zahlreiche Eosinophile enthalten [305] (Abb. 1). Ultrastrukturell findet man die Blasenbildung innerhalb der Lamina lucida, wobei sich die Blasen sekundär auf einer Basalzellnekrose zu bilden scheinen [306]. Das dermale Infiltrat besteht aus mononukleären Zellen, Eosinophilen und gelegentlich einigen Neutrophilen.

Immunhistochemische Befunde. Die direkte Immunfluoreszenz zeigt in periläsionaler Haut bei akutem Herpes gestationis lineare C3-Ablagerungen an der Basalmembranzone [307] (Abb. 2). Teilweise lassen sich auch andere Komplementablagerungen nachweisen. Etwa 30 bis 40% dieser Patienten weisen auch IgG-Ablagerungen auf, wogegen IgA- und IgM-Ablagerungen an der Basalmembranzone nur selten gefunden werden. Das charakteristische immunhistochemische Kennzeichen des Herpes gestationis sind die dichten C3-Ablagerungen an der Basalzellschicht der Hautläsionen [307, 308]. In vivo gebundenes C3 und IgG sind an der Lamina lucida lokalisiert [306, 309] (Abb. 3).

Untersuchungen mittels indirekter Immunfluoreszenz haben gezeigt, daß nur etwa 10 bis 20% der Patienten im akuten Stadium eines Herpes gestationis Anti-BMZ-Antikörper aufweisen [307]. Nahezu alle Herpes-gestationis-Seren binden jedoch **in vitro** sehr stark C3 an die Basalmembran normaler Haut (Abb. 4).

Dieser C3-bindende Faktor, anfänglich Herpes-gestationis-Faktor genannt, scheint aus Serum-IgG-Antikörpern zu bestehen, welche Komplement binden. Sie sind allerdings in nur so geringen Mengen vorhanden, daß das Komplement dem Nachweis bei der routinemäßigen indirekten Immunfluoreszenz entgeht [310, 311].

Auch Neugeborene an Herpes gestationis erkrankter Mütter können vorübergehend Blasen ausbilden. In den Hautläsionen dieser Kinder findet man C3-Ablagerungen an der Basalmembranzone [312,313], und die Nabelschnursera zeigen Aktivität des Herpes-gestationis-Faktors [310, 311].

Differentialdiagnose

Mit der direkten Immunfluoreszenztechnik kann der Herpes gestationis von zahlreichen anderen, in der Schwangerschaft auftretenden Dermatosen, wie dem Erythema multiforme oder der Dermatitis herpetiformis, differenziert werden. Die auffallenden C3- Ablagerungen an der Basalmembranzone beim Herpes gestationis sind ein wichtiges differentialdiagnostisches Kriterium.

Die mögliche Verwandtschaft zwischen Herpes gestationis und dem bullösen Pemphigoid ist nach wie vor ungeklärt, da oder obwohl beide zahlreiche gemeinsame Merkmale besitzen [314]. Die gleichartige Lokalisation der Antikörper an der Lamina lucida bei beiden Krankheiten wie auch der Nachweis der selben Antigene im Immunoblotting [315] lassen sie sehr ähnlich, wenn nicht sogar identisch erscheinen. Die Rolle der Schwangerschaft und der Hormone wie auch die komplementbindende Aktivität der Anti-BMZ-Antikörper beim Herpes gestationis sprechen andererseits dafür, daß es sich hier um verschiedene Entitäten handelt. In diesem Sinn ist auch die Tatsache zu werten, daß es beim Herpes gestationis typischerweise, und im Gegensatz zum bullösen Pemphigoid, zu Zellnekrosen in der Basalzellschicht kommen kann [316].

Ätiologie und Pathogenese

Die genaue Ätiologie des Herpes gestationis ist nicht bekannt. Es scheint sich jedoch um eine autoimmunologische

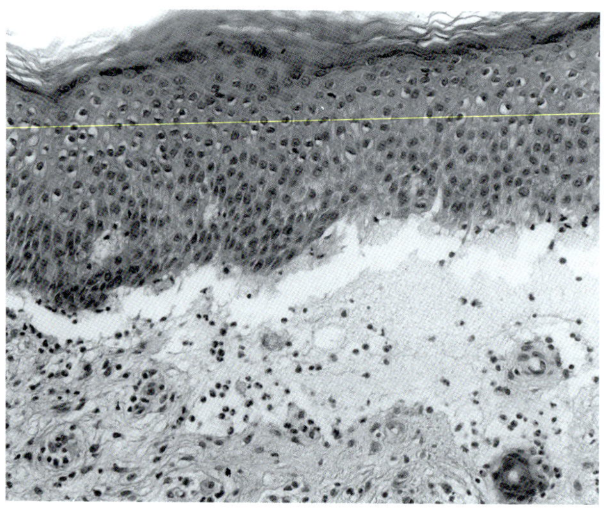

Abb. 1: Subepidermale Blasenbildung auf erythematöser Haut. Eosinophilenreiches Infiltrat im Korium und im Blasenlumen (200fach).

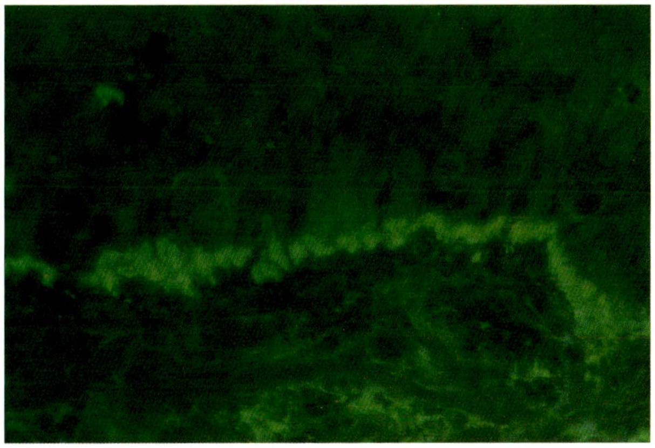

Abb. 2: Lineare C3-Ablagerungen an der Basalmembranzone [316] in betroffener, nicht bullöser Haut (400fach).

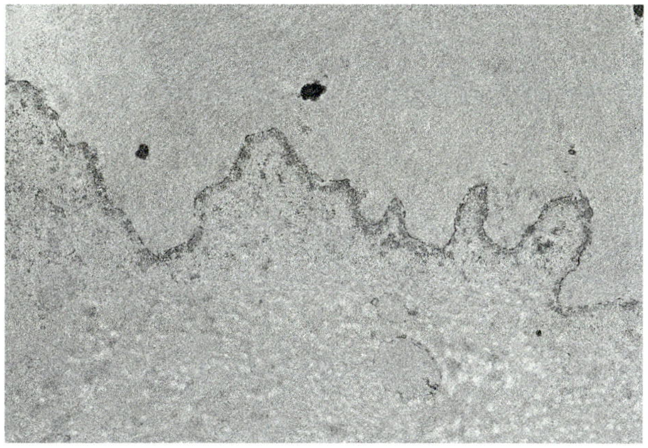

Abb. 3: C3-Ablagerungen an der Lamina lucida betroffener Haut [306] (10 200fach).

Störung zu handeln, welche ausgelöst wird, wenn immunogenetisch anfällige Frauen im Rahmen einer Immunantwort einem schwangerschaftsbedingten antigenen Faktor ausgesetzt werden.

Viele Befunde deuten darauf hin, daß die Krankheit durch komplementbindende IgG-Anti-BMZ-Antikörper verursacht wird. Man vermutet, daß die Interaktion der Antikörper mit den Antigenen der Lamina lucida der Basalmembran zu einer Aktivierung der Komplementkaskade führt. Die darauf folgende entzündliche Reaktion verursacht dann das klinische Bild des Herpes gestationis.

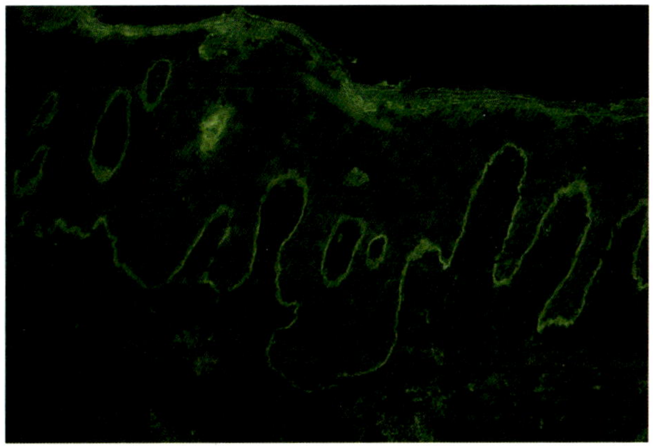

Abb. 4: C3- Darstellung normaler, mit Herpes-gestationis-Serum inkubierter Haut mit deutlicher Fluoreszenz an der Basalmembranzone (200fach).

Technische Hinweise

Siehe Kapitel 1.2 „Bullöses Pemphigoid" (Seite 101 ff.).

1.4 Epidermolysis bullosa acquisita

Einführung

Die Epidermolysis bullosa acquisita (EBA) wurde erstmals 1904 von Kablitz als eine Sonderform der Epidermolysis beschrieben [317]. Klinisch ähnliche Fälle waren bereits 1895 von Elliot [318] und 1897 von Fox [319] berichtet worden. Ursprünglich hielt man diese Krankheit für eine nicht vererbliche, spätmanifestierende dystrophische Epidermolyse. Durch die von Roenigk et al. 1971 vorgeschlagenen diagnostischen Kriterien wurde die Epidermolysis bullosa acquisita als eine eigene klinische Entität eingeführt [320]. Kushniruk entwickelte anhand seiner Untersuchungen ein eigenes Konzept zur Erklärung der Pathogenese der Epidermolysis bullosa acquisita. Er hatte Ablagerungen von Immunglobulinen und Komplement an der Junktionszone der Haut von Patienten mit Epidermolysis bullosa acquisita gefunden [321] und legte einen Autoimmunmechanismus zugrunde. Nieboer et al. [322] sowie Yaoita et al. [323] konnten diese Befunde immunelektronenmikroskopisch untermauern. Der Nachweis des Epidermolysis-bullosa-acquisita-Antigens durch Woodley et al. unterstreicht seine physiologische Rolle als eines der neuen BMZ-Antigene [324].

Befunde

Zur Diagnose der Epidermolysis bullosa acquisita sind die Immunfluoreszenztechnik und die Immunelektronenmikroskopie notwendig. Immunelektronenmikroskopische Untersuchungen sind dabei besonders für die Differentialdiagnose von bullösem Pemphigoid und Epidermolysis bullosa acquisita wichtig.

Immunfluoreszenzuntersuchungen. Ähnlich dem bullösen Pemphigoid kann man an der Junktionszone IgG-Ablagerungen nachweisen (Abb. 3d). Von 33 zwischen 1973 und 1984 beobachteten Fällen fanden sich daneben in 10 Fällen IgA-, in 11 Fällen IgM- und in 25 Fällen Komplementablagerungen. Der Nachweis von mehr als zwei verschiedenen Immunglobulinen ist bei der Epidermolysis bullosa acquisita häufiger als beim bullösen Pemphigoid [325]. Mit der indirekten Immunfluoreszenz ließen sich in 7 der 33 Fälle zirkulierende Anti-Basalmembran-Antikörper nachweisen.

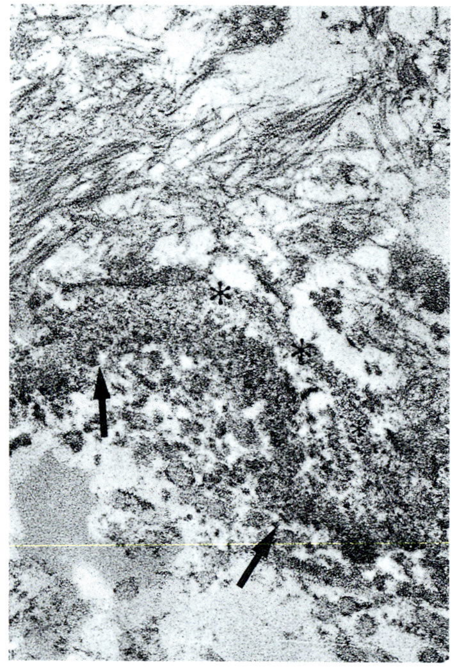

Abb. 1: Indirekte immunelektronenmikroskopische Untersuchung. Anti-BMZ-Antikörper an der dermalen Seite der Basalmembran eines Patienten mit EBA.

Immunelektronenmikroskopische Untersuchungen. Immunglobulinablagerungen finden sich im Bereich der subbasalen Lamina (Abb. 1). Dieser Befund ist für die Epidermolysis bullosa acquisita insofern von hoher diagnostischer Wertigkeit, als die Immunglobuline beim bullösen Pemphigoid [326] wie auch beim vernarbenden Pemphigoid [327]

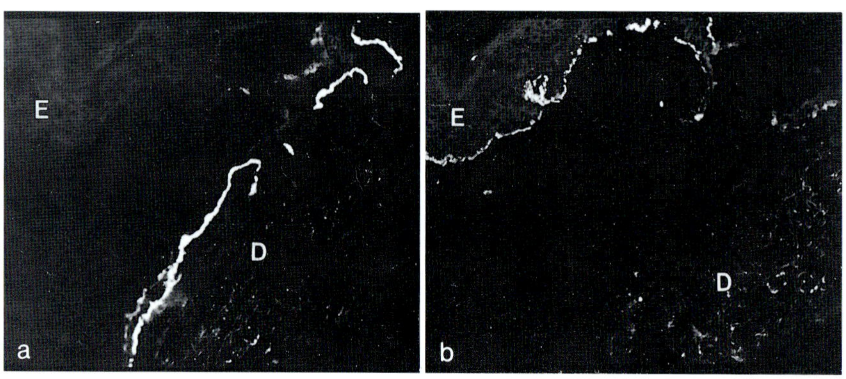

Abb. 2: Basalmembranzonenabtrennung. Gesunde Haut mit artifiziell an der Junktionszone abgelöster Epidermis. Die indirekte Immunfluoreszenz zeigt Bindung von EBA-Antikörpern an die dermale Seite und BP-Antikörpern an die epidermale Seite der Junktionszone. E = Epidermis, D = Dermis.

Tab. 1: Organ- und Speziesspezifität von EBA- und BP-Sera.

	Direkte Immun-fluoreszenz	Indirekte Immunfluoreszenz							
	Patient EBA	Maus[a] EBA	BP	Meerschweinchen EBA	BP	Kaninchen EBA	BP	Mensch[c] EBA	BP
Haut	+	+	+	+	+	+	+	+	+
Zunge / Ösophagus	+	+	+	+	+	+	+	+	+
Magen / Darm	–	–	–	–	–	–	–	–	–
Pankreas	–	NU	NU	NU	NU	NU	NU	–	–
Leber / Lunge	–	–	–	–	–	–	–	–	–
Niere	+[b]	–	–	–	–	–	–	–	–
Trachea	schwach	NU	NU	NU	NU	+	+	+	+
Aorta	–	–	–	–	–	–	–	–	–

NU Nicht untersucht
[a] Benütztes Substrat
[b] Das granuläre Muster in den Glomerula scheint mit den Immunkomplexen, die beim Patienten gefunden wurden, zusammenzuhängen.
[c] 65 Jahre alt, weibliche Leiche

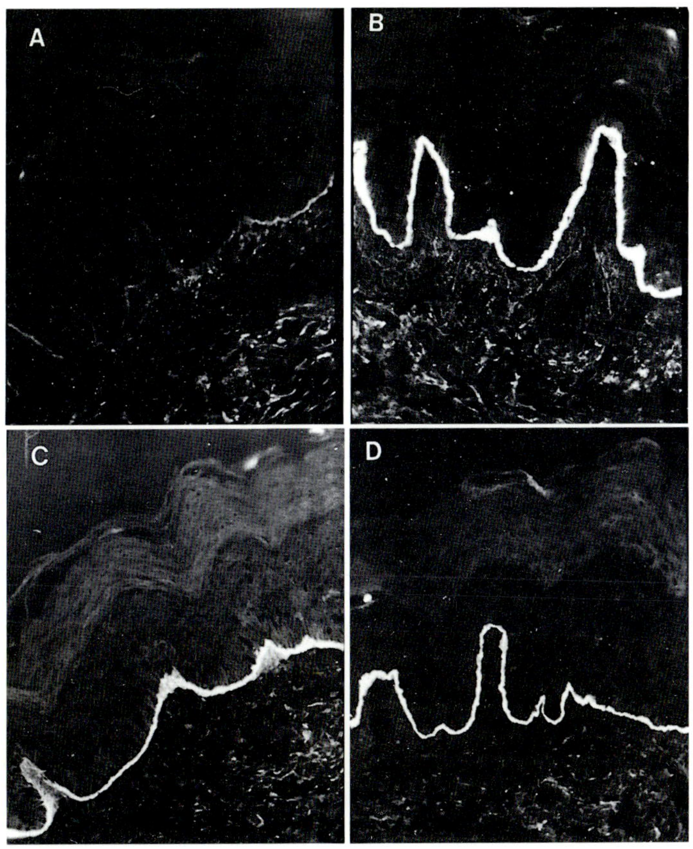

Abb. 3: Ethanolfixation. Menschliche Haut als Substrat.
(A) Substrat ethanolfixiert; BP-Antikörper.
(B) Substrat unbehandelt; BP-Antikörper.
(C) Substrat ethanolfixiert; EBA-Antikörper.
(D) Substrat unbehandelt; EBA-Antikörper.
Das Bindungsverhalten des BP-Antikörpers ist am ethanolfixierten Substrat deutlich erniedrigt (A).

in der Lamina lucida abgelagert werden (siehe Kapitel 1.2 „Bullöses Pemphigoid").

Verteilung des Epidermolysis-bullosa-acquisita- und BP-Antigens. Direkte Immunfluoreszenzuntersuchungen an verschiedenen Organen autopsierter Patienten mit Epidermolysis bullosa acquisita zeigen lineare Ablagerungen von IgG und C3 in der Haut, der Zunge, dem Ösophagus und der Trachea. Das Epidermolysis-bullosa-acquisita-Antigen ist mit der indirekten Immunfluoreszenz ebenfalls in der Haut, Zunge, Kornea, Harnblase und im Ösophagus der Maus, des Meerschweinchens, des Kaninchens und des Menschen nachweisbar. Dabei ist die Verteilung des Epidermolysis-bullosa-acquisita-Antigens mit der des BP-Antigens vergleichbar. [Immunelektronenmikroskopische Untersuchungen mit EBA-Antikörpern und dem monoklonalen Antikörper LH7.2, welcher mit dem Carboxy-Ende von Typ-VII-Kollagen reagiert, zeigen eine Anfärbung der Lamina densa, der „anchoring plaques" und der dermalen Enden der Ankerfibrillen. Das EBA-Antigen hat damit dasselbe Verteilungsmuster wie Typ-VII-Kollagen [327a]. Auch mit dem monoklonalen Antikörper H3a konnte das EBA-Antigen in der Lamina densa und Sublaminaregion der Basalmembranzone dargestellt werden [327b]. Anm. d. Hrsg.]

Technische Hinweise

Die Biopsien für die immunfluoreszenztechnischen Untersuchungen sollten von gesunder oder periläsionaler Haut entnommen werden. Untersuchungen an bullös veränderter Haut können zu falsch negativen Ergebnissen führen. Die Immunelektronenmikroskopie ist die wichtigste Untersuchungsmethode bei der Differentialdiagnose zwischen Epidermolysis bullosa acquisita und bullösem Pemphigoid. Dennoch ist es wohl aus technischen Gründen zu aufwendig, die Immunelektronenmikroskopie als Standarduntersuchungsmethode in den Kliniken zu etablieren. Einfache immunfluoreszenztechnische Methoden gestatten eine Unterscheidung dieser beiden Krankheiten ohne die Immunelektronenmikroskopie, falls sich im Serum der Patienten zirkulierende Anti-BMZ-Antikörper nachweisen lassen [328, 329] (Abb. 2).

Basalmembranzonenabtrennung. Mit 1 M NaCl-Lösung kann die Epidermis vom Korium gesunder Haut abgelöst werden. Diese Haut wird als Substrat mit dem fraglichen Patientenserum zur indirekten Immunfluoreszenz verwendet. Epidermolysis-bullosa-acquisita-Antikörper binden an die dermale Seite der abgelösten Oberfläche, während BP-Antikörper an die epidermale Seite binden (Abb. 2).

Ethanolfixation. Das BP-Antigen verliert seine Antigenität nach Ethanolfixation. Wird an ethanolfixierten humanen Gewebeschnitten eine indirekte Immunfluoreszenzuntersuchung durchgeführt (30 min bei Raumtemperatur), so verlieren die BP-Antikörper ihre Bindungsfähigkeit an die Junktionszone. Im Gegensatz dazu weisen die Epidermolysis-bullosa-acquisita-Antikörper trotz Ethanolfixation eine helle, lineare Fluoreszenz auf (Abb. 3).

Ähnliche Ergebnisse erhält man in Haut von Mäusen, Meerschweinchen, Kaninchen sowie an Kaninchenkornea [329].

1.5 Lineare IgA-Dermatose

Einleitung

In jüngerer Zeit wurde vermehrt über eine Gruppe bullöser Dermatosen unbekannter Ätiologie berichtet, welche in vivo durch lineare IgA-Ablagerungen an der Junktionszone charakterisiert sind. Einige dieser Fälle wurden als Untergruppe der Dermatitis herpetiformis Duhring [330], andere wiederum als Sonderform des bullösen Pemphigoids [331] aufgefaßt. Chorzelski et al. betrachteten diese Dermatose letztlich als eine eigene klinische Entität und gaben ihr den Namen „Lineare IgA-Dermatose" [332].

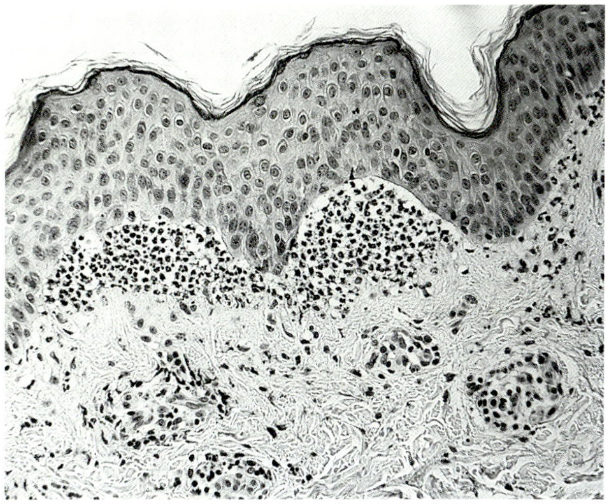

Abb. 1: Konventionelle Histologie. Charakteristische Mikroabszesse in den Papillarkörpern (HE) (100fach).

Befunde

Prinzipiell werden zwei klinische Varianten unterschieden. Die eine stellt die bei Kindern auftretende benigne chronische Form dar, die hauptsächlich im ersten Lebensjahrzehnt durch anuläre Erytheme und Blasen unterschiedlicher Größe in perioraler, orbitaler und perinealer Lokalisation gekennzeichnet ist. Die Schleimhäute sind nur selten beteiligt. Meist besteht nur geringer Juckreiz.

Die andere wird als lineare IgA-Dermatose des Erwachsenen bezeichnet. Bei ihr besteht eine gewisse Gynäkotropie, das Manifestationsalter liegt zwischen 20 und 70 Jahren. Hier treten polymorphe erythematöse, vesikuläre und große bullöse Läsionen am Stamm und den unteren Extremitäten auf. Eine Schleimhautbeteiligung ist bei dieser Form häufig. Im Gegensatz zur klassischen Dermatitis herpetiformis Duhring besteht bei dieser Krankheit keine Glutenunverträglichkeit und keine Assoziation mit HLA-B8.

Wie bei der klassischen Dermatitis herpetiformis Duhring finden sich in der konventionellen Histologie sowohl bei der juvenilen wie bei der adulten Form subepidermale Blasen und Mikroabszesse in den Papillarkörpern (Abb. 1). In der direkten Immunfluoreszenz zeigen sich lineare IgA-Ablagerungen an der Junktionszone betroffener und periläsionaler Haut (Abb. 2). Üblicherweise sind diese Ablagerungen auch in klinisch unbeteiligter Haut vorhanden. In mehreren Fällen wurden auch zirkulierende Anti-Basalmembran-Autoantikörper der IgA-Klasse nachgewiesen [331, 333, 334].

Die Behandlung erfolgt ähnlich wie bei der Dermatitis herpetiformis Duhring mit Sulfapyridin und Dapsone. Chorzelski et al. beobachteten allerdings, daß Sulfone bei der linearen IgA-Dermatose weniger gut ansprachen als beim M. Duhring, so daß in diesen Fällen eine Kortikoidbehandlung erforderlich war [332].

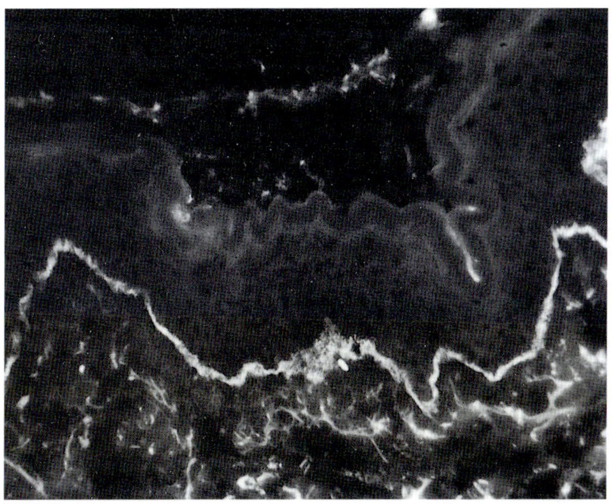

Abb. 2: Direkte Immunfluoreszenz. Lineare IgA-Ablagerungen an der Junktionszone (100fach).

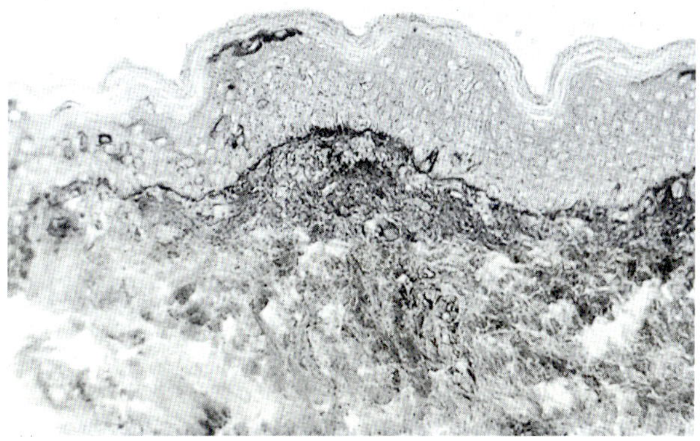

Abb. 3: Immunperoxydasemethode. Lineare IgA-Ablagerungen an der Junktionszone (100fach).

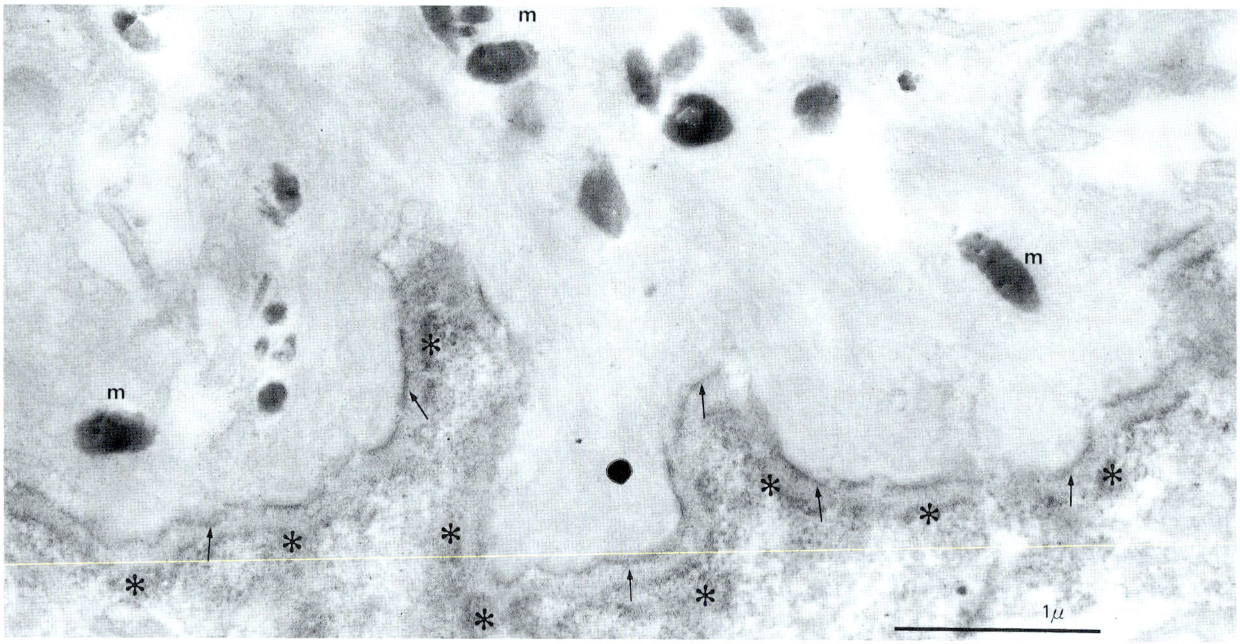

Abb. 4: Immunelektronenmikroskopie. IgA-Ablagerungen in der subbasalen Region (*) sowie an der Lamina lucida direkt unter der Zellmembran der Basalzellen (Pfeile) (m = Melaningranula) (40 000fach).

Diagnostische Bedeutung und Pathogenese

Die Diagnose ist unter Berücksichtigung der klinischen, histologischen und immunhistochemischen Parameter zu stellen. Differentialdiagnostisch sind dabei das bullöse Pemphigoid und die Dermatitis herpetiformis Duhring zu berücksichtigen. Die Pathogenese der linearen IgA-Dermatose ist nach wie vor unbekannt.

Biopsie

In Lokalanästhesie wird sowohl gesunde Haut wie auch eine kleine Blase mit periläsionaler Haut entnommen und in zwei Stücke geteilt. Ein Teil wird für die konventionelle Lichtmikroskopie verwendet, wobei unter Umständen noch etwas Material für elektronenmikroskopische Untersuchungen in Glutaraldehyd fixiert werden kann. Das restliche Gewebe wird unfixiert der immunhistochemischen Untersuchung zugeführt.

Technische Hinweise

Lichtmikroskopie. In der direkten Immunfluoreszenz findet man im Kryostatschnitt IgA-Ablagerungen. Um eine klare und spezifische Fluoreszenz zu erhalten, muß sorgfältig mit PBS gespült werden. Die Kryostatschnitte haften besser auf mit Albumin beschichteten Objektträgern.

Elektronenmikroskopie. Zum elektronenmikroskopischen Nachweis der IgA-Bindungsstellen wird eine immunenzymhistochemische Methode (Immunperoxydasemethode) empfohlen. Diese Methode ist in zahlreichen Veröffentlichungen beschrieben [335–337] und hat sich bewährt. Dabei sind drei Punkte besonders zu beachten:

- Erhaltung der Antigenität des abgelagerten IgA
- Erhaltung der ultrastrukturellen Morphologie
- Penetrationsfähigkeit der spezifischen Antikörper.

Generell kann man Paraformaldehyd oder McLean-Nakanes-PLP-Fixativ [335] zur Fixierung empfehlen. Die Ultrastruktur der Basalmembranzone, die bei der linearen IgA-Dermatose im Mittelpunkt des Interesses steht, bleibt jedoch auch ohne Fixation sehr gut erhalten. Glutaraldehyd kann zur Fixation nicht empfohlen werden, da es zwar ein sehr starkes Fixationsmittel darstellt, die Antigenität aber sehr leicht verloren geht.

Die Gewebestücke werden sofort nach der Exzision in 0,01 M PBS mit 10%igem Glycerol für zwei Stunden bei 4 °C eingelegt und dann zur Vorbereitung für das Kryotom in OCT eingebettet. Glycerol hat die Funktion, während des Einfrierens und Auftauens eine Kristallbildung zu verhindern. Die Gefrierschnitte werden nach einer Immunperoxydasemethode inkubiert, in Alkohol dehydriert und in Epoxidharz eingebettet. Das eingebettete Material kann nun lichtmikroskopisch beurteilt werden. Das Reaktionsprodukt wird linear entlang der Junktionszone abgelagert (Abb. 3).

Ultrastrukturell wird IgA bei der linearen IgA-Dermatose an zwei Lokalisationen, in der Lamina lucida und in der subbasalen Region, abgelagert [336]. Manche Autoren fanden IgA-Ablagerungen im selben Gewebestück an beiden Lokalisationen [332, 337] (Abb. 4). Yaoita schließt aus diesen Beobachtungen, daß die unterschiedlichen Ablagerungsmuster von IgA möglicherweise für die verschiedenen klinischen Manifestationen der linearen IgA-Dermatose verantwortlich sind [336].

1.6 Dermatitis herpetiformis Duhring

Einführung

Die 1884 nach Luis Duhring [338] benannte Dermatitis herpetiformis Duhring ist eine chronische, juckende bullöse Dermatose. Die Krankheit manifestiert sich häufig im mittleren Lebensalter. Subepidermale Blasenbildung, granuläre IgA-Ablagerungen in den Papillarkörpern, Atrophie der Darmschleimhaut und Besserung der Symtome auf Dapsone sind für diese Krankheit charakteristisch [339]. Viele der Patienten mit glutensensitiver Enteropathie verschlechtern sich nach Glutenexposition, beinahe alle Patienten sind HLA-B8-positiv. Die Ätiologie dieser Erkrankung ist unbekannt [340].

Befunde

Klinisch bestehen scharf umschriebene Erytheme mit kleinen Blasen, verbunden mit Brennen und heftigem Juckreiz. Histologisch finden sich subepidermale Blasen mit Infiltration neutrophiler Granulozyten, frühe Stadien zeigen granulozytäre Mikroabszesse in den Papillarkörpern (Abb. 1).

In der direkten Immunfluoreszenz findet man in den Papillenspitzen granuläre IgA-Ablagerungen (Abb. 2a, b) sowie gelegentlich C3 und/oder Properdin [341]. [Die IgA-Ablagerungen bei der linearen IgA-Dermatose bestehen ausschließlich aus IgA_1, während bei der Dermatitis herpetiformis Duhring neben IgA_1 auch IgA_2 gefunden wird. IgA_2 wird von mukosalen Lymphozyten produziert. Dies deckt sich mit der klinischen Beobachtung, daß eine glutensensitive Enteropathie nur beim Morbus Duhring, nicht dagegen bei der linearen IgA-Dermatose auftritt. Anm. d. Hrsg.] [341a].

Immunelektronenmikroskopisch lassen sich granuläre IgA-Ablagerungen an mikrofibrillären elastischen Fasern nachweisen (Abb. 3).

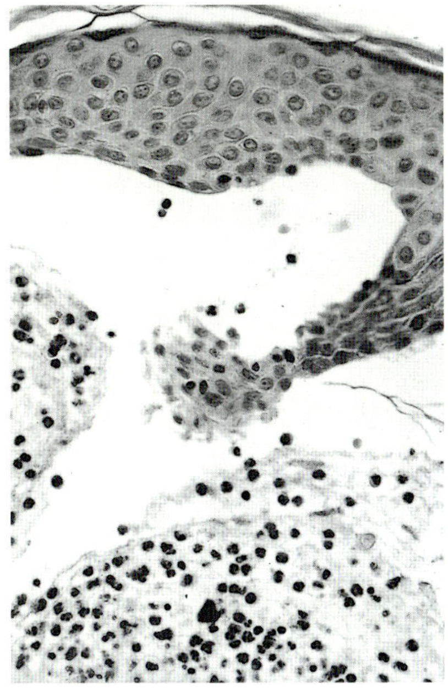

Abb. 1: Subepidermale Blasenbildung mit Infiltration neutrophiler Granulozyten (HE, 400fach).

Diagnostik

Granuläre IgA-Ablagerungen in den Papillenspitzen werden für diese Krankheit als spezifisch angesehen [339]. Die Immunhistochemie ist damit das wichtigste Kriterium für die Diagnose der Dermatitis herpetiformis [342]. Weitere diagnostische Kriterien sind histologisch subepidermale Blasen mit neutrophilen Granulozyten sowie gutes Ansprechen auf Dapsone (siehe Tabelle 1). Die Immunelektronenmikroskopie ist unter Umständen hilfreich [343]. Die Ätiologie dieser Erkrankung ist noch weitgehend unbekannt.

Tab. 1: Zusammenfassung.

Immunfluoreszenz	Granuläre IgA-Ablagerungen in den Papillenspitzen
Zirkulierende Antikörper gegen Papillenspitzen	Nicht vorhanden
Immunelektronenmikroskopie der IgA-Bindungsstellen	Mikrofibrilläre elastische Fasern
Klinisches Bild	Erytheme mit kleinen Blasen, Juckreiz und Brennen
Histologisches Bild	Subepidermale Blasen mit granulozytärer Infiltration
HLA-B8	In 90% vorhanden
Dünndarm	Zottenatrophie
Gluten	Glutensensitivität in vielen Fällen
Dapsone	Mittel der Wahl

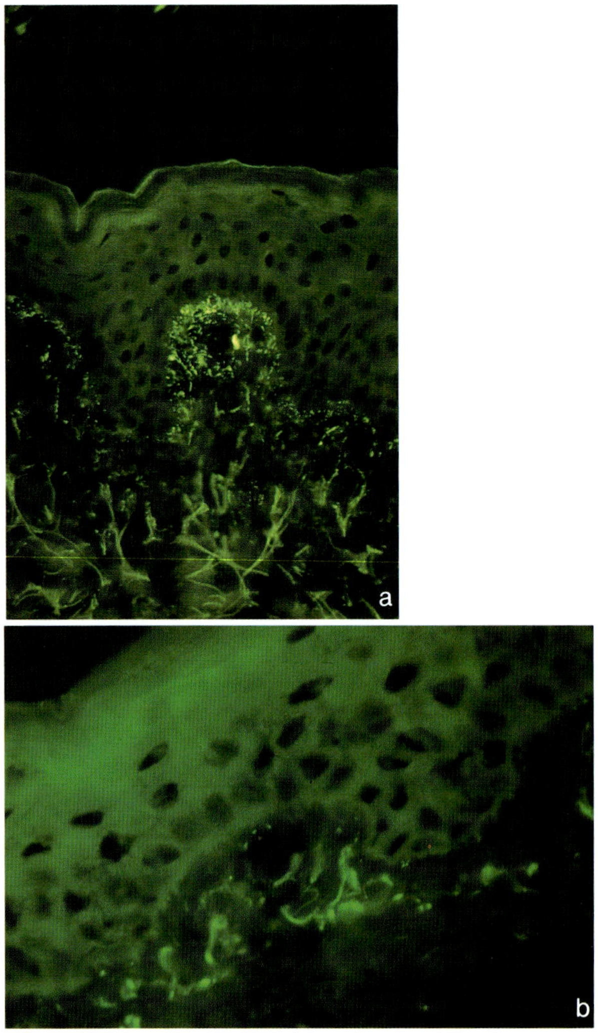

Abb. 2: Klinisch unbeteiligte Haut mit granulären (a: 220fach) und fibrillären (b: 400fach) IgA-Ablagerungen (FITC-konjugierter Anti-IgA-Antikörper).

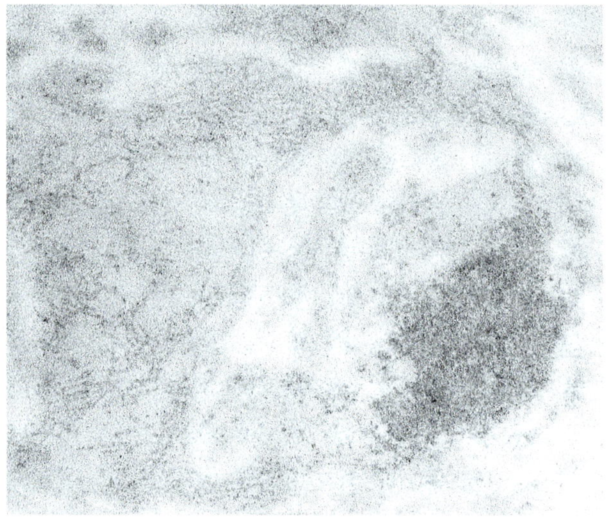

Abb. 3: Klinisch gesunde Haut. Die dunklen, granulären Reaktionsprodukte entsprechen IgA-Ablagerungen [343] (PAP-Immunelektronenmikroskopie Gegenfärbung(-)) (70 000fach).

Immunelektronenmikroskopische Befunde lassen jedoch eine gewisse Verwandtschaft zu den Bindegewebserkrankungen vermuten [343].

Biopsie

Für immunhistochemische Untersuchungen ist klinisch gesunde Haut und unter Umständen auch periläsionale Haut am aussagekräftigsten. Gewebe aus bullösen Arealen liefert dagegen keine verwertbaren Ergebnisse. [Üblicherweise verwendet man für die Immunhistochemie Gefriermaterial. Der Nachweis der IgA-Ablagerungen gelingt am Paraffinschnitt dennoch in etwa 60 % der Fälle. Anm. d. Hrsg.] [293a].

Kapitel 3

2. Erkrankungen des Bindegewebes

2.1 Lupus erythematodes

Einführung

Der systemische Lupus erythematodes (SLE) ist eine entzündliche, degenerative Erkrankung, welche zahlreiche Organe befällt und sich durch Störungen des Immunsystems auszeichnet. Haut, Nieren, Herz, Gelenke und das zentrale Nervensystem sind häufig beteiligt. Unter den zahlreichen bei dieser Krankheit vorkommenden pathologischen Befunden stehen eine Überproduktion diverser Antikörper und eine supprimierte zelluläre Immunität an erster Stelle. Als Ursache der immunologischen Störungen betrachtet man eine erworbene Aktivierung polyklonaler B-Lymphozyten und pathologisch veränderter T-Lymphozyten.

Die kutanen Veränderungen sind sehr charakteristisch. Es finden sich jedoch auch zahlreiche, schwierig zu deutende Erscheinungen, welche ohne Zweifel die zellulären und subzellulären Veränderungen widerspiegeln, die mit den immunologischen Störungen einhergehen.

Immunhistochemische Untersuchungen haben bereits eine Fülle diagnostisch gut verwertbarer Informationen erbracht. Im vorliegenden Kapitel werden die Bedeutung von LE-Zellen und antinukleären Faktoren, der Lupusbandtest, häufig vorkommende Gefäßveränderungen und das lymphozytäre Infiltrat besprochen.

Bedeutung der Befunde

LE-Zellen und antinukleäre Faktoren (ANF). Seit der Erstbeschreibung der LE-Zellen durch Hargraves im Jahre 1948 ist ihr Nachweis zu einem der wichtigsten diagnostischen Kriterien des SLE geworden. Zahlreiche Untersuchungen haben belegt, daß es sich bei den LE-Zellen (Abb. 1) um neutrophile Granulozyten handelt, die ein homogenes, aus einem DNA-Proteinkomplex (Abb. 2) und

Tab. 1: Antinukleäre Antikörper in SLE-Seren.

A. Antikörper gegen DNA ■ Anti-ds-DNA-Antikörper ■ Anti-ss-DNA-Antikörper ■ Antikörper sowohl gegen ds-DNA wie gegen ss-DNA
B. Antikörper gegen Non-Histon-Proteine und RNA-Proteinkomplexe ■ Anti-Sm-Antikörper ■ Anti-SS-A/Ro-Antikörper ■ Anti-SS-B/La-Antikörper ■ Anti-U1-RNP-Antikörper ■ Anti-PCNA*-Antikörper ■ Anti-HMG**17-Antikörper ■ Anti-Ki-Antikörper ■ Anti-Ma-Antikörper ■ Übrige
C. Antikörper gegen intranukleäre Antigene ■ Anti-RNA-Polymerase-1-subunit-Antikörper ■ Übrige
PCNA*: Proliferating cell nuclear antigen HMG**: High mobility group

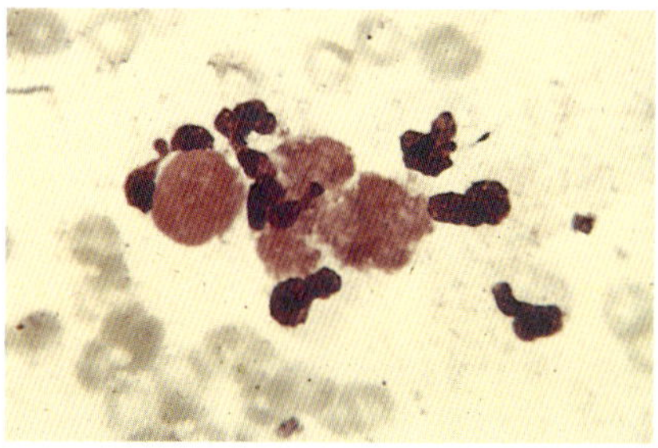
Abb. 1

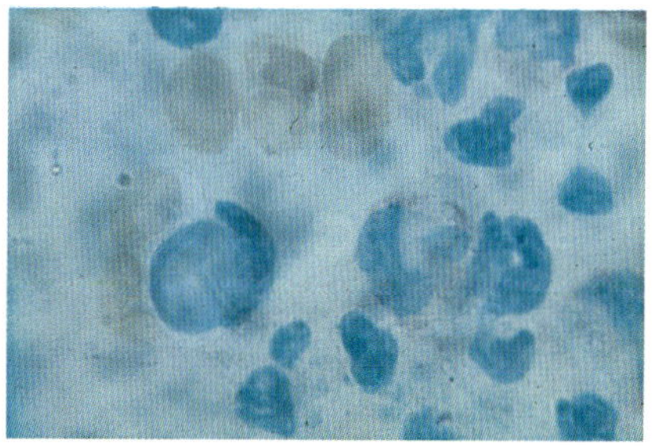
Abb. 2

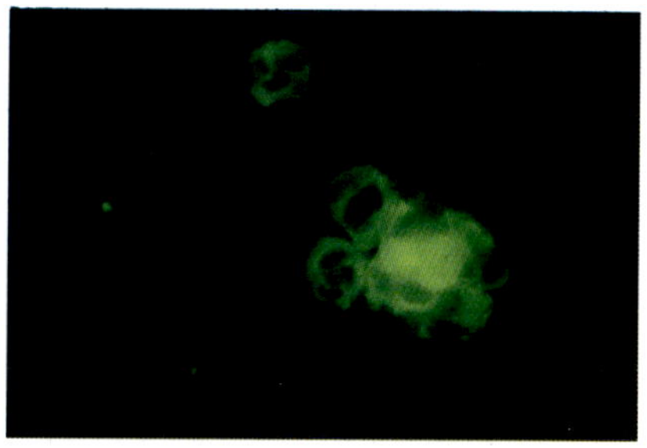
Abb. 3

Abb. 1: LE-Zellen (May-Grünwald-Giemsa) (400fach).
Abb. 2: LE-Zellen mit Einschlußkörperchen, die DNA-Bestandteilen entsprechen (Methylenblau-Pyronin-Färbung) (600fach).
Abb. 3: LE-Zellen mit einem Anti-IgG-positiven Einschlußkörperchen (direkte Immunfluoreszenz mit FITC-konjugiertem Anti-IgG) (400fach).

Antikörpern (Abb. 3) bestehendes Einschlußkörperchen beinhalten. Diese Einschlußkörperchen sind Immunkomplexe aus Antigenen, Antikörpern und Komplement. Abbildung 2 zeigt LE-Zellen mit blau angefärbten (Methylenblau-Pyronin-Lösung) Einschlußkörperchen, die auf die Anwesenheit von DNA-Bestandteilen hindeuten. In den gleichen Einschlußkörperchen gelingt auch der Nachweis von humanem IgG (Abb. 3). Der Anti-DNP-Protein-Antikörper spielt bekanntlich bei der Bildung von LE-Zellen eine entscheidende Rolle.

ANF (antinukleäre Faktoren) ist der Überbegriff für eine Reihe von speziesunspezifischen Antikörpern gegen Kernbestandteile. Dabei kann es sich um DNA, RNA (m-RNA, t-RNA, r-RNA), verschiedene Proteine mit und ohne enzymatische Aktivität, Histone und andere Zellkernbestandteile handeln. Die antinukleären Antikörper sind in Tabelle 1 aufgeführt. Der Anti-ds-DNA-Antikörper wird häufig bei schweren Krankheitsverläufen eines SLE nachgewiesen und geht mit starker Nierenbeteiligung einher. Bei schweren Verläufen eines M. Raynaud gelingt der Nachweis des Anti-Sm-Antikörpers, wogegen Anti-nRNP-Antikörper häufig bei milderen Ausprägungen nachweisbar sind. Zusammen mit anderen Autoantikörpern gegen subzelluläre Bestandteile können diese Antikörper einen störenden Einfluß auf entscheidende Zellfunktionen ausüben.

Zum immunhistochemischen Nachweis und zur Standardisierung antinukleärer Faktoren ist die Auswahl geeigneter Substrate von besonderer Wichtigkeit. Dafür stehen einige kommerziell erhältliche und inzwischen weitverbreitete kultivierte Zellinien, wie KB-Zellen oder HEP-2-Zellen, zur Verfügung [344]. Entscheidend ist die korrekte In-

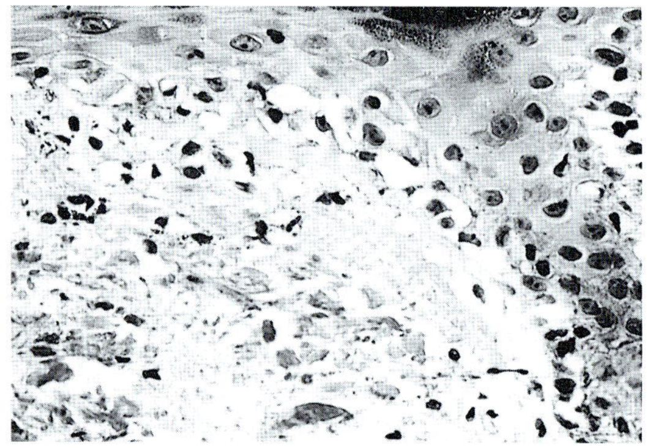

Abb. 4: SLE der Haut mit typischer hydropischer Degeneration der Basalzellschicht (HE) (400fach).

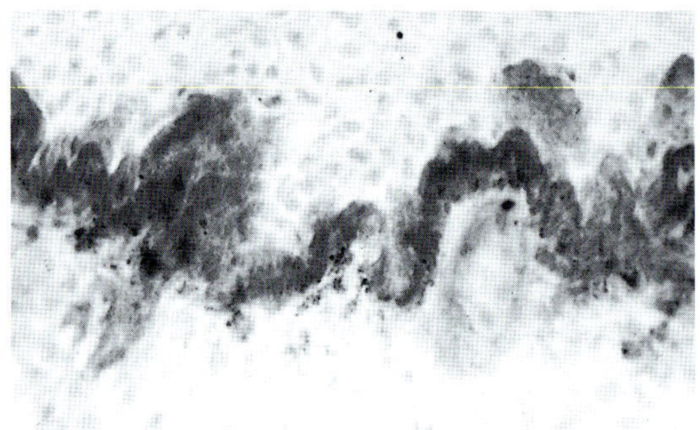

Abb. 5: Verdickte Basalmembran (PAS) (400fach).

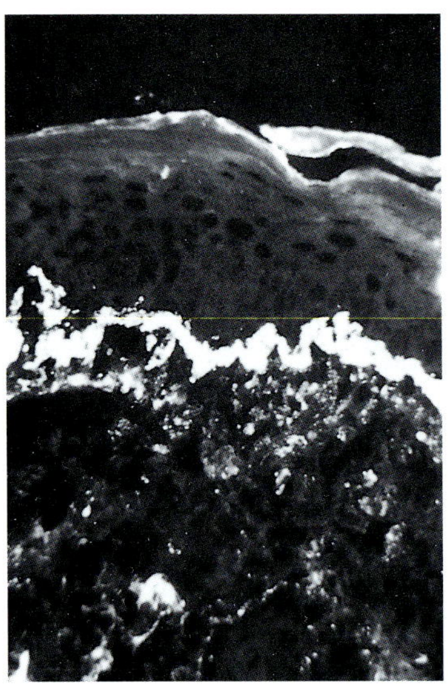

Abb. 6

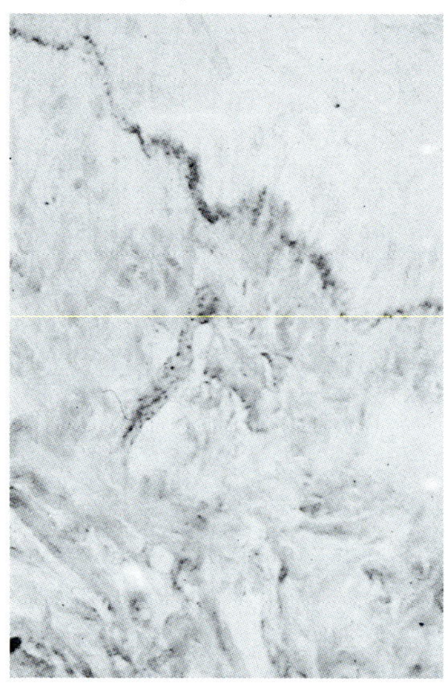

Abb. 7

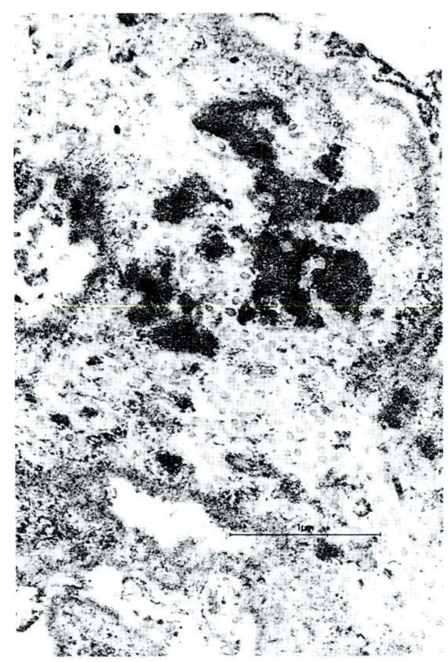

Abb. 8

Abb. 6: Deutliches granuläres Immunfluoreszenzmuster an der Junktionszone mit Anti-IgG (200fach).
Abb. 7: Bräunliche granuläre Ablagerungen an der Basalmembranzone (Immunperoxydasemethode mit Anti-IgG) (200fach).
Abb. 8: Immunelektronenmikroskopie mit der Peroxydasemethode zeigt IgG als elektronendichte Aggregate an Kollagenfibrillen unterhalb der Basalmembranzone (20 000fach).

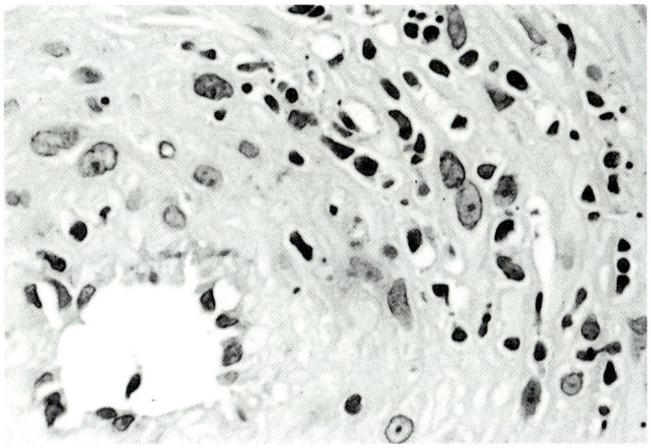

Abb. 9: Verdicktes, hyalinisiertes und nekrobiotisches Blutgefäß einer livedoartigen Haut (HE) (400fach).

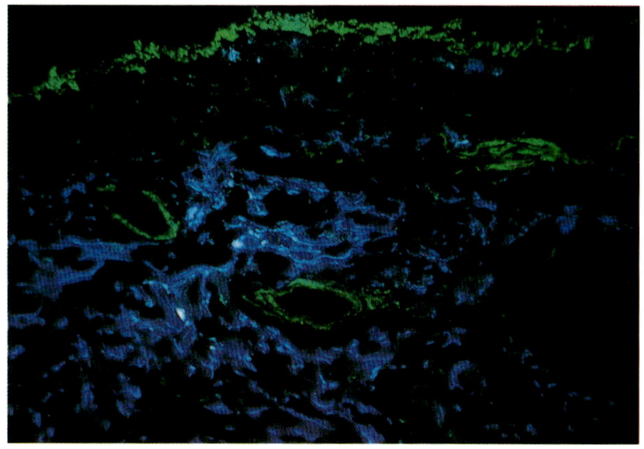

Abb. 10: In der direkten Immunfluoreszenz mit Anti-IgG granuläre Ablagerungen an der Basalmembranzone und den Gefäßwänden (200fach).

Tab. 2: Antinukleäre Antikörper und Immunfluoreszenzmuster.

- Peripheres oder ungeordnetes Muster
  Antikörper gegen ds-DNA etc.
- Homogenes Muster
  Antikörper gegen DNA, DNP, Histone etc.
- Gesprenkeltes Muster
  Antikörper gegen nRNP, Sm, SS-B, Zentromere, etc.
- Nukleoläres Muster
  Antikörper gegen Nukleoli

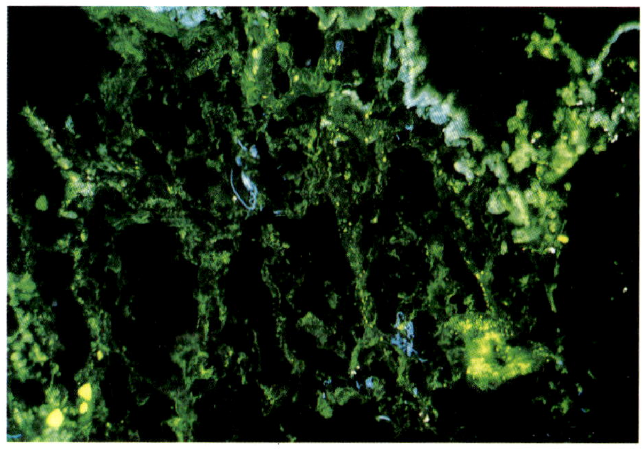

Abb. 11: In der direkten Immunfluoreszenz mit Anti-IgG granuläre Ablagerungen nicht nur junktional und an den Gefäßwänden, sondern auch interstitiell (200fach).

terpretation des Fluoreszenzmusters. Das Fluoreszenzmuster der verschiedenen ANF wird in Tabelle 2 aufgeführt.

Lupusbandtest. Charakteristische histologische Erscheinungen in Hautläsionen bei SLE oder CDLE (chronisch discoider Lupus erythematodes) sind hydropische Degeneration der Basalzellschicht (Abb. 4) mit ödematösen Veränderungen und Verdickung der Basalmembran (Abb. 5). 1963 fanden Burnham et al. [345] auffällige granuläre Ablagerungen von Immunglobulinen und Komplement an der Junktionszone sowie eine deutlich verdickte PAS-positive Basalmembran. Diese Befunde sind hochcharakteristisch für den SLE wie für den CDLE und finden sich in erkrankter Haut bei über 90 % der Patienten. Ein Jahr später wies Cormane [346] dieselben Ablagerungen auch in gesunder Haut von Patienten mit SLE nach. Bei Patienten mit CDLE dagegen bot die klinisch gesunde Haut keine pathologischen Befunde. Der Nachweis dieser Ablagerungen in gesunder Haut beim SLE wird als „positiver Lupusbandtest" bezeichnet und gelingt bei 60 % der Patienten. Morphologisch unterscheidet man feingranuläre, grobgranuläre, klumpige und feinfaserige Ablagerungsmuster. Sie bestehen aus IgG, IgM, IgA, IgE, C1, C3, C4, C5, C3bINH, Faktor B, β1h-Globulin, Properdin, Fibrin, Albumin, Plasminogen und Fibronektin [347, 348] (Abb. 6). Mit der Immunperoxydasemethode können sie als bräunlich-granulärer Niederschlag an der Basalmembranzone visualisiert

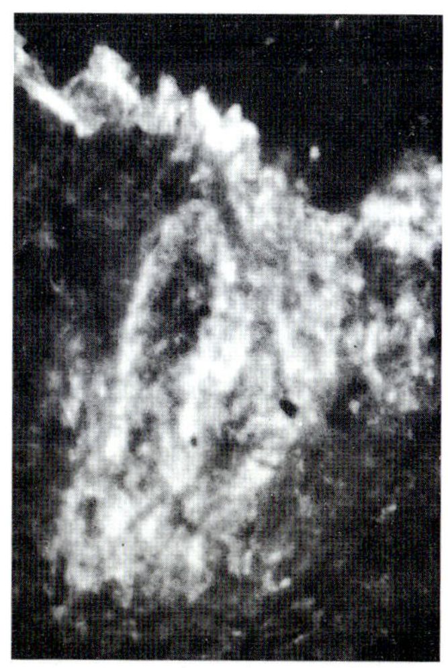

Abb. 12: Direkte Verbindung der granulären Ablagerungen junktional und perivaskulär (400fach).

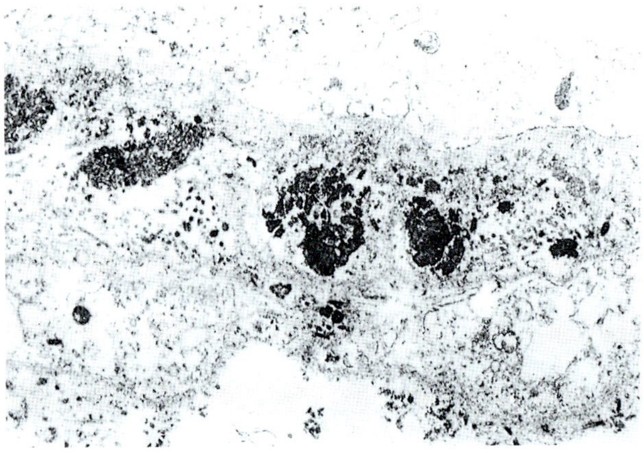

Abb. 13: Elektronendichte IgG-Ablagerungen an den Kollagenfibrillen außerhalb der Blutgefäße (Immunperoxydase mit Anti-IgG) (20 000fach).

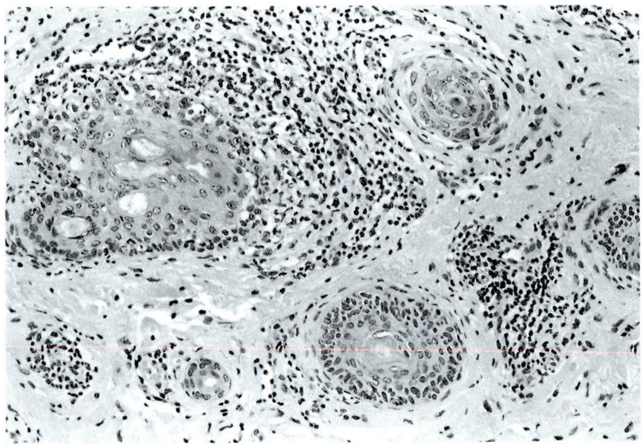

Abb. 14: Dichtes lymphohistiozytäres Zellinfiltrat beim CDLE (HE) (200fach).

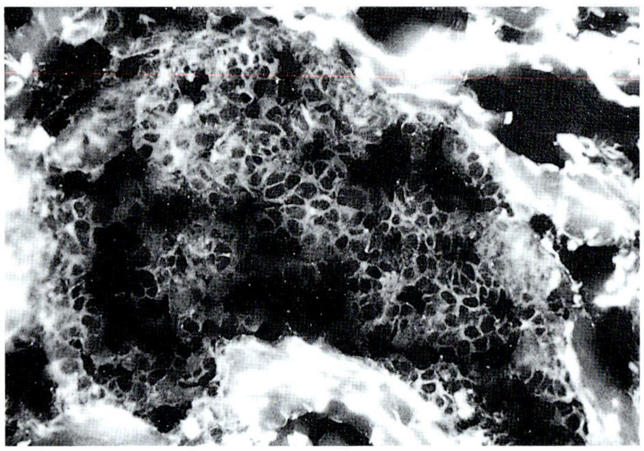

Abb. 15: B-Lymphozyten beim CDLE mit IgG in der direkten Immunfluoreszenz (Anti-IgG) (200fach).

werden (Abb. 7). Elektronenmikroskopisch stellen sich die Ablagerungen als elektronendichte Aggregate um die Kollagenfibrillen unterhalb der Basalmembran dar [349] (Abb. 8). Gegenwärtig werden sie in Analogie zu den Hautablagerungen beim Arthusphänomen als Immunkomplexablagerungen betrachtet. Antigene wie DNA wurden zwar beim SLE schon dargestellt, dagegen gelang der Nachweis von Immunkomplexen in den meisten Fällen nicht. Zusätzlich werden derartige Ablagerungen inkonstant bei der progressiven systemischen Sklerodermie [350], beim Sharp-Syndrom, bei der linearen oder bandförmigen Sklerodermie [350], dem Lichen ruber planus, der allergischen Vaskulitis [351, 352] und der GvH-(Graft-versus-host-)Reaktion [353] beobachtet.

Davis und Gilliam [354] zeigten anhand einer Follow-up-Studie über 10 Jahre, daß ein positiver Lupusbandtest mit Anti-IgG bei Patienten mit SLE eine schlechtere Prognose bedeutet als ein negativer Befund.

Immunpathologie des Gefäßsystems. Blutgefäße unterschiedlicher Größe zeigen beim SLE schwere histologische Veränderungen mit Ödem, Schwellung und Verdickung der Gefäßwände (Abb. 9), Lumeneinengung bis hin zum Verschluß durch muzinöses Material und völlige Gefäßzerstörung. Immunhistochemisch lassen sich granuläre Ablagerungen von Immunglobulinen (IgG, IgM, IgA) (Abb. 10), Komplement, Fibrin und Fibronektin in den Gefäßwänden darstellen. Auch im Interstitium werden granuläre Immunglobulinablagerungen sichtbar (Abb. 11). Gelegentlich stehen die vaskulären Ablagerungen in direkter Verbindung mit denen der Basalmembranzone (Abb. 12). Immunelektronenmikroskopisch stellen sich diese Ablagerungen mit der Immunperoxydasemethode als dichte Aggregate um Kollagenfibrillen außerhalb der vaskulären Basalmembran dar [349] (Abb. 13). Vaskuläre Ablagerungen von Immunglobulinen und Komplement kommen unter anderem auch bei der Purpura Schönlein-Henoch, Kryoglobulinämie, Livedovaskulitis, beim Lichen ruber planus, Granuloma anulare und beim Pemphigus vor.

Kutanes Zellinfiltrat. Ein häufiges und kennzeichnendes Merkmal beim SLE und CDLE stellt das lymphohistiozytäre Zellinfiltrat dar. Hauptsächlich an der Basalmembranzone sowie perivaskulär und periadnexiell finden sich aktivierte Histiozyten. Das Infiltrat beim CDLE ist wesentlich knotiger und schärfer abgegrenzt als beim SLE (Abb. 14). Einige perivaskuläre lymphoide Zellen zeigen die Anwesenheit von Immunglobulinen an (Abb. 15).

Mit der Einführung monoklonaler Antikörper gegen verschiedene Epitope lymphozytärer Zellen ist es möglich geworden, das Zellinfiltrat näher zu klassifizieren. Während beim SLE T-Suppressor-Zellen überwiegen [355], dominieren beim CDLE die Helfer-/Inducer-Zellen [356]. Ihre Bedeutung an den einzelnen Lokalisationen ist noch unbekannt. Sowohl beim SLE wie auch beim CDLE stellen die exozytotischen Lymphozyten in der Epidermis T-Suppressor-Zellen dar. [Im dermalen Infiltrat überwiegen CD3-positive Zellen. CD4-positive Zellen sind häufiger vertreten als CD-8-positive Zellen. Untersuchungen mit

Anti-HLA-DR-Antiserum und dem monoklonalen Antikörper Leu-8 zeigen, daß die Mehrzahl der Zellen im dermalen Infiltrat (lymphoide Zellen, Makrophagen, Langerhanszellen, endotheliale Zellen) sowie epidermale Keratinozyten HLA-DR-Antigen exprimieren. Leu-8-positive Zellen finden sich in einem kleineren Prozentsatz im dermalen Infiltrat als im peripheren Blut. Dies könnte durch eine selektive Infiltration der Dermis durch Leu-8-negative Zellen erklärt werden. Andererseits ist bekannt, daß in vitro die Leu-8-positiven Zellen im peripheren Blut nach Stimulation mit PHA abnehmen. Der geringe Anteil Leu-8-positiver Zellen im dermalen Infiltrat bei SLE und CDLE weist auch darauf hin, daß bei diesen Dermatosen eine In-vivo-Aktivierung lymphoider Zellen stattfinden könnte.

Bei der Lymphocytic infiltration Jessner und bei der polymorphen Lichtdermatose dagegen findet sich keine HLA-DR-Expression, dafür ein hoher Prozentsatz Leu-8-positiver Zellen, welcher der Verteilung dieser Zellen im peripheren Blut entspricht. Diese Befunde könnten bei der Differentialdiagnose ebenso wie bei der Aufklärung der verschiedenen pathogenetischen Prozesse bei diesen Dermatosen von Bedeutung sein. Anm. d. Hrsg.] [356a].

Technische Hinweise

Zur Durchführung des Lupusbandtests und für Untersuchungen der Immunglobulin- und Komplementablagerungen in der Haut benötigt man frisches, unfixiertes Gefriermaterial. Die Gewebestücke sollten aus artefaktfreien, frischen Hautläsionen entnommen werden. [Am rekonstituierten Paraffinschnitt gelingt der Nachweis von C3 und Immunglobulin beim CDLE in 83 % der Fälle. Die Ergebnisse sind damit schlechter als die am Gefrierschnitt gewonnenen. Anm. d. Hrsg.] [293a].

Um auch eine prognostische Aussage machen zu können, sollte zur Durchführung eines Lupusbandtests klinisch gesunde Haut von den Oberarmstreckseiten entnommen werden. Zum Nachweis antinukleärer Faktoren mittels Immunfluoreszenz und Enzymimmunoassay sind Gefrierschnitte von Ratten- oder Mäuseepithelien geeignete Substrate. Falls die Sera beim SLE kein positives Ergebnis aufweisen sollten, empfiehlt es sich, den Nachweis von ANF auf acetonfixierten Mäuselebern, Mäusenieren oder auf acetonfixierten Zellkulturen (KB-Zellen, HeLa-Zellen, HEP-2-Zellen) zu versuchen.

2.2 Sklerodermie

Einführung

Die Sklerodermie ist eine nicht heilbare Krankheit, die mit einer charakteristischen Sklerose der Haut einhergeht. Für die Pathogenese dieser Erkrankung werden Abweichungen vom normalen Metabolismus des Bindegewebes oder des immunologischen Systems verantwortlich gemacht. Obwohl es noch keine einheitliche Klassifikation der Sklerodermie gibt, wurde dieses Kapitel nach der in Tabelle 1 [357] aufgeführten Klassifikation gegliedert. Dabei werden die systemische Form (progressive systemische Sklerodermie = PSS), das Sharp-Syndrom (mixed connective tissue disease = MCTD), die akute diffuse Sklerodermie mit diffuser Sklerose und entsprechend schlechter Prognose, die kutanen Formen (Plaquetyp, bandförmiger Typ) und intermediären Formen (generalisierte Morphaea und subkutane Morphaea) unterschieden. Die immunhistochemischen Charakteristika der einzelnen Spielarten der Sklerodermie werden im folgenden besprochen.

Ergebnisse und ihre Bedeutung für die Dermatologie

Bisher wurde angenommen, daß Hautläsionen bei Sklerodermie, im Gegensatz beispielsweise zum Lupus erythematodes, keinerlei immunhistochemische Auffälligkeiten auf-

Tab. 1: Einteilung der Sklerodermien.

Systemische Formen
1. Akrosklerotische Form = Barnett & Coventry Typ 2 = Progressive systemische Sklerose (Goetz) = Akrosklerotische Form der systemischen Sklerodermie (Ishikawa) = Akrosklerodermie (Jablonska) (CRST-Syndrom) 2. Mesenchymale entzündliche Sklerodermie (Winkelmann et al.) = Mixed connective tissue disease (Sharp) = Systemische Sklerodermie mit geringen Veränderungen (Ishikawa) = Barnett & Coventry Typ 1 3. Akute diffuse Sklerodermie oder maligne Sklerodermie = Systemische Sklerodermie mit generalisierten Hautveränderungen (Ishikawa) = Barnett & Coventry Typ 3 4. Subkutane Morphaea = Shulman-Syndrom 5. Generalisierte Morphaea
Kutane Formen
1. Morphaea lokalisierte Morphaea plaqueförmig (tropfenförmig) bandförmig lineare Sklerodermie Narben und Hemiatrophie disseminierte sklerodermiforme Herde 2. Generalisierte Morphaea diffuse Sklerodermie subkutane Sklerodermie

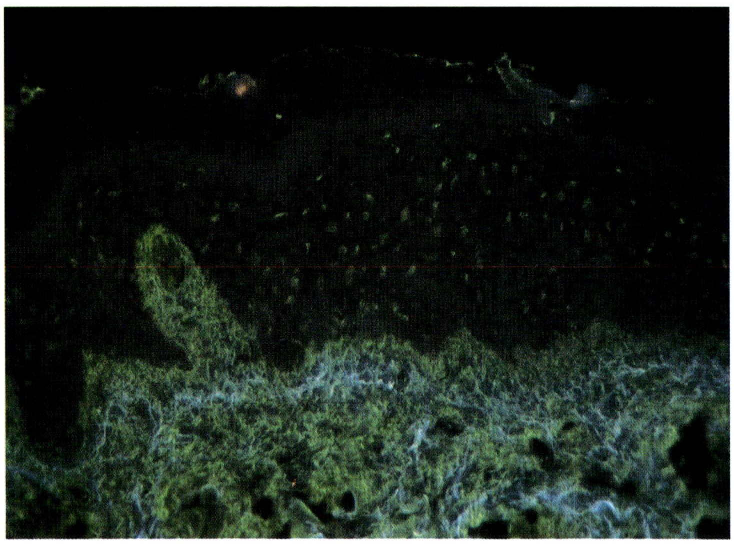

Abb. 1: IgG-Ablagerungen in den Kernen von Keratinozyten (direkte Immunfluoreszenz).

▶

Abb. 2: IgM-Ablagerungen an der Basalmembranzone (direkte Immunfluoreszenz).

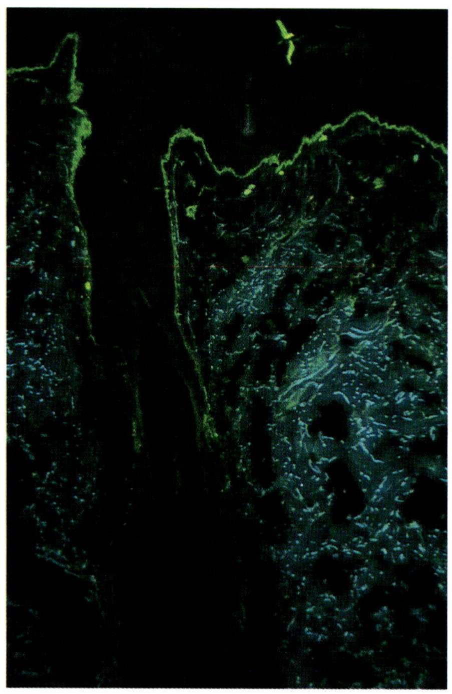

Tab. 2: Immunhistochemische Befunde in betroffener Haut und zirkulierende Anti-ENA-Antikörper bei verschiedenen Formen der Sklerodermie.

Diagnose	Anzahl der Fälle	Ablagerung in betroffener Haut				Zirkulierende Antikörper	
		IgG	IgA	IgM	C3	RNP	Scl−70 (0g)
PSS	6	2	0	0	0	0	5
MCTD	9	8	2	7	0	5	0
Lokalisierte Sklerodermie	15	0	0	8	0	NU	NU
plaqueförmig	3	0	0	1	0		
bandförmig	3	0	0	2	0		
lineare Sklerodermie	4	0	0	3	0		
generalisierte Morphaea	5	0	0	2	0		

NU: Nicht untersucht

weisen. Der von Winkelmann [358] für diese Krankheit vorgeschlagene Begriff der mesenchymalen Sklerodermie beinhaltet nahezu dieselben Veränderungen, wie sie laut Erstbeschreibung von Sharp et al. [359] bei der MCTD vorkommen. Seither kommt man anhand immunologischer Studien immer mehr zu der Vorstellung, daß bei den verschiedenen Erscheinungsformen der Sklerodermie durchaus eine ganze Reihe immunologischer Veränderungen bestehen, die zum Teil wichtige diagnostische Parameter darstellen [360].

Bei der PSS zeigt die direkte Immunfluoreszenz weder in läsionaler noch in klinisch gesunder Haut Immunglobulin- oder Komplementablagerungen. Der Nachweis antinukleärer Antikörper in den Sera dieser Patienten gelingt jedoch häufig. Von diesen erscheint als häufigster bei etwa 30% aller Patienten der Anti-Scl-70-Antikörper, der den ENA (extractable nuclear antigen)-Antikörpern zugerechnet wird.

Bei der MCTD beobachtet man häufig IgG- und IgM-Ablagerungen an der Basalmembran und in der Umgebung kleiner Blutgefäße. Zusätzlich finden sich IgG-Ablagerungen in den Kernen von Keratinozyten (Abb. 1). Der letztgenannte Befund geht eng einher mit dem Nachweis von Anti-RNP-Antikörpern im Serum wie auch in gesunder und kranker Haut dieser Patienten. Lange Jahre wurde darüber diskutiert, ob es sich bei diesen Veränderungen um tatsächliche Veränderungen in vivo oder um Artefakte in vitro handelt. Es ist schwer vorstellbar, wie das große IgG-Molekül die intakte Zellmembran von Keratinozyten passieren kann, um an das entsprechende Kernantigen zu binden. Obwohl experimentell noch nicht vollständig bewiesen, ist es doch wahrscheinlicher, daß diese Veränderungen durch In-vitro-Reaktion beispielsweise während der Gewebeentnahme oder des Färbevorganges zustandekommen [361, 362].

Bezüglich der zirkumskripten Sklerodermie wurde bisher nur wenig über immunhistochemische Veränderungen geschrieben. Bei dieser Form der Sklerodermie, und hier besonders bei der linearen und generalisierten Morphaea, sieht man häufig IgM-Ablagerungen an der Basalmembranzone. Antinukleäre Antikörper sind auf entsprechenden Zellkulturen einfach nachweisbar [363] (Abb. 2). Wie beim Lupus erythematodes lassen sich immunelektronenmikroskopisch IgM-Ablagerungen an der subbasalen Lamina nachweisen [364]. Tabelle 2 faßt die Untersuchungsergebnisse zusammen. Aus dieser Zusammenstellung läßt sich der Schluß ziehen, daß immunhistochemische Untersuchungen zur Einordnung der Sklerodermie notwendig und hilfreich sind und daher als Routineuntersuchung durchgeführt werden sollten.

Technische Hinweise

Unfixiertes Gefriermaterial eignet sich am besten für immunfluoreszenztechnische Untersuchungen. Paraffineingebettetes Material ist für die Immunperoxydasemethode ungeeignet. Zur Fixation für immunelektronenmikroskopische Untersuchungen hat sich 2 bis 4%iges Paraformaldehyd oder PLP-Fixativ bewährt.

2.3 Morbus Behçet

Einführung

Die 1937 nach ihrem Erstbeschreiber Hulusi Behçet [365] benannte Systemerkrankung befällt hauptsächlich Mund, Augen, Haut und das Genitale. Zusätzlich besteht häufig eine Beteiligung des Gefäßsystems, des Magen-Darm-Traktes, des Nervensystems und der Gelenke. Obwohl die genaue Ätiologie dieser Erkrankung unbekannt ist, gibt es einige Theorien über virale [365, 366] oder bakterielle [367] Infektionen, bakteriell-infektiös bedingte Allergien [368, 369], Autoimmunreaktionen [370, 371] und toxische Reaktionen auf Schwermetallionen [372] als ätiologische Faktoren. Darüberhinaus scheint eine enge Assoziation zwischen M. Behçet und HLA-BW51 zu bestehen [373].

Epidemiologie. Die Erkrankung tritt überwiegend in der dritten Lebensdekade bei Menschen auf, die an den Küsten Koreas und Japans leben. Es besteht eine Androtropie im Verhältnis von etwa 3:1 [374, 375]. Nach Angaben einer nationalen japanischen Studie waren bis März 1983 5512 Patienten (4,6 pro 100000 Einwohner) an M. Behçet erkrankt und registriert worden. In Hokkaido bestand die höchste Prävalenz mit 12,5 auf 100000 Einwohner mit einem Verhältnis Mann zu Frau von 1:3 [376].

Klinisches Bild. Der M. Behçet ist eine Multiorganerkrankung mit mukokutaner, okulärer, artikulärer, intestinaler, vaskulärer und nervaler Beteiligung. An der Haut treten Erythema-nodosum-artige und akneiforme Effloreszenzen sowie schmerzhafte Thrombophlebitiden an Stamm und Beinen auf. Nach Mikrotraumen und/oder Reizung entwikkeln sich häufig Pusteln. Oft finden sich an der oralen und genitalen Schleimhaut kleine, scharf ausgestanzte Ulzerationen, die wie Aphten aussehen. Manchmal erscheinen im Rahmen der okulären Beteiligung rezidivierend Iritiden mit Hypopyon, Retina- und Glaskörperblutungen sowie ein Papillenödem mit konsekutiver Erblindung. Die vaskulären Symptome bestehen in Aneurysmen, peripherer Gangrän, Gefäßthrombosen und oberflächlichen Thrombophlebitiden. Neben neurologischen Symptomen können im Gastrointestinaltrakt cholinerge Ulzera auftreten, so daß die Erkrankung insgesamt einen schweren klinischen Verlauf nehmen kann.

Histologische und immunhistochemische Befunde

Schleimhautbeteiligung. In aphtösen Läsionen finden sich im Bereich des Ulkus zahlreiche mononukleäre Zellen und neutrophile Granulozyten (Abb. 1a, b). Am Ulkusrand stehen die Entzündungszellen in enger Verbindung mit den Epithelien (Abb. 1b).

In der direkten Immunfluoreszenz zeigen sich Ablagerungen von IgG, IgA, IgM und C3 an der Ulkusoberfläche (Abb. 2a). IgM wird zusätzlich auch im mononukleären Zellinfiltrat um die epithelialen Zellen abgelagert (Abb. 2b). Das Infiltrat in der Epidermis besteht aus OKM-1-(Monozyten und Granulozyten, Orthoclone Diagnostic Systems, USA) und HLA-DR-(Klasse-II-Antigen, Becton Dickinson Monoclonal Center Inc. USA)-positiven Makrophagen (Abb. 2c) sowie Leu-3a-positiven T-Helferzellen (Abb. 2d). Daneben finden sich auch NK (natural killer)-Zellen (Leu-7-positiv) im Infiltrat. Diese Befunde legen den Schluß nahe, daß das Zellinfiltrat um die Epithelien eine direkte Lymphozytentoxizität und/oder eine antikörperabhängige zellvermittelte Zytotoxizität gegen Epithelien der oralen Mukosa besitzt [377, 378].

Hautbeteiligung. Das Zellinfiltrat innerhalb der erythemanodosumartigen Läsionen ist überwiegend im unteren Korium perivaskulär sowie im Sinne einer septalen Pannikulitis interseptal im subkutanen Fettgewebe lokalisiert. Es be-

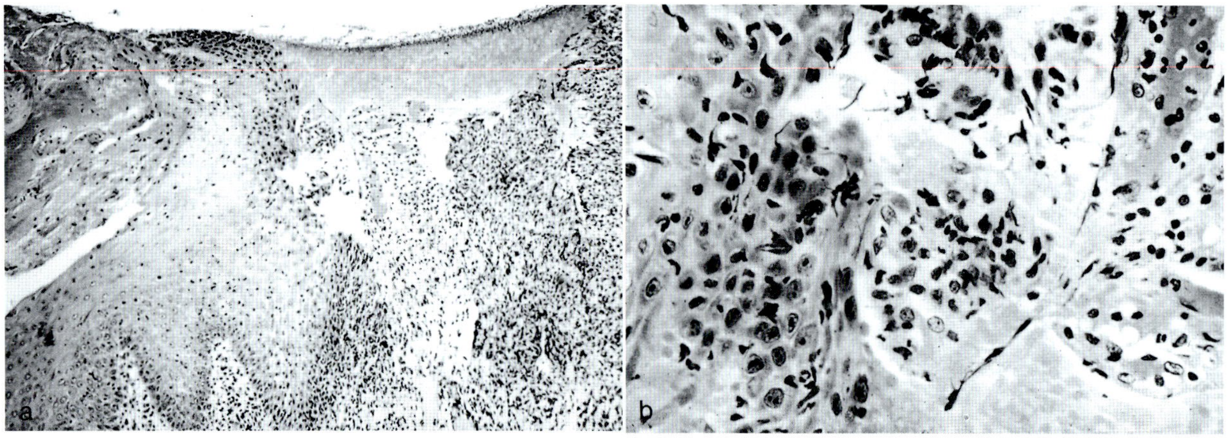

Abb. 1: Histologisches Bild aphtöser Ulzerationen. (a) Aphtöse Ulzeration der oralen Schleimhaut (HE) (100fach). (b) Stärkere Vergrößerung vom Randbereich des Ulkus mit einem entzündlichen, mononukleären Zellinfiltrat um die epithelialen Zellen (400fach).

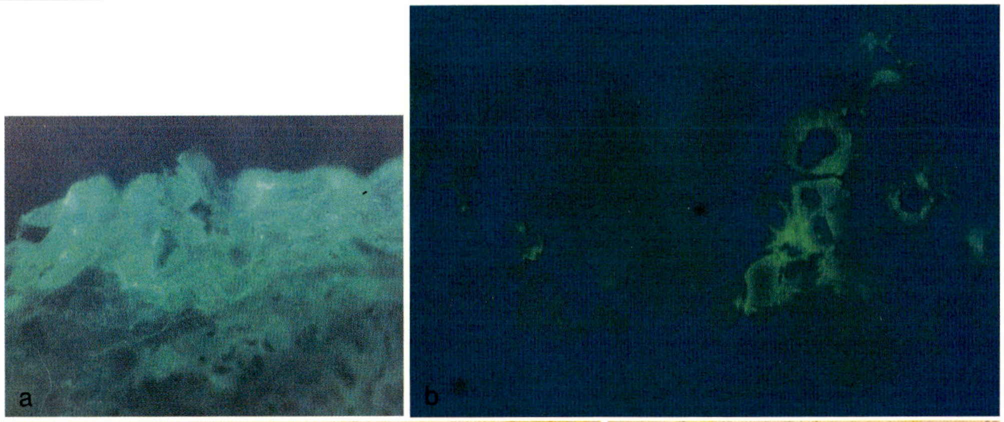

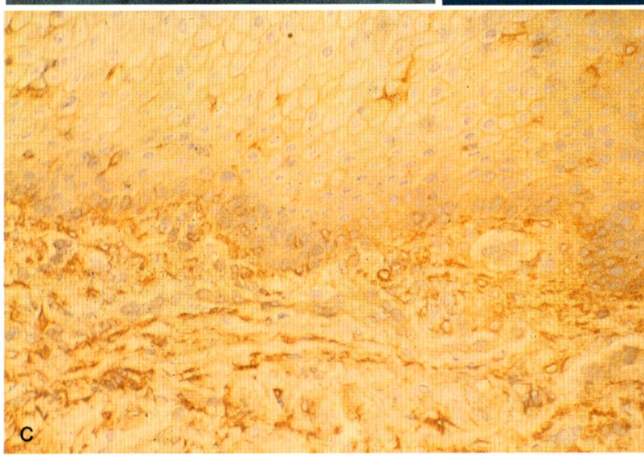

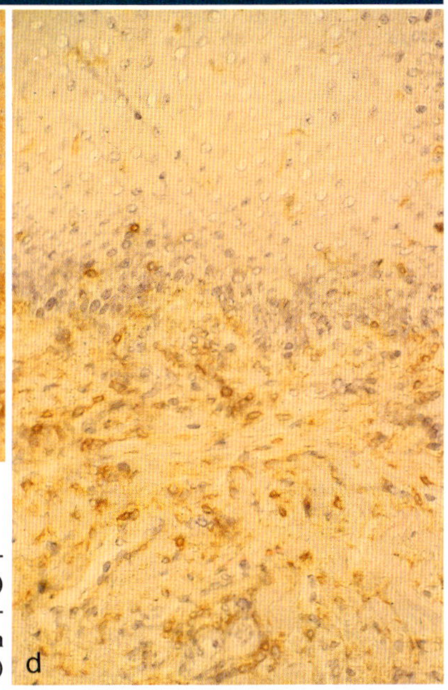

Abb. 2: Immunhistochemische Befunde aphtöser Ulzerationen. (a) IgG-Ablagerungen an der Ulkusoberfläche (IF) (100fach). (b) Ausstrich von der Ulkusoberfläche mit IgM-haltigen mononukleären Zellen um Epithelien aus der oralen Schleimhaut (IF) (1000fach). (c) HLA-DR-positives Infiltrat im Epithel und der Lamina propria des aphtösen Ulkus (ABC) (400fach). (d) Infiltration Leu-3a-positiver Zellen (T-Helferzellen) im Ulkusbereich (ABC) (400fach).

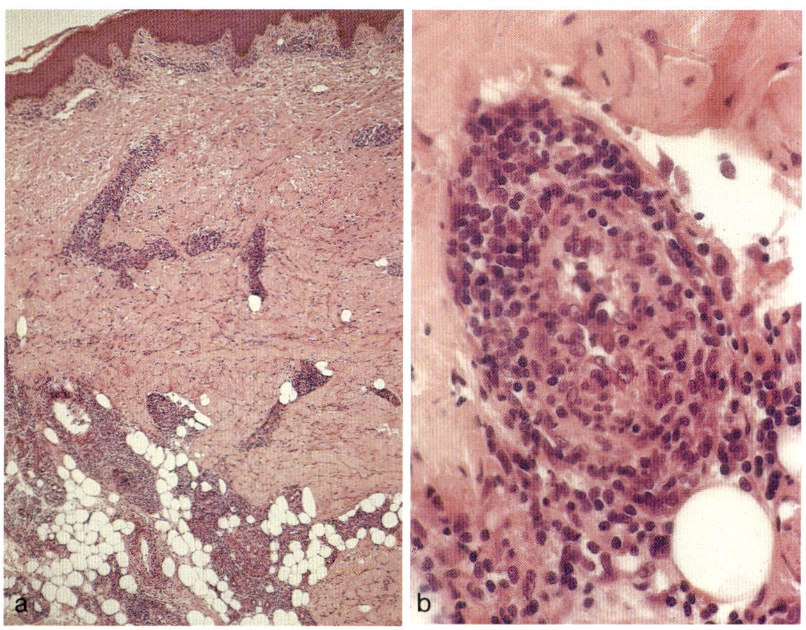

Abb. 3: Histologisches Bild einer Erythema-nodosum-artigen Effloreszenz. (a) Perivaskuläre lymphozytäre Zellen im mittleren und unteren Korium (HE) (100fach). (b) Perivaskuläres lymphozytäres Zellinfiltrat im subkutanen Fettgewebe (HE) (200fach).

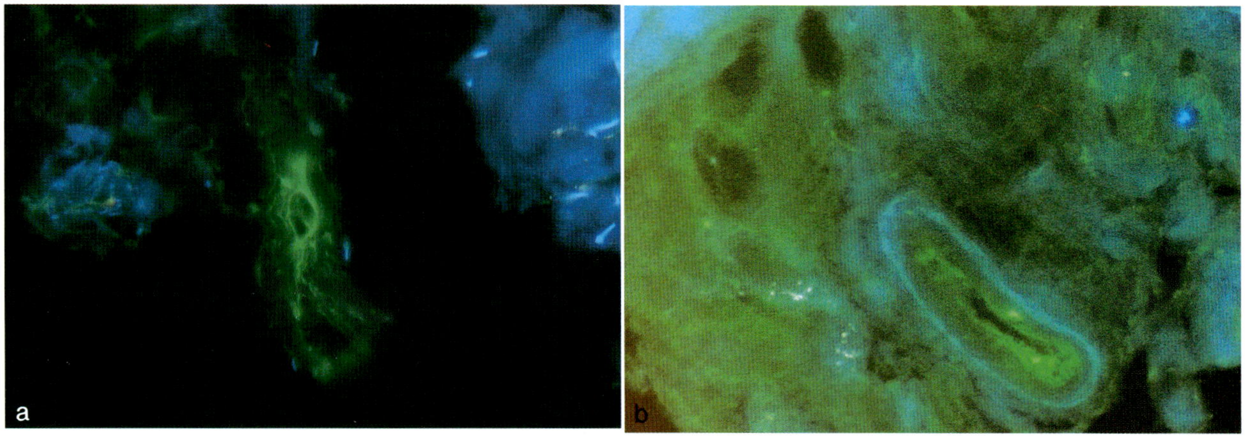

Abb. 4: Immunhistochemische Befunde Erythema-nodosum-artiger Effloreszenzen. (a) IgM-Ablagerungen in den Gefäßwänden des unteren Koriums (IF) (200fach). (b) Deutliche Fluoreszenz in der Wand eines tiefgelegenen Gefäßes mit einem FITC-konjugierten Antikörperserum gegen Streptokokkus Gruppe D (IF) (200fach).

steht nahezu ausschließlich aus mononukleären Zellen (Abb. 3a, b). In der Frühphase der Läsionen (ein bis zwei Tage nach Auftreten) kann man auch neutrophile Granulozyten perivaskulär im unteren Korium beobachten [379].

Im Gefäßendothel lassen sich mit der direkten Immunfluoreszenz IgM- und C3-Ablagerungen nachweisen (Abb. 4a). Mit FITC-konjugiertem Anti-Streptokokken-Gruppe-D-Kaninchenserum (Bacto-FA Streptococcus Group D; Difco Lab., USA) läßt sich eine deutliche Fluoreszenz im Gefäßendothel Erythema-nodosum-artiger Läsionen erzeugen (Abb. 4b). Diese Befunde deuten auf die Anwesenheit von Immunkomplexen mit IgM, Komplement und Streptokokkenantigenen in den Gefäßen erkrankter Haut hin [380]. Das Leu-3a- und HLA-DR-positive perivaskuläre Infiltrat scheint aus T-Helferzellen und Makrophagen zu bestehen. Zusätzlich finden sich NK-Zellen, die in den Gewebestücken mit Erythema-nodosum-artigen Läsionen nicht vorhanden waren [381]. Die Infiltration mit NK-Zellen im aktiven Stadium dieser Krankheit korreliert eng mit einem Anstieg der NK-Zellen im peripheren Blut [382].

Diagnostische Bedeutung

Für die Diagnose des M. Behçet ist das klinische Bild entscheidend. Das histologische Bild der Erythema-nodosum-artigen Hautveränderungen läßt sich weder vom echten Erythema nodosum noch vom Erythema induratum Bazin sicher differenzieren. Auch die aphtösen Ulzerationen bieten kein spezifisches histologisches Bild. Wichtig ist der immunhistochemische Nachweis von NK-Zellen und des streptokokkenassoziierten Antigens in der erkrankten Haut.

Technische Hinweise

- Für immunhistochemische Untersuchungen beim M. Behçet sollte eine frische Läsion biopsiert werden.
- Zur Vermeidung unspezifischer Anfärbungen sollte der FITC-konjugierte Antikörper mittels DEAE-(Diethylaminoethyl-)Cellulose-Säulenchromatographie auf weniger als das zweifache des Fluorescein/Protein-(F/P-)Verhältnisses eingestellt werden.

2.4 Graft-versus-Host-(GvH-)-Reaktion bei Tieren

Einführung

Die GvH-Reaktion entsteht durch eine Immunantwort von Spender-T-Lymphozyten auf Histokompatibilitätsantigene des Empfängers, wenn immunkompetente Zellen auf einen allogenen Empfänger übertragen werden. Dabei ist der Empfänger nicht in der Lage, die übertragenen Zellen abzustoßen. Die GvH-Reaktion bildet mit ihren pathologischen Erscheinungsbildern die sogenannte GvH-Krankheit (GvHD), die man häufig nach Knochenmarkstransplantationen beobachten kann.

Klassifikation und Klinik

Die GvHD kann in eine akute und eine chronische Form eingeteilt werden. Die akute Form manifestiert sich gewöhnlich 10 bis 40 Tage nach der Knochenmarkstransplantation, während die chronische Form mehrere Monate bis Jahre nach einer Transplantation auftreten kann. Dabei muß nicht unbedingt eine akute GvHD vorausgegangen sein. Gewöhnlich sind die Haut, der Gastrointestinaltrakt und die Leber betroffen. Zahlreiche Untersuchungen haben gezeigt, daß die bei einer GvHD auftretenden Hautveränderungen denen „natürlicher“ Dermatosen ähneln [383]. Klinisch wie histologisch sind kutane Veränderungen einer akuten GvHD beschrieben worden, die einer toxischen epidermalen Nekrolyse (TEN) oder einem Lichen ruber planus ähneln. Die chronische GvHD ist durch das Auftreten von Hautveränderungen gekennzeichnet, die an einen Lichen ruber planus, eine Sklerodermie, an ein Sjögren-Syndrom oder einen kutanen Lupus erythematodes erinnern.

So kann unser Verständnis der GvHD auch zunehmend Einblicke in die Pathophysiologie von Autoimmunerkrankungen vermitteln.

Ätiologie

Experimentelle Ergebnisse an F_1-Mäusen legen die Vermutung nahe, daß die akute GvHD durch Spender-T-Lymphozyten mit Suppressor-/Killer-Phänotyp ($T^{s/k}$) verursacht wird, die mit Klasse-I-MHC-(major histocompatibility complex)-Antigenen des Empfängers reagieren. Dagegen scheint die chronische GvHD von T-Lymphozyten mit Helfer-Phänotyp (T^h), welche mit Klasse-II-MHC-Antigenen reagieren, verursacht zu sein [384]. Da sich eine GvHD auch bei syngenetischen und autologen Knochenmarkstransplantationen entwickeln kann, sind Unterschiede der

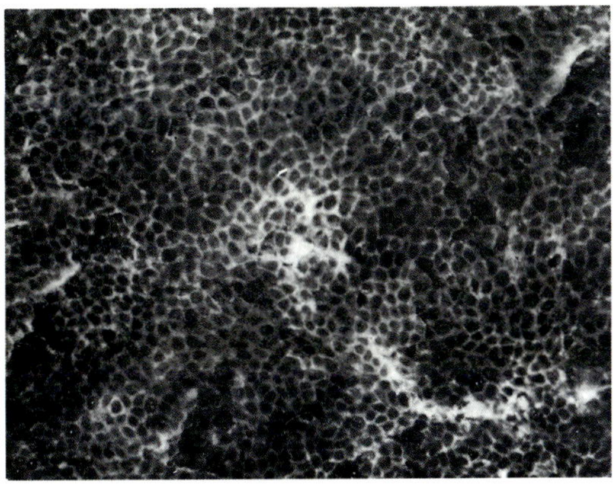

Abb. 1: I-A-positive Zellen in einem Epidermishorizontalschnitt von Mäusefußsohlen. 72 Stunden nach lokalem Transfer von autoreaktiven geklonten T- Zellen exprimieren die Keratinozyten I-A an ihrer Zellmembran (IF) (80fach).

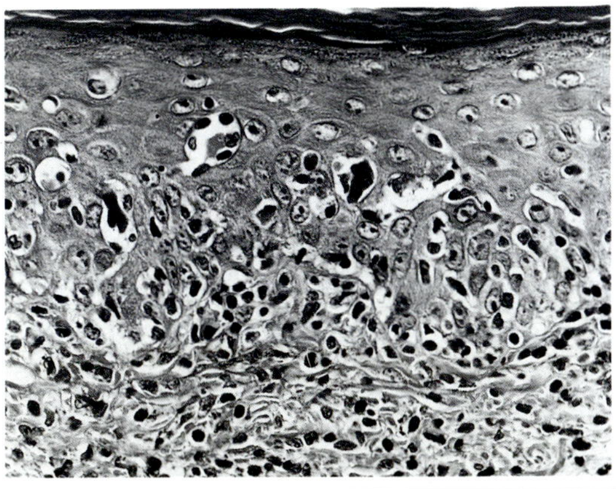

Abb. 2: Histologisches Bild einer Mäusefußsohle 72 Stunden nach lokalem Transfer von autoreaktiven geklonten T-Zellen. GvHD Grad 2 mit Vakuolisierung der Basalzellschicht als Folge epidermaler lymphozytärer Infiltration. Daneben Civatte bodies und Satellitenzellnekrosen (50fach).

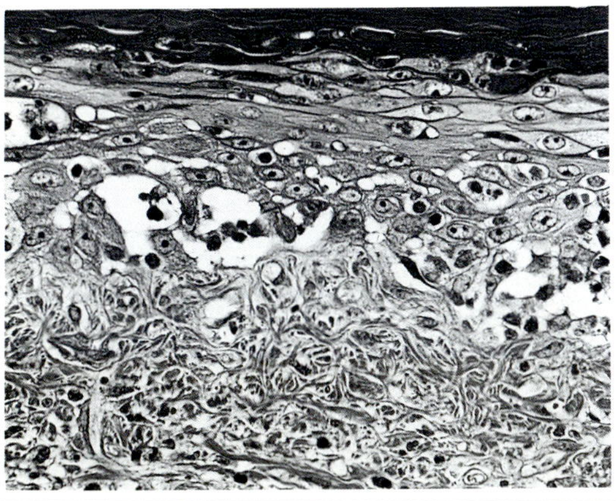

Abb. 3: 72 Stunden nach lokalem Transfer autoreaktiver geklonter T-Zellen findet sich eine eosinophile Degeneration epidermaler Zellen sowie Nekrosen in der Epidermis (50fach).

Tab. 1: Histologische Einteilung der kutanen GvHD.

Klassifikation	Histologische Veränderungen
Grad 1	Herdförmige oder diffuse vakuoläre Degeneration in der Basalzellschicht der Epidermis und im Stratum spinosum
Grad 2	Vakuolisierung der Basalzellschicht, fokale oder diffuse Spongiose und Dyskeratose, eosinophile Degeneration von Keratinozyten
Grad 3	Spalträume nach Nekrose von Basalzellen und Zellen des Stratum spinosum, häufig mit Ablösung der Epidermis an der Basalmembranzone
Grad 4	Verlust der Epidermis

Daten von Glucksberg, H. et al.: Transplantation 18:295, 1974

Histokompatibilitätsantigene offenbar keine unbedingte Voraussetzung für die Entwicklung einer GvHD. Glazier et al. berichteten über GvHD-artige Bilder nach Absetzen einer Ciclosporin-A-Therapie nach syngenetischer Knochenmarkstransplantation [385].

Shiohara et al. konnten zeigen, daß autoreaktive, geklonte T^h-Zellen (spezifisch für Klasse-II-Antigene) nach Inokulation in das Korium syngenetischer Empfänger histologische Bilder verursachen, die denen der GvHD des Menschen entsprechen [386]. Bei kutaner GvHD wurde eine Expression von I-A (Klasse-II-Antigene) in Keratinozyten in der betroffenen Epidermis beobachtet (Abb. 1). Die histologischen Veränderungen variierten in Abhängigkeit von der Menge der transferierten T-Zellen zwischen Lichen-ruber-planus-artigen (Abb. 2) und TEN-artigen (Abb. 3) Bildern, entsprachen dabei jedoch insgesamt Grad 2 bis 4 nach den Kriterien für die humane GvHD (Tabelle 1). Die autoreaktiven T^h-Zellen zerstören dabei nicht nur Klasse-II-positive Targetzellen, sondern in Anwesenheit Klasse-II-positiver Stimulatorzellen ebenfalls Klasse-II-negative Zellen. Dies geschieht möglicherweise über die Freisetzung von Lymphotoxin und Interferon [387]. Diese Beobachtungen lassen vermuten, daß die toxische epidermale Nekrolyse und der Lichen ruber planus möglicherweise durch die Aktivierung Klasse-II-reaktiver T^h-Zellen verursacht werden, welche Lymphotoxin und Interferon freisetzen können.

Technische Hinweise

Epidermishorizontalschnitte von Mäusefußsohlen wurden durch Inkubation in 0,02%igem EDTA für 2 Stunden bei 37 °C vom Korium abgetrennt. Nach 20minütiger Fixation in Aceton wurde zum Nachweis I-A-positiver Zellen eine indirekte Immunfluoreszenz durchgeführt.

2.5 Graft-versus-Host-Reaktion beim Menschen

Einführung

Die Graft-versus-Host-Reaktion (GvHR) beginnt mit einer Immunantwort von Spender-T-Zellen gegen allogene Histokompatibilitätsantigene des Empfängers [388]. Diese Reaktion endet in der Graft-versus-Host-Krankheit (GvHD), welche verschiedene Organe, hauptsächlich die Haut, den Gastrointestinaltrakt und die Leber betrifft. Die GvHD ist die schwerste Komplikation bei der allogenen Knochenmarkstransplantation [389].

Lichen-ruber-planus-artige Effloreszenzen sind eine der klinischen Frühmanifestationen der chronischen GvHD, wobei erste Läsionen oft an der Mundschleimhaut auftreten [390]. Die orale Lichen-ruber-planus-artige Effloreszenz ist somit nicht nur für die Frühdiagnostik der chronischen GvHD, sondern auch für Untersuchungen zur Pathogenese der GvHD von Bedeutung. Sie stellt ferner auch ein Model für den echten Lichen ruber planus dar, da das klinische Bild wie auch die histologischen Veränderungen sehr ähnlich sind [391].

Moderne immunhistochemische Methoden mit Anwendung monoklonaler Antikörper gegen lymphozytäre Subpopulationen gestatten die Analyse des entzündlichen Zellinfiltrates bei der GvHD. Frühere Untersuchungen zur kutanen akuten und chronischen GvHD hatten bereits gezeigt, daß OKT-8 (T-Suppressorzellen)-positive Zellen wesentlich häufiger im Infiltrat vorkommen als OKT-4 (T-Helfer)-positive Zellen [392, 393]. Eigene Untersuchungen von Lichen-ruber-planus-artigen Effloreszenzen bei der GvHD ergaben ein ähnliches Verteilungsmuster [394]. Der Schluß liegt nahe, daß zytotoxische T-Zellen in Haut- und Schleimhautveränderungen bei der GvHD eine bedeutende Rolle spielen.

Befunde

An der Unterlippe und der Wangenschleimhaut finden sich retikuläre weißliche Streifen, die der Wickhamschen Zeichnung beim Lichen ruber planus ähneln. Histologisch zeigen diese Läsionen eine Lichen-ruber-planus-artige Gewebereaktion mit den für die GvHD typischen Satellitenzellnekrosen (Abb. 1). Mit Hilfe der indirekten Immunperoxydasemethode zeigen sich auf Serienschnitten oraler Schleimhautläsionen überwiegend Leu-2a-positive Lymphozyten in der oberen Lamina propria, der Basalzellschicht und in der suprabasalen Epidermis (Abb. 2).

Aktivierte Lymphozyten sollen in vitro IL-2-Rezeptoren auf ihrer Oberfläche exprimieren [395]. Einige der Infiltratzellen im Bereich von Satellitenzellnekrosen, der oberen Lamina propria und der Basalzellschicht exprimieren diesen Rezeptor (Abb. 3a). Beinahe alle diese Zellen entsprechen den Leu-4-positiven Zellen auf benachbarten Schnittstufen (Abb. 3b).

Das HLA-DR-Antigen kann, in Übereinstimmung mit den bei der kutanen GvHD erhobenen Befunden, auf Keratinozyten nachgewiesen werden [392, 396] (Abb. 4). Die Antigenexpression auf Keratinozyten wird hierbei in vitro durch IFN induziert [397]. Eine derartige HLA-DR-Ex-

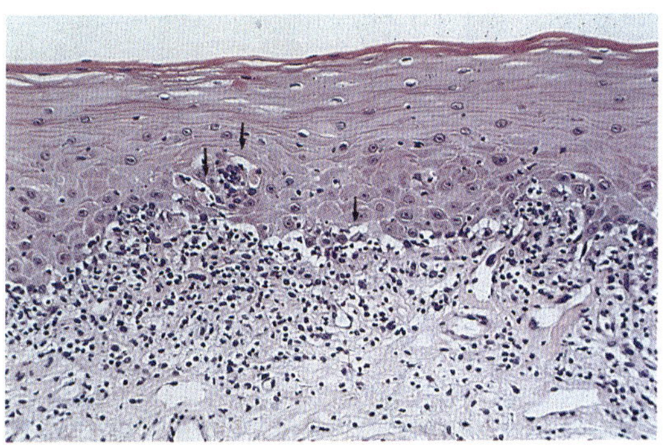

Abb. 1: Histologisches Bild einer retikulären, weißlichen Effloreszenz an der Unterlippe (Pfeile an Satellitenzellnekrosen) (HE) (100fach).

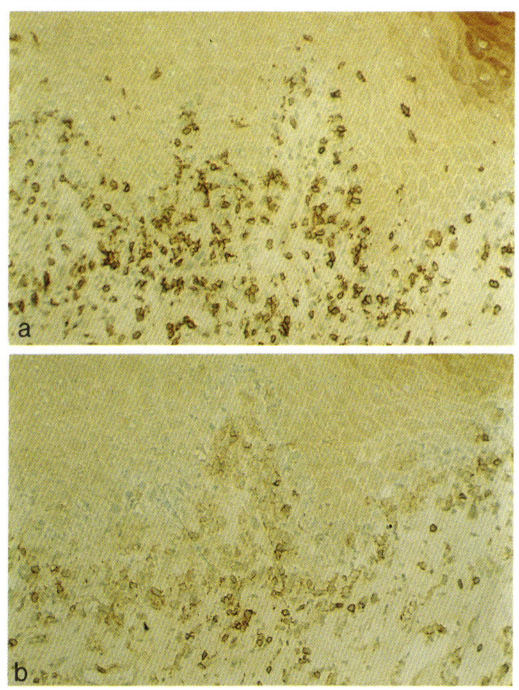

▶

Abb. 2: T-Zell-Subpopulation in Lichen-ruber-planus-artigen Effloreszenzen bei GvHD. Dabei überwiegen Leu-2a-positive Zellen. (a) Leu-2a. (b) Leu-3a; (je 125fach).

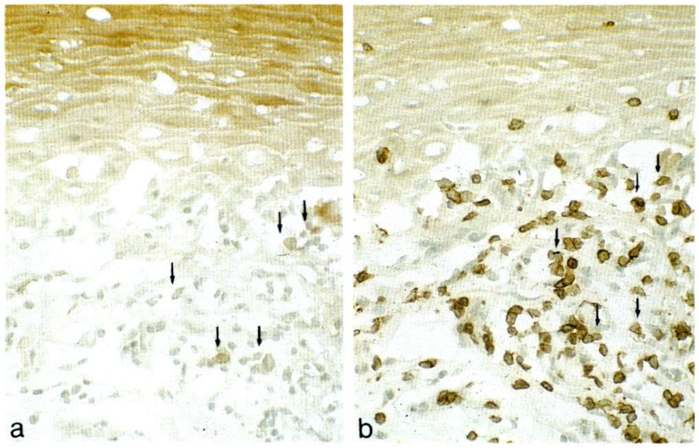

Abb. 3: Einige der Lymphozyten reagieren mit Anti-IL-2-Rezeptor-Antikörper (Pfeile) (a). Nahezu alle diese Zellen entsprechen Leu-4-positiven Zellen (Pfeile) in benachbarten Schnittstufen (b) (je 200fach).

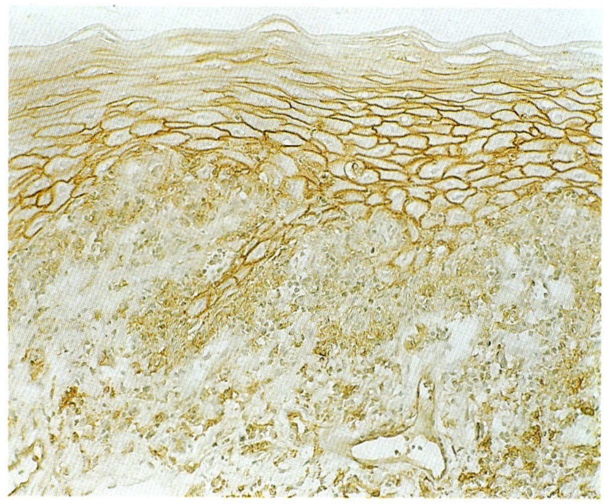

Abb. 4: In Lichen-ruber-planus-artigen Effloreszenzen exprimieren alle Keratinozyten HLA-DR-Antigen (125fach).

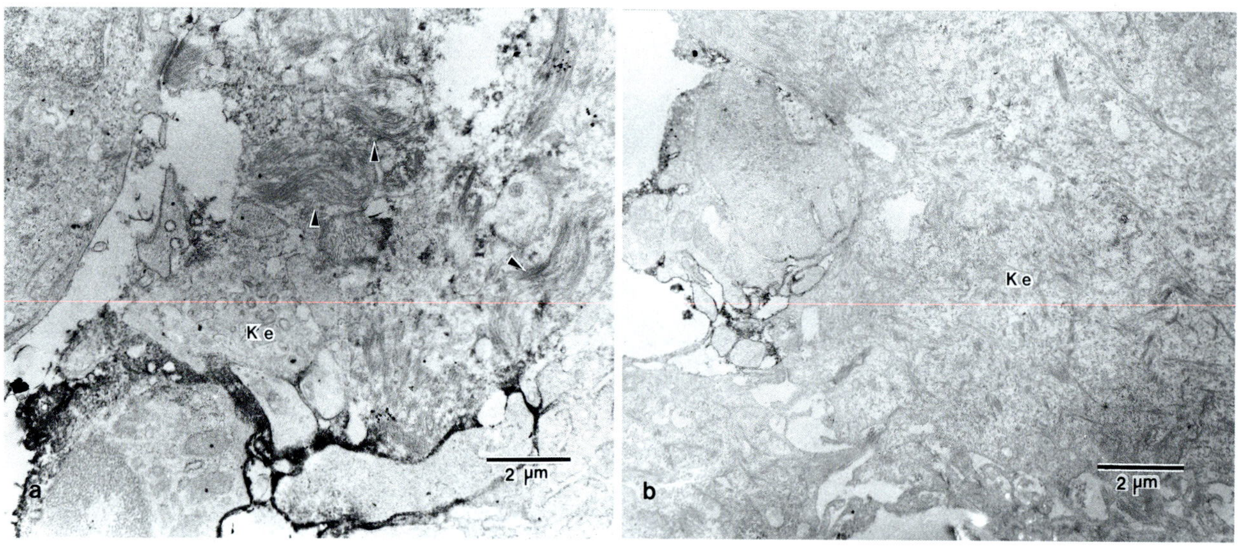

Abb. 5: Schwere Schädigung eines Keratinozyten, an den eine Leu-2a-positive Zelle anhaftet (a), während die Struktur des Keratinozyten, der mit einer Leu-3a-positiven Zelle in Kontakt steht, erhalten ist (b) (Pfeile zeigen degenerierte Tonofilamente). (Ke = Keratinozyt).

pression in oralen Lichen-ruber-planus-artigen Effloreszenzen bei der GvHD könnte daher für die Antigenpräsentation oder die zellvermittelte Zytotoxizität bei Keratinozyten von Bedeutung sein.

Die immunelektronenmikroskopischen Bilder zeigen schwer geschädigte Keratinozyten mit Verlust intrazytoplasmatischer Organellen und Degeneration von Tonofilamenten. Diesen Keratinozyten haften Leu-2a-positive Zellen an (Abb. 5a). Dagegen ist die Morphologie der mit Leu-3a-positiven Zellen in Verbindung stehenden Keratinozyten vollständig erhalten (Abb. 5b). Diese Befunde weisen darauf hin, daß Leu-2a-positive Zellen zytotoxisch sein und direkt Keratinozyten schädigen können.

Für die Pathogenese oraler Lichen-ruber-planus-artiger Effloreszenzen bei der GvHD scheint die zellgebundene, von zytotoxischen T-Zellen vermittelte Immunität eine bedeutende Rolle zu spielen.

Methodik

Man entnimmt in Lokalanästhesie eine Stanzbiopsie (3 bis 5 mm) von einer oralen Schleimhautläsion und teilt das Gewebestück in zwei Teile. Während der eine Teil sofort in 4%igem Periodat-Lysin-Paraformaldehyd (PLP) für 4 bis 6 Stunden bei 4 °C fixiert wird, gibt man den anderen Teil für die Routinehistologie in 10%iges Formalin. Zur Durchführung der Immunhistochemie hat sich die indirekte Immunperoxydasemethode bewährt. 6 μm dicke Kryostatschnitte werden nach PBS-Spülung 10 Minuten in 10%iges Ziegenserum (in PBS) getaucht und dann bei 4 °C über Nacht mit dem entsprechenden monoklonalen Antikörper inkubiert. Zur Blockierung der endogenen Peroxydase gibt man die Schnitte nach intensiver PBS-Spülung für 30 Minuten in ein 0,3%iges Methanol- H_2O_2-Gemisch. Nach weiterer Spülung mit PBS inkubiert man die Schnitte bei 4 °C über Nacht mit einem sekundären meerrettichperoxydasemarkierten $F(ab')_2$-anti-Maus-IgG-Antikörper. Nach weiterem Spülen mit PBS zur Entfernung überflüssigen Antikörpers werden die Schnitte mit 0,2%igem DAB (Diaminobenzidin) in 0,05 M Tris-HCl-Puffer mit 20 mM H_2O_2 und 10 mM NaCl bei pH 7,6 für 5 Minuten überschichtet und abschließend mit Methylengrün gegengefärbt.

Kyrostatschnitte, die wenige Schnittebenen neben denen der konventionellen Lichtmikroskopie zugeführten Schnitten liegen, werden elektronenmikroskopisch untersucht. Dabei inkubiert man die Schnitte zunächst über Nacht bei 4 °C mit dem primären Antikörper und dann mit dem peroxydasemarkierten $F(ab')_2$-anti-Maus-IgG-Antikörper. Nach fünfminütiger Fixation in 0,5%igem Glutaraldehyd (in PBS) werden die Schnitte mit DAB-Lösung ohne H_2O_2 für 5 Minuten behandelt.

Es erfolgt eine Nachfixation in 2%igem Osmiumtetroxid, anschließend Dehydratation in der Alkoholreihe mit abschließender Einbettung in Eponharz. Die Ultradünnschnitte werden leicht mit Bleicitrat gefärbt und dann elektronenmikroskopisch beurteilt.

Technische Hinweise

- Die Gewebeschnitte müssen sofort nach Entnahme in PLP fixiert werden.
- Aufgrund der Penetrationsfähigkeit des Moleküls ist die indirekte Immunperoxydasetechnik der PAP-Technik überlegen.
- Um eine vollständige Penetration der Antikörper in den Gewebeschnitt zu erzielen, sollte die Inkubationszeit des primären wie des sekundären Antikörpers bei 8 bis 12 Stunden bei 4 °C liegen.
- Der sekundäre Antikörper sollte gegen alle vier Untergruppen von Maus-IgG gerichtet sein.
- Zur elektronenmikroskopischen Beurteilung sollten die Ultradünnschnitte leicht mit Bleicitrat angefärbt sein.

Kapitel 3

3. Erythematöse Erkrankungen und Vaskulitiden

3.1 Pityriasis rosea (Gibert)

Einführung

Die Pityriasis rosea zeigt einen typischen, raschen klinischen Verlauf, beginnend mit dem sogenannten Primärmedaillon, dem ungefähr eine Woche später disseminierte Effloreszenzen folgen. Daher vermutete man schon lange eine virale oder andere infektiöse Ätiologie dieser Krankheit. Diese Hypothese ist bis heute jedoch noch unbewiesen.

Histologische Untersuchungen zeigen Veränderungen, wie sie auch bei Ekzemen oder bei der Parapsoriasis vorkommen [398, 399]. Ultrastrukturell beobachtet man eine Degeneration der Keratinozyten, die in unmittelbarer Nachbarschaft zu Langerhanszellen liegen [400]. Takaki et al. [401] gelang es, IgM-Antikörper gegen das Zytoplasma von Keratinozyten im Serum wie auch in klinisch betroffener Haut nachzuweisen. Diese Ergebnisse konnten von Mobacken et al. [402] jedoch nicht nachvollzogen werden. Aiba wies in immunhistochemischen Untersuchungen typische Phänomene nach, die eine wichtige Rolle der zellulären Immunsituation für den Pathomechanismus der Pityriasis rosea vermuten lassen [399].

Befunde

Das perivaskuläre lymphozytäre Zellinfiltrat reagiert größtenteils mit Anti-pan-T-Lymphozyten-Antikörper, Anti-T-Helfer-Antikörper und Anti-HLA-DR-Antikörper, während das epidermotrope mononukleäre Infiltrat gleichermaßen aus T-Helfer- und T-Suppressorzellen besteht (Abb. 1). Neben den epidermalen Langerhanszellen reagieren auch dermale Infiltratzellen mit OKT 6. Zusätzlich besteht eine herdförmig akzentuierte Expression von HLA-DR auf Keratinozyten (Abb. 2).

Diese immunhistochemischen Befunde erinnern stark an jene bei allergischen Kontaktreaktionen. Man mag daraus schließen, daß es bei der Pityriasis rosea innerhalb der betroffenen Epidermis möglicherweise zu zellulären Immunreaktionen kommt.

Technische Hinweise

Kryostatschnitte schockgefrorener Gewebsstücke wurden nach der ABC-Methode inkubiert [399, 403].

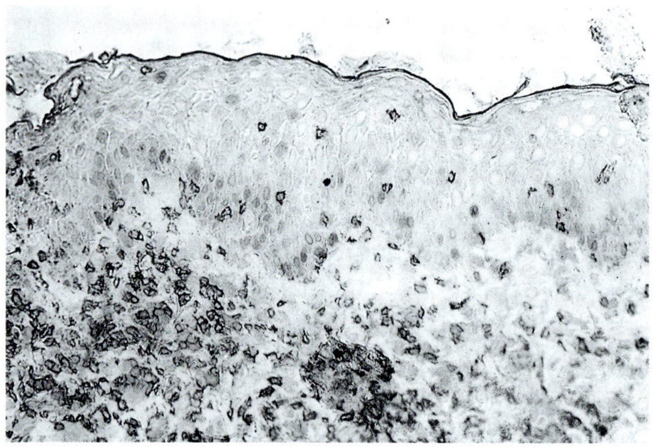

Abb. 1: Leu-1-positive Zellen bei der Pityriasis rosea. Leu-1-positive Zellen liegen sowohl im epidermalen Infiltrat wie auch perivaskulär (120fach).

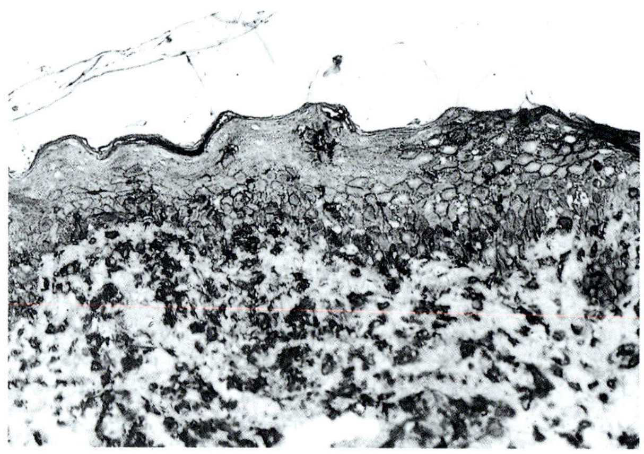

Abb. 2: HLA-DR-positive Zellen bei der Pityriasis rosea. Neben herdförmiger Expression von HLA-DR auf Keratinozyten zeigen auch die meisten Zellen des entzündlichen Infiltrats eine HLA-DR-Expression (120fach).

Kapitel 3

3.2 Erythema exsudativum multiforme

Einführung

Das Erythema exsudativum multiforme (EEM) stellt eine Hautreaktion auf verschiedene Faktoren, wie beispielsweise das Herpes-simplex-Virus, Mykoplasmen, hämolytische Streptokokken und Medikamente, dar. Die Hautveränderungen beginnen mit stecknadelkopfgroßen ödematösen Papeln, die allmählich Kokardenform annehmen. Die zentralen Anteile dieser Läsionen erscheinen im weiteren Verlauf abgeblaßt und eingesunken, während der Randwall erhaben bleibt. Gelegentlich entsteht im Zentrum dieser Veränderungen eine Blase. Üblicherweise besteht bei den Patienten ein Mischbild aus frischen und älteren Effloreszenzen, die in symmetrischer Verteilung meist an Händen, Fingern, Ellenbogen und Knien vorkommen. Die Patienten klagen weniger über Juckreiz als vielmehr über leichten Schmerz.

Befunde

Aufgrund der histologischen Veränderungen lassen sich drei verschiedene Formen des Erythema exsudativum multiforme unterscheiden [404]. Dabei handelt es sich um den dermalen, den epidermalen sowie den gemischt epidermal-dermalen Typ. Der dermale Typ findet sich entweder im frühen papulösen Stadium oder im Randwall der Kokardeneffloreszenz. Er ist durch ein perivaskuläres mononukleäres Zellinfiltrat mit einigen neutrophilen Granulozyten und Granulozytenkerntrümmern im oberen Korium gekennzeichnet. Oft finden sich zusätzlich geringe vaskuläre Veränderungen mit Endothelschwellung (Abb. 1). Beim epidermalen Typ, der meist dem zentralen, eingesenkten Areal der Kokarde entstammt, findet sich eine vollständige Epidermisnekrose. In den peripheren Anteilen der Kokarden zeigt sich ein mononukleäres Zellinfiltrat an der Basalmembranzone mit Einzelzellnekrosen in der Epidermis (gemischter epidermal-dermaler Typ). In frischen Läsionen des dermalen Typs lassen sich immunhistochemisch häufig Immunglobuline (IgG, IgM) und Komplementablagerungen an den Blutgefäßen des oberen Koriums nachweisen [405–407] (Abb. 2). Gelegentlich bestehen solche Ablagerungen auch entlang der Basalmembranzone [407]. In epidermalen Zellen ist bereits Herpes-simplex-Virus-Antigen nachgewiesen worden [408].

Diagnostische Bedeutung

Die Immunglobulin- und Komplementablagerungen an den Blutgefäßen und an der Basalmembranzone sind nicht spezifisch für das Erythema exsudativum multiforme. Sie kommen ebenfalls bei kutanen Vaskulitiden vor. Die vorliegenden Befunde wie auch die steigende Anzahl der Patienten mit dieser Erkrankung [405, 407] sprechen für eine allergische Typ-III-Reaktion.

Technische Hinweise

Da in alten Hautläsionen weder Immunglobuline noch Komplement nachweisbar sind, sollten für immunhistochemische Untersuchungen möglichst frische Effloreszenzen entnommen werden.

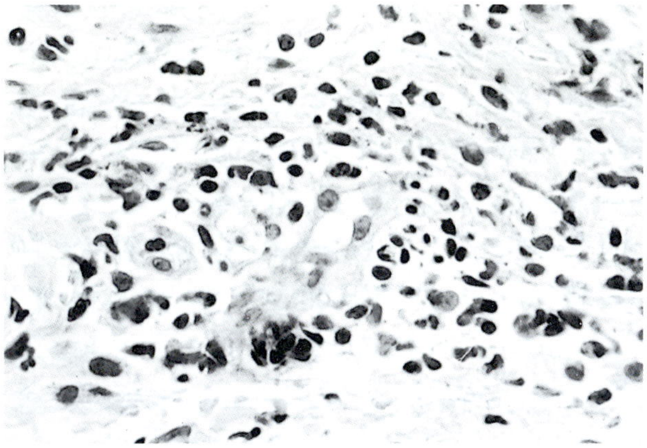

Abb. 1: Beim dermalen Typ des EEM finden sich im mononukleären Zellinfiltrat einige neutrophile Granulozyten um gering geschwollene Endothelzellen im oberen Korium.

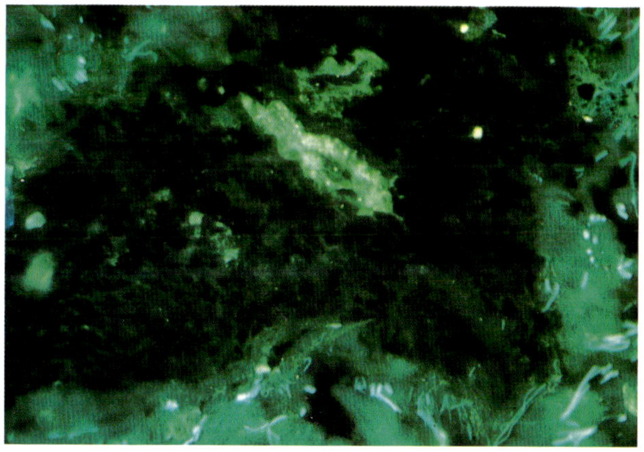

Abb. 2: C3-Ablagerungen an Gefäßwänden im oberen Korium. Gelegentlich findet sich zusätzlich IgM oder IgG.

3.3 Urtikaria-Vaskulitis

Einführung

1973 beschrieben McDuffie et al. [409] vier Fälle von Hypokomplementämie in Verbindung mit kutaner Vaskulitis und Arthritis. Im folgenden wurde mehrfach über ähnliche Fälle berichtet, unter anderem auch 1979 von Gammon und Wheeler [410], die das Krankheitbild als Urtikaria-Vaskulitis bezeichneten. Alle diese Fälle wurden von Monroe et al. [411], Callen und Kalbfleisch [412] sowie Sanchez et al. [413] zusammengestellt und auf ihre klinischen, laborchemischen und immunpathologischen Parameter hin untersucht. Die Urtikaria-Vaskulitis kann in eine idiopathische und eine symptomatische Form eingeteilt werden. Die letztere gilt als eine Hautmanifestation bei Systemerkrankungen wie zum Beispiel den Kollagenosen.

Die Urtikaria-Vaskulitis wird durch rezidivierende und prolongierte Urticae, Purpura, Pigmentierungsstörungen und gelegentlich auch bullöse Läsionen charakterisiert. Die urtikariellen Veränderungen persistieren zwischen 24 und 72 Stunden. Die Patienten leiden unter brennenden, leicht juckenden oder schmerzenden Mißempfindungen, die durch Allgemeinsymptome wie Polyarthralgien, Abdominal- und Thoraxschmerzen sowie subfebrile Temperaturen aggraviert werden. Laborchemisch findet man bei den Patienten eine erhöhte Blutsenkungsgeschwindigkeit und eine Erhöhung des C-reaktiven Proteins. Einer der häufigsten Befunde ist die persistierende Hypokomplementämie. Histologisch findet sich eine leukozytoklastische Vaskulitis.

Befunde

Der auffälligste histologische Befund besteht in einer perivaskulären und interstitiellen Infiltration durch neutrophile Granulozyten mit Leukozytoklasie (Abb. 1). Weitere Veränderungen sind Schwellung der Gefäßendothelien, Erythrozytenextravasate und fibrinoide Nekrosen der Gefäßwände. In der direkten Immunfluoreszenz finden sich granuläre Ablagerungen von IgG und Komplement perivaskulär im oberen Korium (Abb. 2) und an der Basalmembranzone. Dieselben Befunde erhält man bisweilen auch in gesunder Haut.

Pathogenese

Die Pathogenese der Urtikaria-Vaskulitis ist unbekannt. Immunkomplexe unbekannter Herkunft an der Gefäßwand wie im oberen Korium sind möglicherweise ätiologisch beteiligt. Die persistierende Hypokomplementämie wird auf einen Komplementverbrauch im Rahmen des Immunkomplexgeschehens in den kutanen Läsionen zurückgeführt.

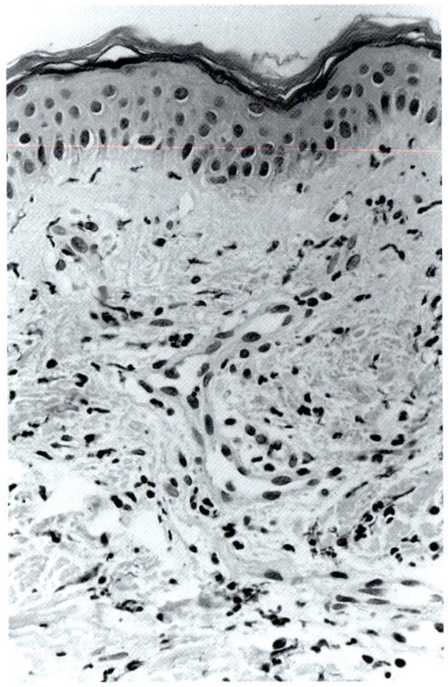

Abb. 1: Perivaskuläre und interstitielle Infiltration neutrophiler Granulozyten mit Leukozytoklasie (HE) (200fach).

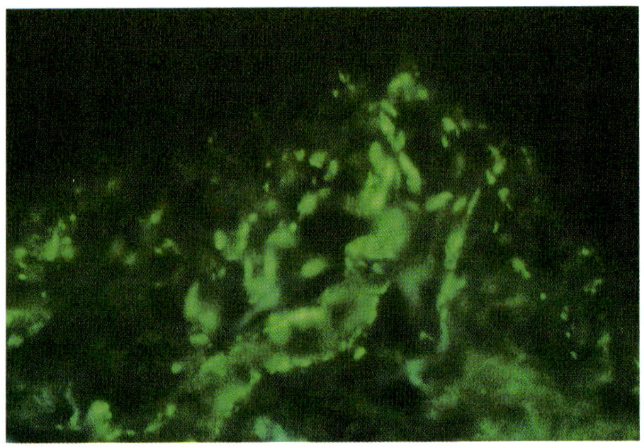

Abb. 2: Granuläre IgG-Ablagerungen an den Gefäßwänden und perivaskulär im oberen Korium (direkte Immunfluoreszenz) (400fach).

Technische Hinweise

Die Hautbiopsien sollten sowohl von einer frischen wie einer älteren urtikariellen Läsion entnommen werden. Wahlweise ist auch die Entnahme einer Erythema-multiforme-artigen Effloreszenz mit Purpura, Pigmentierung, Vesikeln und Blasen sinnvoll. Da auch gelegentlich in klinisch unbeteiligter Haut Immunglobuline und Komplement an Gefäßen und der Basalmembranzone nachgewiesen werden, ist die Biopsie solcher Hautareale ebenfalls zu empfehlen. Für immunhistochemische Untersuchungen ist unfixiertes Gefriermaterial notwendig.

3.4 Purpura Schönlein-Henoch

Einführung

Die Purpura Schönlein-Henoch ist eine hautpsächlich bei Kindern vorkommende entzündliche Erkrankung auf dem Boden einer superfiziellen leukozytoklastischen Vaskulitis. Sie ist häufig mit gastrointestinalen und renalen Störungen sowie Gelenkbeschwerden assoziiert.

Einige Autoren verwenden den Namen dieser Krankheit synonym für andere Formen oberflächlicher Vaskulitiden, die ebenfalls mit Organbeteiligung einhergehen. Das Zusammentreffen einer palpablen Purpura mit Arthritis, gastrointestinalen Symptomen, Nephritis und charakteristischen immunhistochemischen Befunden ist jedoch hinreichend typisch, um diese Krankheit als eine eigene Entität aufzufassen.

Immunfluoreszenzbefunde

In frischen purpuriformen Hautveränderungen oder an klinisch unbeteiligten Prädilektionsstellen der Purpura Schönlein-Henoch lassen sich granuläre IgA-Ablagerungen in den kleinen Blutgefäßen des oberen Koriums nachweisen (Abb. 1). Daneben finden sich Ablagerungen von Komplement aus dem alternativen Weg der Komplementaktivierung. Während IgM bei einem Drittel der Patienten nachweisbar ist, werden IgG-Ablagerungen nur selten beobachtet. Bei Patienten mit Purpura Schönlein-Henoch finden sich auch granuläre IgA-Ablagerungen, die mit Ablagerungen sekretorischer Bestandteile vergesellschaftet sein können, im Mesangium der Nierenglomerula (Abb. 2, 3).

Klinische und pathogenetische Bedeutung von IgA-Ablagerungen in kutanen Gefäßwänden bei Purpura Schönlein-Henoch

Da IgA-Ablagerungen in Gefäßwänden bei der Purpura Schönlein-Henoch ein unveränderliches Merkmal darstellen, sind immunhistochemische Untersuchungen zur Diagnostik außerordentlich hilfreich.

Daneben ist diese Untersuchung ein sensitiver Indikator der Krankheitsaktivität, da in subakuten und chronischen Krankheitsstadien keine IgA-Ablagerungen gefunden werden.

Patienten mit Purpura Schönlein-Henoch zeigen gewöhnlich eine selektive Vermehrung von Serum-IgA [414]. Typischerweise lassen sich in Sera von Purpura-Schönlein-Henoch-Patienten Kryoglobuline mit IgA und Properdin sowie hohe Konzentrationen von IgA-Immunkomplexen

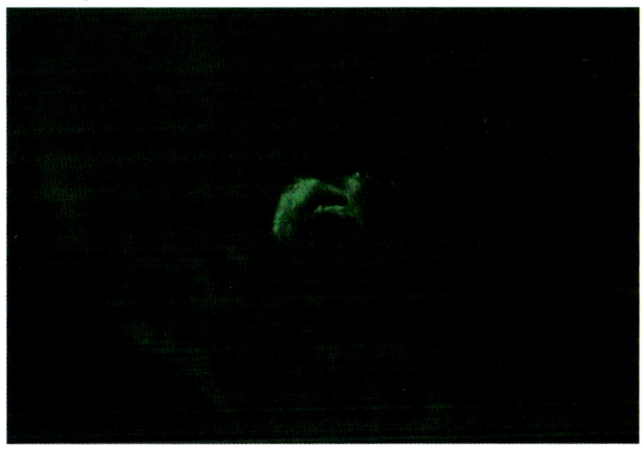

Abb. 1: Hautläsion bei Purpura Schönlein-Henoch mit granulären IgA-Ablagerungen in den Wänden kleiner Gefäße im oberen Korium (400fach).

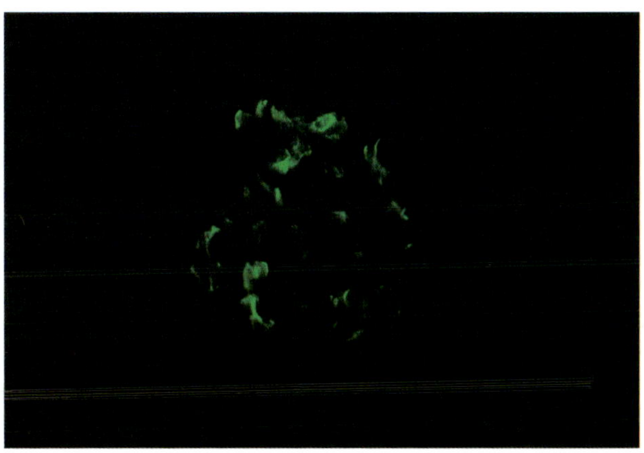

Abb. 2: Granuläre IgA-Ablagerungen im Mesangium des Nierenglomerulums bei Purpura Schönlein-Henoch mit Nephritis (200fach).

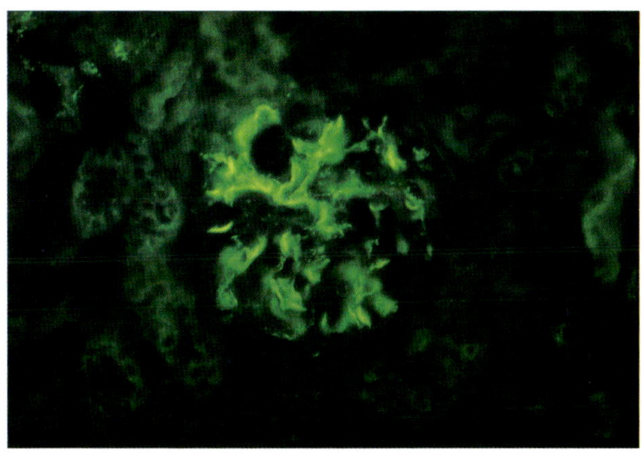

Abb. 3: Granuläre Ablagerungen sekretorischer Bestandteile im Mesangium des Nierenglomerulums bei Purpura Schönlein-Henoch mit Nephritis (200fach).

nachweisen, die IgA_1 und IgA_2 enthalten [415, 416]. Weiterhin besteht eine selektive Erhöhung zirkulierender IgA-produzierender Zellen [417], B-Zell-Aktivierung mit einer hohen Spontansynthese von Immunglobulinen [418] und eine gestörte Con-A-induzierbare Suppression der In-vitro-Synthese von Immunglobulinen [418].

Diese Befunde deuten darauf hin, daß die Manifestation der Purpura Schönlein-Henoch an der Haut, den Nieren, den Gelenken und dem Gastrointestinaltrakt das Ergebnis einer IgA- immunkomplexinduzierten Aktivierung des alternativen Komplementweges sein könnte. Diese Immunkomplexe werden in den Hautläsionen in den Wänden kleiner Blutgefäße abgelagert.

Technische Hinweise

Da bei der Purpura Schönlein-Henoch die IgA-Immunkomplexe in betroffener Haut sehr schnell von einwandernden neutrophilen Granulozyten phagozytiert werden, sollte die Biopsie für die immunhistochemische Untersuchung aus einer sehr frischen Läsion entnommen werden. Falls beim Patienten keine frischen Läsionen mehr bestehen, sollte man die an die bestehenden Hautveränderungen angrenzenden Areale biopsieren. Für die direkte Immunfluoreszenz dürfen die tiefgefrorenen Gewebeproben wegen möglicher Interferenzen zwischen Fixativ und den IgA-Ablagerungen nicht fixiert werden.

3.5 Vasculitis allergica cutis (Ruiter-Brandsma)

Einführung

Die Vasculitis allergica Ruiter stellt eine nekrotisierende Vaskulitis dar, die bevorzugt die kleinen Blutgefäße des Koriums und des subkutanen Fettgewebes befällt. Sie bleibt stets auf die Haut beschränkt. Die klinische Symptomatik variiert sehr stark, so daß Erytheme, Purpura, Papeln, kleine Bläschen, Ulzera sowie subkutane Knoten entstehen und auch gleichzeitig vorkommen können. Oft treten diese Effloreszenzen an den Streckseiten der Extremitäten Erwachsener auf [419].

Befunde

Histopathologisch findet sich eine ausgeprägte Degeneration des gesamten Koriums und der kleinen Blutgefäße im subkutanen Fettgewebe. Die Gefäßendothelien zeigen Schwellung und Degeneration mit fibrinoiden Ablagerungen in der Gefäßwand. Neben wenigen Eosinophilen und Lymphozyten besteht eine deutliche Infiltration neutrophiler Granulozyten mit Leukozytoklasie und Erythrozytenextravasaten (Abb. 1). Gelegentlich bildet sich auch eine Nekrose der Epidermis mit nachfolgender Ulzeration aus. Veränderungen an den großen Gefäßen wie bei der Panarteriitis nodosa kommen nicht vor. Periläsional sowie in den Wänden kleiner Blutgefäße lagern sich IgG, IgM und C3 ab [420, 421] (Abb. 2,3).

Diagnostische Bedeutung

Die Ursache dieser Erkrankung ist unbekannt. Wegen der Ähnlichkeit zur nekrotisierenden Vaskulitis und aufgrund der immunhistochemischen Befunde werden immunologische Mechanismen diskutiert. Die Krankheit kann auch mit erniedrigtem Serumkomplementspiegel, Vermehrung zirkulierender Antikörper sowie dem Nachweis von Kryoglobulin einhergehen [422]. Die Immunglobulinablagerungen entsprechen nicht immer dem Schweregrad der Läsion, wie er sich in der konventionellen Histologie zeigt.

Biopsie

Wegen der klinischen Mannigfaltigkeit dieser Krankheit sollten Biopsien aus verschiedenen Effloreszenzen entnommen werden. Da die auftretenden Papeln üblicherweise klein sind, können sie vollständig exzidiert werden. Im Bereich von Ulzera sollte das Gewebestück vom Ulkusrand wie auch von klinisch unbeteiligter Haut entnommen werden.

Technische Hinweise

Die Untersuchungen werden an unfixiertem Gefriermaterial durchgeführt.

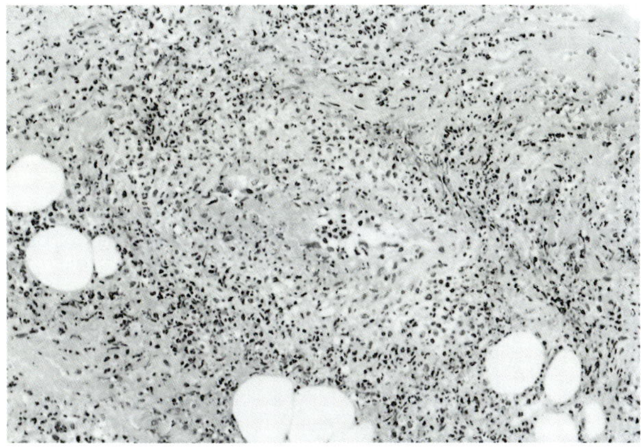

Abb. 1: Nekrotisierende Vaskulitis kleiner Gefäße (HE) (200fach).

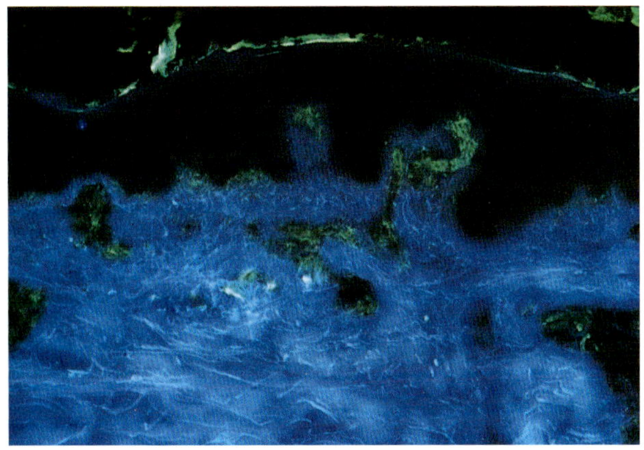

Abb. 2: IgM-Ablagerungen in Gefäßwänden (direkte Immunfluoreszenz (100fach).

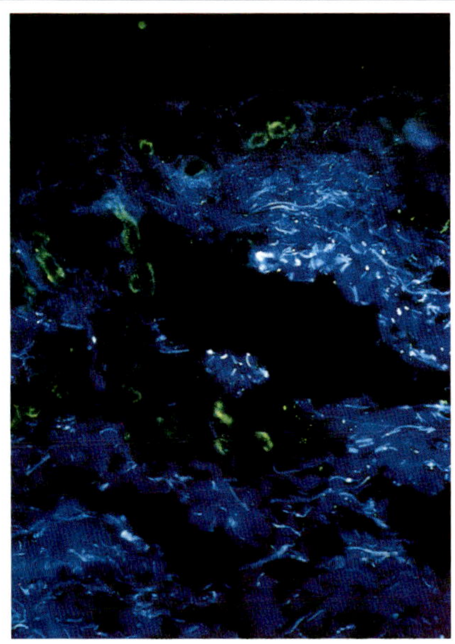

Abb. 3: C3-Ablagerungen in dermalen Gefäßwänden und deren Umgebung (100fach).

3.6 Erythema elevatum et diutinum

Einführung

Das Erythema elevatum et diutinum ist durch persistierende, erhabene und erythematöse Plaques mit einem Durchmesser von 0,5 cm bis zu mehreren Zentimetern gekennzeichnet. Sie entstehen bevorzugt an den Fingern, den Streckseiten der unteren Extremitäten, dem Gesäß sowie Ellenbogen und Knien und können recht schmerzhaft sein. Die Erkrankung ähnelt klinisch dem Granuloma anulare oder dem Erythema multiforme, zeigt jedoch histologisch eine ganz ungewöhnliche Form einer leukozytoklastischen Vaskulitis.

Histologie

Typisch ist das perivaskuläre, überwiegend granulozytäre Zellinfiltrat mit Leukozytoklasie. Die kleinen Gefäße des oberen und mittleren Koriums sind von PAS-positivem hyalinem Material umgeben. Es erinnert von den färberischen Eigenschaften her an fibrinoides Material, ist jedoch untypisch für eine leukozytoklastische Vaskulitis. Eine fibrinoide Degeneration von Gefäßwänden findet sich nicht oder nur in sehr geringer Ausprägung. In Spätstadien proliferieren perivaskuläre Fibroblasten und synthetisieren frische Kollagenfasern (Abb. 1a, 1b).

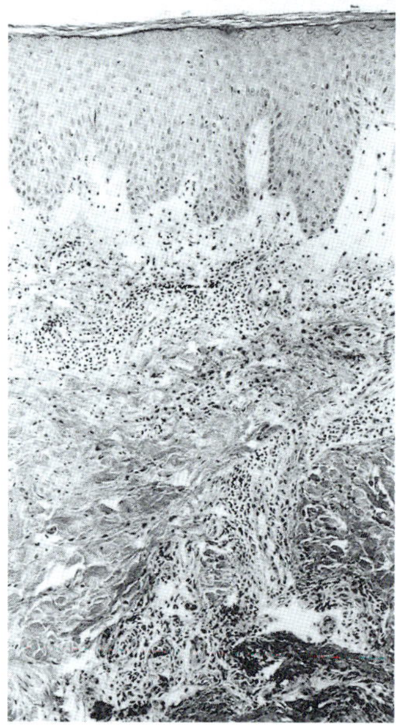

Abb. 1a: Perivaskuläres entzündliches Zellinfiltrat im oberen und mittleren Korium (HE) (75fach).

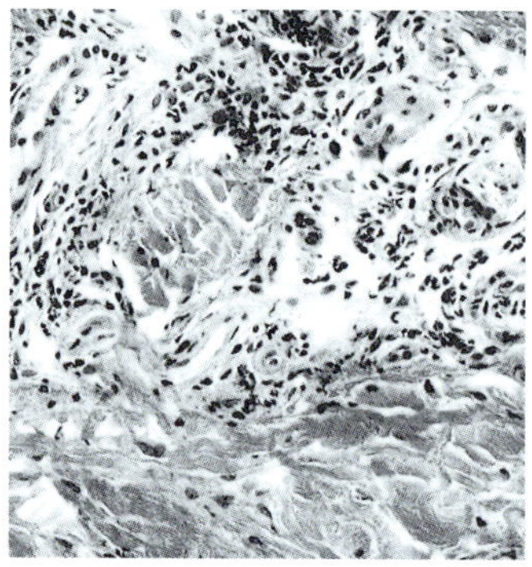

Abb. 1b: Das Infiltrat besteht aus neutrophilen Granulozyten und mononukleären Zellen (HE) (350fach).

Immunhistochemie

Gelegentlich lassen sich immunhistochemisch perivaskuläre Ablagerungen von Immunglobulinen (hauptsächlich IgG und IgM) und von Komplementbestandteilen darstellen (Abb. 2). C3 scheint dabei, wie bei anderen Vaskulitiden, den Hauptanteil auszumachen [423]. Fibrin und Fibrinogen werden ebenfalls perivaskulär abgelagert.

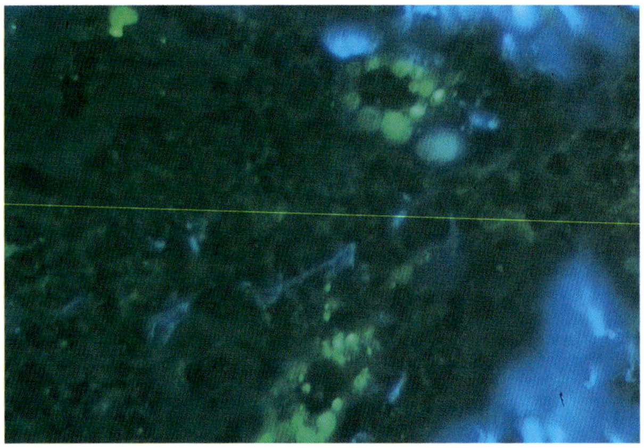

Abb. 2: Perivaskuläre Ablagerungen von C3 im mittleren Korium (direkte Immunfluoreszenz) (200fach).

Diagnostische Bedeutung

Obwohl die immunhistochemischen Befunde nicht spezifisch für das Erythema elevatum et diutinum sind, können positive Ergebnisse für die Diagnostik hilfreich sein. Die Anwesenheit von Immunablagerungen in der Haut und eine verstärkte C1q-Bindungsaktivität lassen eine pathogenetische Rolle von Immunkomplexen bei dieser Form der Vaskulitis vermuten [424]. Obwohl eine Antigenbeteiligung unbekannt ist, sollen bakterielle Antigene, vor allem Streptokokkenantigene, eine pathogenetische Bedeutung besitzen. Nach einer Arbeit von Wolff et. al. [425] finden sich nach intrakutaner Injektion von Streptokokkenantigen C3-Ablagerungen an der Injektionsstelle.

Technische Hinweise

Entnahmestelle und Zeitpunkt der Biopsie sind für den Nachweis gewebegebundener Immunablagerungen von Bedeutung. Die Biopsien sollten aus sehr frischen Läsionen entnommen werden, da in ausgeprägt entzündlichen Effloreszenzen durch die Phagozytoseaktivität der infiltrierten neutrophilen Granulozyten keine Immunkomplexe mehr nachweisbar sind.

3.7 Hepatitis-B-Vaskulitis

Übersicht und Befunde

Gocke et al. [426] beschrieben im Jahre 1970 erstmals eine Vaskulitis, die durch das Hepatitis-B-Virus hervorgerufen war. Seither ist dieses Krankheitsbild als Hepatitis-B-Vaskulitis in die Literatur eingegangen. Die Erstbeschreiber konnten bei vier von elf Patienten mit Polyarteriitis nodosa zirkulierende Immunkomplexe nachweisen, die das Australia-Antigen wie auch Immunglobulin enthielten. Bei einem der vier Patienten waren Australia-Antigen, IgM und β1c-Globulin auch in intramuskulär gelegenen Gefäßwänden nachweisbar. In der Synovialmembran eines Patienten mit Arthritis als Frühmanifestation einer akuten Virushepatitis [427] wurde ebenfalls Australia-Antigen gefunden. HBe-Antigen war in der Kapillarwand von Glomerula bei zwei Hepatitis-B-Virusträgern mit Glomerulonephritis abgelagert [428].

Auch in der Haut kann man HBs-Antigen-Ablagerungen nachweisen. Dienstag et al. [429] fanden HBs-Antigen-Ablagerungen zusammen mit IgM, C3 und Fibrin in Gefäßwänden von Hautläsionen zweier Patienten mit urtikariellen Prodromi einer akuten Hepatitis B. Die histologische Untersuchung der Läsionen zeigte eine nekrotisierende Venulitis. Immunhistochemisch konnten im Gewebe eines Patienten HBs-Antigen-Antikörper-Komplexe nachgewiesen werden.

Auch Karayama et al. [430] konnten die Beteiligung des HB-Virus bei kutaner leukozytoklastischer Vaskulitis bestätigen. Es handelte sich dabei um eine 34jährige Frau, bei der zwei Jahre lang rezidivierend urtikarielle Hautveränderungen an den Extremitäten bestanden. Einige der Läsionen, die im allgemeinen wenige Stunden persistierten, hinterließen purpuriforme Hautveränderungen. Die Patientin

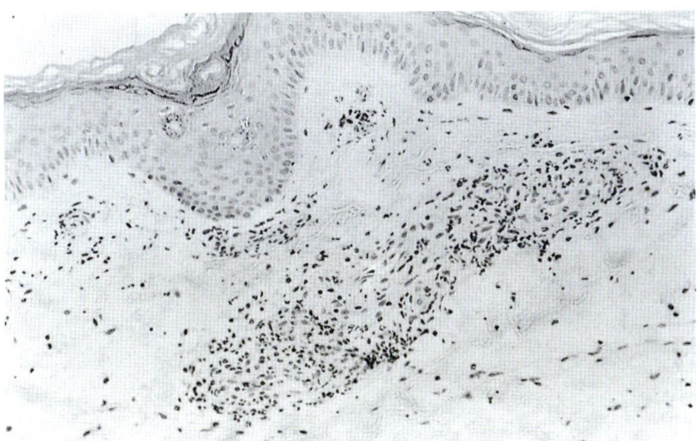

Abb. 1: Urtikarielle Läsion bei der oben beschriebenen Patientin mit histologisch leukozytoklastischer Vaskulitis im oberen Korium (HE) (50fach).

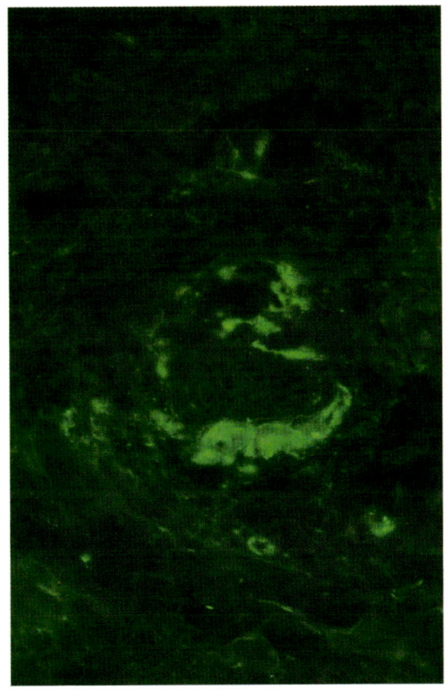

Abb. 2: Spezifische Fluoreszenz in den Gefäßwänden des oberen Koriums mit einem FITC-konjugierten monoklonalen Anti- HBs-Antigen-Antikörper (127fach).

fühlte sich etwas abgeschlagen und hatte Arthralgien. Die klinische Untersuchung zeigte, von den Hautveränderungen abgesehen, keine pathologischen Auffälligkeiten. Der Rheumafaktor war positiv, die IgE-Werte mit etwa 1730 IU/ml deutlich erhöht. Die übrigen laborchemischen Parameter wie Blutbild, Leberwerte, Gesamtkomplement (CH 50) und Urinstatus lagen im Normbereich. Weitere serologische Untersuchungen ergaben schließlich den Nachweis von HBs-Antigen (x4096), negativen HBs-Antikörpern, negativem HBe-Antigen und positiven HBe-Antikörpern (x8192). Anhand dieser Werte wurde die Patientin als inapparente Virusträgerin identifiziert. Sowohl in den urtikariellen wie in den purpuriformen Hautveränderungen ergab sich histologisch eine leukozytoklastische Vaskulitis im Korium (Abb. 1). Die direkte Immunfluoreszenz zeigte Ablagerungen von IgM, C1q, C3 und Fibrinogen in den Gefäßwänden. Dabei war in betroffener Haut immunfluoreszenztechnisch auch HBs-Antigen nachweisbar [431, 432] (Abb. 2). Im Serum konnten mittels RIA in zirkulierenden Immunkomplexen HBs-Antigen und IgG nachgewiesen werden [433].

Die Menge der Immunkomplexe korrelierte dabei mit dem klinischen Verlauf der Krankheit (Abb. 3). Diese Befunde heben die Bedeutung zirkulierender und in den Gefäßwänden abgelagerter Immunkomplexe für die Pathogenese der nekrotisierenden Vaskulitis hervor.

Bedeutung der Befunde

Ist die Hepatitis-B-Vaskulitis mit den Krankheitssymptomen vergesellschaftet, die denen der Serumkrankheit äh-

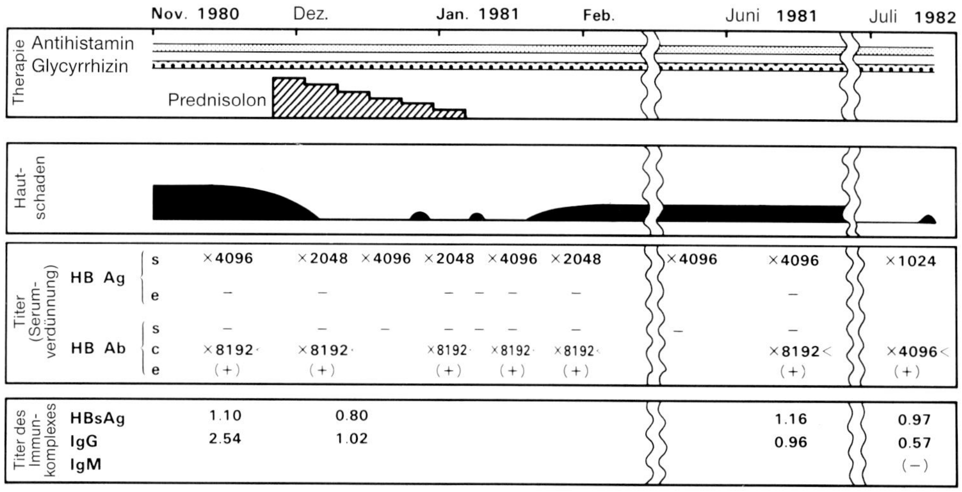

Abb. 3: Klinischer Verlauf der beschriebenen Patientin.

neln [434] und sich in Urtikaria, Polyarthralgien und Arthritiden äußern, sind sie diagnostisch wegweisend für eine Hepatitis-B-Infektion. Die persistierende Infektion bei klinisch inapparenten Virusträgern scheint im wesentlichen dasselbe zu sein wie die klinisch manifeste Hepatitis B (transiente Hepatitis B). Der einzige Unterschied besteht darin, daß die inapparente Hepatitis protrahierter verläuft als die akute Hepatitis B. Die Hepatitis-B-Vaskulitis weist also auf eine persistierende Hepatitis-B-Infektion hin.

Möglicherweise ist das Auftreten der Hepatitis-B-Vaskulitis ein Prodromalstadium der Hepatitis B, etwa so, wie auch die Serokonversion zu HBs-Antikörpern und von HBe-Antigen zu HBe-Antikörpern vor Einsetzen der klinischen Symptome bei der Hepatitis B auftritt. Durch die Ablagerungen zirkulierender Immunkomplexe mit HB-Antigen, Immunglobulin und Komplement an den Gefäßwänden kommt es zu einer allergischen Typ-III-Reaktion mit nekrotisierender Vaskulitis.

Methoden

Als Untersuchungskollektiv kommen Patienten mit serumkrankheitsartigen Symptomen als Vorboten einer Hepatitis B oder Hepatitis-B-Virusträger mit urtikariellen und purpuriformen Hautveränderungen in Betracht. Dabei sollte klinisch erkrankte Haut untersucht werden, da HBs-Antigen, Immunglobulin oder Komplement in gesunder Haut nicht nachweisbar sind. [435].

3.8 Livedovaskulitis

Einführung

Die Livedovaskulitis [436,437] ist eine Krankheit, die Ähnlichkeiten mit der Atrophie blanche, der Livedo reticularis mit Sommerulzera, der livedoiden Vaskulitis und der kutanen Periarteriitis nodosa besitzt. Histologisch liegt eine fokale oberflächliche und tiefe Vaskulitis mit segmentaler Hyalinisierung vor [437] (Abb. 1). Die Livedovaskulitis gehört zu den immunkomplexbedingen allergischen Vaskulitiden, da frische Veränderungen eine Infiltration neutrophiler Granulozyten mit Leukozytoklasie und fibrinoider Degeneration aufweisen [438, 439]. Dicke, hyalinisierte und bindegewebig organisierte Gefäßwände deuten darauf hin, daß sich auch eine chronisch-persistierende Vaskulitis entwickeln kann.

Befunde

Die direkte Immunfluoreszenz zeigt Ablagerungen von Immunglobulinen, Komplement und fibrinolytischem Material wie Fibrin, Fibrinogen und Plasminogen an den Gefäßwänden des unteren Koriums. Die Ablagerungen bilden ein granuläres (Abb. 2) oder linear-anuläres Muster mit feinen Granula (Abb. 3) in den verdickten Gefäßwänden. Immunglobuline und Komplement weisen auf Immunkomplexablagerungen hin. Der Nachweis von Fibrinogen und Plasminogen zeigt eine abnorme fibrinolytische Aktivität mit persistierender Entzündung an.

Technische Hinweise

Da sich die wichtigsten histologischen Veränderungen im tiefen Korium abspielen, sollte die Biopsie bis tief in das subkutane Fettgewebe reichen. In frischen Läsionen mit starker Entzündung gelingt der Nachweis von Immunglobulinen und Komplement. In ulzerierten Läsionen ist der Nachweis frischer vaskulärer Veränderungen schwierig. In narbigem Gewebe mit hyalinisierten Gefäßen mißlingt meist der Immunglobulinnachweis. Interessanterweise scheinen die Gefäßwandveränderungen für die persistierende Vaskulitis verantwortlich zu sein.

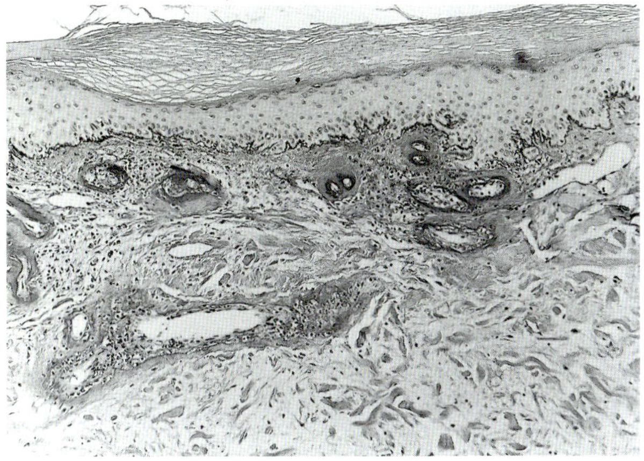

Abb. 1: PAS-Färbung (100fach).

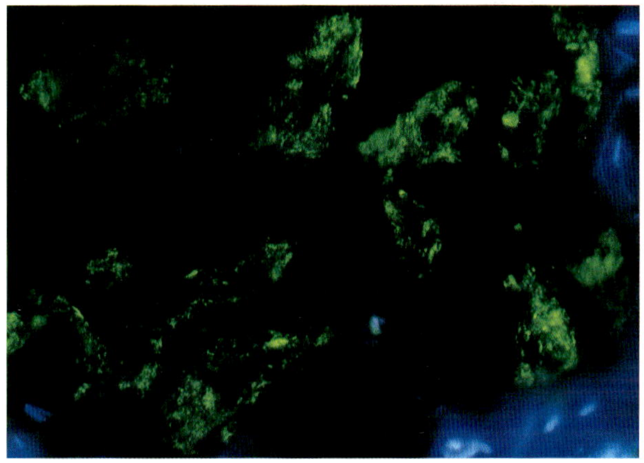

Abb. 2: Plasminogen (direkte Immunfluoreszenz) (200fach).

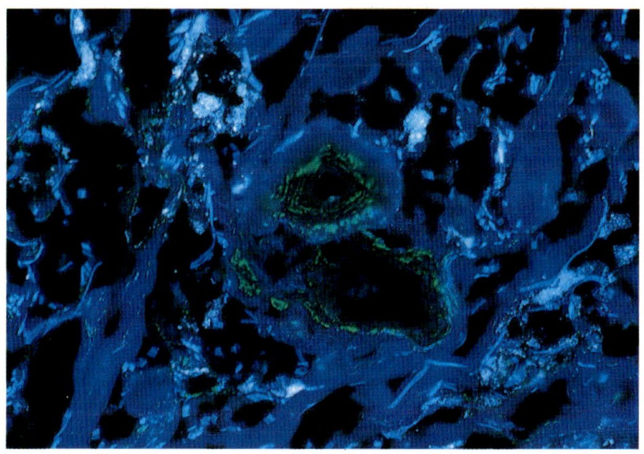

Abb. 3: IgG (direkte Immunfluoreszenz) (200fach).

3.9 Wegenersche Granulomatose

Einführung

Die Wegenersche Granulomatose ist eine systemische Vaskulitis mit schlechter Prognose. Initial entstehen nekrotisierende Granulome an der Nase, später an weiteren Organen. Nekrotisierende Granulome des oberen Respirationstraktes und der Lungen, systemische nekrotisierende Vaskulitis und Glomerulonephritis bilden die charakteristische histologische Trias. Etwa die Hälfte aller Patienten haben Hautveränderungen. Diese bestehen aus nekrotischen Papeln oder Knötchen, Bläschen, Urticae oder Erythema-multiforme-artigen Läsionen [440]. Es finden sich jedoch auch schwere Veränderungen wie Ödeme, Purpura, Teleangiektasien und Pyoderma gangraenosum. Die Ätiologie ist zwar unbekannt, man vermutet jedoch aufgrund der vaskulitischen Komponente Immunkomplexe als auslösende Faktoren [441].

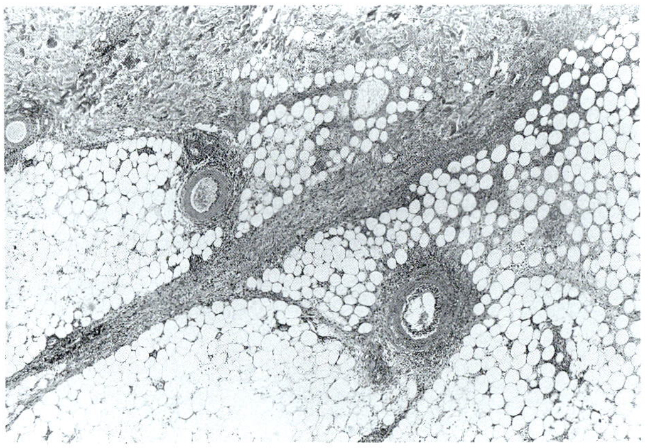

Abb. 1: HE (40fach).

Befunde

Die Blutgefäße des unteren Koriums und des subkutanen Fettgewebes zeigen thrombotische Verschlüsse und fibrinoide Gefäßwanddegeneration. Daneben findet sich ein dichtes Infiltrat aus Neutrophilen, Lymphozyten und Histiozyten (Abb. 1, 2). In der direkten Immunfluoreszenz lassen sich granuläre Ablagerungen von Immunglobulinen, Komplement und Fibrinogen in Gefäßen unterschiedlicher Größe nachweisen (Abb. 3). Man geht davon aus, daß die Ablagerung von Immunkomplexen in den Gefäßwänden die Infiltration der Neutrophilen auslöst. Daraufhin kommt es zur Zerstörung der Gefäßstruktur mit folgender granulomatöser Reaktion.

Histologisch ist es in manchen Fällen schwierig, die Panarteriitis nodosa differentialdiagnostisch abzugrenzen. Bei der Wegenerschen Granulomatose ist in typischen Fällen die granulomatöse Reaktion stärker ausgeprägt. Die granulomatösen Reaktionen sollen unter anderem durch Immunkomplexe mit Antikörperüberschuß ausgelöst werden [442]. [Bei aktiver Wegenerscher Granulomatose sind antizytoplasmatische Autoantikörper (ACPA) nachweisbar, welche sich gegen ein lösliches 29-kD-Protein in menschlichen Neutrophilen und Monozyten richten. Immunelektronenmikroskopisch wurde das ACPA-Antigen zusammen mit Elastase, Myeloperoxydase und Kathepsin G in den peroxydasehaltigen Granula neutrophiler Granulozyten und Monozyten lokalisiert. Anm. d. Hrsg.] [442a].

Technische Hinweise

Die nekrotisierende Vaskulitis kann bis tief im subkutanen Fettgewebe auftreten und zu scharf ausgestanzten Ulzera führen. Dies gilt insbesondere für die Gewebestücke aus purpuriformen Hautveränderungen. Sowohl im Ulkus wie in den reaktiven Veränderungen, wie Erythemen, Papeln und purpuriformen Effloreszenzen, ist es leicht möglich, daß die vaskuläre Hauptläsion wie auch die typischen Immunfluoreszenzbefunde bei der Biopsie nicht erfaßt werden. Die richtige Wahl der Biopsiestelle wie auch des Biopsiezeitpunktes ist daher von großer Wichtigkeit.

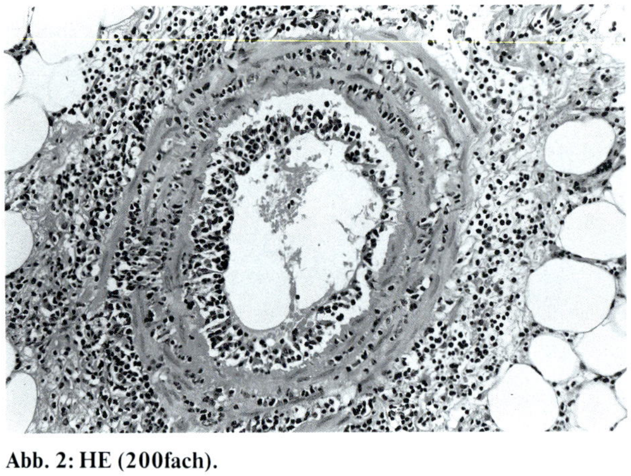

Abb. 2: HE (200fach).

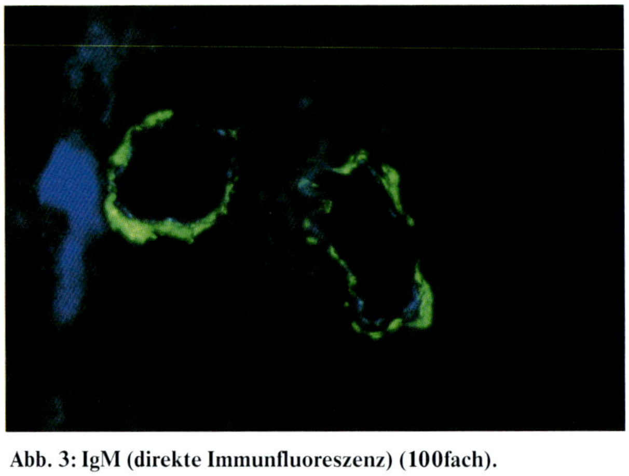

Abb. 3: IgM (direkte Immunfluoreszenz) (100fach).

3.10 Experimentell ausgelöste kutane Vaskulitis

Einführung

In der Gruppe der Vaskulitiden, zu denen unter anderem die nekrotisierende Vaskulitis, die leukozytische Vaskulitis und die allergische Vaskulitis gehören, lassen sich im Serum Immunkomplexe nachweisen. Ferner werden in den Gefäßwänden Immunglobuline und Komplement abgelagert. Es besteht die Vorstellung, daß zunächst Immunkomplexe in den Gefäßwänden abgelagert werden oder sich an Ort und Stelle bilden, worauf es zu einer Entzündung mit Infiltration neutrophiler Granulozyten und Gefäßdestruktion kommt. Aufgrund der unüberschaubar vielen Antigene, die beim Patienten vorkommen, ist es nahezu unmöglich, die Antigenseite der Immunkomplexe zu erforschen. Zur Untersuchung des entzündlichen Prozesses und des Mechanismus der Immunkomplexablagerungen im experimentellen Modell hat man sich auf ein einziges Antigen beschränkt.

In der Dermatologie gibt es eine Vielzahl von Vaskulitiden, die durch Immunkomplexe verursacht werden. Dazu zählen die Purpura Schönlein-Henoch, die Vasculitis allergica Ruiter, die Urtikaria-Vaskulitis, das Erythema elevatum et diutinum, die Livedovaskulitis, die Wegenersche Granulomatose sowie die Vaskulitiden bei Bindegewebserkrankungen. Für die Erforschung der kutanen Vaskulitis, vor allem des Arthus-Phänomens, werden viele Tiermodelle angewendet, da sich die Kontrollbeobachtungen und die Gewebeentnahmen einfach gestalten und die Tiere nicht geopfert werden müssen [443—447].

Ueki et al. untersuchten das Arthus-Phänomen mit Meerrettichperoxydase (MRP) als Antigen an der Haut von Albinokaninchen sowie von Meerschweinchen [448—451]. Meerrettichperoxydase hat ein Molekulargewicht von 40 kD und ist nach Reaktion mit Diaminobenzidin licht- und elektronenmikroskopisch nachweisbar. Der Anti-MRP-Antikörper besteht überwiegend aus IgG und läßt sich mit der Immunfluoreszenzmethode darstellen. Um zu beweisen, daß es sich bei den Gewebeablagerungen um Immunkomplexe handelt, muß man Antigen und Antikörper gleichzeitig nachweisen. Dies ist beim MRP-anti-MRP-Komplex möglich.

Befunde

Nach intrakutaner Injektion von niedrig dosierter MRP in MRP-sensibilisierte Tiere bilden sich ödematöse Erytheme oder purpuriforme Hautveränderungen im Sinne einer Arthus-Reaktion aus. Es kommt zu einer Infiltration neutrophiler Granulozyten mit Gefäßdestruktion und Erythrozytenextravasaten vor allem um die kleinen Blutgefäße herum. Zum Nachweis der Antigenseite, das heißt der MRP, wird die Diaminobenzidinreaktion durchgeführt. Lichtmikroskopisch zeigt sich ein brauner, feingranulärer Niederschlag in den Gefäßwänden und interstitiell (Abb. 1). Immunhistochemisch finden sich Ablagerungen von IgG (Anti-MRP-Antikörper), die dieselbe Lokalisation wie das Antigen haben, und Komplement in den Gefäßwänden.

Beim aktiven Arthus-Phänomen sind die Serumantikörper an das injizierte Antigen gebunden, während Komplement mit dem Antigen-Antikörper-Komplex reagiert. Zur Elimination der Komplexe werden Neutrophile mobilisiert. Danach entsteht eine schwere entzündliche Reaktion. Beim umgekehrten passiven Arthus-Phänomen, bei dem einem gesunden Tier nach intrakutaner Injektion von Anti-MRP-Antikörpern intravenös MRP-Lösung verabreicht wird, fällt die Entzündung recht mild aus und der Gewebeschaden ist geringer als beim aktiven Arthus-Phänomen. Das umgekehrte passive Arthus-Phänomen kann ebenfalls elektronenmikroskopisch nachgewiesen werden.

In vitro hergestellte unlösliche MRP-anti-MRP-Komplexe, die intradermal verabreicht werden, können als elektronendichte Aggregate dargestellt werden (Abb. 2). Es entsteht eine schwere entzündliche Reaktion, bei der Zellen mit zerstörter Zellmembran lysosomale Enzyme freisetzen (Abb. 2). Beim umgekehrten passiven Arthus-Phänomen werden Immunkomplexe zwischen Endothel und Perizyt, an der Basalmembran und zwischen den Kollagenfasern abgelagert (Abb. 3). Einige Immunkomplexe werden von Neutrophilen phagozytiert, während andere an die Zellmembran Eosinophiler anhaften (Abb. 4). Wieder andere lagern sich auch der Zellmembran von Keratinozyten an (Abb. 5). Immunelektronenmikroskopisch läßt sich die Verteilung von Immunkomplexen besser darstellen, da die Zellen hierbei gleichzeitig differenziert werden können.

Technische Hinweise

Da Diaminobenzidin die für die Elektronenmikroskopie routinemäßig aufbereiteten Proben kaum penetrieren kann, müssen die Schnitte so dünn wie möglich gemacht werden. Dabei werden Kryostatschnitte verwendet. Obwohl damit ein besseres Färbeergebnis erreicht wird, ist die Gewebeschädigung stärker ausgeprägt. Unter mikroskopischer Sicht können Schnitte mit einer Dicke von 0,2 bis 0,4 μm hergestellt werden.

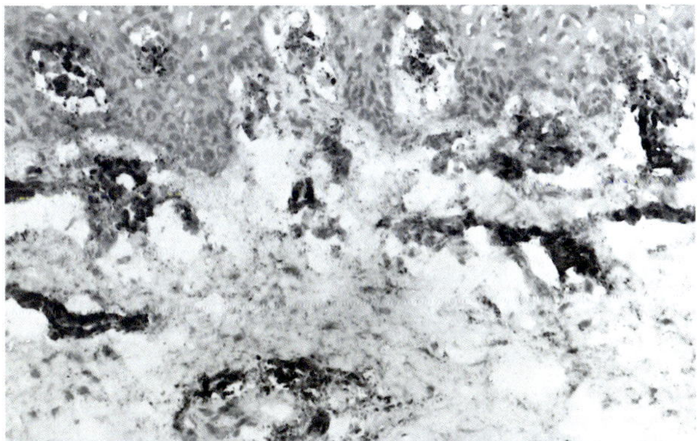

Abb. 1: Umgekehrtes passives Arthus-Phänomen (Kryostatschnitt) (100fach).

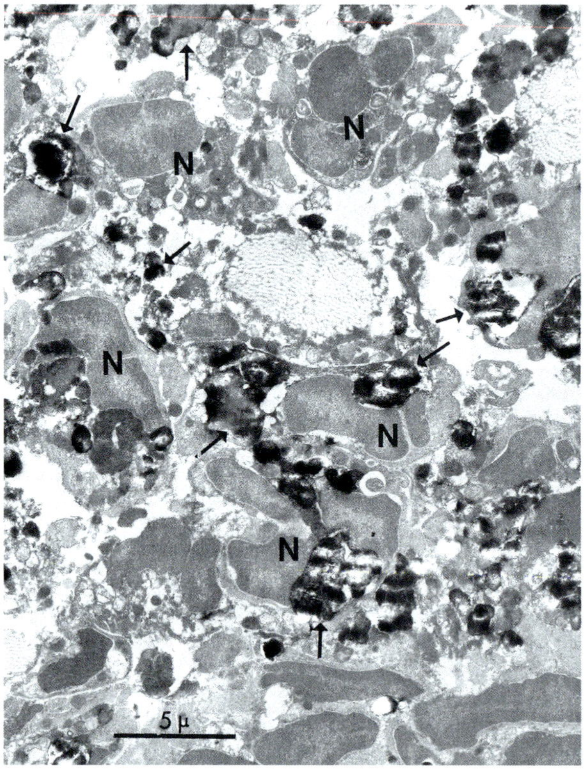

Abb. 2: MRP-anti-MRP-Komplexe werden nach intradermaler Injektion elektronenmikroskopisch dargestellt. (N = Neutrophile; Pfeile: Immunkomplexe).

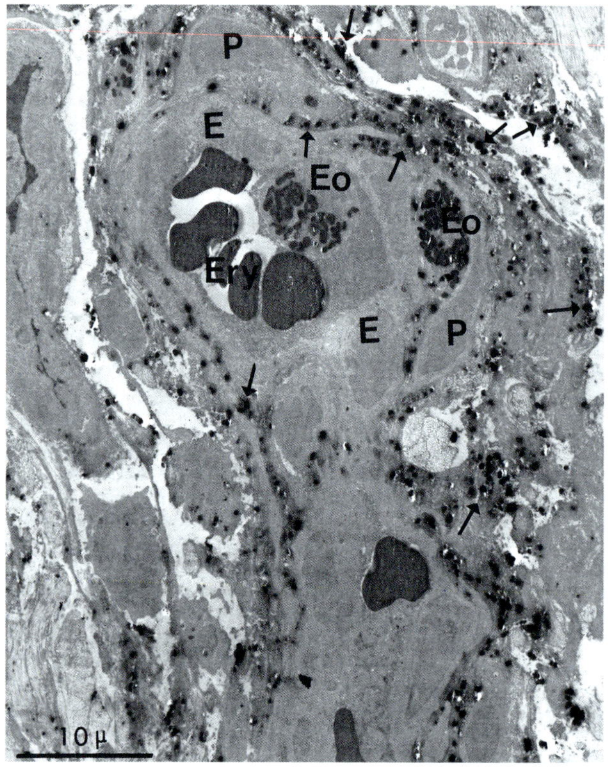

Abb. 3: Elektronenmikroskopische Darstellung des umgekehrten passiven Arthus-Phänomens. (E = Endothelzelle; P = Perizyt; Eo = Eosinophiler; Pfeile: Immunkomplexe).

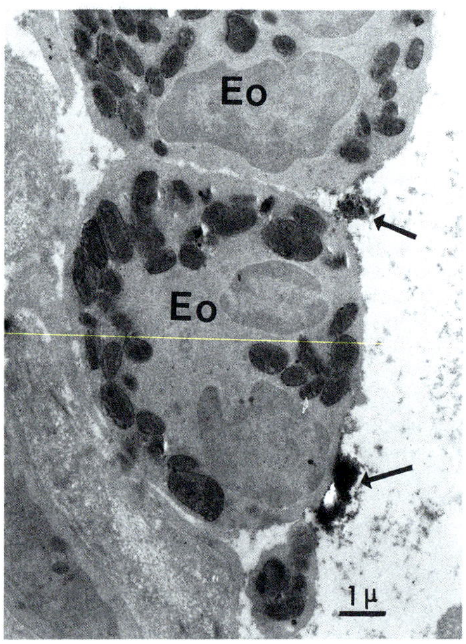

Abb. 4: Immunkomplexe (Pfeile) an der Zellmembran eines Eosinophilen (Eo).

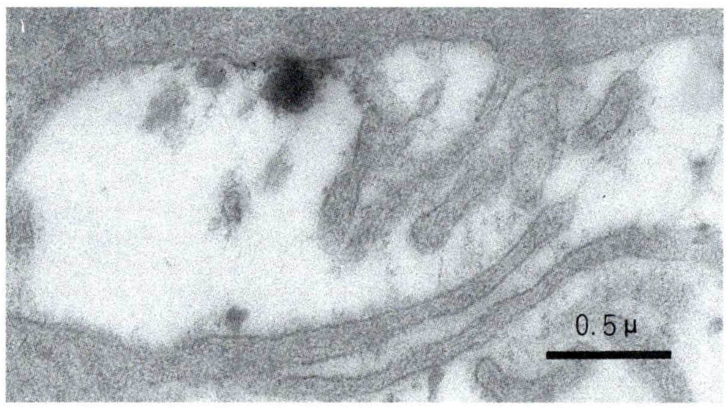

Abb. 5: Immunkomplex an der Zellmembran eines Keratinozyten.

Wegen der Reaktion von Diaminobenzidin mit Erythrozyten, Lysosomen in Leukozyten und der endogenen Peroxydase ist bei der Auswertung Sorgfalt geboten. Die vorgestellten Methoden sind für die Darstellung von Immunkomplexen geeignet, die an der Zellmembran oder extrazellulär abgelagert sind. Man sollte stets versuchen, eine Vorbehandlung zur Hemmung der endogenen Peroxydase sowie einen Vergleich mit der Antikörperseite der Immunkomplexe durchzuführen.

Zusätzlich braucht man ein Modell einer Immunkomplexarteriitis, um den Einfluß der zerstörten Gefäßwand zu untersuchen und den Faktor zu bestimmen, welcher für die lang andauernde Entzündung verantwortlich ist.

4. Ekzematöse Erkrankungen

Immunhistochemische Analyse des mononukleären Zellinfiltrats in der Haut*

Mononukleäre Zellinfiltrate finden sich bei den meisten entzündlichen Dermatosen, bei allen kutanen Lymphomen und als Begleitinfiltrat bei vielen nicht-lymphomatösen malignen Tumoren. Durch die Entwicklung monoklonaler Antikörper wurde eine Charakterisierung der Subpopulationen mononukleärer Zellen möglich. Bei den kutanen Lymphomen sind hiermit große diagnostische Fortschritte erzielt worden. Von der Analyse des mononukleären Zellinfiltrats bei entzündlichen Dermatosen erhoffte man sich Hinweise auf die Pathogenese. Die große Zahl durchgeführter Untersuchungen hat allerdings gezeigt, daß bei klinisch, histologisch und ätiologisch verschiedenen Dermatosen, wie der Psoriasis vulgaris, der toxischen und allergischen Kontaktdermatitis, dem Lupus erythematodes und auch bei peritumoralen Infiltraten, beinahe identische Resultate erzielt werden.

Unterschiede zwischen diesen Dermatosen auf der Ebene des mononukleären Zellinfiltrats sind überwiegend quantitativer Natur. So ist die Zahl dermaler Langerhanszellen beim chronischen allergischen Kontaktekzem erhöht, bei Psoriasis und chronisch diskoidem Lupus erythematodes vermindert. Die intraepidermalen Langerhanszellen sind bei der Sarkoidose und bei kutanen Arzneireaktionen erhöht, bei Lichen planus, Psoriasis und chronisch diskoidem Lupus erythematodes gegenüber der Norm vermindert. Eine Zunahme der intraepidermalen T-Lymphozyten wird beim allergischen Kontaktekzem und bei der Psoriasis gefunden.

Mononukleäre Zellen in der Haut bei reaktiven Läsionen und bei kutanen Lymphomen von niedrigem Malignitätsgrad zeigen eine Anordnung nach Kompartimenten, die im wesentlichen der Architektur normalen lymphatischen Gewebes entspricht. Das T-Zell-Kompartiment besteht überwiegend aus Helfer-/Inducer- und Suppressor-/zytotoxischen T-Lymphozyten und Langerhanszellen. Es ist bei allen entzündlichen Dermatosen, in peritumoralen Infiltraten und in normaler Haut nachweisbar. Der Nachweis eines T-Zell-Kompartiments bei entzündlichen Dermatosen wird häufig als Hinweis darauf gewertet, daß sich eine spezifische zelluläre Immunantwort abspielt. Dieselbe zelluläre Komposition wird aber auch bei der toxischen Kontaktdermatitis gefunden, so daß das Vorhandensein eines T-Zell-Kompartiments nicht zwingend für ein immunologisches Geschehen spricht. Ein B-Zell-Kompartiment aus B-Lymphozyten, wenigen T-Lymphozyten und Monozyten tritt nur bei einigen B-Zell-Lymphomen und bei Pseudolymphomen auf. Ein Kompartiment aus Monozyten und wenigen T-Lymphozyten findet sich typischerweise bei granulomatösen Erkrankungen. Bei hochgradig malignen Lymphomen ist diese geordnete Architektur aufgehoben.

Insgesamt findet sich bei der Vielzahl verschiedener Dermatosen nur eine sehr begrenzte Variabilität in Zusammensetzung und Architektur des mononukleären Zellinfiltrates. Dies legt den Gedanken nahe, daß die „patterns" der Infiltratzellen in der Haut womöglich nicht krankheitsspezifisch sind, sondern die gemeinsame Endstrecke verschiedenster pathogenetischer Abläufe darstellen. Die quantitativen Unterschiede bei entzündlichen Dermatosen sollten daher im Hinblick auf Rückschlüsse [451a] über die Pathogenese nicht überinterpretiert werden.

* Vorbemerkung der deutschen Herausgeber

Kapitel 3

4.1 Atopische Dermatitis

Einführung

Die atopische Dermatitis ist eine hereditäre ekzematöse Erkrankung, die bereits in früher Kindheit beginnt und sich häufig bis ins jugendliche und Erwachsenenalter fortsetzt. Die Hautmanifestationen dieser Erkrankung werden in fünf Gruppen eingeteilt:

- Akute ekzematöse Effloreszenz
- Lichenifizierte Effloreszenz
- Pruriginöse Effloreszenz
- Follikuläre Veränderung
- Trockenes Ekzem.

Histologie

Histologisch weisen alle fünf Gruppen ekzematöse Veränderungen auf. Die Epidermis zeigt eine geringe bis ausgeprägte Akanthose mit unterschiedlich ausgeprägter Spongiose und einem mononukleären Zellinfiltrat. Das dermale Zellinfiltrat besteht hauptsächlich aus Lymphozyten [452] mit Beimengungen einzelner Histiozyten und oft zahlreicher Mastzellen [453].

Immunhistochemische Befunde

Mit Hilfe monoklonaler Antikörper kann gezeigt werden, daß das lymphozytäre Infiltrat im Korium überwiegend aus T-Zellen mit nur vereinzelten B-Zellen besteht [454, 455, 456]. Die T-Zellen bestehen überwiegend aus T-Helfer- (Abb. 1) und nur zu einem geringen Anteil aus T-Suppressorzellen (Abb. 2). In der akanthotischen Epidermis wie im dermalen T-Zell-Infiltrat lassen sich massenhaft Langerhanszellen darstellen (Abb. 3). [Neue Untersuchungen zeigen, daß bei der atopischen Dermatitis wie bei der Psoriasis Keratinozyten und Langerhanszellen in der Epidermis ein Antigen, das sogenannte ICAM I (intercellular adhesion molecule I), exprimieren, an welches Lymphozyten mit bestimmten antigenen Determinanten binden können. ICAM I ist möglicherweise Auslöser für das epidermotrope Verhalten eines entzündlichen (oder tumorösen) leukozytären Zellinfiltrates. Anm. d. Hrsg.] [456a].

Beurteilung der zellulären Eigenschaften

Die immunhistochemischen Untersuchungen lassen bei dieser Erkrankung auf eine zellvermittelte Immunreaktion schließen. Die vermehrte Anzahl von T-Helfer- und Langerhanszellen zeigt eine gesteigerte Antigenexpression in erkrankter Haut an. Das Fehlen von B-Zellen stimmt mit der gegenwärtigen Auffassung überein, daß den B-Zellen

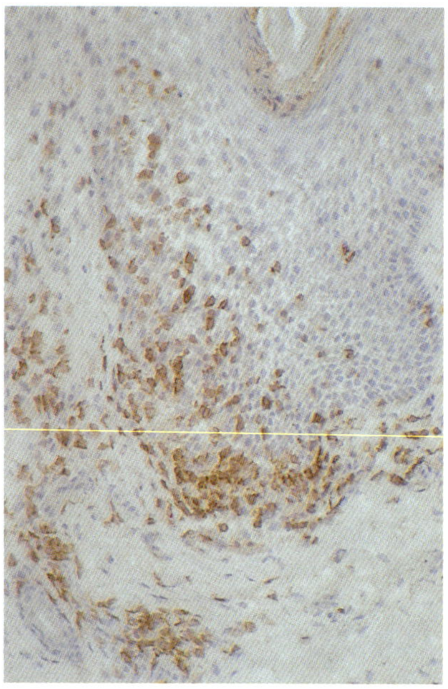

Abb. 1

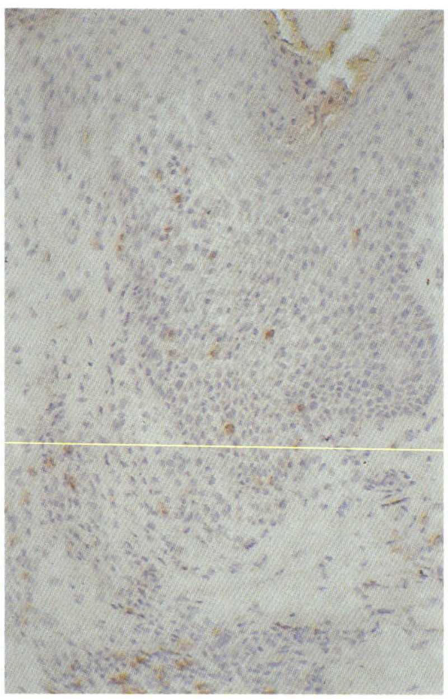

Abb. 2

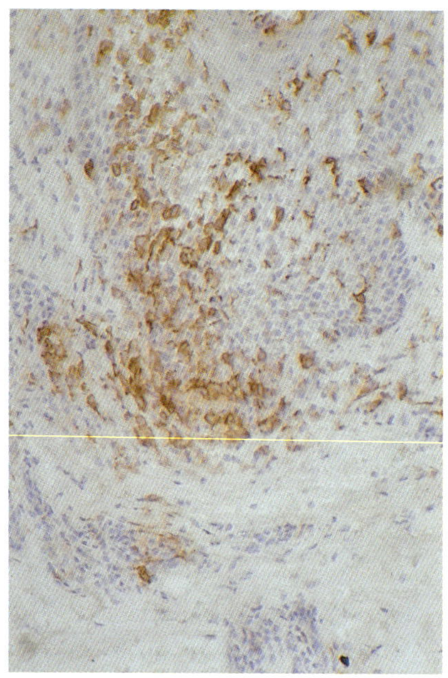

Abb. 3

Abb. 1: Subakutes Stadium der atopischen Dermatitis. Die meisten Lymphozyten im Korium und in der spongiotischen Epidermis sind T-Helferzellen (Leu-3a) (75fach).
Abb. 2: Subakutes Stadium einer atopischen Dermatitis mit relativ wenigen T-Suppressorzellen (Leu-2a) (75fach).
Abb. 3: In spongiotisch aufgelockerten Arealen der leicht akanthotischen Epidermis und im Korium finden sich zahlreiche Langerhanszellen (OKT 6) (75fach).

eine gewisse Bedeutung für die humorale Immunität und den T-Zellen für die zellvermittelte Immunität zukommt. Pathogenetisch kann man bei der atopischen Dermatitis daher von einer gestörten zellvermittelten Immunitätslage ausgehen.

Biopsie

Die immunhistochemischen Eigenschaften der Haut bei atopischer Dermatitis werden oft durch sekundäre Veränderungen im Rahmen einer Kortikosteroidbehandlung maskiert. Daher sollten nur Gewebestücke untersucht werden, auf denen bis mindestens zwei Wochen vor Entnahme keine topischen Steroide angewendet wurden.

4.2 Kontaktekzem

Einführung

Das allergische Kontaktekzem zählt zu den Erkrankungen, deren Pathomechanismus aufgrund zahlreicher Tierversuche bereits gut erforscht ist. Durch die Bindung von Hapten an das Trägerprotein der Langerhanszellen kommt es zur Antigenpräsentation, die genetisch über das HLA-DR-System festgelegt ist. Diese aktiviert T-Zellen, die zu Effektor-T-Zellen differenzieren. Immunhistochemische Studien über das allergische Kontaktekzem führen zu einem besseren Verständnis des Pathomechanismus vieler entzündlicher Dermatosen bisher unklarer Ätiologie. Anhand immunhistochemischer Untersuchungen an positiven Patch-Tests konnten McMillan et al. [457] die charakteristischen Oberflächenphänotypen der Infiltratzellen beim allergischen Kontaktekzem darstellen.

Befunde und ihre Bedeutung

Der Hauptanteil der Infiltratzellen ist immunhistochemisch positiv für Leu-1, T11, Leu-3 und HLA-DR, negativ für Leu-2a, T9, Leu-7, B1 und J5 (Abb. 1). Der Anteil Leu-2a-positiver Zellen der exozytotischen Lymphozyten entspricht dem der Leu-3a-positiven Zellen. Gelegentlich kommen in Epidermis und Korium auch T6-positive Zellen vor. Häufig exprimieren auch Keratinozyten auf ihrer Oberfläche HLA-DR (Abb. 2). Diese immunhistochemischen Befunde haben nach Scheynius et al. [458] große Ähnlichkeit zu denen beim toxischen Kontaktekzem. [Avnstrop et al. führten immunhistochemische Untersuchungen im zeitlichen Verlauf eines Kontaktekzems durch. Das zelluläre Infiltrat in frischen Läsionen bei allergischer und toxischer Kontaktdermatitis, charakterisiert durch ein Panel von Antikörpern gegen Oberflächenantigene von Lymphozyten, besteht aus peripheren T-Lymphozyten ($CD5^+$, $CD3^+$, $CD2^+$), wobei T-Helfer-/Inducer-Zellen ($CD4^+$) gegenüber Suppressorzellen ($CD8^+$) überwiegen. Außerdem finden sich HLA-DR-positive dermale Makrophagen ($KB90^+$, $EBM11^+$, $FMC32^+$ und $KB61^+$) und Langerhanszellen ($CD1^+$). Dagegen ändert sich die Zusammensetzung der Zellen in späten Läsionen in dem Sinne, daß die Aktivierungsmarker (IL-2-Rezeptor) und die Proliferationsmarker (Transferrinrezeptor, Ki-67-Antigen) lymphoider Zellen deutlich zunehmen. Die Ergebnisse bestätigen die pathogenetische Rolle T-Zell-gebundener Immunreaktionen bei der toxischen und allergischen Kontaktdermatitis. Anm. d. Hrsg.] [458a].

Technische Hinweise

Kryostatschnitte schockgefrorener Gewebestücke wurden mit der Avidin-Biotin-Peroxydase-Methode (ABC) inkubiert [459, 460].

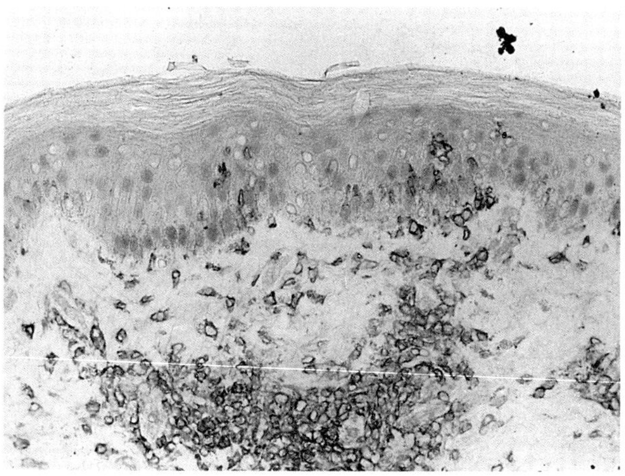

Abb. 1: Leu-1-positive Zellen beim allergischen Kontaktekzem. Unter den exozytotischen wie den perivaskulären Lymphozyten finden sich zahlreiche Leu-1-positive Zellen.

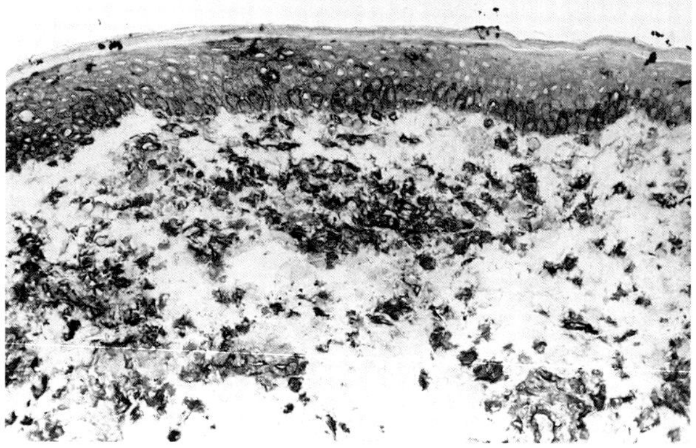

Abb. 2: HLA-DR-Expression beim allergischen Kontaktekzem. Die meisten Infiltratzellen wie auch zahlreiche Keratinozyten exprimieren HLA-DR.

4.3 Antigenverteilung beim allergischen Kontaktekzem

Einführung

Moleküle mit niedrigem Molekulargewicht wie Nickel, Chromat, Paraphenylendiamin und Urushiol sind die häufigsten Antigene beim allergischen Kontaktekzem. Sie werden als Haptene bezeichnet. Normalerweise besitzen die kleinen Haptene, welche eine Kontaktsensitivität erzeugen können, keine Antigenität. Offensichtlich können sie jedoch antigene Potenz erlangen, wenn sie in den Körper gelangen und dabei an körpereigene Proteine binden. Der Mechanismus der Kontaktsensitivität scheint sich in der Weise abzuspielen, daß das zugeführte Hapten in die Haut eindringt und nach Konjugation mit einem Trägerprotein volle antigene Potenz erlangt. Daraufhin stimuliert das Antigen T-Lymphozyten. Die T-Zell-Erkennung des Antigens ist spezifisch für das vorliegende Hapten/Protein- Konjugat. Nach Stimulation durch das Antigen verbleiben die stimulierten T-Lymphozyten zunächst im Lymphknoten, wo sie proliferieren und sich zu verschiedenen Subpopulationen wie Memory-Zellen und Effektorzellen differenzieren. Diese Lymphozytensubpopulationen verbreiten sich dann im ganzen Körper, der dadurch hypersensitiv wird. Beim nächsten Kontakt mit demselben Hapten folgt durch die Interaktion der Effektorzellen mit dem kompletten Antigen eine entzündliche Hautreaktion.

Eine der ganz entscheidenden Fragen ist, welche Körperstrukturen speziell in der Haut durch Koppelung an das Hapten die Fähigkeit besitzen, eine Kontaktsensitivität zu induzieren. Zahlreiche Untersuchungen wurden durchgeführt, um die Lokalisation von Allergenen im Körper nach kutaner Applikation zu bestimmen. Dabei wurden viele chemisch einfach aufgebaute Allergene benutzt, die man leicht radioaktiv markieren kann. Eisen und Tabachnick [461] beobachteten die Verteilung von Dinitrobenzen-Gruppen in Meerschweinchenhaut mittels Autoradiographie und spezifischen histochemischen Methoden. Auch hierbei ergaben sich keine ganz genauen Daten über die Lokalisation der Allergene. Nakagawa [462] versuchte daher, mit einem Antiserum gegen 2,4-Dinitrophenyl-(DNP-) Gruppen als Marker für 2,4-Dinitrochlorbenzen (DNCB), die Verteilung von DNCB in Meerschweinchenhaut immunhistochemisch darzustellen.

Befunde

Kutane Lokalisation von DNP-Gruppen nach kutaner Markierung mit DNCB. Zur Untersuchung der Lokalisation von DNP-Gruppen in Meerschweinchenhaut nach Hautmarkierung mit DNCB wurde die Immunfluoreszenztechnik angewendet und die Schnittpräparate wurden histologisch ausgewertet [462]. Nach Penetration von DNCB durch Epidermis und Korium kommt es innerhalb weniger

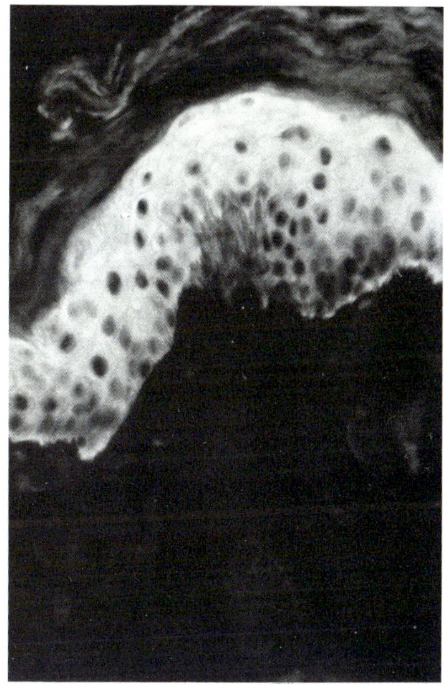

Abb. 1: 3 Stunden nach Markierung von Meerschweinchenhaut mit 5%igem DNCB in Ethanol zeigt sich nach Inkubation mit einem FITC-konjugierten Antikörper gegen DNP-Gruppen spezifische Fluoreszenz an der Zellmembran und im Zytoplasma von Stachelzellen (Paraffinschnitt, 300fach) [462].

Minuten zu einer Bindung an Haut-, vor allem an epidermale, Komponenten. DNP-Gruppen sind in der Nähe der Zellmembran und des Zytoplasmas epidermaler Zellen deutlich nachweisbar (Abb. 1). Dabei finden sich in etwa 80% der epidermalen Zellen DNP-Gruppen [463]. Mit Hilfe der Rasterelektronenmikroskopie mit T4-Bakteriophagen zur Visualisierung zeigen sich DNP-Gruppen auch auf der Oberfläche epidermaler Zellen und hier hauptsächlich auf Keratinozyten [464] (Abb. 2). Dies deutet darauf hin, daß DNCB an Oberflächenbestandteile von Zellmembranen epidermaler Zellen bindet. Die hohe Affinität von DNCB zu epidermalen Zellkomponenten wurde bereits in zahlreichen In-vivo-Studien nachgewiesen. Nach Markierung von Meerschweinchenhaut mit DNCB zeigten sich gut 50% des Materials an der Markierungsstelle und insgesamt etwa 99% in der Epidermis [461].

Langerhanszellen, die bekanntlich nur einen geringen Anteil der epidermalen Zellen ausmachen, sollen für die Induktion der Kontaktsensitivität auf einfache chemische Allergene verantwortlich sein. Neuere Untersuchungen haben die Bedeutung dieser Zellen im Hinblick auf die Antigenpräsentation für immunkompetente Lymphozyten unterstrichen. Es gibt ferner Befunde, die eine direkte Stimulation von T-Zellen durch haptenbindende Langerhanszellen nachweisen [465]. Dies bedeutet, daß T-Zellen Haptenmoleküle mit Klasse-Ia-Antigenen auf der Oberfläche von Langerhanszellen erkennen. Als nächstes untersuchten Nakagawa et al., ob DNP-Gruppen nach Hautmarkierung mit

Kapitel 3

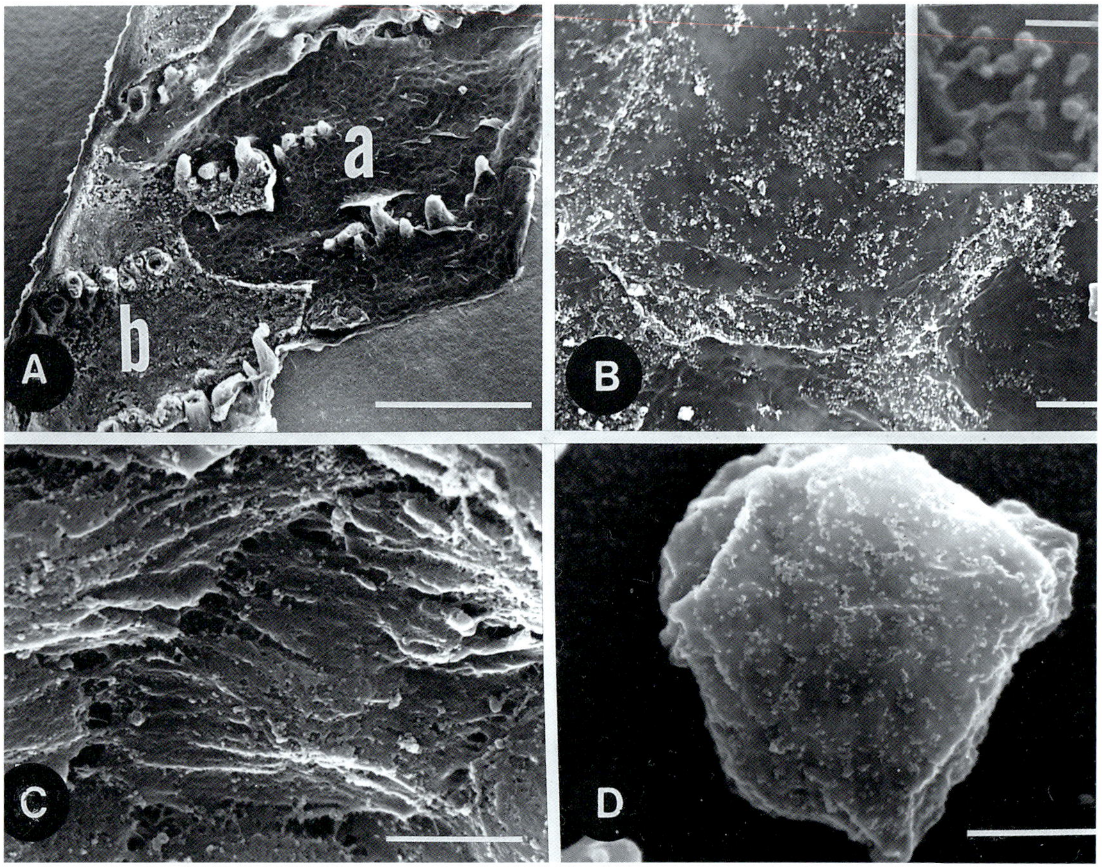

Abb. 2: (A) Rasterelektronenmikroskopische Aufnahme der dermalen Seite der Epidermis vom Meerschweinchenohr nach DNCB-Markierung. Inkubation mit Kaninchen-anti-DNP-IgG, danach sekundärer Ziege-anti-Kaninchen-IgG-Antikörper mit T4-Bakteriophagen. Es stellt sich ein Teil der Hornschicht (a) und der Oberfläche des Stratum spinosum (b) dar. (Balkenlänge = 0, 5 μm).
(B) Stärkere Vergrößerung von Teil (a) aus (A). T4-anti-IgG ist auf der Oberfläche der Hornschicht verteilt. Aufgrund des hexagonalen Kopfes und Schwanzes der T4-Bakteriophagen können diese sicher identifiziert werden (Ausschnittsvergrößerung).
(C) Stärkere Vergrößerung von Teil (b) aus (A) zeigt eine diffuse Verteilung von T4-anti-IgG auf der Oberfläche der Stachelzellen. (Balkenlänge = 50 μm).
(D) Rasterelektronenmikroskopische Aufnahme einer einzelnen epidermalen Zelle aus DNCB-markierter Meerschweinchenepidermis. Nach Inkubation mit Anti-DNP und T4-anti-IgG zeigt sich gleichmäßige Verteilung der T4-anti-IgG auf der Zelloberfläche. (Balkenlänge = 50 μm).

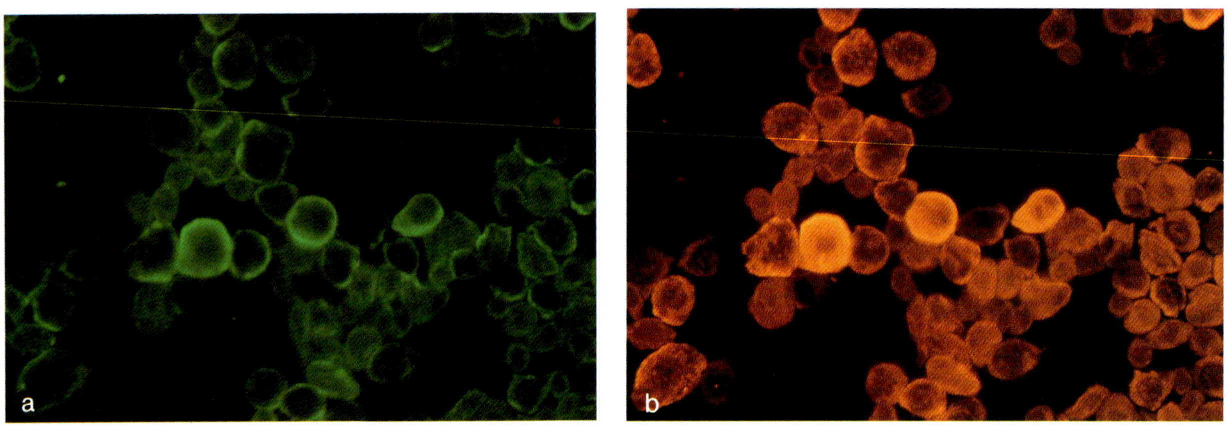

Abb. 3: (a) Epidermale Einzelzellen wurden nach Präparation aus DNCB-markierter Epidermis vom Ohr von Meerschweinchen der Linie 13 mit Anti-Klasse-Ia-Antigen-Antikörper inkubiert, dann mit TRITC-anti-Gp-IgG und dann mit FITC-konjugiertem Anti-DNP behandelt. Klasse-Ia-positive Zellen stellen sich orange dar (400fach). (b) Nahezu alle Zellen sind fluoreszenzmikroskopisch mit dem FITC-konjugierten Anti-DNP-Antikörper markiert (grün). Die Klasse-Ia-positiven Zellen tragen offensichtlich auch DNP-Gruppen (400fach).

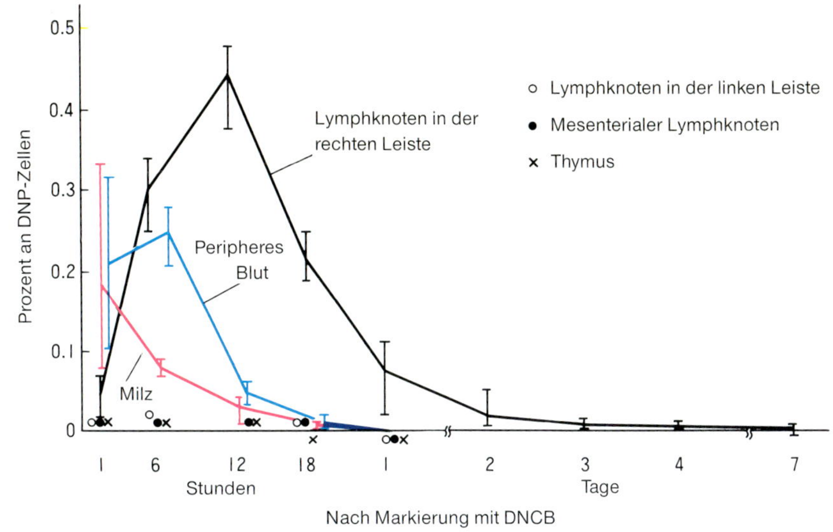

Abb. 4: Anzahl der DNP-Gruppen tragenden Zellen des lymphatischen Systems zu verschiedenen Zeiten nach Markierung der Inguinalregion rechts bei Meerschweinchen mit DNCB.

DNCB auf epidermalen Langerhanszellen lokalisiert sind [466]. Die Zellsuspension aus DNCB-markierten epidermalen Meerschweinchenzellen wurde zum Nachweis von Klasse-Ia-Antigen und von DNP-Gruppen doppelmarkiert. Dabei wurden DNP-Gruppen auf epidermalen Zellen mit Klasse-Ia-Antigen (vermutlich Langerhanszellen) gefunden (Abb. 3).

Verteilung von DNP-Gruppen in lymphatischem Gewebe nach kutaner Markierung mit DNCB. Mittels Immunfluoreszenz konnte Nakagawa auch auf Zellen des peripheren lymphatischen Systems von Meerschweinchen nach kutaner DNCB-Markierung DNP-Gruppen nachweisen [467–469]. Die Mehrheit der DNP-positiven Zellen fand sich im peripheren Blut, der Milz und dem Ductus thoracicus etwa 1 bis 6 Stunden nach Applikation. Das Maximum war 12 Stunden nach Applikation in den lokalen Lymphknoten der Markierungsstelle erreicht (Abb. 4, 5). Diese Befunde zeigen, daß DNCB in vivo nach epikutaner Applikation an Meerschweinchen direkt mit Zellmembranen des peripheren lymphatischen Systems reagiert. Ferner scheint DNCB für mindestens 12 Stunden nach Applikation im lymphatischen System in freier, areaktiver Form vorzuliegen. Rasterelektronenmikroskopisch lassen sich DNP-Gruppen mit Anti-DNP-Antikörpern und T4-Bakteriophagen auf der Zelloberfläche von lymphatischen Zellen in wechselnder Dichte und Verteilung nachweisen [470] (Abb. 6). Die DNP-Zellpopulation wurde mittels Antikörpern und Ferritin zur Visualisierung sowohl auf T-Zellen und B-Zellen als auch auf Makrophagen nachgewiesen [471] (Abb. 7).

Es ist bekannt, daß Trinitrophenyl-(TNP-)Gruppen kovalent an die MHC-Antigene (H-2) auf der Oberfläche von Mäusemilzzellen binden. Diese Zellen waren zuvor in vitro mit Trinitrobenzensulfat vorbehandelt worden. Andere Proteine, einschließlich der Immunglobuline, sind ebenfalls an das Hapten gebunden [472]. Clement und Shevach [473] konnten in vitro zeigen, daß bei Trinitrophenylation von Zellen aus dem Peritonealexsudat und der Milz von Meer-

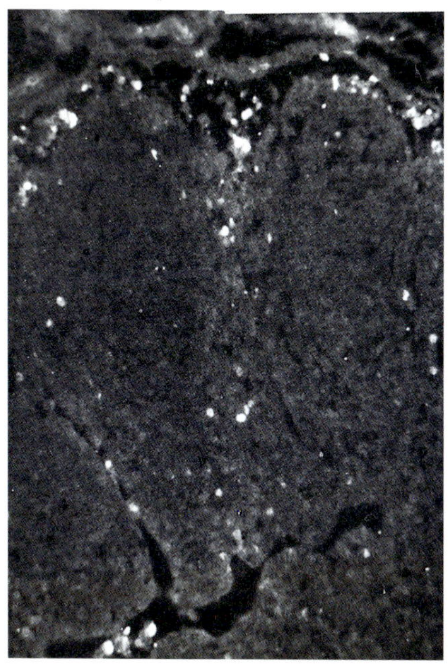

Abb. 5: Schnitte eines inguinalen Lymphknotens vom Meerschweinchen 24 Stunden nach Markierung mit DNCB und Inkubation mit einem fluoreszierenden Antikörper gegen DNP-Gruppen. Fluoreszenz findet sich in subkapsulären, intermediären und Marksinuszellen (120fach).

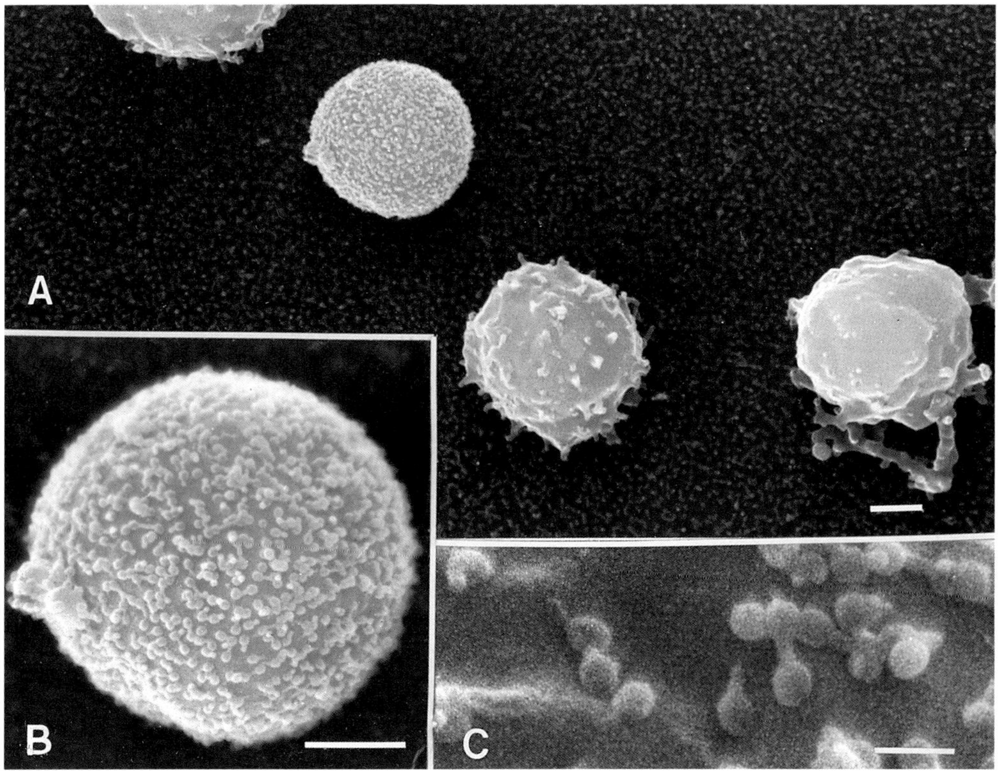

Abb. 6: Rasterelektronenmikroskopische Aufnahmen von Zellen aus dem drainierenden Lymphknoten intakter Meerschweinchenhaut 12 Stunden nach Markierung mit DNCB. Für die immunhistochemische Präparation wurde eine indirekte Methode angewendet. Die Zellen wurden zuerst mit Kaninchen-anti-DNP-IgG und danach mit Ziege-anti-Kaninchen-IgG (T4-Bakteriophagen-konjugiert) behandelt. (A) T4-anti-IgG ist auf der Oberfläche eines von drei weißen Blutkörperchen verteilt. (Balkenlänge = 10 μm). (B) Diffuses Verteilungsmuster unter stärkerer Vergrößerung. (Balkenlänge = 1 μm). (C) T4-anti-IgG ist bei starker Vergrößerung anhand des charakteristischen hexagonalen Kopfes und Schwanzes von T4 morphologisch zu identifizieren. (Balkenlänge = 0,1 μm).

schweinchen die meisten MHC-Antigene proportional zur Gesamtmenge der TNP-gebundenen Membranproteine TNP-gekoppelt sind [473]. Dagegen fanden sich nur kleine Mengen von TNP-modifiziertem Klasse-Ia-Meerschweinchenantigen der Linie II und kein haptenmodifiziertes Klasse-Ia-Antigen von Meerschweinchen der Linie 13. Obwohl noch keine haptenlymphoiden Zellkomplexe in vivo beobachtet wurden, ist es wohl berechtigt anzunehmen, daß ähnliche Konjugate dennoch in vivo bestehen. Andererseits ist bekannt, daß autologe lymphozytäre Zellen, welche mit einer kontaktsensibilisierenden Substanz gekoppelt wurden, nach Injektion in gesunde Tiere keinerlei Antwort erzeugen [474]. Zur Induktion von T-Suppressorzellen sind haptengekoppelte MHC-Komplex-Determinanten notwendig [475]. Dies deutet darauf hin, daß lymphoide Zellen zusammen mit DNP-Gruppen, welche nach Hautmarkierung mit DNCB im lymphatischen System auftreten, bei der Induktion von Suppressormechanismen funktionell bedeutsam sein können.

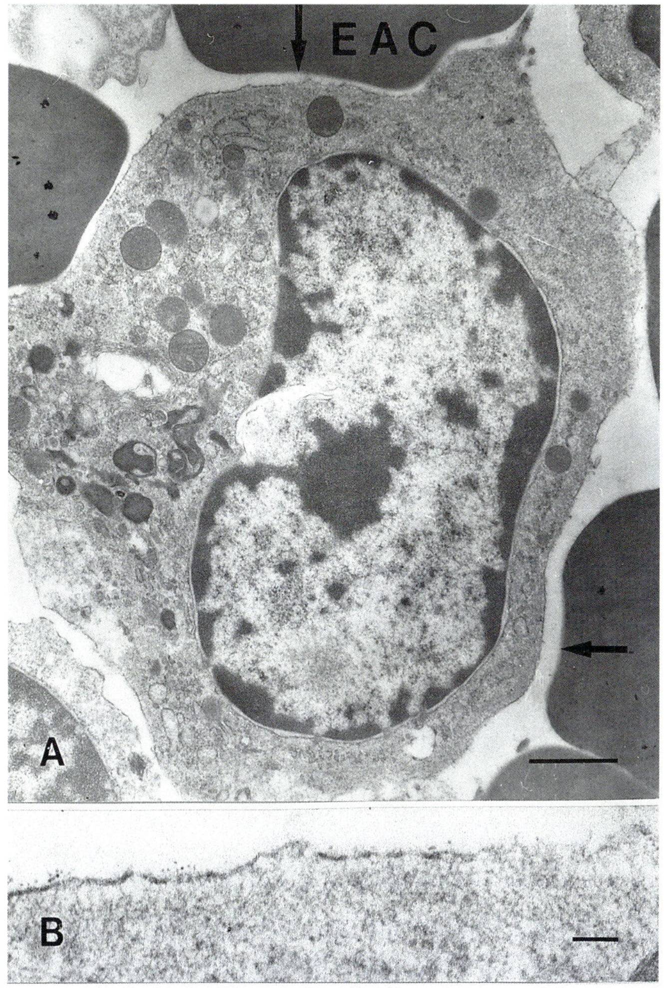

Abb. 7: Transmissionselektronenmikroskopische Aufnahme eines Makrophagen im drainierenden Lymphknoten von Meerschweinchenhaut 12 Stunden nach Hautmarkierung mit DNCB. Anschließend Inkubation mit EAC und dann zur Visualisierung mit Ferritin-anti-DNP.
(A) Rosettenbildung mit EAC um einen Makrophagen. (Balkenlänge = 1 μm).
(B) Ausschnittvergrößerung (siehe Pfeil in A). Ferritin ist auf der Zelloberfläche verteilt. (Balkenlänge = 1 μm).

Technische Hinweise

Zur immunfluoreszenztechnischen Darstellung von DNP-Gruppen in DNCB- markierter Haut kann Gefriermaterial wie auch paraffineingebettetes Gewebe verwendet werden [476]. Für immunrasterelektronenmikroskopische Untersuchungen werden die epidermalen Zellsuspensionen auf Objektträger aufgezogen. Die Objektträger sind mit Poly-L-Lysin beschichtet, um eine gleichmäßige Verteilung und Haftung der Zellen ohne Beeinträchtigung der Zellform zu gewähren. Danach werden die Zellsuspensionen mit 1%igem Glutaraldehyd 10 Minuten vorfixiert und mit 0,15 M Glycin behandelt.

Kapitel 3

5. Erythematosquamöse Dermatosen

5.1 Psoriasis

Einführung

Die Psoriasis ist eine chronische, erythematosquamöse Hauterkrankung, die histologisch unter anderem durch eine epidermale Proliferation mit subkornealen Mikroabszessen und einem entzündlichen dermalen Infiltrat gekennzeichnet ist. Die Hautveränderungen kommen überwiegend am Kopf, den Ellenbogen, Hüften und Knien vor. Diese Regionen unterliegen einer starken lokalisationsbedingten Alteration durch dauerndes Reiben. Das klinische Bild wird in vier Erscheinungsformen unterteilt:

- Psoriasis vulgaris
- Erythrodermische Psoriasis
- Pustulöse Psoriasis
- Psoriasis arthropathica.

Major Histocompatibility (MHC) bei Psoriasis. Obwohl man weiß, daß die Psoriasis einen familiären Hintergrund besitzt, ist ihr Genotyp noch völlig unbekannt. Unter Berücksichtigung des MHC bei Psoriasis wird vermutet, daß es eine signifikante Korrelation zu HLA-B13, B17 und BW37 gibt [477]. Bei japanischen Psoriatikern soll es den Haplotyp HLA-A1, BW37, CW6 und DRW6 sowie HLA-A2, B13, CW6 und DRW7 geben [478].

Proliferation epidermaler Zellen. Bei den Frühformen der Psoriasis finden sich histologisch eine Kapillardilatation und ein Ödem im Stratum papillare des Koriums. Vollentwickelte Läsionen zeigen eine gleichmäßige Verlängerung

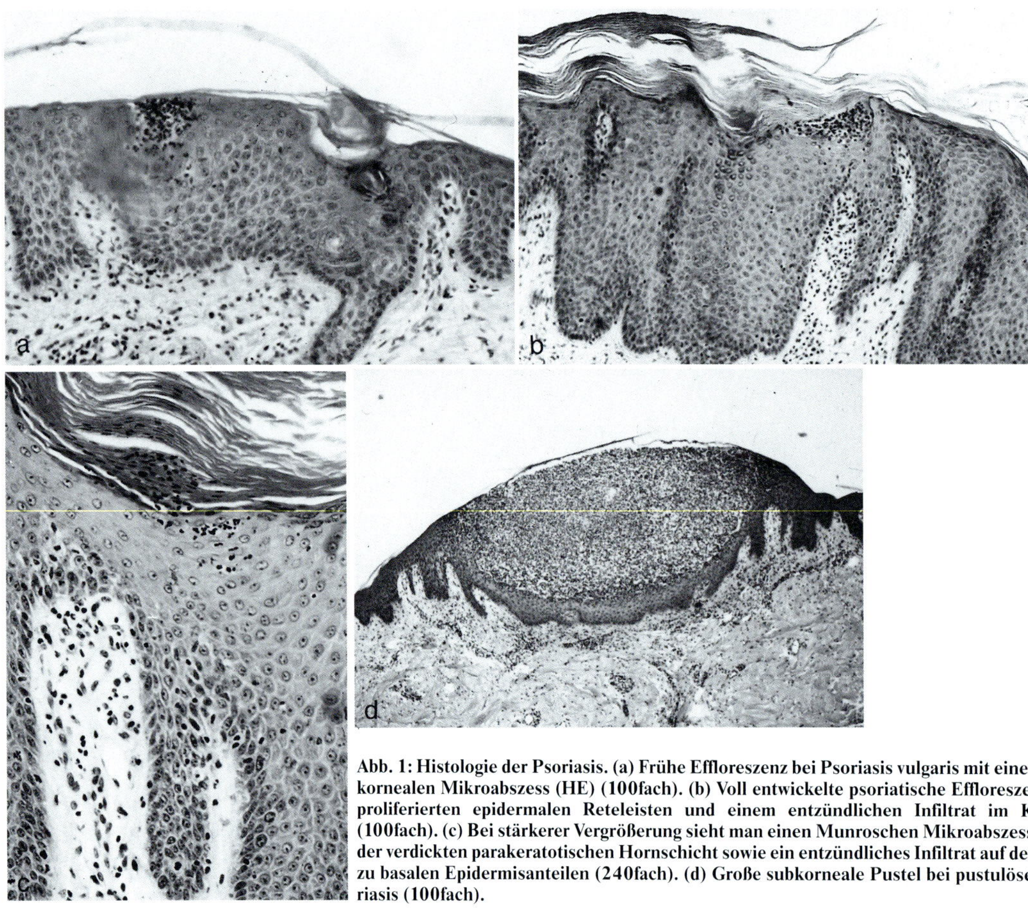

Abb. 1: Histologie der Psoriasis. (a) Frühe Effloreszenz bei Psoriasis vulgaris mit einem subkornealen Mikroabszess (HE) (100fach). (b) Voll entwickelte psoriatische Effloreszenz mit proliferierten epidermalen Reteleisten und einem entzündlichen Infiltrat im Korium (100fach). (c) Bei stärkerer Vergrößerung sieht man einen Munroschen Mikroabszess unter der verdickten parakeratotischen Hornschicht sowie ein entzündliches Infiltrat auf dem Weg zu basalen Epidermisanteilen (240fach). (d) Große subkorneale Pustel bei pustulöser Psoriasis (100fach).

der epidermalen Reteleisten mit einer deutlichen Parahyperkeratose und granulozytärer Infiltration (Munroscher Mikroabszess) sowie einem mononukleären Zellinfiltrat um die dilatierten Kapillaren des Stratum papillare. Im psoriatischen Schub ist die epidermale Umsatzrate in der S-Phase des Zellzyklus deutlich erhöht [479, 480]. Bekanntlich hängt diese stark erhöhte Zellkinetik von einem Mißverhältnis von cAMP/cGMP im Zytoplasma der epidermalen Zellen ab [481], welches seinerseits durch eine ungleiche Verteilung β-adrenerger Rezeptoren auf der Zellmembran entsteht [482]. Daher scheint es möglich, daß aufgrund der Hyperaktivität der Lipoxygenase in der Arachidonsäurekaskade Leukotriene von epidermalen Zellen produziert werden [483]. [Immunhistochemisch kann man bei der Psoriasis in basalen und suprabasalen Keratinozyten die deutliche Expression von Keratin 16 mit den monoklonalen Antikörpern AE_1 und Ks8.12 nachweisen. Keratin 16 stellt sich in gesunder Haut nur herdförmig in der basalen Epidermis dar. Anm. d. Hrsg.] [483a].

Entzündung und immunologische Reaktion. Bei der frühen psoriatischen Effloreszenz wandern mononukleäre Zellen von dilatierten Kapillaren des papillären Koriums, den sogenannten „squirting papillae", in basale Epidermisanteile ein. Danach verlassen neutrophile Granulozyten intermittierend die dilatierten Kapillaren und gelangen in die parakeratotische Hornschicht. Langhof und Müller [484] (1966) wiesen in der psoriatischen Hornschuppe während der Bildung des Munroschen Mikroabszesses eine Chemotaxis nach. Psoriatische Hornschuppen enthalten Immunglobulin und Komplement, die sich vom Anti-Stratum-corneum-Antikörper ableiten. Dieser findet sich im Serum psoriatischer Patienten [485]. Sowohl Beutner et al. wie auch Jablonska et al. [486, 487] haben eine autoimmunologische Theorie für die Rolle des Anti-Stratum-corneum-Antikörpers bei der Pathogenese der Psoriasis entwickelt.

Analog zum chemotaktischen Faktor, der zur Bildung der Munroschen Mikroabszesse unter der parakeratotischen Hornschicht führt, vermutet man, daß sich der psoriatische leukotaktische Faktor (PLF) von C3 und C5 ableitet [488]. Es konnte gezeigt werden, daß PLF hauptsächlich aus dem alternativen Pfad des Komplementsystems stammt und durch die Immunreaktion zusammen mit IgG und sekretorischem IgA (sIgA) im Stratum corneum aktiviert wird [489]. Aus psoriatischen Hornschuppen können IgG-IgA-Antikörper-Komplexe extrahiert werden [490]. Diese Immunkomplexe sollen Antigene enthalten, die Verwandtschaft mit dem Keratinprotein besitzen und auch in den Se-

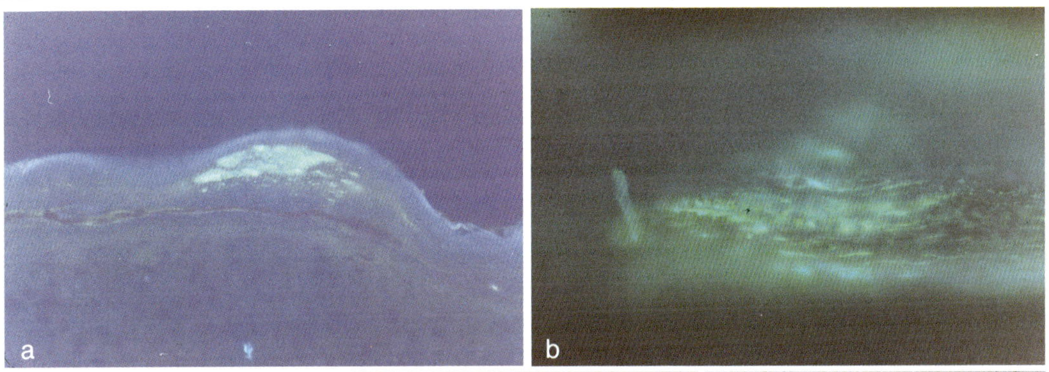
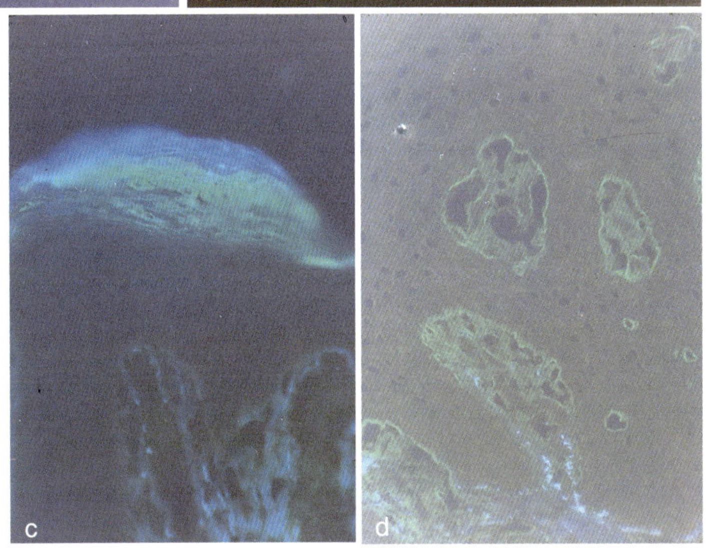

Abb. 2: Immunhistochemische Befunde bei Psoriasis vulgaris. (a) IgA-Ablagerungen in einem subkornealen Mikroabszess einer frühen psoriatischen Effloreszenz (IF) (120fach). (b) IgG-Ablagerungen in einem Munroschen Mikroabszess einer voll entwickelten Effloreszenz (400fach). (c) C3-Ablagerungen in einem Munroschen Mikroabszess (400fach). (d) Ablagerungen der sekretorischen Komponente (S-Komponente) an der Basalmembranzone einer voll entwickelten Effloreszenz (Anti-human-S-component-Ziegenserum) (200fach).

ra psoriatischer Patienten nachweisbar sind [491]. Die Hypersensitivitätsreaktion vom verzögerten Typ bei Patienten mit Psoriasis spricht für eine verminderte Funktion der peripheren T-Suppressorzellen [492].

Klinik. Die typischen Hauteffloreszenzen entwickeln sich aus stecknadelkopfgroßen Papeln zu verschieden großen erythematösen Plaques mit der charakteristischen verdickten Hornschuppe. Bei der pustulösen Psoriasis entwickeln sich gruppiert angeordnete, vornehmlich flache Pusteln auf erythematösem Grund am ganzen Körper oder den akralen Anteilen der Extremitäten.

Histologie. Histologisch finden sich bei einer frühen kleinen Papel subkorneale Mikroabszesse, Exozytose und ein perivaskuläres lymphozytäres Zellinfiltrat in den Papillarkörpern (Abb. 1a). Die vollentwickelte psoriatische Effloreszenz zeigt eine gleichmäßige Verlängerung der epidermalen Reteleisten, Munrosche Mikroabszesse unter einer verdickten parakeratotischen Hornschicht und eine deutliche Verschmälerung der suprapapillären Epidermis (Abb. 1b, c). Mononukleäre Zellinfiltrate wandern aus den dilatierten Kapillaren des oberen Koriums in die unteren Epidermisanteile ein. Bei der pustulösen Psoriasis sieht man eine große subkorneale Pustel (Abb. 1d). Am Rande der Pustel liegen sogenannte spongiforme Pusteln. Diese werden auch Kogojische spongiforme Pusteln genannt.

Immunfluoreszenz. Zusammen mit den leukozytären Infiltraten unter dem Stratum corneum finden sich bei der frühen psoriatischen Effloreszenz Ablagerungen von IgG, IgA und Komplementbestandteilen. Die IgA-Ablagerungen scheinen eine sekretorische Komponente (S-Komponente) zu enthalten, welche dem sekretorischen IgA (sIgA) entspricht (Abb. 2a, b, c). Die S-Komponente ist in den Papillarkörpern früher Effloreszenzen nachweisbar. Auch bei der vollentwickelten Läsion findet sich massenhaft S-Komponente an der Basalmembranzone (Abb. 2d). Die subkornealen Mikroabszesse enthalten ferner große Mengen an IgG, IgA und IgM neben Komplementbestandteilen C1q, C3, Properdin und Faktor B (einem glycinreichen Glykoprotein). Auf der anderen Seite kann man in frühen Läsionen vornehmlich C3, Properdin und Faktor B nachweisen [490]. Die Komplementreaktion scheint dem alternativen Pfad anzugehören. [Mit Hilfe monoklonaler Antikörper wurden p53 und die zellulären Onkogene H-ras, c-myc und c-fos in psoriatischen Plaques im Vergleich zu normaler Haut studiert. Während p53, H-ras und c-myc in psoriatischen Läsionen deutlicher ausgeprägt waren, unterschied sich die c-fos-Expression nicht von der in normaler Haut. Anm. d. Hrsg.] [492a].

Diagnostische Bedeutung

Die histologischen Charakteristika einer voll entwickelten psoriatischen Effloreszenz bestehen in subkornealen Mikroabszessen, gleichmäßiger Proliferation der epidermalen Reteleisten und einem mononukleären Infiltrat um dilatierte Kapillaren der Papillarkörper. Die Immunglobulin- und Komplementablagerungen im Bereich Munroscher Mikroabszesse zeigen die Anwesenheit immunkomplexphagozytierender Makrophagen sowie PLF-induzierter neutrophiler Granulozyten.

Technische Hinweise

Etwa 4 μm dicke Gefrierschnitte werden für 5 Minuten in kaltem Aceton fixiert. Zur Vermeidung unspezifischer Hintergrundsreaktionen in der verdickten parakeratotischen Hornschicht sollten die FITC-konjugierten Antikörpersera in einem Fluorescein/Protein-Verhältnis kleiner als 2,0 mit der DEAE(Diethylaminoethyl)-Cellulose-Säulenchromatographie eingestellt werden.

5.2 Pustulosis palmaris et plantaris

Einführung

Die Pustulosis palmaris et plantaris ist eine chronische Erkrankung, die mit sterilen Pusteln an Palmae und Plantae einhergeht.

Befunde

Klinisch treten zunächst zahlreiche kleine Vesikel an den Palmae und Plantae auf, die später purulent werden und braune Maculae hinterlassen können. Die pustulösen Effloreszenzen werden gelegentlich auch außerhalb der palmoplantaren Lokalisation vorgefunden. Dieses klinische Bild muß vom akuten generalisierten pustulösen Bakterid [493] abgegrenzt werden, bei dem es zu einer Aussaat steriler Pusteln bei zugrundeliegender Vaskulitis kommt [494]. Histologisch besteht die Primäreffloreszenz aus einem intraepidermalen spongiotischen Vesikel mit mononukleärem Zellinfiltrat. Kommt die Blasenflüssigkeit in Kontakt mit dem Stratum corneum, so entsteht durch Invasion neutrophiler Granulozyten eine unilokuläre Pustel [495] (Abb. 1).

Pathogenese

Patienten mit dieser Dermatose sind anfällig für fokale Infektionen, wie Tonsillitiden oder Arthro-Osteitiden, und leiden oft unter einer Glucoseintoleranz [496]. Für die Entstehung der sterilen Pusteln scheinen bei der Pustulosis palmaris et plantaris ein leukotaktischer Faktor im Stratum corneum sowie Komplementspaltprodukte (C3a und C5a) verantwortlich zu sein [497]. Signifikant hohe Konzentrationen des komplementbindenden Anti-Stratum-corneum-Antikörpers (SC) konnten nachgewiesen werden (Abb. 2). Die Anti-SC-Antikörper scheinen auch an der Aktivierung des Komplementsystems mit nachfolgender Ansammlung neutrophiler Granulozyten beteiligt zu sein [498]. Die eigentliche Bedeutung des Anti-SC-Antikörpers ist jedoch nach wie vor unklar. Die Tatsache, daß Colchicin ein effektives Therapeutikum darstellt [499], deutet jedenfalls darauf hin, daß die Neutrophilenchemotaxis bei der Pustelbildung eine entscheidende Rolle spielt.

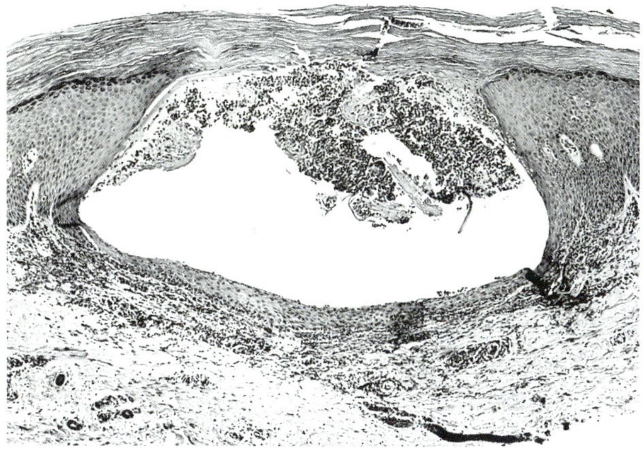

Abb. 1: Histologisches Bild einer intraepidermalen Pustel (100fach).

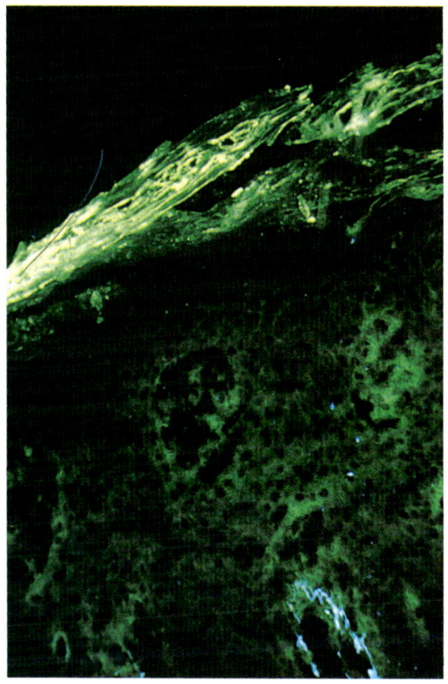

Abb. 2: Signifikant hohe Konzentrationen des komplementbindenden Anti-SC-Antikörpers (200fach).

Technische Hinweise

Es ist von entscheidender Bedeutung, eine frische Läsion zur histologischen Untersuchung zu entnehmen.

5.3 Lichen ruber planus

Einführung

Der Lichen ruber planus ist durch kleine, entzündliche und keratotische flache Papeln am Stamm, an den Streckseiten der Extremitäten und am Genitale charakterisiert. Die Ätiologie dieser Erkrankung ist bis heute unbekannt. Manche Formen sind jedoch sicher medikamenteninduziert.

Befunde

Histologie. Histologisch zeigt sich beim Lichen ruber planus in der konventionellen HE-Färbung eine mäßige Hyperkeratose, gelegentlich eine Verlängerung der Reteleisten bei abgeflachter Epidermis und eine Degeneration der Basalzellschicht, die dann wie weggewischt erscheint. Colloid bodies (Hyalinkörperchen, Civatte bodies) und ein bandförmiges (lichenoides) mononukleäres Zellinfiltrat sind weitere Charakteristika dieser Erkrankung [500] (Abb. 1).

Immunhistochemie. Die direkte Immunfluoreszenz zeigt in den betroffenen Hautarealen massive IgM-Ablagerungen in den colloid bodies. Gelegentlich finden sich zusätzlich IgG, IgA, C3, C4, C1q und Fibrin [501, 502] (Abb. 2). [Erst unlängst wurde auch Vitronektin, das mit dem S-Protein des Komplements identisch ist, in den Civatte bodies gefunden. Anm. d. Hrsg.] [502a]. Häufig lagert sich bandförmig oder granulär Fibrin an der Basalmembranzone ab (Abb. 3), wobei manchmal die Fibrinablagerungen von der Basalmembranzone bis in das mittlere Korium reichen können [502]. Junktionale Ablagerungen von IgM, IgG und C3 und perikapilläre Komplement- sowie Fibrinablagerungen wurden ebenfalls bereits beobachtet [502, 504]. Neue Antikörper gegen Subpopulationen von Lymphozyten haben die Untersuchung des lymphozytären Infiltrats vereinfacht. Dabei zeigt sich ein deutliches Überwiegen von OKT-4-positiven T-Helferzellen. Ihre eigentliche Bedeutung in den Läsionen ist jedoch unbekannt (Abb. 4). [Beim Lichen ruber planus tragen 26 ± 17% der Lymphozyten den Il-2-Rezeptor und 20 ± 8% den Transferrinrezeptor (im Gegensatz zu weniger als 1% bzw. weniger als 5% der Zellen beim

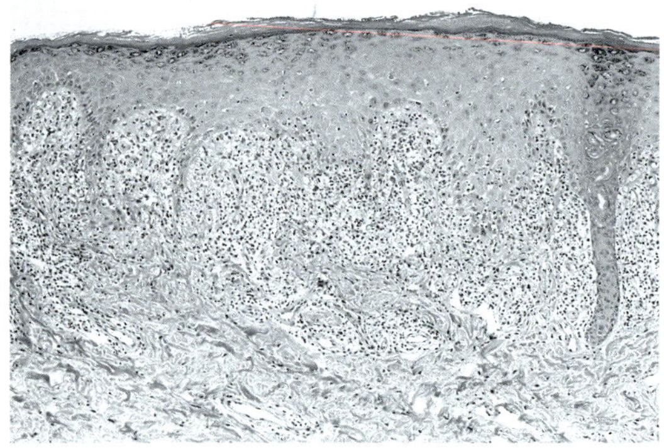

Abb. 1: Lichen ruber planus (HE) (200fach).

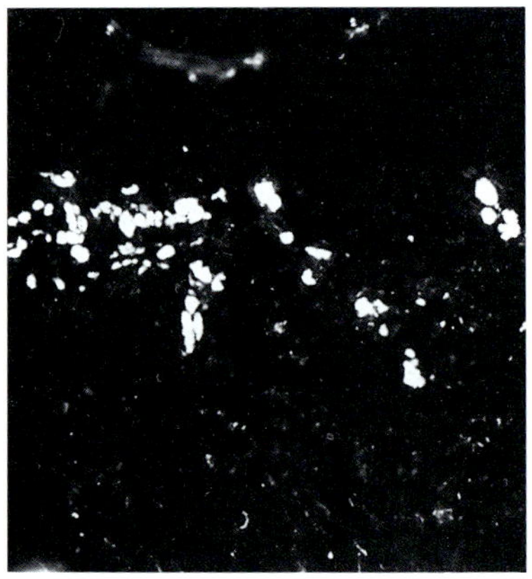

Abb. 2: Direkte Immunfluoreszenz mit Nachweis von IgA in colloid bodies (200fach).

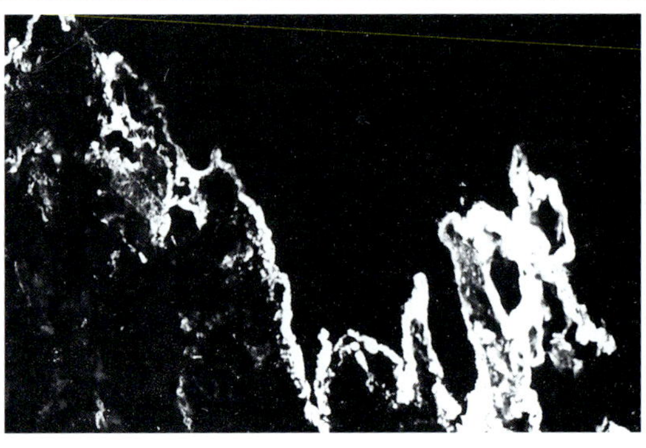

Abb. 3: Bandförmige Fibrinablagerungen an der Basalmembranzone (direkte IF) (200fach).

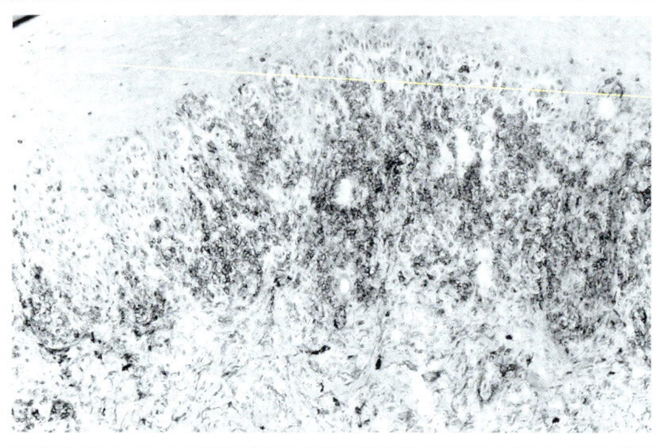

Abb. 4: Das lymphozytäre Infiltrat zeigt ein deutliches Überwiegen OKT-4-positiver Zellen (ABC) (400fach).

diskoiden Lupus erythematodes). Bei beiden Dermatosen exprimieren mehr als 90% der Zellen HLA-DR. Obwohl also bei beiden Dermatosen die Mehrzahl aller T-Lymphozyten aktiviert ist, unterscheidet sich das T-Zellinfiltrat beim Lichen ruber planus durch den großen Anteil IL-2-Rezeptor-positiver Zellen. Anm. d. Hrsg.] [504a, 504b].

Diagnostische und pathogenetische Bedeutung

Die beschriebenen Befunde bei der Immunfluoreszenz kommen auch beim Lupus erythematodes, beim fixen Arzneiexanthem und der Dermatomyositis vor. Die Anhäufung von colloid bodies ist jedoch stark wegweisend für die Diagnose eines Lichen ruber planus. Vor allem bei der Differentialdiagnose des Lichen ruber planus am Kopf und/oder an den Schleimhäuten sind die immunfluoreszenztechnischen Befunde hilfreich.

Wichtig ist die Tatsache, daß die überwiegende Mehrheit der an der Basalmembranzone abgelagerten Substanzen aus Fibrin und weniger aus Immunglobulinen und/oder Komplement, wie beispielsweise beim Lupus erythematodes, bestehen. [Inkubationen bei oralem Lichen ruber planus mit Anti-Laminin und Anti-Typ-IV-Kollagen zeigen eine Destruktion der Basalmembran in Biopsien mit ausgeprägtem lymphozytärem Infiltrat. Der Erhaltungsgrad der Basalmembranzone korreliert deutlich mit dem klinischen Schweregrad der Schleimhautläsionen. Anm. d. Hrsg.] [504c].

Neuere Arbeiten haben zwar immunologische Störungen bei Patienten mit Lichen ruber planus nachgewiesen. Die Immunfluoreszenzbefunde der Hyalinkörperchen dürften jedoch lediglich auf ihre spongiotische Struktur zurückzuführen sein [505]. [Neben der schon bekannten Klasse-II-Antigenexpression durch epifokale Keratinozyten beim oralen Lichen ruber wurde kürzlich auch eine $\beta2$-M-Expression nachgewiesen. Der Befund unterstreicht die Bedeutung der Klasse-I-Antigene und liefert ein weiteres Argument für eine autoimmunologische Genese des Lichen ruber planus. Anm. d. Hrsg.] [504d].

Technische Hinweise

Für die direkte Immunfluoreszenz sollte unfixiertes Gefriermaterial verwendet werden. Zur Vermeidung von Artefakten sollten die Gewebestücke aus frischen Läsionen entnommen werden.

Um die Prognose des Patienten einschätzen zu können, wird empfohlen, den Lupusbandtest an klinisch gesunder Haut von den Oberarmstreckseiten durchzuführen.

Kapitel 3

6. Stoffwechselstörungen

6.1 Amyloidose

Einführung

Die biochemische Zusammensetzung von Amyloid ist nicht einheitlich und variiert bei den verschiedenen klinischen Formen der Amyloidose. Amyloid leitet sich von verschiedenen Vorläuferproteinen ab, die zu charakteristischen klinischen Bildern führen. Amyloidablagerungen in der Haut finden sich nicht nur bei lokalisierten kutanen Amyloidosen, sondern auch bei systemischen Formen. Bei den AL-Amyloidosen ist das Vorläuferprotein die leichte Kette des Immunglobulins. Sie kommt bei der primären systemischen Amyloidose oder der systemischen Amyloidose im Rahmen eines multiplen Myeloms vor. Dabei entwickelt sich ein klinisches Bild mit charakteristischen kutanen Effloreszenzen. Andererseits gibt es die Gruppe der systemischen Amyloidosen mit Serumamyloid A als Vorläuferprotein und die familiäre Amyloidpolyneuropathie, deren Vorläuferprotein das Prä-Albumin darstellt. Bei den beiden letztgenannten Krankheiten entwickeln sich nur selten Hautmanifestationen, obwohl oft in klinisch unauffälliger Haut geringe Amyloidmengen nachgewiesen werden können. Aus diesen Gründen wird die histologische Untersuchung von Haut und Rektumschleimhaut als wichtigstes Kriterium für die Diagnose einer Amyloidose herangezogen.

Zur Klassifikation einer systemischen Amyloidose sind unter anderem Laboruntersuchungen auf Serumprotein M, Bence-Jones-Protein im Urin und der histochemische Test mit Kaliumpermanganat nach Wright et al. [506] notwendig. Seit einiger Zeit sind Antikörperseren gegen Amyloidprotein und Amyloidvorläuferprotein kommerziell erhältlich. Mittels immunhistochemischer Techniken ist es dadurch sehr einfach möglich geworden, eine Amyloidose zu diagnostizieren und zu klassifizieren.

Immunhistochemische Untersuchungen an Amyloidproteinen

Systemische Amyloidose. Immunhistochemisch kann man die AL-Amyloidose, die AA-Amyloidose und die familiäre Amyloidpolyneuropathie unterscheiden. Die Antikörperseren gegen Amyloid AA und AL zeigen idiotypische Spezifität [507].

Das Antiserum gegen humanes Amyloid-AA-Protein ist von DAKO erhältlich (Abb. 1). Zur Darstellung des Amyloidproteins bei familiärer Amyloidpolyneuropathie wird Anti-human-Prä-Albuminserum verwendet (Abb. 2). Dabei können jeweils Paraffinschnitte verwendet werden.

Kutane Amyloidose. Zur Darstellung des Amyloids wurde bei der makulösen wie bei der lichenoiden Amyloidose ein monoklonaler Antikörper gegen epidermales Keratin verwendet, der mit diesem Amyloid kreuzreagiert [508–512] (Abb. 3). Zahlreiche Untersuchungen hatten nämlich darauf hingewiesen, daß colloid bodies die Vorläufer dieses

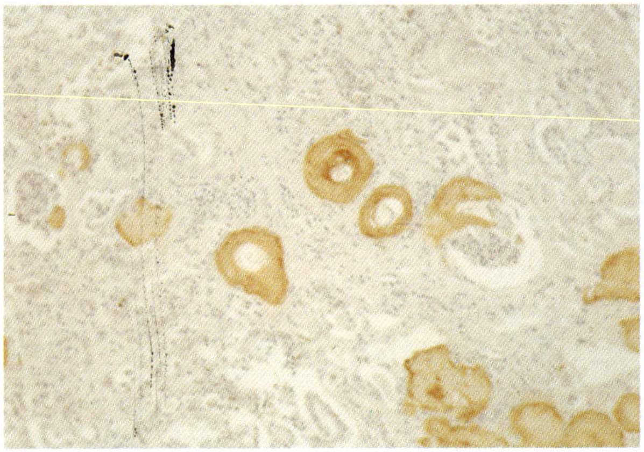

Abb. 1: Die Amyloidablagerungen in Nierengefäßen bei sekundärer systemischer Amyloidose stellen sich mit einem Antiserum gegen Amyloid-AA-Protein deutlich dar (PAP-Methode).

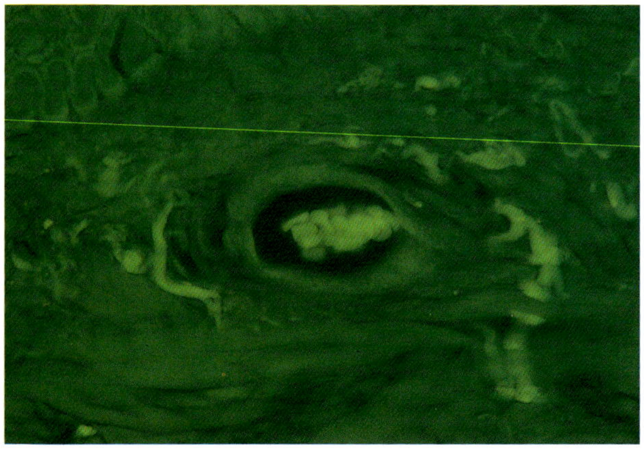

Abb. 2: Mit einem Antiserum gegen Prä-Albumin färben sich bei der familiären Amyloidpolyneuropathie Amyloidablagerungen um elastische Fasern herum an (IF).

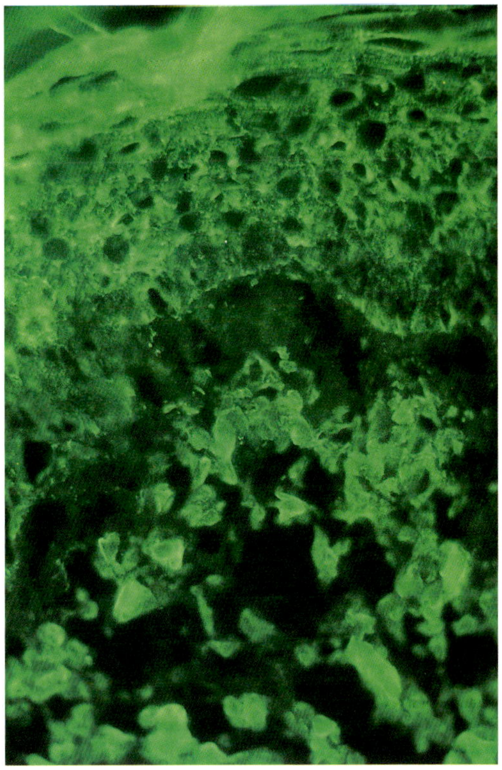

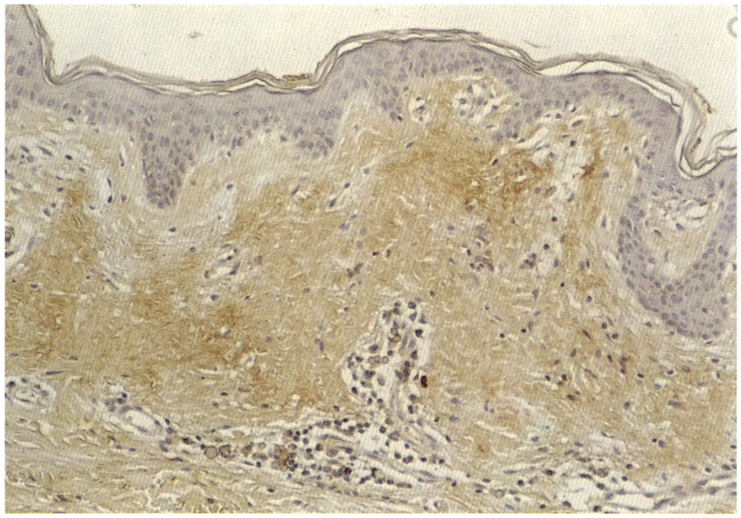

Abb. 4: Amyloidablagerungen mit einem Antiserum gegen Amyloid AL bei der Amyloidosis cutis nodularis atrophicans (PAP-Methode).

◄

Abb. 3: Amyloidablagerungen im Stratum papillare mit einem Anti-Zytokeratin-Antikörper beim Lichen amyloidosus (IF).

Amyloids sein könnten [506–513]. Eto et al. [511] verwendeten bei ihren Untersuchungen über kutanes Amyloid und colloid bodies fünf verschiedene monoklonale Anti-Zytokeratin-Antikörper. Amyloid stellte sich dabei mit EKH4, der normalerweise die zwei bis drei untersten epidermalen Zellagen markiert, stark positiv dar. Dagegen zeigte sich eine nur minimale Reaktion mit AE_1, einem monoklonalen Antikörper mit positivem Reaktionsmuster in der Basalzellschicht der Epidermis, und mit EKH1, der gewöhnlich alle Klassen von Intermediärfilamenten markiert. EKH4 zeigt auch eine deutliche Anfärbung der colloid bodies beim Lichen ruber planus, beim Lupus erythematodes und bei den Tumorzellen des Basalioms, ist jedoch negativ bei der nodulären Amyloidose und bei den primären systemischen Amyloidosen. Andererseits konnten nicht alle Autoren [512–514] eine Reaktion des Amyloids mit polyklonalem Anti-Epidermiszytokeratin-Antikörper bei kutanen Amyloidosen beobachten. Für alle oben genannten Untersuchungen waren keine Paraffinschnitte verwendbar.

Bei der Amyloidosis cutis nodularis atrophicans zeigen sich im Korium und perivaskulär Amyloidablagerungen. Dabei sind die klinischen und histologischen Befunde mit denen bei systemischer Amyloidose vergleichbar. Immunhistochemisch ist dieses Amyloid als AL-Amyloid klassifizierbar [515] (Abb. 4). Bei dieser Inkubation konnten Paraffinschnitte verwendet werden.

Weitere immunhistochemische Befunde

Die Amyloid-p-Komponente kann im Amyloid aller Amyloidosen sowie in isolierten Amyloidfibrillen immunhistochemisch nachgewiesen werden [516]. Die Bindung zwischen der Amyloid-p-Komponente und den Amyloidfibrillen ist streng kalziumabhängig. Bei der kutanen Amyloidose konnten in den Amyloidmassen die Immunglobuline IgG, IgM und IgA sowie die Komplementuntereinheiten C1q, C3, C4 und C5 nachgewiesen werden. Zusätzlich ergab sich eine positive Reaktion mit einem Anti-Basalmembran-Antiserum, welches von einem Patienten mit bullösem Pemphigoid stammte [517].

6.2 Porphyria cutanea tarda

Einführung

Alle Porphyrien mit kutaner Manifestation zeigen ähnliche immunhistochemische Befunde [518–521], die bei der erythropoetischen Protoporphyrie (EPP), der Porphyria cutanea tarda (PCT) und der Porphyria variegata (VP) besonders deutlich ausgeprägt sind. Generell finden sich die Veränderungen spezifisch in lichtexponierten Arealen. Bei Patienten, die dem Sonnenlicht nicht exponiert waren, entwickeln sich trotz gravierender metabolischer Abnormitäten keine Hautveränderungen. Daher sind die Hautbefunde je nach Beruf und Lebensführung der Patienten sehr verschieden. Spezielle immunhistochemische Techniken für die Untersuchungen auf diesem Gebiet sind nicht notwendig.

Befunde

An der Basalmembranzone finden sich Ablagerungen von IgG und Fibrinogen. Charakteristisch sind IgG-Ablagerungen um die kleinen Gefäße des oberen Koriums (Abb. 1). Gelegentlich lagern sich hier auch IgM sowie C3 und C4 ab. [Nicht alle Autoren stimmen der Meinung über IgM-Ablagerungen zu. Anm. d. Hrsg.] [521a] Während die gelegentlich zu beobachtenden junktionalen Ablagerungen von C3, Fibrinogen und Albumin granulär sind, stellen sich die IgG-Ablagerungen linear dar. Die IgG-Ablagerungen um die dermalen kleinen Gefäße sind diffus und amorph und bei Patienten mit EPP stärker ausgeprägt als bei Patienten mit PCT. Bei der letztgenannten Form treten häufig Blasen auf, an deren Grund granuläre Ablagerungen von IgG, C3 und C4 vorkommen. In der verdickten Basalmembran dermaler Blutgefäße kann man häufig eine Reaktion mit Anti-Typ-IV-Kollagen-Antikörpern und Anti-Laminin-Antikörpern beobachten [522].

Diagnostische Bedeutung und Pathogenese

Für die Diagnose einer Porphyrie benötigt man keine immunhistochemischen Untersuchungen. Falls in lichtexponierten Arealen jedoch Effloreszenzen auftreten, in denen PAS-positives Material abgelagert wird, sollten die Porphyrine laborchemisch bestimmt werden. Die Ablagerungen von Immunglobulinen entsprechen dabei dem PAS-positiven Material (Abb. 2).

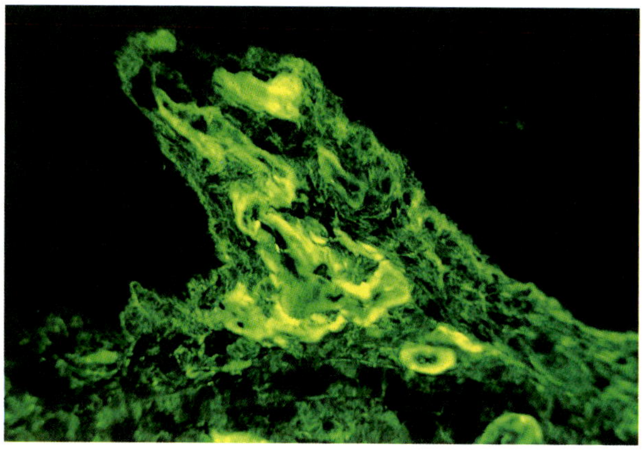

Abb. 1: IgG-Ablagerungen an der Basalmembranzone und um die kleinen Blutgefäße bei einem 51jährigen Patienten mit PCT.

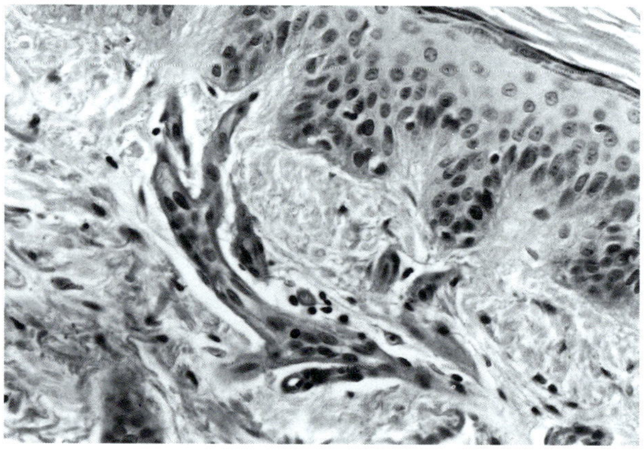

Abb. 2: PAS-positives Material um Blutgefäße des oberen Koriums bei einem 72jährigen Patienten mit PCT.

Durch synergistische Wechselwirkungen der Porphyrine kommt es in Abhängigkeit vom Typ der Porphyrie und der Sonnenexposition des Patienten zu phototoxischen Reaktionen. Diese führen zu einem Austritt intravaskulärer Substanzen ins Gewebe, zu Degeneration von Endothelzellen und somit zu Gefäßschäden im oberen Korium [523]. Die Immunglobulinablagerungen treten angeblich dort auf, wo es zu einer Reparatur von Blutgefäßen kommt. Der Reparationsvorgang selbst ist dabei noch unklar. Geringe Mengen von Immunglobulinen finden sich gelegentlich auch in nicht sonnenexponierter Haut. Dies könnte daran liegen, daß selbst Licht mit einer Wellenlänge von 400 nm die Kleidung durchdringt und das Korium schädigen kann.

7. Alopezie

Immunfluoreszenz

Im Bereich der hyalinen Membran im Haarbulbus anagener Haarfollikel finden sich granuläre oder retikuläre C3-Ablagerungen (Abb. 1). C3-Ablagerungen zeigen sich aber auch in der inneren (anulären) Schicht der Bindegewebsscheide der unteren zwei Drittel des Haarfollikels. Die Ablagerungen sind linear entlang der Längsachse des Follikels, parallel zu den Kollagenfasern, angeordnet (Abb. 1). In katagenen Haarfollikeln fallen C3-Ablagerungen in der verdickten hyalinen Membran auf (Abb. 2). Ebenso sind hier C5 und C9 nachweisbar. In den Haarfollikeln der Kopfhaut finden sich dagegen weder C1q-, C4- oder Properdinablagerungen noch Ablagerungen von Immunglobulinen der Klassen IgG, IgM, IgA, IgD und IgE [524, 525]. Bystron et al. [526] berichteten über C3-Ablagerungen in Haarfollikeln bei Patienten mit Alopecia areata und Haarausfall vom männlichen Typ.

Über IgG- und IgM-Ablagerungen in Haarfollikeln sowie zirkulierende Antikörper gegen Haarfollikel berichtet auch Nakajima in einer seiner Arbeiten [527].

Diagnostische Bedeutung

Nach den Untersuchungen Igarashis finden sich bei Haarfollikeln normaler Kopfhaut und Kopfhaut mit Alopecia areata keine Unterschiede im Ablagerungsmuster von C3, C5 und C9. Die Komplementablagerungen scheinen jedoch eng an den Haarzyklus gebunden zu sein. Sie werden hauptsächlich im Übergangsstück gesunder Haarfollikel gefunden. Das Ablagerungsmuster wurde in jedem Stadium des Haarzyklus morphologisch untersucht. Dieselben Untersuchungen wurden auch bei der Alopecia areata durchgeführt.

Bystryn et al. [526] sowie Nakajima [527] vermuten immunologische Mechanismen bei der Pathogenese der Alopecia areata.

Biopsie

Die Biopsien wurden in den verschiedenen beobachtbaren Stadien des Haarzyklus jeweils aus dem Randbereich der Läsion entnommen.

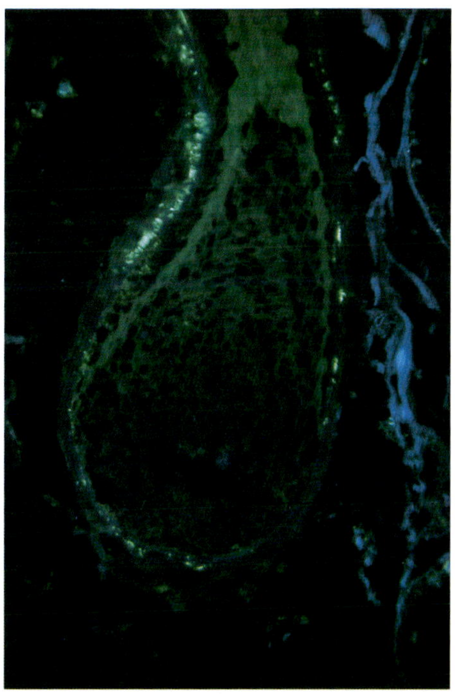

Abb. 1: Granuläre C3-Ablagerungen in einem anagenen Follikel bei Alopecia areata (IF) (100fach).

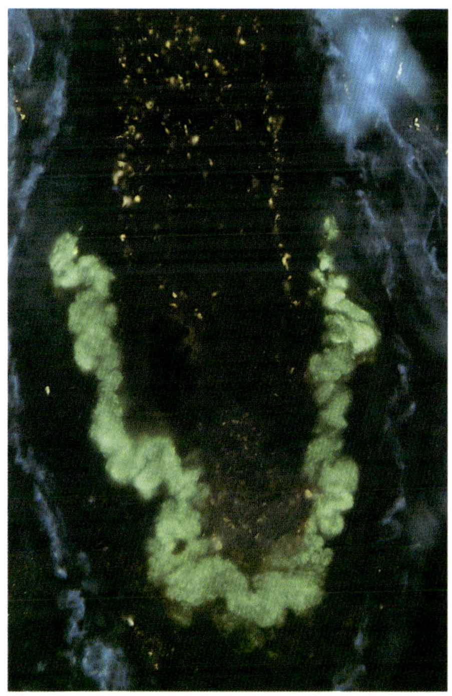

Abb. 2: Deutliche C3-Ablagerungen in der verdickten hyalinen Membran eines katagenen Follikels bei Alopecia areata (IF) (200fach).

Technische Hinweise

- Die Gewebestücke können nach dem Schneiden im Kryotom leichter vom Objektträger entfernt werden, wenn dieser mit PBS gespült worden ist. Der Gefrierschnitt muß dabei so dünn wie möglich und vollständig trocken sein.
- Die Schnittebene sollte entlang der Längsachse des Follikels liegen, um die Follikelform beurteilen zu können.
- Nach Beurteilung des Schnittes unter dem Fluoreszenzmikroskop wird mit Hämatoxylin und Eosin (HE) gefärbt, um die konventionelle histologische Untersuchung des Follikels durchzuführen.

Kapitel 3

8. Infektiöse Erkrankungen

8.1 Mykosen

Einführung

Mit den laborchemischen Methoden der medizinischen Mykologie lassen sich in zahlreichen Geweben und Flüssigkeiten krankheitserzeugende Pilze nachweisen und isolieren. Mit der Immunfluoreszenztechnik [528] ist eine rasche Aufdeckung und Identifikation von Mikroorganismen und der Nachweis von Antikörpern in den jeweiligen Sera möglich geworden. Mit Hilfe dieser Methode gelingt es auch, in kürzester Zeit lebende wie abgestorbene Pilze in Kulturen sowie in den meisten anderen klinischen Materialien einschließlich Paraffinschnitten formalinfixierten Materials nachzuweisen [529, 530].

Eine Pilzinfektion kann mit der konventionellen Mikroskopie zuverlässig diagnostiziert werden, wenn das auslösende Agens typische Gewebeveränderungen verursacht und gleichzeitig noch selbst nachweisbar ist. Ist dies nicht der Fall, kann lediglich eine Verdachtsdiagnose gestellt werden. In diesen Fällen erhöht die Immunfluoreszenz als zusätzliche Nachweismethode mit ihrer serologischen Spezifität die Trefferquote bei der Diagnostik. Man kann die Immunfluoreszenz natürlich auch als primäre Untersuchungsmethode anwenden, um den Nachweis von Pilzen zu führen.

Befunde

Die Immunfluoreszenztechnik ist eine immunhistochemische Methode, mit der Antigen-Antikörper-Reaktionen mikroskopisch nachgewiesen werden können. Zur Visualisierung verwendet man fluorochromgekoppelte Antikörper.

Nach Inkubation erscheinen die markierten Pilzelemente in einem brillanten Grün, während das Gewebe durch seine Eigenfluoreszenz einen bläulichen Kontrast ergibt. Die Fluoreszenzintensität der Pilzelemente ist jedoch niemals gleich stark ausgeprägt, so daß die einzelnen Zellen auch im selben Herd eine unterschiedliche Anfärbung aufweisen können.

Diagnostische Bedeutung

Die Immunfluoreszenz ist gegenwärtig beim Nachweis von Pilzelementen eine wertvolle Zusatzmethode zur konventionellen Lichtmikroskopie. Besondere Bedeutung besitzt sie für die Untersuchung pathogener Keime bei opportunistischen Infektionen und Infektionen mit Aktinomyzeten (siehe Tabelle 1) [531]. Zur Suche nach Pilzelementen kann die Immunfluoreszenztechnik auch an Schnittpräparaten angewendet werden, die zuvor mit Hämatoxylin und Eosin, Giemsa-Lösung, der Brown- und Brenn- oder der Gram-Methode angefärbt wurden. Dagegen können Pilze, die zuvor mit PAS, Gridleys oder Gomoris Methenaminversilberung angefärbt wurden, nicht in jedem Fall immunfluoreszenztechnisch dargestellt werden. Offensichtlich verändert die Oxydation der Zellwände bestimmte Polysaccharidstrukturen der Pilze und damit auch ihre Antigenität, so daß der markierte Antikörper nicht mehr mit dem entsprechenden Antigen reagieren kann.

Dagegen scheint weder eine lange Formalinfixierung noch die Verweildauer des Gewebestückes im Paraffinblock die Antigenität der Pilze zu beeinflussen. So kann die Immunfluoreszenztechnik nicht nur zur Diagnostik einer aktuellen Infektion, sondern auch für retrospektive Studien über Pilzinfektionen eingesetzt werden.

Methodik

Beschreibungen über die Präparation von Pilzantigenen, Herstellung von Antisera und fluoreszierenden Konjugaten

Tab. 1: Pilze und Aktinomyzeten, die gegenwärtig mit der Immunfluoreszenz erfaßt werden können.

Actinomyces israelii	Cryptococcus neoformans
Actinomyces naeslundii	Histoplasma capsulatum
Actinomyces viscosus	Pseudallescheria boydii
Arachnia propionica	Prototheca wickerhami
Aspergillus spp.	Prototheca zopfii
Blastomyces dermatitidis (Gewebeform)	Sporothrix schenkii
Candida spp.	
Coccidioides immitis (Gewebeform)	

Chandler, F. W., Kaplan, W., Ajello, L.: „Color Atlas and Text of the Histopathologie of Mycotic Diseases", Year Book Medical Publ., 1980 [531].

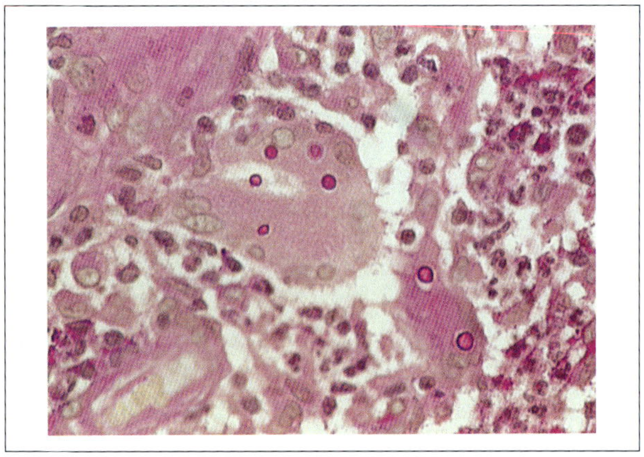

Abb. 1: Kutane Sporotrichose (PAS) (400fach).

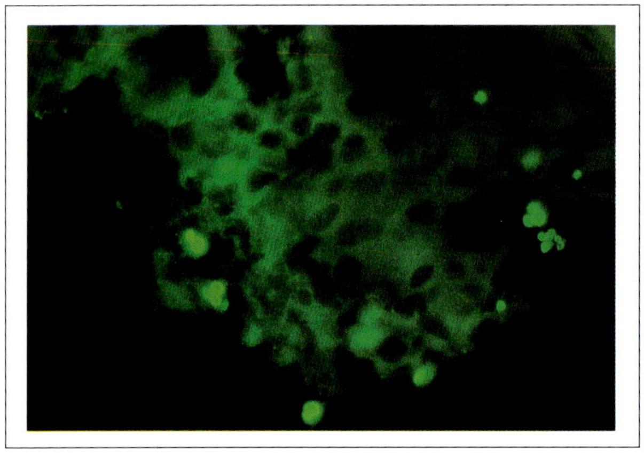

Abb. 2: Kutane Sporotrichose (direkte IF) (400fach).

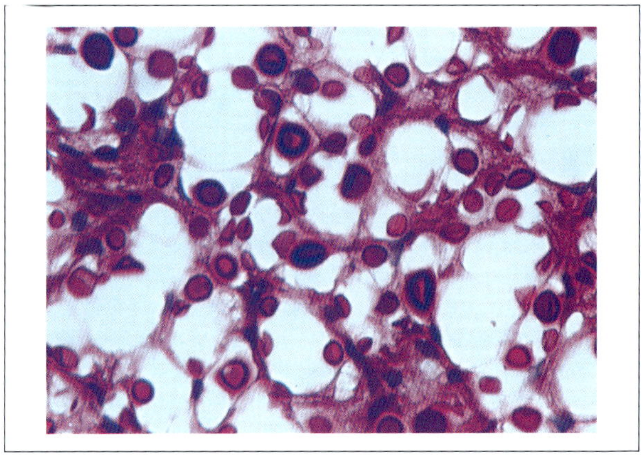

Abb. 3: Kutane Kryptokokkose (PAS) (600fach).

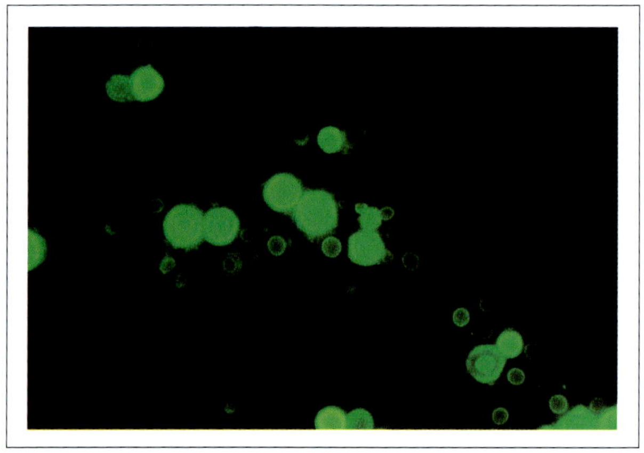

Abb. 4: Kutane Kryptokokkose (direkte IF) (600fach).

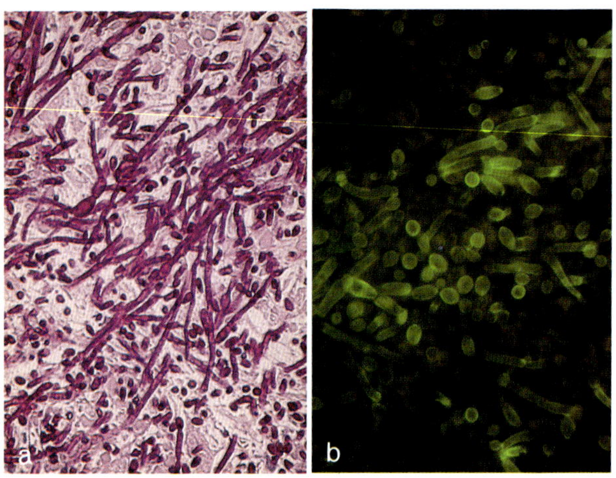

Abb. 5: Ösophagus-Kandidose (a: PAS, 400fach; b: indirekte IF, 400fach).

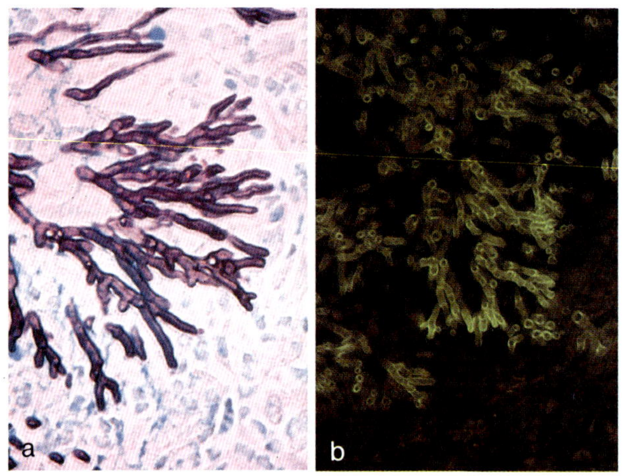

Abb. 6: Pulmonale Aspergillose (a: PAS, 400fach, b: indirekte IF, 400fach).

sowie die Reinigung der Konjugate können speziellen Laborbüchern entnommen werden [531, 532].

Direkte Immunfluoreszenz. Der konjugierte Antikörper wird in gelöster Form auf Ausstriche oder Gewebeschnitte aufgebracht. Nach einer Inkubationsdauer von 30 bis 40 Minuten bei 37 °C wird das Präparat gespült, mit gepufferter Glycerolsalzlösung (pH 7,8) überschichtet und anschließend mikroskopisch ausgewertet.

Indirekte Immunfluoreszenz. Zunächst inkubiert man das Präparat mit einem unmarkierten primären Antikörper. In einem zweiten Inkubationsschritt wird ein fluoreszeingekoppelter Antikörper, der gegen die Tierspezies des primären Antikörpers gerichtet ist, zur Visualisierung der Antigen-Antikörper-Reaktion verwendet.

Technische Hinweise

Die Anwendung der direkten Immunfluoreszenz ist im allgemeinen erfolgreich, wenn die Gewebeschnitte dünn (4 bis 6 μm oder weniger) sind, viele Pilzelemente im Schnitt vorhanden sind und das Gewebe selbst wenig dicht ist. Sind diese Bedingungen nicht erfüllt, kann man das Ergebnis verbessern, indem die entparaffinierten Schnitte vor Applikation des Antikörpers mit 1%iger Trypsinlösung (pH 8) etwa eine Stunde bei 37 °C angedaut werden [530].

Zur Inkubation bereits mit HE, Giemsa oder Gram vorgefärbter Präparate kann man das Deckglas durch leichte Erwärmung entfernen. Die Präparate werden dann mit PBS (pH 7,2) gespült und nötigenfalls in 1%iger Trypsinlösung analog dem entparaffinierten ungefärbten Präparat angedaut.

8.2 Infektion mit Spirochäten

Einführung

Die Syphilis wird durch Treponema pallidum (T.p.) verursacht und gehört zu den sexuell übertragbaren Krankheiten (STD).

Zur Diagnose einer Syphilis im Primär- oder Sekundärstadium ist der Nachweis von T.p. in der Läsion notwendig. Obwohl das histologische und klinische Bild die Diagnose einer Syphilis vermuten lassen können, fehlen spezifische Charakteristika zum Beweis der Diagnose. Serologische Untersuchungen sind bei der Diagnosestellung hilfreich. In einzelnen Fällen bleibt es jedoch unsicher, ob tatsächlich eine Syphilis vorliegt oder nicht.

T.p. kann histologisch in Sekreten syphilitischer Läsionen im Dunkelfeld, mit der Indian-ink- und der Parker-ink-Methode dargestellt werden. Gelegentlich kann der Nachweis von T.p. in Läsionen des sekundären Stadiums Schwierigkeiten bereiten [533, 534]. In diesen Fällen entscheidet der Nachweis von T.p. im Gewebeschnitt über die Diagnose. Zur Darstellung von T.p. wird gewöhnlich eine Versilberungstechnik wie zum Beispiel die Warthin-Starry-Methode [535] oder die Gifu University method [536] angewendet. Diese Färbungen sind allerdings wenig spezifisch für T.p., da sich auch Retikulumfasern und andere Gewebeelemente anfärben. So erzielt man nicht immer befriedigende Ergebnisse, da T.p. oft schwer von den anderen Gewebekomponenten zu unterscheiden ist. Die Immunfluoreszenz gilt heute wegen ihrer Spezifität den anderen Färbemethoden als eindeutig überlegen.

Befunde

Dargestellt wird der Fall eines 21jährigen Mannes, der 3 Wochen vor der Untersuchung Erytheme und Papeln mit leichtem Juckreiz nahezu am gesamten Integument entwikkelt hatte. Histologisch fanden sich im Bereich der blaßroten, leicht erhabenen Erytheme ein schütteres, entzündliches Zellinfiltrat sowie dilatierte Kapillaren im oberen und mittleren Korium (Abb. 1). Zur Sicherung der Diagnose wurde die Immunfluoreszenz-Komplement-Methode [537] zum Nachweis von T.p. ausgewählt. Sowohl in der Basalzellschicht wie auch in den unteren Anteilen des Stratum spinosum konnte der Erreger dargestellt werden (Abb. 2).

Diagnostische Bedeutung

Bei klinischem Verdacht einer Syphilis und unspezifischem histologischen Bild ist die Immunfluoreszenzmethode zum Nachweis von T.p. äußerst wertvoll, zumal sie auch an paraffineingebettetem Material durchgeführt werden kann.

Technische Hinweise

Bei Anwendung der Immunfluoreszenztechnik sollten folgende Punkte beachtet werden.

- Vorsichtiger Umgang mit den dünnen, möglichst nur 2 μm dicken Gewebeschnitten.
- Gegenfärbung versuchen.
- Sofort nach der Inkubation mikroskopisch auswerten.

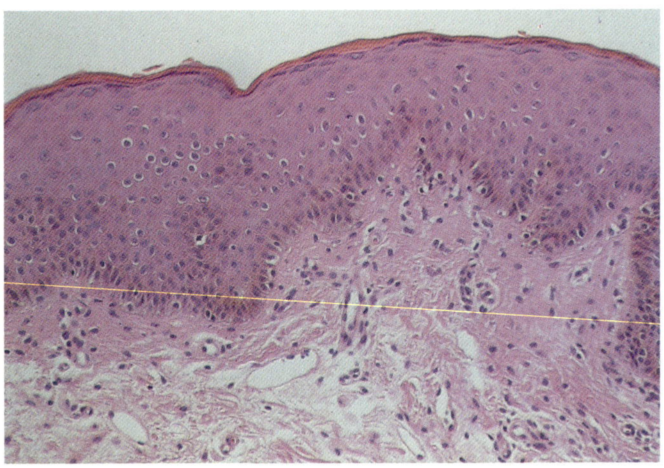

Abb. 1: Schütteres, entzündliches Zellinfiltrat und Dilatation der Gefäße im oberen und mittleren Korium. Biopsie aus einem leicht erhabenen, erythematösen Herd (HE) (50fach).

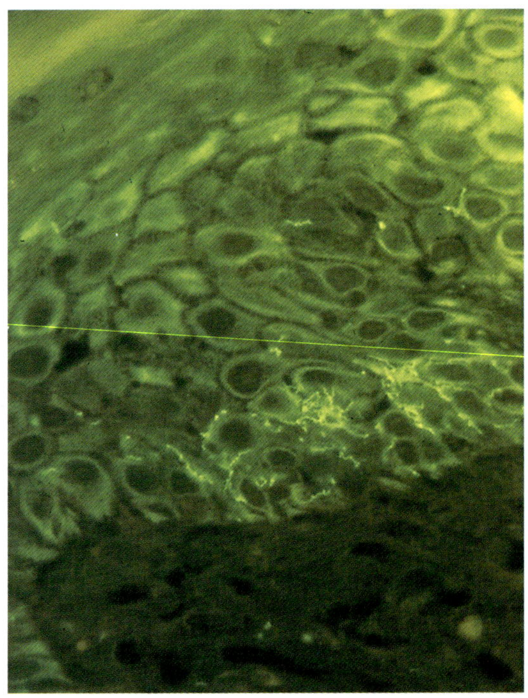

▶

Abb. 2: Immunfluoreszenz-Komplement-Methode mit Nachweis von Treponema pallidum im Stratum basale und unteren Stratum spinosum (132fach).

8.3 Bakterielle Infektionen – Impetigo und Staphylococcal scalded skin syndrome

Einführung

Die bullöse Impetigo tritt überwiegend bei Säuglingen und Kleinkindern auf. Aus der Blasenflüssigkeit lassen sich kulturell Staphylokokken der Gruppe 2 anzüchten. Das Exotoxin Exfoliatin bewirkt eine intraepidermale Akantholyse in der obersten Epidermis.

Das Staphylococcal scalded skin syndrome (SSSS) tritt überwiegend bei Neugeborenen und Säuglingen, selten auch bei Erwachsenen auf. Es beginnt mit einem ausgedehnten Erythem, auf dem sich rasch schlaffe Blasen ausbilden. Der Blaseninhalt ist steril. Eine Exfoliation kann im Rahmen fokaler Infektionen, wie einer eitrigen Konjunktivitis oder Rhinitis, auftreten.

Befunde

Bei beiden Krankheiten liegt das Blasenniveau in Höhe des Stratum granulosum (Abb. 1). Elektronenmikroskopische Untersuchungen sehr frischer Läsionen zeigen, daß die Ausweitung der Interzellularspalten einer Alteration von Desmosomen vorausgeht [538].

Modellvorstellung beim SSSS

Subkutane oder intraperitoneale Injektion von Exfoliatin bei neugeborenen Mäusen verursacht ein generalisiertes Erythem und Exfoliation der Epidermis mit intraepidermaler Akantholyse auf Höhe des Stratum granulosum [539] (Abb. 2). Immunfluoreszenztechnisch kann man zeigen, daß sich Exfoliatin in der Granularzellschicht exfolierter wie auch makroskopisch unbeteiligter Haut ansammelt [540] (Abb. 3).

Pathogenese

Auf den Zelloberflächen im Bereich des Stratum granulosum befinden sich Rezeptoren für Exfoliatin [541]. Dieser Befund deutet darauf hin, daß eine Bindung von Exfoliatin an den Rezeptor den ersten Schritt der Akantholyse darstellen könnte.

Exfoliatin wird renal eliminiert [542]. Bekanntlich sind menschliche Nieren von Neugeborenen und Säuglingen funktionell noch unreif. Bei den meisten SSSS-Fällen Erwachsener konnte ein Grundmorbus wie beispielsweise eine Nierenerkrankung oder ein Immundefekt nachgewiesen werden. Für die Ätiologie des SSSS scheint eine Interaktion von Niereninsuffizienz und Immunsuppression eine bedeutende Rolle zu spielen.

Biopsie

Zur histologischen und immunhistochemischen Darstellung der exfoliatininduzierten Akantholyse sollte eine Gewebeprobe aus dem Randbereich eines frischen Erythems entnommen werden. In älteren erythematösen Läsionen ist die Epidermis oft bereits von ihrer ursprünglichen Lokalisation abgehoben.

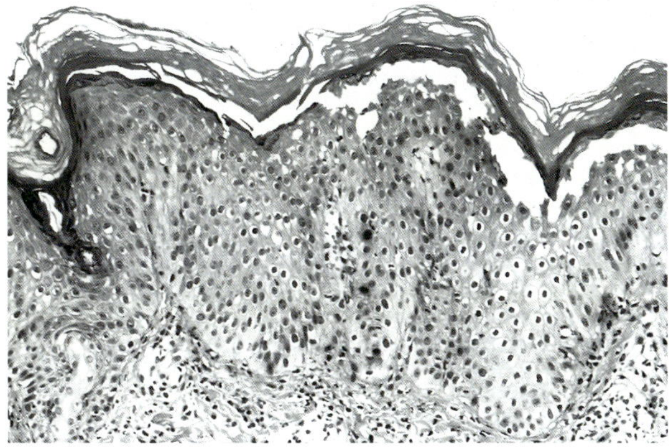

Abb. 1: Frühe Läsion einer bullösen Impetigo mit intraepidermaler Akantholyse innerhalb des Stratum granulosum oder darunter (HE) (150fach).

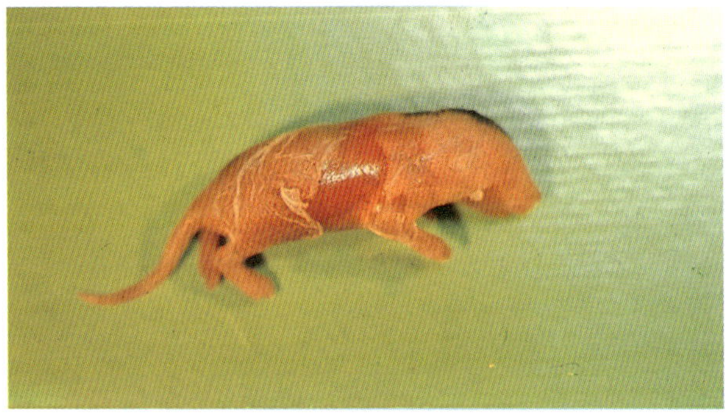

Abb. 2: Generalisierte Epidermolyse bei einer neugeborenen Maus nach subkutaner Injektion von Exfoliatin.

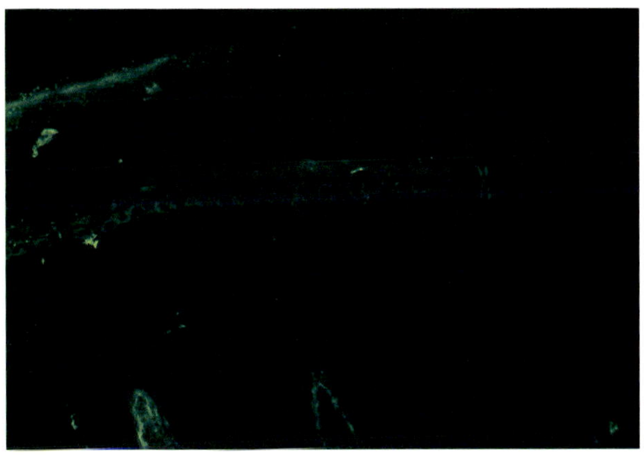

Abb. 3: Subkorneale Ansammlung von Exfoliatin im Bereich einer schlaffen Blase bei einer neugeborenen Maus nach subkutaner Injektion von Exfoliatin.

Infektiöse Erkrankungen

8.

8.4 Tsutsugamushi-Fieber (Scrub-Typhus)

Einführung

Das Tsutsugamushi-Fieber wird durch Rickettsia tsutsugamushi verursacht. Als Vektor fungieren hauptsächlich Trombicula akamushi und Trombicula pallidum. Die Krankheit kommt relativ selten epidemisch im Nordosten Japans, hauptsächlich in den Präfekturen Akita, Yamagata und Niigata, vor.

Tsutsugamushi-Fieber ist mit Tetrazyklinen heilbar. Ohne Therapie kann die Krankheit jedoch tödlich verlaufen [543], so daß eine frühe Diagnosestellung von entscheidender Bedeutung ist. Die klinischen Symptome zeigen einen eigenartigen, aber charakteristischen Verlauf mit hohem Fieber, eruptiven kleinen Erythemen und Ausbildung einer Blase an der Milbenbißstelle, die sehr bald nekrotisiert und von einem Schorf überzogen wird. Die klinische Verdachtsdiagnose ist daher nicht sonderlich schwierig [544]. Zur Diagnosesicherung bedarf es jedoch eines direkten Erregernachweises im Patientenblut oder eines signifikanten Anstieges des Rickettsien-Antikörpertiters. Im vorliegenden Kapitel werden serologische Methoden für die Diagnose des Tsutsugamushi-Fiebers beschrieben.

Methoden und Befunde

Direkte Immunfluoreszenz. Suzuki et al. [545] verwendeten die direkte Immunfluoreszenz zum Nachweis von Rikkettsienbestandteilen im Gewebe.

Antikörperpräparation. Alle Rickettsienstämme (Gilliam, Karp und Kato) wurden in ein Meerschweinchengehirn injiziert. Nach 30 Tagen wurde das Tier getötet und aus dem Tierblut die Immunglobulin-G-Fraktion extrahiert. Nach Reinigung und Konjugation mit FITC (Fluoresceinisothiozyanat) stand ein Antikörper zur direkten Immunfluoreszenz zur Verfügung.

Befunde. Im Patientengewebe zeigen Rickettsienbestandteile eine deutliche Fluoreszenz. Tsutsugamushi-Fieber läßt sich somit in einem frühen Stadium diagnostizieren, indem man Zellen aus der Blase an der Milbenbißstelle untersucht (Abb. 1).

Indirekte Immunfluoreszenz. Suto et al. [546] untersuchten mit der indirekten Immunperoxydasemethode Anti-Rikkettsien-Antikörpertiter in Patientensera.

Antigenpräparation. Jeder Standardstamm von Rickettsia tsutsugamushi (Gilliam, Karp und Kato) wird in kultivierte L-Zellen inokuliert. Nachdem die meisten Zellen durch den zytopathischen Effekt der Rickettsien degeneriert sind, werden sie gesammelt und 5 Minuten mit 500 Upm zentrifugiert. Dadurch sammeln sich Rickettsienbestandteile im Überstand. Diesem Überstand wird eine geringe Menge 0,3%igen Rinderserumalbumins in PBS (Phosphatpufferlösung) zugesetzt. Danach stellt man Ausstriche mit der rickettsienhaltigen Suspension her, die dann luftgetrocknet und 10 Minuten in kaltem Aceton fixiert werden. In einer Cellophanfolie können die Präparate bei −20 °C gelagert werden.

Herstellung der Peroxydasereagenz. 0,3 g 3,3'-Diaminobenzidin-Tetrachlorid werden mit 1,0 g Natriumacetat in 100 ml destilliertem Wasser gelöst. Mit etwa 2,5 ml 1N NaOH wird der pH auf 6,2 eingestellt. Dann werden 0,7 ml 3%iges H_2O_2 zugegeben und die Lösung dunkel bei Raumtemperatur aufbewahrt.

Inkubation und Befunde. Die Ausstriche werden zunächst mit verdünntem Patientenserum bei 37 °C 20 Minuten überschichtet, dreimal mit PBS gespült und dann bei gleicher Temperatur 20 Minuten mit peroxydasemarkier-

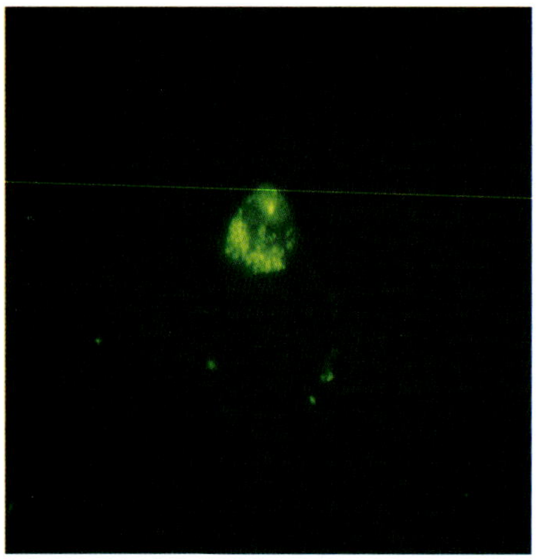

Abb. 1: In der Blasenflüssigkeit zeigen sich zahlreiche phagozytierte Rickettsienbestandteile (direkte Immunfluoreszenz) (400fach) [544].

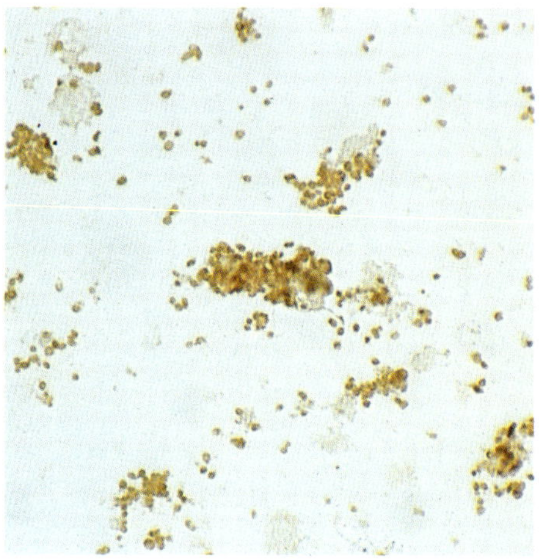

Abb. 2: Jeder Rickettsienbestandteil ist mit der indirekten Immunperoxydasemethode braun angefärbt (400fach).

tem Anti-human-IgG(oder IgM)-Kaninchen-Antikörper inkubiert. Nach Spülung mit PBS erfolgt eine 10minütige Inkubation bei Dunkelheit und Raumtemperatur in der Substratlösung. Nach kurzem Spülen mit Leitungswasser werden die Ausstriche 2 bis 5 Sekunden mit Methylenblau leicht gegengefärbt und eingedeckelt.

Rickettsienbestandteile zeigen eine braune Anfärbung (Abb. 2). Mit dieser Methode werden auch der Anti-Rikkettsien-Antikörpertiter und der Rickettsienstamm ermittelt.

Technische Hinweise

Wichtig sind möglichst dünne Ausstrichpräparate. Suto et al. stellten dünne Ausstriche her, indem sie sehr kleine Mengen der Rickettsiensuspension mit einer Mikropipette auf die Objektträger aufbrachten und sofort ausstrichen.

Die indirekte Immunenzymhistologie hat gegenüber der indirekten Immunfluoreszenz den Vorteil, daß die Präparate lange Zeit aufgehoben werden können und zur Auswertung kein Fluoreszenzmikroskop nötig ist.

8.5 Virale Infektionen

8.5.1 Humane Papillomviren

Einführung

Humane Papillomviren (HPV) verursachen Warzen auf Haut und Schleimhaut. Mit Hilfe von Restriktionsenzymen kann man die virale DNA untersuchen und die Heterogenität der HP-Viren nachweisen [547]. Die Viren können zahlreiche klinische Bilder wie gewöhnliche Warzen, Plantar- und Palmarwarzen, flache Warzen und Warzen im Sinne von Condylomata acuminata verursachen. Zu den jeweiligen klinischen Erscheinungsformen der Warzen gehört im allgemeinen auch ein spezieller HPV-Stamm.

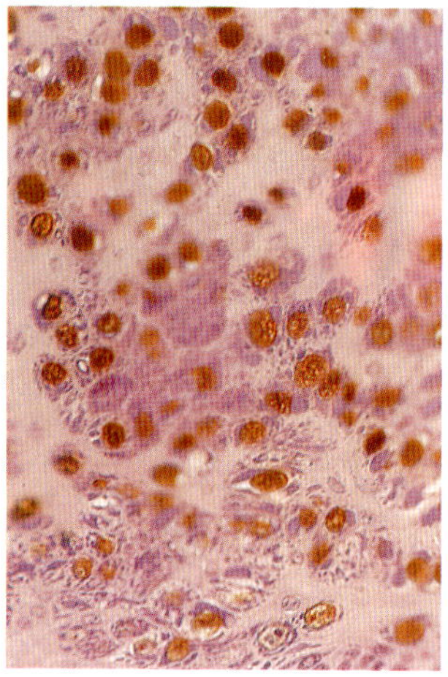

Abb. 1: Anti-Papillomvirus-Antikörper (DAKO B-580) in einer Myrmecia-Warze (PAP-Technik).

Befunde

Antisera gegen intakte Viruspartikel spezieller HP-Viren sind spezifisch für die einzelnen Stämme [548]. Ein Antikörper gegen Papillomviren ist mittlerweile kommerziell erhältlich (DAKO-B580, Dakopatts Co.), jedoch weder spezies- noch stammspezifisch. Dieser Antikörper wird durch Immunisierung von Kaninchen mit attenuierten bovinen Papillomviren vom Typ 1 hergestellt. Mit Hilfe der indirekten Immunfluoreszenz kann unter Verwendung dieses Antikörpers virales Antigen an Kryostatschnitten lokalisiert werden. Demgegenüber hat die PAP-Methode den Vorteil, daß auch paraffineingebettetes Gewebe verwendet werden kann. [Der HPV-Nachweis durch In-situ-Hybridisierung für HPV-DNA ist sensitiver als der immunhistochemische Nachweis des HPV-Kapsid-Antigens. Zusätzlich erbringt die In-situ-Hybridisierung auch den HPV-Typ, was prognostisch bedeutsam ist. Anm. d. Hrsg.] [548a]

Myrmecia-Warzen enthalten massenhaft Viruspartikel. Die Keratinozyten von der Basalzellschicht aufwärts enthalten große Mengen Keratohyalingranula, während die Zellkerne mit zahlreichen Viruspartikeln angefüllt sind (Abb. 1). Bei gewöhnlichen Warzen kann man dagegen das Antigen nur selten nachweisen (Abb. 2). Elektronenmikroskopisch enthalten weniger als 10% der epidermalen Zellen Viruspartikel. Die virushaltigen Zellen finden sich überwiegend im Stratum granulosum und Stratum corneum. Die Virusmenge variiert mit dem klinischen Typ der Warze; Myrmecia-Warzen enthalten am meisten Viruspartikel. In absteigender Reihe folgen dann die Epidermodysplasia verruciformis, flache Warzen und Condylomata acuminata.

Antikörper gegen Warzenvirusantigen erhält man durch Immunisierung eines Tieres mit homogenisiertem Warzenextrakt oder semigereinigtem Warzenvirusantigen. Im vorliegenden Fall war das Virusantigen auch im Zytoplasma der Zelle nachweisbar (Abb. 3).

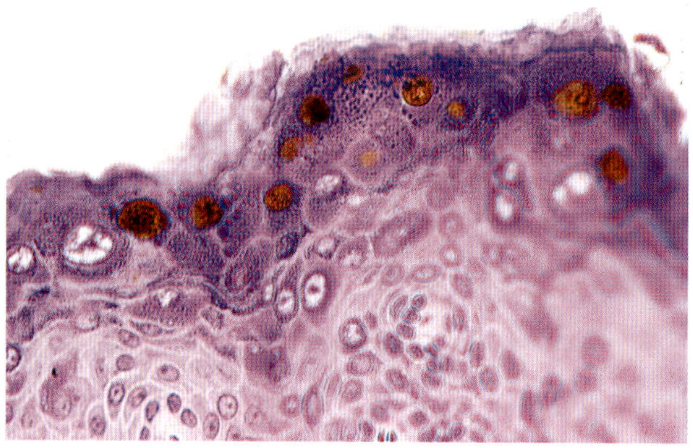

Abb. 2: Anti-Papillomvirus-Antikörper (DAKO B-580) in einer gewöhnlichen Warze (PAP-Technik).

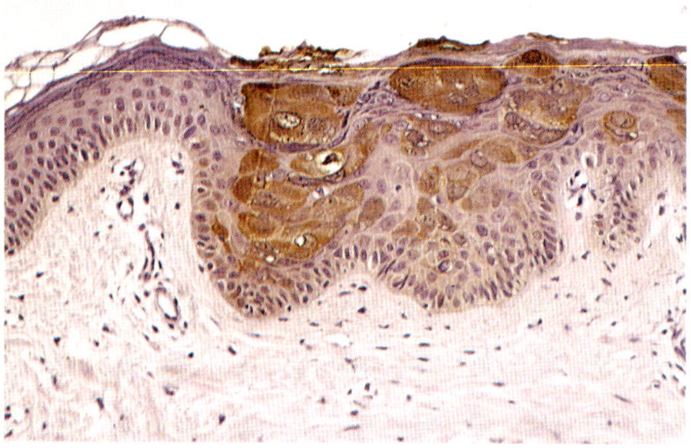

Abb. 3: Anti-Warzengewebe-Antikörper bei einer Tinea-versicolor-artigen Läsion bei Epidermodysplasia verruciformis (PAP-Technik).

Eine virale Karzinogenese durch HPV ist in zahlreichen Veröffentlichungen beschrieben worden. Dabei finden sich in den Tumorzellen zwar keine Viruspartikel, es läßt sich jedoch virale DNA nachweisen. Anti-Papillomvirus-Antikörper reagieren nicht mit den maligne transformierten Tumorzellen. Mit der In-situ-Hybridisierung wird jedoch der DNA-Nachweis in den Tumorzellen möglich werden [550].

Technische Hinweise

Für eine bessere Haftung der Gewebeschnitte auf den Objektträgern empfiehlt sich eine Beschichtung mit 0,2%igem Poly-L-Lysin-Hydrobromid (Sigma).

8.5.2 Herpesviren

Einführung

In der Gruppe der Herpetoviridae gibt es über 40 Viren, welche im Prinzip speziesspezifische Infektionen verursachen. Unter diesen sind sechs Viren humanpathogen: Herpes-simplex-Virus (HSV) Typ I und II, Varizella-zoster-Virus (VZV), Zytomegalievirus, Epstein-Barr-Virus und Simian-B-Virus. In der Dermatologie besitzen HSV und VZV große Bedeutung. HSV verursacht sowohl leichte als auch schwere Krankheiten, wie generalisierte Infektionen bei Neugeborenen, Enzephalitiden, akute und rezidivierende Infektionen an den Lippen, der Gingiva, dem Genitale, den Korneae und den Konjunktiven.

Ein Rezidiv ist Folge einer Reaktivierung einer latenten Virusinfektion des sensorischen Ganglions nach primärer oder sekundärer Infektion. Die Entzündungsherde finden sich entweder am Ort der Primärinfektion oder perifokal im Bereich der versorgenden, sensorischen Nerven. Charakteristischerweise tritt ein HSV-Rezidiv nicht nur bei immunsupprimierten Patienten mit einer schweren Grunderkrankung auf, sondern auch bei gesunden Menschen mit Ermüdungs- und Erschöpfungszuständen sowie nach UV-Exposition. Auch das VZV bleibt wie HSV im sensorischen Ganglion latent vorhanden. Eine Reaktivierung kommt meist nur einmal im Leben eines gesunden Menschen unter dem klinischen Bild eines Herpes zoster vor. Weitere VZV-Rezidive treten dann nur noch bei immunsupprimierten Personen auf. Eine schnelle Diagnose und sofortiger Therapiebeginn sind äußerst bedeutsam, da sich das Herpesvirus schnell auf gesunde Mitmenschen übertragen kann.

Befunde und diagnostische Bedeutung

Die Immunfluoreszenztechnik ist eine wichtige Methode zur schnellen Diagnose einer Herpesvirus-Infektion. Sie kann nicht nur an Blasenflüssigkeiten und Hautgewebe angewendet werden, sondern ist auch bei der Diagnostik virusabhängiger Läsionen innerer Organe brauchbar [551]. HSV-Infektionen bieten in Abhängigkeit vom Alter und der Grunderkrankung des Patienten zahlreiche klinische Bilder, so daß es oft schwierig ist, allein aufgrund der Klinik die Diagnose einer Herpesvirusinfektion zu stellen. In diesen Fällen ist die Immunfluoreszenztechnik zum Nachweis viraler Antigene das Mittel der Wahl.

Gewöhnlich stellt man Ausstrichpräparate aus Blasenflüssigkeit oder von Haut- und Schleimhautulzera her. Virales Antigen findet sich im Zytoplasma und im Kern befallener Zellen und entspricht dabei manchmal den Einschlußkörperchen mehrkerniger Riesenzellen oder ballonierter Zellen [551] (Abb. 4). Konventionelle Färbungen wie Giemsa, Papanicolaou oder HE gestatten aufgrund der Ähnlichkeit der Befunde keine Unterscheidung zwischen HSV und VZV. Die Immunfluoreszenz ist die gebräuchlichste Methode für eine definitive Diagnose und ist auch der Elektronenmikroskopie (Negativkontrast) oder der Virusisolierung überlegen [551].

Die vesikulären Effloreszenzen sind normalerweise in der Epidermis lokalisiert. Im Korium oder subkutanen Fettgewebe finden sich neben Hämorrhagien auch Endothelzellen, deren Kerne virale Einschlußkörperchen enthalten. In der Epidermis kommen innerhalb der Epithelien Cowdry-Typ-A- oder full-type-intranukleäre Einschlußkörperchen vor. Die degenerierten Zellen sind balloniert und bilden Vesikel. Ein weiteres häufiges histologisches Kriterium von HSV- und VZV-Infektionen stellen mehrkernige Riesenzellen dar, welche durch Fusion infizierter Zellen entstehen.

An den Schleimhäuten bilden sich Ulzera bevorzugt an der Zunge und am Genitale. Die Verteilung von HSV-Antigen stellt sich mit der Immunfluoreszenz deutlich und scharf abgegrenzt dar. Dabei zeigt sich eine spezifische Fluoreszenz im Zellkern, in den Einschlußkörperchen, im Zytoplasma infizierter Zellen [551] (Abb. 5), in Riesenzellen, Gefäßendothelien, Haarfollikeln und Talgdrüsen. Bei VZV-induzierten Läsionen finden sich zusätzlich Einschlußkörperchen in dermalen und subkutanen Fibroblasten. Das Antigen läßt sich in diesen Fibroblasten (Abb. 6) und dem umgebenden Bindegewebe [551] (Abb. 7) nachweisen.

Nach Anwendung antiviraler Medikamente gestaltet sich eine Virusisolierung aus den Läsionen gelegentlich schwierig. Unabhängig von einer vorausgegangenen Therapie läßt sich jedoch virales Antigen in den infizierten Läsionen nachweisen. Aus diesem Grund wird der Antigennachweis bei allen Fällen mit Verdacht auf eine Herpesinfektion empfohlen.

Nach HSV-Infektionen läßt sich virales Antigen in Leber, Lungen, Nebennieren , Milz, Gehirn, Pankreas, Magen-Darm-Trakt, Thymus und Nieren nachweisen. Darüber hinaus zeigt sich nach VZV-Infektionen virales Antigen sowie Einschlußkörperchen auch in beinahe allen übrigen

Kapitel 3

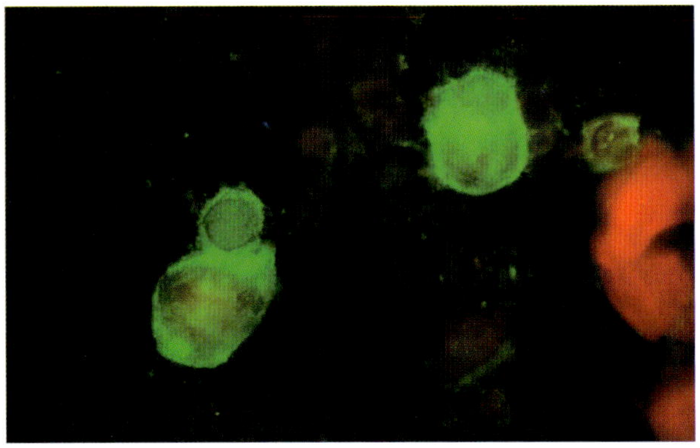

Abb. 4: HSV Typ I: Virusantigen in einem Ausstrich einer vaginalen Erosion (indirekte IF, Acetonfixation) (132fach).

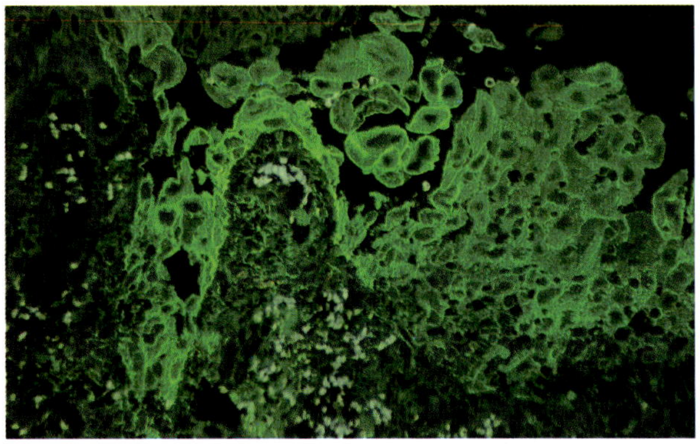

Abb. 5: HSV Typ I: Virusantigen aus einem Herpes labialis (Kaninchenantikörper, formalinfixiertes und paraffineingebettetes Gewebe, indirekte IF) (66fach).

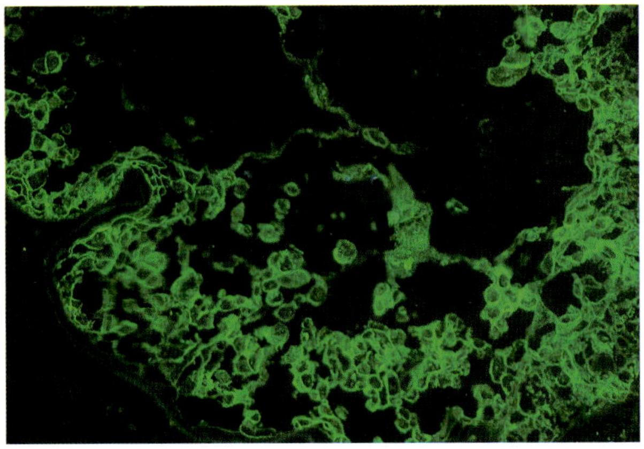

Abb. 6: VZV: Virales Antigen aus einer Blase (humaner Antikörper, Gefrierschnitt) (66fach).

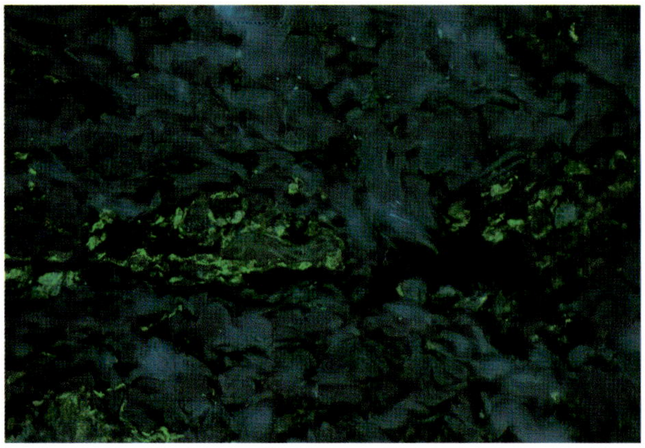

Abb. 7: VZV: Virales Antigen im dermalen Bindegewebe (mAb, Paraffinschnitt, indirekte IF) (66fach).

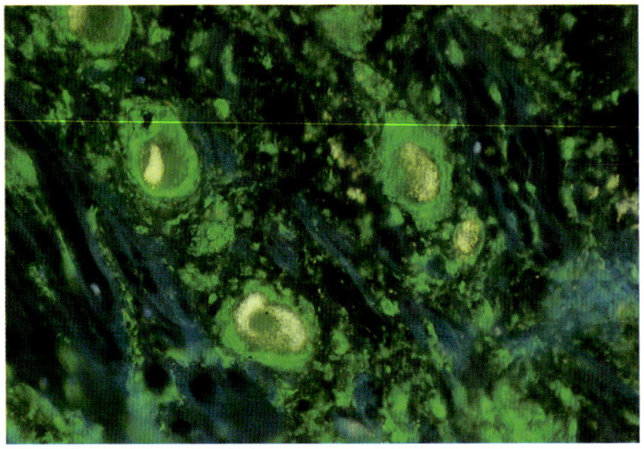

Abb. 8: VZV: Spezifische Fluoreszenz in den Neuronen, Satellitenzellen und Neurofilamenten eines Spinalganglions (Th 7, Zoster) (Kaninchenantikörper, Paraffinschnitt, indirekte IF) (132fach).

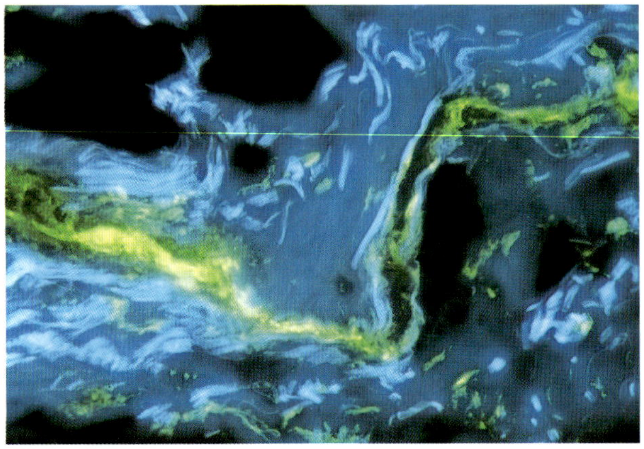

Abb. 9: VZV: Virusantigen in der Gefäßwand eines dermalen Gefäßes aus einer purpuriformen Effloreszenz (systemische Varizellen, humaner Antikörper, Gefrierschnitt, direkte IF) (132fach).

Organen, einschließlich der Schilddrüse, des Thymus, Uterus, Herzens, der Lymphknoten, Ovarien und Hoden (Abb. 8). Nicht selten findet man auch Virusantigen in Endothelzellen dermaler Gefäße [551] (Abb. 9). In diesen Zellen lagern sich dagegen keine Immunglobuline ab, so daß im Gegensatz zur Hepatitis-B-Vaskulitis die vaskulären Läsionen bei HSV- und VZV-Infektionen wohl nicht von Immunkomplexablagerungen verursacht werden.

Es ist zwar bekannt, daß das Erythema multiforme als allergische Reaktion im Rahmen einer HSV-Infektion auftreten kann [552], die Isolation des Virus in den Läsionen ist bisher jedoch noch nicht gelungen.

[Statistische Daten stützen die Annahme eines Zusammenhangs zwischen oralen Plattenepithelkarzinomen und HSV-1. Die Inkubation von Karzinomgewebe und Kontrollen mit einem polyklonalen Anti-HSV-Serum mit einer modifizierten direkten Immunperoxydasetechnik zeigt eine Reaktivität bei 42% der Karzinome bei durchweg negativen Kontrollen. Die weitere Inkubation der positiven Proben mit einem monoklonalen Antikörper gegen das 89-kD-HSV-1-Mantelprotein ergab keine Reaktion. Ebenso gelang keine eindeutige ultrastrukturelle Darstellung von Viruspartikeln. Diese Ergebnisse werden im Sinn einer partiellen Expression eines nicht-infektiösen viralen Genoms gedeutet. Anm. d. Hrsg.] [552a]

Technische Hinweise

Blasenflüssigkeit und Abstrichmaterial aus Ulzera werden auf Objektträger mit schüsselartigen Vertiefungen aufgebracht, in Aceton fixiert und bis zum Gebrauch bei −20 bis −70 °C aufbewahrt. Die Antigene sind zwei bis drei Jahre lang stabil.

In formalinfixiertem Gewebe (10%iges Formalin) können Virusantigene nach proteolytischer Andauung mit 0,25%igem Trypsin oder 0,1%iger Proteinase leicht nachgewiesen werden [553].

Für die direkte und indirekte Immunhistochemie werden folgende Antikörper verwendet: Monoklonale Antikörper, Antikörper von aktiven Virusinfektionen, Antikörper gegen gereinigtes Virus und Antikörper aus humanem Serum rekonvaleszenter Patienten. Der Vorteil spezifischer monoklonaler Antikörper gegen HSV und VZV besteht in der Möglichkeit, die Virusstämme zu unterscheiden [554].

Kapitel 3

9. Tumoren

9.1 Epitheliale Tumoren

Einführung

Zytokeratin-Intermediärfilamente gehören zu den wichtigsten diagnostischen Kriterien epithelialer Tumoren. Sie sind auch für Untersuchungen über Differenzierung und Ursprung von Tumoren geeignet. Biochemisch lassen sich die Zytokeratine in saure Keratine und neutral-basische Keratine einteilen. Entsprechend ihrer Differenzierung unterscheidet man die Zytokeratine in 65- bis 70-kD- und 56,5-kD-Keratine als Marker für Keratinisierung, 48-kD- und 56-kD-Keratine als Proliferationsmarker und 50-kD- und 58-kD-Keratine als Marker für epidermale Zellen [555]. Zur Untersuchung der jeweiligen Keratine werden in der Pathologie die entsprechenden monoklonalen Antikörper eingesetzt. Zur groben Unterscheidung epithelialer und nicht-epithelialer Zellen kann man auch polyklonale Zytokeratinseren mit einem breiten Spektrum gegen mehrere Zytokeratine gleichzeitig verwenden. Mittlerweile wurden zahlreiche monoklonale Antikörper gegen die verschiedenen Zytokeratine entwickelt und finden routinemäßig Verwendung [556–563]. Darunter sind auch Antikörper gegen Schweißdrüsenzellen [559].

Wichtige Befunde

Normale Epidermis. Polyklonale Anti-Panzytokeratin-Antikörper reagieren mit der gesamten Epidermis (Abb. 1a), während Antikörper gegen Zytokeratine, die als Keratinisierungsmarker fungieren, lediglich mit suprabasalen Zellen (Abb. 1b) reagieren. Kein Anti-Zytokeratin-Antikörper reagiert mit Zellen des Koriums [555], mit Ausnahme des Haarfollikel- und Schweißdrüsenapparates.

Epitheliale Tumoren. Antikörper gegen 65- bis 70-kD-Keratine als Marker für Keratinisierung reagieren mit Tumorzellen von seborrhoischen Keratosen, von Keratoakanthomen, von Epitheliomata calcificantia Malherbe, des Morbus Bowen und von Plattenepithelkarzinomen. Die Zellen der malignen Tumoren reagieren dabei jedoch eher schwach. Nur fokal und irregulär finden sich 65- bis 70-kD-Keratin-positive Zellen. In Abbildung 2 ist ein Plattenepithelkarzinom mit positiven und nicht reagierenden Zellen nach Inkubation mit einem Antikörper gegen 65- bis 70-kD-Keratin dargestellt. Bei benignen Tumoren reagiert der Antikörper gegen 65- bis 70-kD-Keratine in den keratinisierten Arealen mit Ausnahme der Basalzellschicht.

[Die neoplastischen Zellen aller Basaliome zeigen eine homogene Anfärbung mit dem monoklonalen Anti-Basaliom-Keratin-Antikörper BKN-1 und mit HKN-1 und HKN-4. BKN-1 reagiert in normaler Epidermis mit allen Zellen des unteren Follikelanteils und nur mit den basalen Zellen der interfollikulären Epidermis und des Infundibulums. In normaler Haut färbt HKN-2 die duktalen Zellen der Schweißdrüsen und die suprabasalen epidermalen Zellen. In keinem Fall erfolgt eine Reaktion mit HKN-6 oder HKN-7. Die meisten Basaliome zeigen eine partielle, aber starke Anfärbung mit HKN-5, und zwar im Zentrum der Tumornester und der Tumorstränge. Im normalen Haarfol-

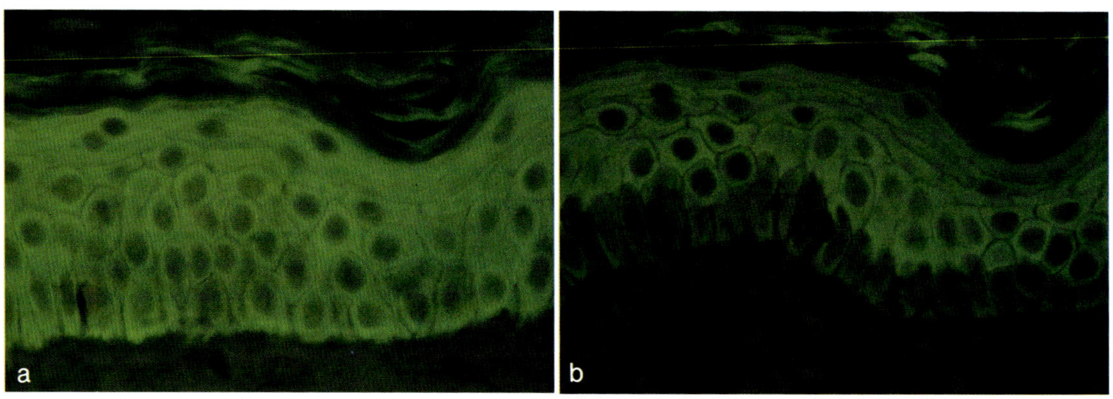

Abb. 1: (a) Normale Epidermis mit einem polyklonalen Anti-Panzytokeratin-Antikörper (400fach). (b) Normale Epidermis mit einem polyklonalen Antikörper gegen 67-kD-Keratin (400fach).

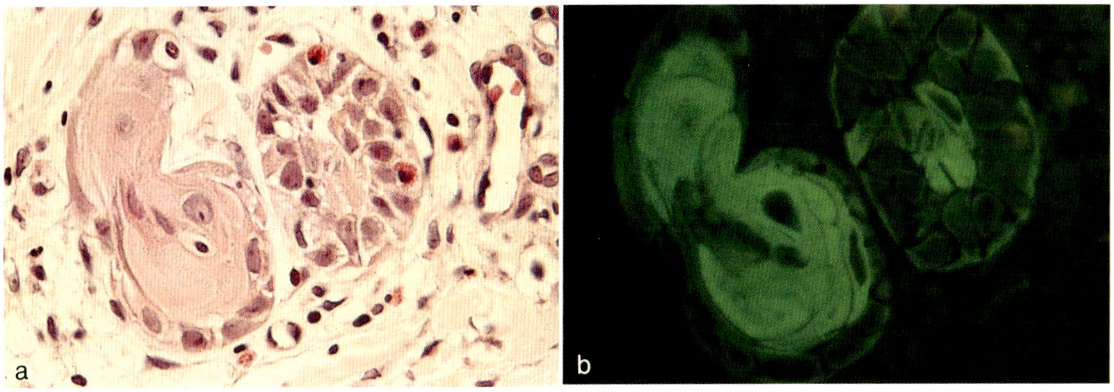

Abb. 2: (a) Plattenepithelkarzinom (HE) (400fach). (b) Derselbe Schnitt wie 2a mit einem Antikörper gegen 67-kD-Keratin (400fach).

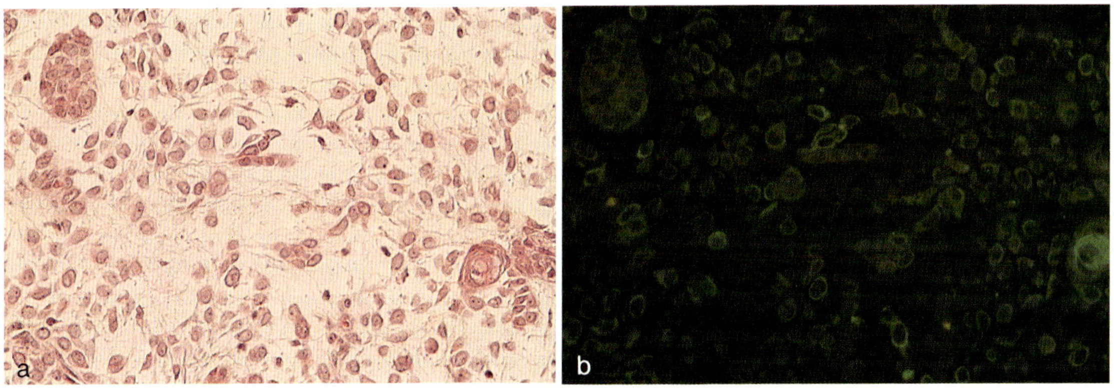

Abb. 3: (a) Mischtumor der Haut (HE, 400fach). (b) Derselbe Schnitt wie 3a mit einem polyklonalen Antikörper gegen epidermales Keratin. Einzelne Zellen färben sich an und zeigen damit ihre epitheliale Natur (400fach).

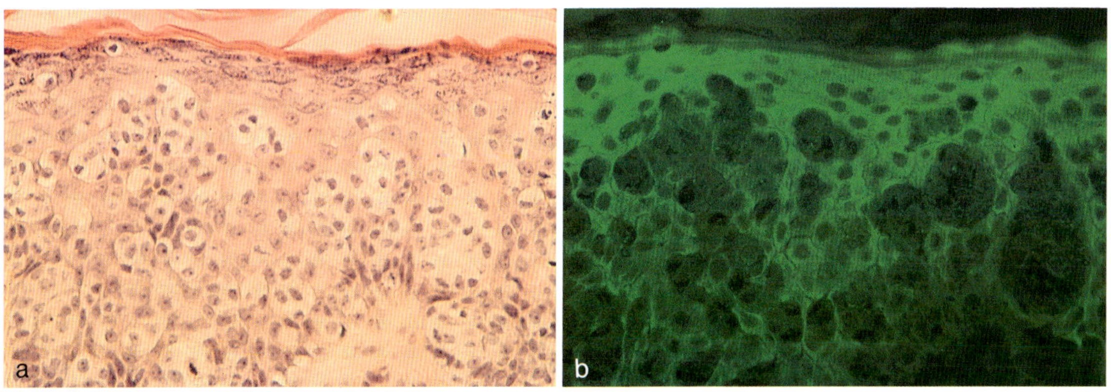

Abb. 4: (a) Extramammärer M. Paget (HE) (400fach). (b) Derselbe Schnitt wie 4a mit einem polyklonalen Antikörper gegen epidermales Keratin. Der Antikörper reagiert nicht mit den Paget-Zellen, wohl aber mit normalen Keratinozyten (400fach).

likel reagiert HKN-5 mit der innersten Zellage der äußeren Wurzelscheide und mit den inneren Schichten des Haarfollikels, nicht jedoch mit der äußeren Wurzelscheide. Die histologisch verschiedenen Basaliomtypen zeigen immunhistochemisch identische Färbemuster. Die Übergangszellen und Schattenzellen beim Pilomatrixom reagieren in allen Fällen mit HKN-5, HKN-6 und HKN-7. Diese Zellen könnten den Haarkortexzellen entsprechen, die sich in der keratogenen Zone anagener Follikel entwickeln. Die peripheren basophilen Zellen könnten den Haarmatrixzellen entsprechen. Bei allen histologischen Typen der seborrhoischen Keratose zeigen sich Reaktionen mit BKN-1, HKN-2 und HKN-4, die der in normaler Haut entsprechen. HKN-5, HKN-6 und HKN-7 sowie CEA reagieren nicht. Anm. d. Hrsg.] [563a]

Der monoklonale Anti-Zytokeratin-Antikörper AE_1 [564] reagiert mit 50-kD- und 56,5-kD-Keratinen und erkennt dabei im Gegensatz zu den Keratinisierungsmarkern Basaliome. Ähnlich dazu ergeben auch die suprabasalen Zellen normaler Epidermis eine Reaktion mit diesem monoklonalen Antikörper [563]. [Bei einzelnen Basaliomen findet sich eine neuroendokrine Differenzierung mit Reaktion mit Anti-NSE und Chromogranin A [564a]. Diese Tatsache ist wichtig bei der Differentialdiagnose zum Merkelzellkarzinom. Anm. d. Hrsg.].

Beim Mischtumor der Haut reagieren individuelle Tumorzellen in dem mukösen Stroma mit Keratinisierungsmarkern sowie Panzytokeratinmarkern und zeigen so ihre epitheliale Natur [557] (Abb. 3). Beim extramammären Morbus Paget ist die Epidermis häufig mit Tumorzellen durchsetzt. Diese Tumorzellen reagieren nicht mit Antikörpern gegen 65- bis 70-kD-Keratine und gegen epidermale Zytokeratine. Bei Verwendung dieser Antikörper zeigen sich die Tumorzellen als dunkle Aussparungen in einer ansonsten stark angefärbten Epidermis (Abb. 4). Die Tumorzellen stellen sich jedoch mit Antikörpern gegen 40-kD-, 45-kD-, 52,5-kD- und 54-kD-Keratine dar [556], welche die umgebende Epidermis aussparen.

Diagnostische Bedeutung

Antikörper gegen 65- bis 70-kD-Keratin reagieren zwar mit epidermalen Tumorzellen, nicht aber mit Adenokarzinomen, so daß sie zur Unterscheidung von Plattenepithelkarzinomen und Adenokarzinomen eingesetzt werden können. Monoklonale Antikörper gegen 40-kD-, 45-kD-, 52,5-kD- und 54-kD-Keratine reagieren dagegen mit Adenokarzinomen, nicht jedoch mit Plattenepithelkarzinomen [556, 564]. Diese Antikörper sind hilfreich, wenn es darum geht, in mesenchymalem Gewebe verteilte Tumorzellen zu erkennen. Einige dieser polyklonalen oder monoklonalen Antikörper sind auch kommerziell erhältlich. Außer zur Differenzierung zwischen Plattenepithelkarzinomen und Adenokarzinomen und deren Abgrenzung gegenüber nichtepithelialen Tumoren sind diese Antikörper auch zur Identifikation epithelialer Zellen in Zellkulturen geeignet [565]. Keiner dieser Antikörper kann jedoch zwischen benignen und malignen Zellen unterscheiden.

Technische Hinweise

Obwohl man auch formalinfixiertes, paraffineingebettetes Gewebe verwenden kann, ist es vorteilhafter, Gewebestükke zu verwenden, die nach PBS-Spülung in Isopentan oder n-Hexan schockgefroren, in flüssigem Stickstoff gekühlt und in OCT eingebettet werden. Formalinfixierte und paraffineingebettete Gewebeschnitte ergeben oft falsch negative Ergebnisse oder vermindern die Reaktivität. Eine Andauung der Schnitte mit 0,25%igem Trypsin für 5 bis 30 Minuten kann die Reaktivität der Antikörper verbessern. Auch eine kurze Vorbehandlung mit 8 M Harnstoff vermag Antigene zu demaskieren und die Antikörperreaktivität zu erhöhen. Bei negativem Reaktionsausfall muß bei der Auswertung immer die Möglichkeit einer falsch negativen Reaktion in Betracht gezogen werden.

9.2 Morbus Paget

Einführung

Generell kann man den Morbus Paget in eine mammäre und eine extramammäre Form einteilen [566]. Der mammäre Morbus Paget wurde im Jahre 1874 von James Paget [567], der extramammäre 1889 von Crocker [568] erstbeschrieben. Obwohl man über die Natur und Histogenese der Paget-Zellen sehr kontroverser Meinung ist, haben doch immunhistochemische Ergebnisse etwas Licht in diese Fragestellungen bringen können.

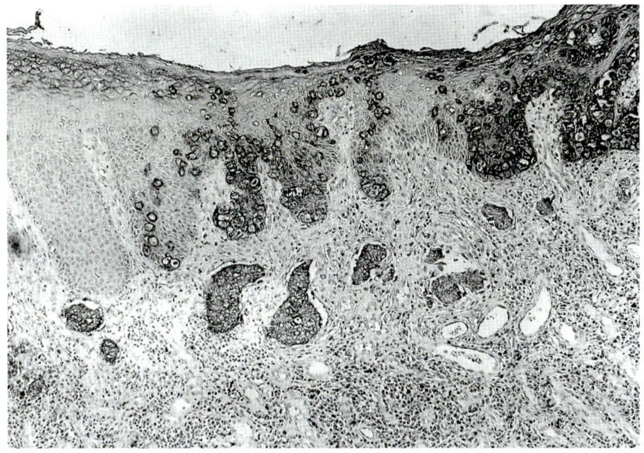

Abb. 1: Epidermale wie dermale Tumornester beim extramammären Morbus Paget reagieren deutlich mit dem Anti-CEA-Antikörper (PAP-Methode).

Immunhistochemische Befunde

Nachweis des karzinoembryonalen Antigens (CEA) beim Morbus Paget. Im Jahre 1981 wiesen Penneys et al. mit einem Anti-CEA-Antikörper und der PAP-Methode CEA in normalen Schweißdrüsen nach [572]. Daraufhin wurde CEA sowohl in benignen [573] wie in malignen [574] Schweißdrüsentumoren gefunden. Da CEA zwar in Schweißdrüsenzellen und Tumorzellen des Morbus Paget, nicht jedoch in Keratinozyten nachgewiesen werden kann [575], wurde vermutet, daß die Paget-Zellen von Schweißdrüsenzellen abstammen könnten. Bei neun Fällen von extramammärem Morbus Paget einschließlich dreier Lymphknotenmetastasen konnte Furue CEA nachweisen [576] (Abb. 1). Ein erhöhter CEA-Serumspiegel bei Patienten mit ausgedehnt metastasierendem Morbus Paget zeigt, daß CEA auch als Tumormarker bei der Verlaufskontrolle der Krankheit eingesetzt werden kann [577].

Lektinbindungsverhalten beim Morbus Paget und Doppelinkubation mit Anti-CEA-Antikörper. Die konventionelle Histologie zeigt, daß Paget-Zellen einen hohen Gehalt an Mukopolysacchariden besitzen [566] (Abb. 2). Lektine sind Proteine, die spezifisch an verschiedene Oligosaccharidreste binden [578]. Furue untersuchte in einer Studie das Lektinbindungsverhalten normaler Schweißdrüsen [579], der Brustdrüse [579], von Schweißdrüsentumoren [580, 581] und des Morbus Paget [579].

Bei ekkrinen Drüsen, ekkrinen Drüsentumoren und der Brustdrüse zeigt sich ein deutliches Reaktionsmuster an den Zellmembranen. Dagegen lagen die Lektinbindungsstellen an apokrinen Drüsen und Paget-Zellen intrazytoplasmatisch, so daß man daraus eine apokrine Herkunft des Morbus Paget ableitete [579]. Da Anti-CEA ein Glykoprotein mit hohem Oligosaccharidanteil ist [582], wurde eine Doppelinkubation mit Lektinen und CEA durchgeführt. Die Inkubationen erbrachten eine vollständige Übereinstimmung der Bindungsstellen von WGA (wheat germ agglutinin) und CEA (Abb. 3) und eine relativ geringe Anfärbbarkeit CEA-positiver Zellen mit PNA (peanut agglutinin). Paget-Zellen zeigen prinzipiell keine Reaktion mit

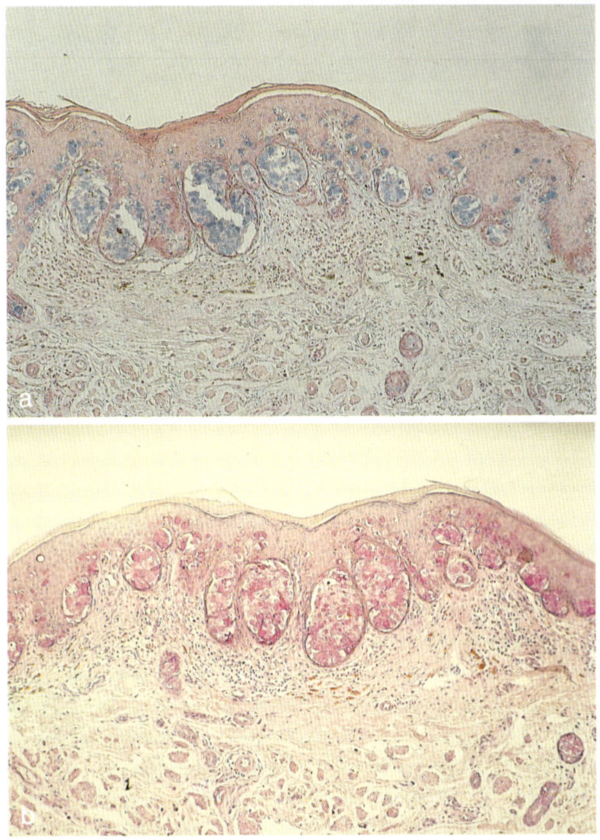

Abb. 2: Mukopolysaccharidablagerungen im Zytoplasma von Paget-Zellen (a: Alzian-Blau-Färbung; b: PAS-Färbung).

PNA an der Zellmembran (Abb. 4). Ogusa berichtete, daß mit DBA (dolichos biflorus Agglutinin) ein hochspezifisches Lektin für Oligosaccharide auf den Zellmembranen von Paget-Zellen besteht. [Mit dem Lektin SBA sollen sich

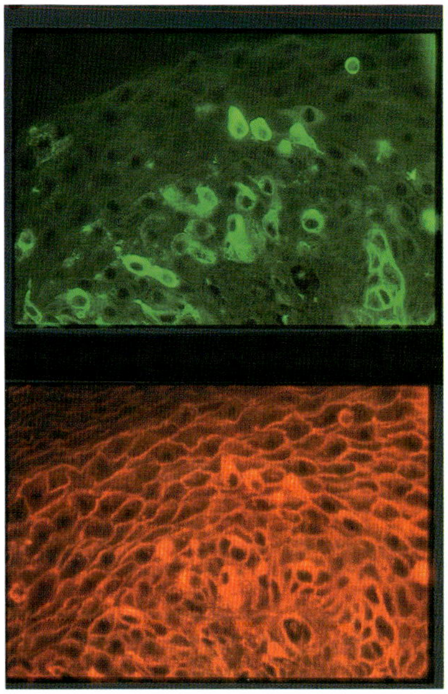

Abb. 3: Doppelinkubation mit Anti-CEA (Fluorescein-grün) und WGA (Rhodamin-rot). WGA markiert die Interzellularräume normaler Keratinozyten sowie Zellmembran und Zytoplasma von Paget-Zellen. Die CEA-positiven Zellen entsprechen vollständig den WGA-positiven Zellen.

zwischen 50 und 100% aller Paget-Zellen anfärben. Anm. d. Hrsg.] [582a].

Die gegenwärtigen immunhistochemischen Untersuchungen an Schweißdrüsentumoren und Morbus Paget liefern nicht nur weitere Erkenntnisse über die Natur und den Differenzierungsprozeß neoplastischer Zellen, sondern werden möglicherweise auch zu einer Modifikation der morphologischen Klassifikation von Tumoren beitragen.

Weitere Ergebnisse*

Die Untersuchung des mammären und extramammären M. Paget mit einem Panel von Antikörpern ergibt identische Reaktionsmuster bei der mammären und extramammären Form. Sämtliche Zellen lassen sich mit den drüsenassoziierten Antikörpern HMFG1 und Anti-CEA anfärben. Mit Antikörpern gegen Zytokeratin 6 und 18, Aktin oder S-100 findet keine Reaktion statt. (Gillett et al. [582b] berichten allerdings eine Expression von S-100 in Paget-Zellen bei knapp 20% der untersuchten Fälle.) Dies spricht gegen eine Herkunft der Paget-Zellen von Melanozyten, Langerhanszellen oder Keratinozyten und für eine Abstammung von apokrinen oder ekkrinen Schweißdrüsenzellen. Die Reaktion der Paget-Zellen mit HMFG1, nicht aber mit DAKO-CK-1-Antikörper, welcher ekkrine Drüsenstrukturen markiert, spricht weiterhin für eine apokrine Differenzierung der Paget-Zellen [582a, 582c]. Zum gleichen Ergebnis kommt die Gruppe um Hasebe [582d], die die apokrine Abstammung der Paget-Zellen aus der positiven Reaktion von Paget-Zellen mit den Antikörpern 115D8 und DF3 ableitete. Paget-Zellen reagieren in der überwiegenden Mehrheit auch mit Anti-EMA [582c].

Technische Hinweise

Die oben beschriebenen immunhistochemischen Untersuchungen können an paraffineingebettetem Material durchgeführt werden. Dabei ist zu beachten, daß der primäre Antikörper zur Vermeidung falsch positiver und falsch negativer Ergebnisse im richtigen Verhältnis verdünnt wird.

---

* Einschub der deutschen Herausgeber

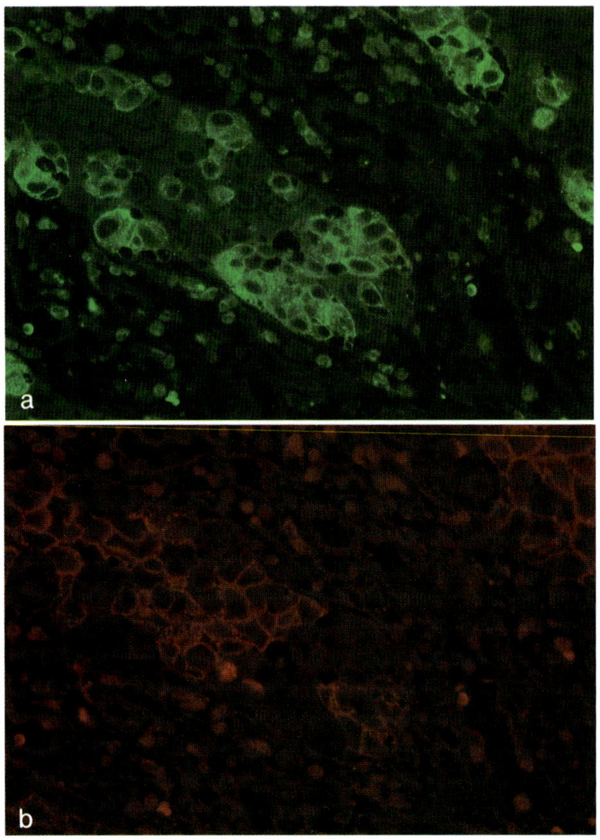

◄

Abb. 4: Doppelinkubation mit Anti-CEA (a: Fluoreszeingrün) und PNA (b: Rhodamin-rot). PNA-Bindungsstellen finden sich im Interzellularraum normaler Keratinozyten, die Paget-Zellen bleiben dagegen vollständig negativ.

Kapitel 3

9.3 Malignes Melanom

Einführung

Das S-100-Protein [583] sowie die neuronenspezifische Enolase (NSE) [584] sind Marker für das maligne Melanom (MM), gegen die entsprechende Antisera entwickelt worden sind und die routinemäßig für die immunhistochemische Melanomdiagnostik eingesetzt werden. Das S-100-Protein gehört zu einer Familie saurer Proteine mit einem Molekulargewicht von 20 kD. Es besteht aus α- und β-Ketten in drei verschiedenen Kombinationen, die als S-100aO (α-Kette, α-Kette), S-100a (α-Kette, β-Kette) und S-100b (β-Kette, β-Kette) bezeichnet werden. Bis vor kurzem wurde S-100 nur im Nervengewebe beschrieben; inzwischen hat man es auch in zahlreichen nicht-nervalen Zellen wie den Melanozyten, Langerhans-Zellen, myoepithelialen Zellen und Fettzellen sowie den davon abgeleiteten Tumoren nachgewiesen. Das S-100-Protein fungiert im Rahmen der Glykolyse als Hydrolase. NSE ist ebenfalls ein saures Protein mit einem Molekulargewicht von 90 kD und wird auch als γ-Enolase bezeichnet. Bisher wurde sie in Neuronen, Para-Neuronen, neuroendokrinen Tumoren und Melanomen nachgewiesen.

Seitdem im Jahre 1978 die erste Arbeit über die Entwicklung eines monoklonalen Antikörpers gegen Melanome von Koprowski et al [585] erschienen ist, sind zahlreiche weitere monoklonale Antikörper entwickelt worden, von denen einige kommerziell erhältlich sind.

Es gibt jedoch nur sehr wenige monoklonale Antikörper, die ausschließlich mit Melanomen reagieren. Die meisten dieser Antikörper reagieren mit Tumoren neuroektodermalen oder epidermalen Ursprungs und darüberhinaus auch mit einigen normalen und fetalen Geweben. Diese Antikörper markieren melanomassoziierte Antigene, die zwar von Melanomzellen, nicht jedoch von reifen Melanozyten exprimiert werden. Bei diesen Antigenen handelt es sich hauptsächlich um Glykoproteine auf der Zelloberfläche mit einem Molekulargewicht von 280 kD bis 550 kD. Es gibt jedoch auch Antikörper, die zytoplasmatische Antigene sowie Glykolipide erkennen, welche mit einer malignen Transformation von Melanozyten korrelieren. Daneben exprimieren Melanomzellen Klasse-I- und Klasse-II-Histokompatibilitätsantigene [586, 587] sowie das Intermediärfilament Vimentin [588]. [Etwa 10% der Melanome sind mit Kl 1 und etwa 25% mit Anti-EMA anfärbbar. Anm. d. Hrsg.] [588a].

Befunde

S-100-Protein und NSE. Das S-100-Protein findet sich im Zytoplasma sowie im Kern von Melanomzellen. Sowohl der Primärtumor als auch Melanommetastasen reagieren mit dem Anti-S-100-Antikörper stark positiv (Abb. 1–3). Während sich die Primärtumoren gewöhnlich etwas heterogen anfärben, zeigen die Metastasen ein eher homogenes Färbemuster. Die Färbeintensität hängt mehr von der Menge des Melaninpigments als von der Zellmorphologie selbst ab.

NSE findet sich im Zytoplasma von Melanomzellen und pigmentierten Nävi, Merkelzelltumoren und normalen Melanozyten.

Monoklonale Antikörper. Der monoklonale Anti-Melanom-Antikörper 225.28S [589, 590] reagiert mit den meisten Melanomen, und zwar den Primärtumoren wie den Metastasen, amelanotischen Melanomen und atypischen Melanozyten bei der Lentigo maligna (Tabelle 1). Eine spezifische Reaktion dieses monoklonalen Antikörpers findet ausschließlich an der Zellmembran von Melanomzellen statt (Abb. 4). Die Färbeintensität ist in Abhängigkeit der Lokalisation heterogen und scheint nicht mit dem klinischen Stadium des Patienten, der Melaninmenge oder der Zellmorphologie zu korrelieren. Dieser Antikörper zeigt eine Kreuzreaktion mit Pigmentnävi, Basaliomen (Abb. 5) und Plattenepithelkarzinomen, wobei hier das Färbemuster im Vergleich zu den Melanomen homogen erscheint.

Tab. 1: Reaktivität des Anti-Melanom-Antikörpers 225.28S mit Melanomen, Nävi und anderen Tumoren.

Gewebe	Anzahl der positiven Fälle	Gesamtzahl der Fälle
Malignes Melanom		
Primärtumor	6	8
Metastase	13	15
Maligner blauer Nävus	1	1
Pigmentnävus		
Junktionsnävus	2	2
Compound-Nävus	1	3
Intradermaler Nävus	6	20
Blauer Nävus		
gewöhnlicher blauer Nävus	0	6
zellreicher blauer Nävus	0	2
Maligne Tumoren		
Basaliom	5	12
Plattenepithelkarzinom	2	8
Malignes Lymphom	0	3
Neurale Tumoren		
Meningeom	0	6
Gliom	0	1
Schwannom	1	1
Ependymom	0	1
Glioblastom	0	3
Fetales Gewebe		
Haut (9 bis 16 Wochen)	8	10
Gehirn (9 bis 16 Wochen)	0	5

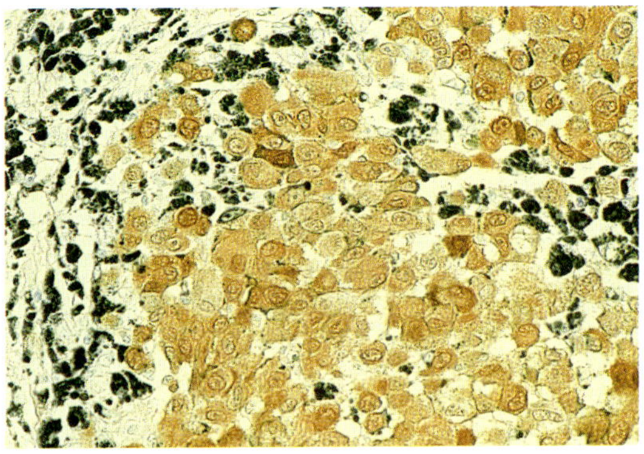

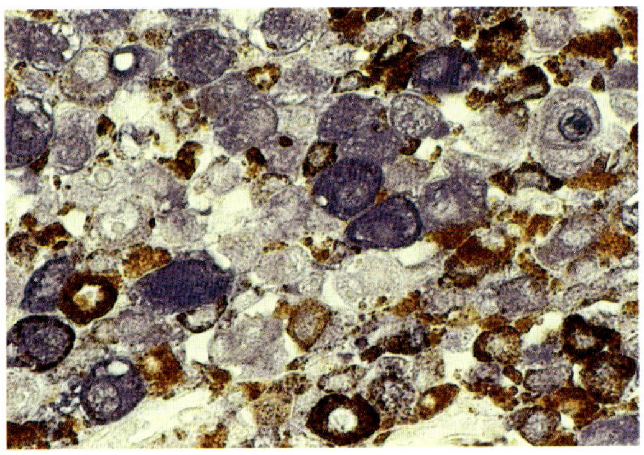

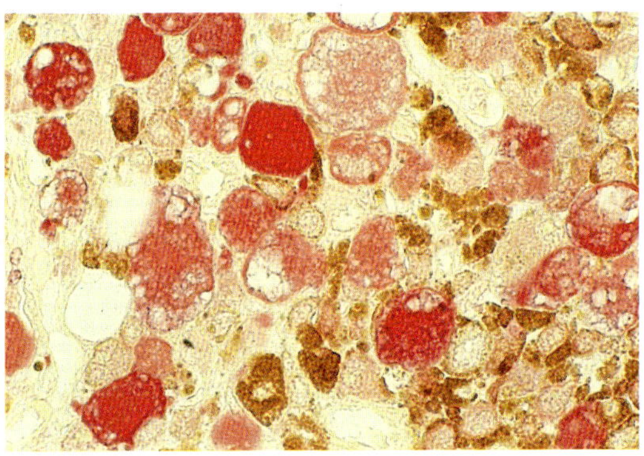

◄

Abb. 1: Intrazytoplasmatische Reaktion in Melanomzellen bei der Inkubation mit Anti-S-100-Antikörper. Gegenfärbung mit verdünnter Giemsa-Lösung. Die Melaningranula erscheinen dunkelgrün (ABC) (200fach).

◄

Abb. 2: Anti-S-100-Antikörper mit der Avidin-Biotin-alkalische-Phosphatase-Methode. Visualisierung mit Naphtol AS-MX und Fast-Blue-BB-Salz. Das Reaktionsprodukt färbt sich dunkelblau an (400fach).

◄

Abb. 3: Anti-S-100-Antikörper mit der Avidin-Biotin-alkalische-Phosphatase-Methode. Visualisierung mit Naphtol AS-MX und Fast-Red-Violet-LB-Salz. Das Reaktionsprodukt färbt sich dunkelrot an (400fach).

Abb. 4: Heterogene Anfärbung an den Zellmembranen von Melanomzellen bei Inkubation mit dem monoklonalen Anti-Melanom-Antikörper 225.28S (indirekte Immunfluoreszenz) (200fach).

Abb. 5: Homogene Anfärbung an den Zellmembranen von Basaliomzellen mit dem monoklonalen Anti-Melanom-Antikörper 225.28S (indirekte Immunfluoreszenz) (200fach).

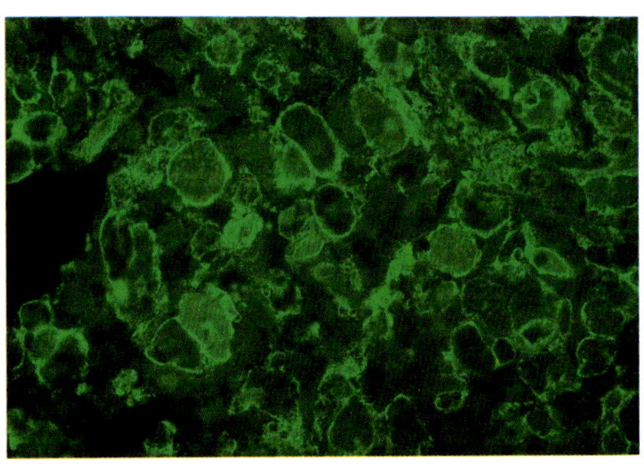

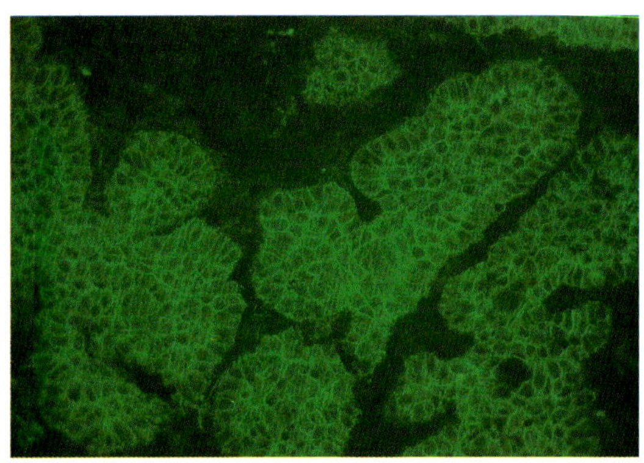

Blaue Nävi, normale Melanozyten und Melanophagen reagieren dagegen nicht mit 225.28S.

[Ein weitverbreiteter Antikörper in der Melanomdiagnostik ist HMB 45 [590a, 590b]. Es handelt sich um einen spezifischen, aber weniger sensitiven Anti-Melanozyten-Antikörper, der intraepidermal maligne wie aktivierte benigne Melanozyten anfärbt. Intradermal reagieren, neben den Zellen des blauen Nävus und spärlich auch Teilen des Compound- und intradermalen Nävus, Tumorzellen des malignen Melanoms, sofern sie gut ausgereift sind. Wenig ausgereifte Tumorzellen reagieren nicht mit HMB 45. Immunelektronenmikroskopisch [590c] konnte gezeigt werden, daß HMB 45 an Prämelanosomen bindet. Anm. d. Hrsg.]

Schwere HLA-Ketten und beta2-Mikroglobulin (β2-M) [586] werden auf der Zellmembran von Melanomzellen exprimiert. [Bei Lentigo-maligna-Melanomen und akrolentiginösen Melanomen finden sich in den dicken primären und den metastatischen Melanomen prozentual weniger β2-M-positive Zellen als in dünnen primären Tumoren. Die Klasse-I-HLA-Expression scheint also mit zunehmender Malignität verloren zu gehen. Nävuszellen exprimieren wenig oder gar kein β2-M. In Halo-Nävi dagegen wird β2-M auf Nävuszellen gefunden, wenn ein entzündliches Infiltrat vorhanden ist. Die Klasse-I-HLA-Antigen-Expression scheint bei der Erkennung und Lyse von Zellen durch zytotoxische T-Zellen eine Rolle zu spielen. Anm. d. Hrsg.] [590d] Im in das Korium invasiven Anteil der Tumorzellnester finden sich vor allem HLA-DR-Antigene [587]. [Diese Ergebnisse werden von Brogelli et al. [590e] bestätigt und zusätzlich mit einem intratumoralen, lymphozytären Infiltrat in Zusammenhang gebracht. Anm. d. Hrsg.] In Pigmentnävi dagegen werden schwere HLA-Ketten und beta2-Mikroglobulin deutlich weniger, HLA-DR-Antigene überhaupt nicht nachgewiesen.

Vimentin [588] ist im Zytoplasma von Melanomzellen und pigmentierten Nävuszellen vorhanden [588a].

[MoAb HMSA-2 ist ein monoklonaler Antikörper gegen das melanosomale Protein des menschlichen malignen Melanoms. MoAb HMSA-2 reagiert mit Melanozyten dysplastischer Nävi und mit Pigmentgranula in Keratinozyten. Diese Granula sind unreife Melanosomen, die von dysplastischen Melanozyten auf Keratinozyten übertragen werden. Die stärkste Anfärbung zeigt sich beim superfiziell spreitenden malignen Melanom und beim dysplastischen Nävus; beide zeigen eine stärkere Reaktion als die junktionale Komponente in Compound-Nävi. Keratinozyten im „Schulterbereich" dysplastischer Nävi reagieren stark [590f]. Untersuchungen der Reaktivität mit den monoklonalen Antikörpern OKT 9 und Ki 67 als Proliferationsmarker an melanozytären Tumoren zeigen eine deutliche Anfärbung mit OKT 9 an allen primären und metastatischen Melanomen, während die benignen melanozytären Nävi fast vollständig negativ sind. Die numerische Dichte der Ki-67-positiven Zellen ist beim metastatischen MM am höchsten ($47{,}0\pm 9{,}2\times10^3/mm^3$), dann folgt das primäre MM ($6{,}3\pm 1.9\times10^3/mm^3$), bei benignen melanozytären Nävi ist die numerische Dichte deutlich geringer ($2{,}2\pm 0{,}7\times10^3/mm^3$). Zwischen OKT-9- und Ki 67 Expression besteht eine deutliche Korrelation. Vor allem beim primären MM sind deutlich mehr OKT-9-positive Zellen als Ki-67-positive Zellen vorhanden [590g]. Die proliferative Aktivität melanozytärer Tumoren korreliert mit deren Malignität und der maximalen Tumordicke nach Breslow. Primäre MM mit einer Tumordicke kleiner als 0,75 mm zeigen eine niedrigere proliferative Aktivität als die in dermalen melanozytischen Nävi. Primäre MM mit einer Tumordicke über 2 mm dagegen können Wachstumsfraktionen aufweisen, die mit denen metastatischer Melanome übereinstimmen. Im Vergleich mit anderen Tumoren und Geweben zeigt das MM eine geringe proliferative Aktivität. Die räumliche Verteilung Ki-67-positiver Nuklei gibt bei den Compound-Nävi keinen Hinweis auf eine „junktionale Aktivität". Gelegentlich findet sich allerdings eine beachtliche proliferative junktionale Aktivität in dysplastischen Nävi. In normalen Nävi finden sich vereinzelt proliferierende Zellen im dermalen Anteil. Ki-67-positive Kerne sind deutlich größer als die nicht-markierten Kerne. Die Kerngröße wird als morphologisches Korrelat einer erhöhten Nukleinsäuresynthese betrachtet. [590h] Anm. d. Hrsg.]

Bedeutung in der Dermatologie

Obwohl bekannt ist, daß das S-100-Protein zur Gruppe der kalziumbindenden Proteine gehört, ist seine genaue Funktion noch unbekannt. Aufgrund seiner starken Reaktionsfähigkeit bei melanozytären Tumoren ist das S-100-Protein ein sehr wertvoller Marker bei der immunhistochemischen Tumordiagnostik. [S-100 ist ein sehr sensitiver, aber wenig spezifischer Marker in der Melanomdiagnostik. Anm. d. Hrsg.]

Da die meisten Melanommarker mit anderen Tumoren, insbesondere mit Pigmentnävi, kreuzreagieren, ist bei der Melanomdiagnostik die Anwendung verschiedener Antikörper sinnvoll. Immer wieder gibt es Veröffentlichungen über neue Antikörper, die angeblich zwischen Melanomen und dysplastischen Nävi einerseits und normalen Pigmentnävi andererseits unterscheiden [591].

HLA-DR-Antigene werden zwar auf Melanomzellen, nicht jedoch auf normalen Melanozyten und Pigmentnävi exprimiert. So könnte zwar die Expression dieses Antigens auf melanozytären Tumoren ein Dignitätsmarker werden, die tatsächliche Bedeutung der HLA-DR-Expression ist aber noch völlig unbekannt.

In-vivo-Markierung*

Die neueste Entwicklung mit monoklonalen Antikörpern besteht in der Markierung von Tumoren und Tumormetastasen in vivo. Der monoklonale Antikörper 225.28S wird dazu mit ^{99m}Tc radioaktiv markiert und dem Patienten injiziert. Nach 6 bis 8 Stunden untersucht man den Patienten mit einer Gammakamera. Bei herdförmiger Anreicherung des Antikörpers besteht dringender Verdacht auf eine Me-

* Einschub der deutschen Herausgeber

tastase eines malignen Melanoms. Unspezifische Reaktionen im retikulo-endothelialen System sowie in Nekrosezonen müssen bei der Auswertung berücksichtigt werden. Das Immunszintigramm mit dem mAk 225.28S ist eine außerordentlich sensitive Methode zur Metastasensuche sowie zur Abklärung der Dignität unklarer Lymphknotenvergrößerungen bei bekanntem malignem Melanom.

Technische Hinweise

Antikörper gegen das S-100-Protein und gegen NSE können am formalinfixierten und paraffineingebetteten Material verwendet werden. Die meisten monoklonalen Antikörper reagieren jedoch nicht mit formalinfixiertem Gewebe. So ist die immunhistochemische Melanomdiagnostik doch zumeist an Gefriermaterial gebunden.

Zur Reduktion einer unspezifischen Hintergrundsreaktion bei der indirekten Immunfluoreszenz ist es sinnvoll, einen FITC-konjugierten sekundären Antikörper zu verwenden, der sich gegen den primären Antikörper richtet. Dabei handelt es sich in der Mehrzahl der Fälle um FITC-konjugierte Antikörper gegen IgG_1 oder IgG_{2a}.

Oft ist es bei Anwendung der ABC-Methode schwierig, zwischen dem Reaktionsprodukt und Melaningranula zu unterscheiden. Dies kann umgangen werden, indem man mit verdünnter Giemsa-Lösung eine schwache Gegenfärbung durchführt. Dabei kommt es zu einer metachromatischen Farbänderung der Melaningranula, die eine Unterscheidung vom braunen immunhistochemischen Reaktionsprodukt ermöglicht (Abb. 1).

Zur immunhistochemischen Färbung kann man auch die alkalische Phosphatase [592] verwenden, die einen dunkelblauen oder dunkelroten Farbkomplex ergibt (Abb. 2, 3). Dieser ist ebenfalls leicht von den Melaningranula abzugrenzen.

9.4 Nävuszellnävi

Einführung

Für die Pigmentnävi gibt es keine speziellen Marker. Da jedoch die Pigmentnävi ebenso wie Melanome aus der Neuralleiste abstammen, reagieren die meisten Melanommarker auch mit Pigmentnävi.

Befunde

S-100-Protein. Mit Ausnahme des blauen Nävus [593] findet sich das S-100-Protein im Zytoplasma verschiedener Formen von Nävuszellnävi. Dabei ist die Färbeintensität mit einem Anti-S-100-Protein-Antikörper im intradermalen Anteil der Pigmentnävi stärker ausgeprägt als an den Zellen der Junktionszone (Abb. 1).

Monoklonale Antikörper. Der Anti-Melanom-Antikörper 225.28S [594, 595] erkennt Glykoproteine auf der Zelloberfläche mit einem Molekulargewicht von 280 kD bis 550 kD. Er besitzt eine Kreuzreaktivität mit pigmentierten Nävuszellen (Abb. 2). Das Färbemuster ist recht homogen. Der Antikörper reagiert nicht mit normalen Melanozyten und blauen Nävi.

[Immunhistochemische Untersuchungen an 44 typischen, dysplastischen, kongenitalen und Spitz-Nävi zeigen keine Reaktion der Zellen mit Anti-EMA und RAP-5 (gegen das onkogenassoziierte P21-Protein). HMB-45 reagiert stark mit der epidermalen und schwach mit der dermalen Komponente typischer Nävi, heterogen mit der junktionalen Komponente dysplastischer, kongenitaler und Spitz-Nävi. S-100 markiert Nävuszellen/Melanozyten unabhängig von ihrer Lokalisation. NSE färbt die zentrale Komponente mancher Spitz-Nävi stärker als die laterale Komponente [595a]. Dermale Nävuszellnester sind von einer Basalmembran umgeben, die analog zur epidermalen Basalmembran Typ-VII-Kollagen, Laminin und BM-1-Proteoglykan enthält. Dagegen ist weder BP-Antigen noch EBA-Antigen nachweisbar [595b]. Anm. d. Hrsg.]

HLA-heavy-chain und β2-Mikroglobulin [596] werden von Nävuszellen schwach exprimiert, HLA-DR-Antigene sind nicht nachweisbar. Dysplastische Nävi exprimieren zwar ebenso kein HLA-DR, die Expression von HLA-heavy-chain und β2-Mikroglobulin ist dagegen deutlich ausgeprägt.

Bedeutung in der Dermatologie

Klinisch ist es von äußerster Bedeutung, zwischen Melanomen und Pigmentnävi zu unterscheiden. Die Immunhistochemie hat auf diesem Gebiet bisher keine entscheidende diagnostische Hilfe erbracht. Die Expression von HLA-DR-Antigen könnte sich in Zukunft allerdings als nützlicher Marker erweisen.

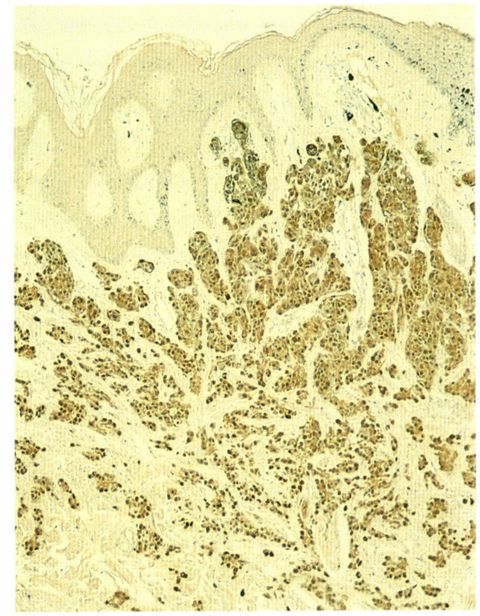

Abb. 1: Darstellung des S-100-Proteins im Zytoplasma von Nävuszellen (ABC-Methode) (200fach).

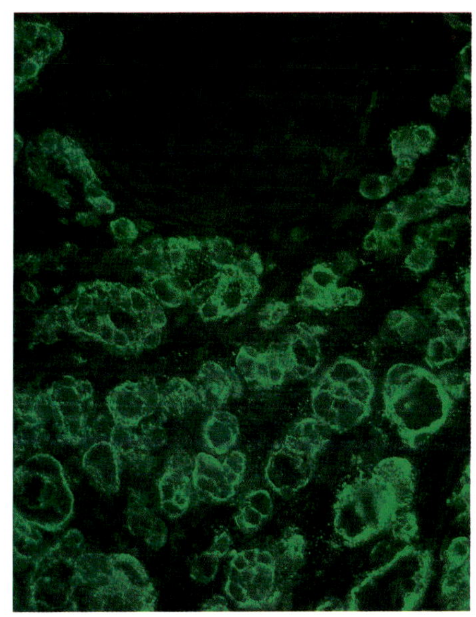

Abb. 2: Homogenes Anfärbemuster an den Zellmembranen der Nävuszellen mit dem monoklonalen Anti-Melanom-Antikörper 225.28S (indirekte IF) (200fach).

Technische Hinweise

Das S-100-Protein kann auch im formalinfixierten und paraffineingebetteten Gewebe nachgewiesen werden. Die meisten monoklonalen Antikörper sind jedoch auf Gefriermaterial beschränkt.

9.5 Morbus Kimura

Einführung

Der Morbus Kimura ist durch eine ungewöhnliche chronische granulomatöse Reaktion mit Proliferation des lymphatischen Gewebes und ausgeprägter Infiltration von eosinophilen Granulozyten charakterisiert [597]. Seit der Erstbeschreibung dieser Krankheit durch Kimura im Jahre 1948 wurden in Japan über 350 Fälle beschrieben. Frauen sind häufiger als Männer betroffen, das Hauptmanifestationsalter liegt zwischen 16 und 45 Jahren. Die Effloreszenzen treten überwiegend im Gesicht, am Hals, den Ellenbogen, axillär und inguinal auf. Die Läsionen können solitär oder multipel auftreten, von weicher oder derber Konsistenz und dermal oder subkutan lokalisiert sein. Sie erreichen manchmal Handtellergröße. Laborchemisch besteht im Blutbild eine Hypereosinophilie und deutlich erhöhtes Immunglobulin E. Im Intrakutantest findet sich häufig eine starke Reaktion vom Soforttyp gegen Candida albicans. Bei der Hypersensitivität vom verzögerten Typ findet man histologisch eine Proliferation lymphfollikelähnlicher Strukturen verschiedener Größe im Korium und in der Subkutis. Das unspezifische granulomatöse Bild besteht überwiegend aus Eosinophilen, unterschiedlich vielen Plasmazellen, Lymphozyten und perifokal gelegenen Mastzellen. Die innerhalb der lymphfollikelähnlichen Strukturen liegenden Gefäße weisen mitunter eine deutliche Fibrose auf (Abb. 1).

Immunfluoreszenz

Mit der direkten Immunfluoreszenz kann man in den Keimzentren der lymphfollikelähnlichen Strukturen IgM, IgG und IgE darstellen [598]. Auch im vorliegenden Fall gelang der Nachweis von IgE in den Keimzentren mit Hilfe eines Anti-sheep-human-IgE-Antikörpers von Cappel Lab. Oc., (F/P ratio = 2,69) [600, 601] (Abb. 2). [Diese Befunde konnten von Baba et al. bestätigt werden. Anm. d. Hrsg.] [601a]. Immunelektronenmikroskopisch konnte IgE auf den Zellmembranen sowie intrazytoplasmatisch dargestellt werden [601]. Leider war es unter anderem aufgrund von Fixationsartefakten, die die Beurteilbarkeit des rauhen endoplasmatischen Retikulums stark beeinträchtigten, unmöglich, eine IgE-Produktion der Keimzentrumszellen nachzuweisen. Mit einem Anti-HLA-DR-Antikörper und dem Leu-4-Antikörper von Becton-Dickinson wurde die Lymphozytensubpopulation der lymphfollikelähnlichen Strukturen untersucht. Dabei ergab sich ein Überwiegen der B-Zell-Population innerhalb der Keimzentren und der T-Zell-Population um die Keimzentren herum. Diese Befunde decken sich mit der bekannten Zellverteilung in Lymphknoten [601].

Pathogenese

Der Morbus Kimura gilt nicht als Tumor, sondern als reaktive Erkrankung. Die Ätiologie ist jedoch noch nicht vollständig geklärt. Im folgenden werden die immunologischen Befunde dieses Krankheitsbildes aufgeführt.

- Innerhalb der Keimzentren sind IgE-Ablagerungen nachweisbar [598, 599].
- IgE kann immunelektronenmikroskopisch auf den Zellmembranen und im Zytoplasma von Keimzentrumszellen lokalisiert werden [601].
- Die Lymphozytensubpopulation in den Keimzentren entspricht derjenigen in Lymphknoten [601].
- Die IgE-Konzentration im Serum sinkt entsprechend der Tumorreduktion unter Bestrahlung.
- In Zellkulturen aus Lymphknoten bei Morbus Kimura werden hohe IgE-Werte gemessen [599].
- Bei Sera von Morbus Kimura-Patienten ist die In-vitro-Antwort Ige-Plaque-bildender Zellen selektiv gegenüber Sera gesunder Menschen verstärkt [602].
- Meist besteht eine Sofortreaktion gegen Candida albicans im Hauttest [598, 599].

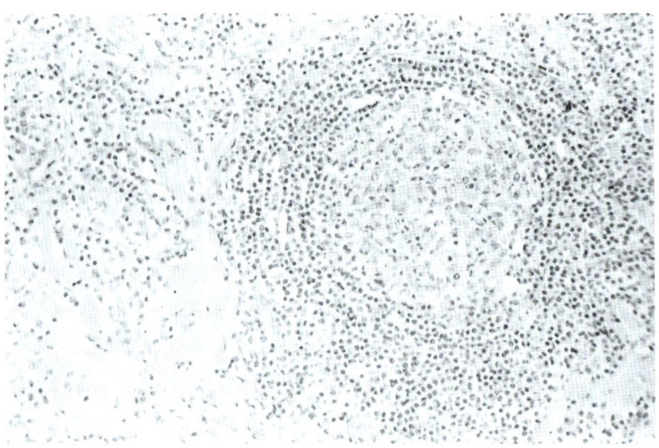

Abb. 1: Histologisches Bild einer lymphfollikelähnlichen Struktur (250fach).

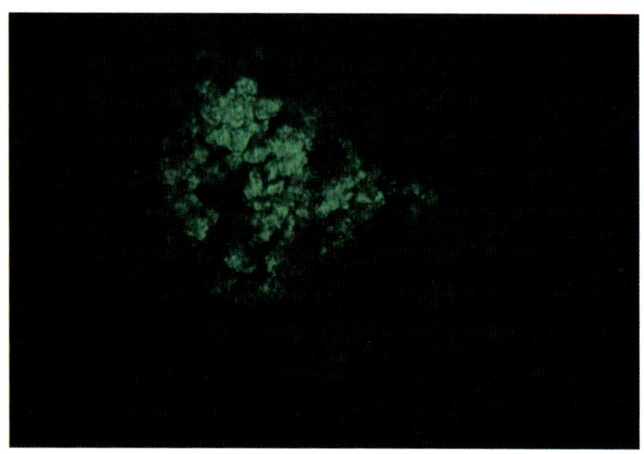

Abb. 2: IgE-Ablagerungen im Keimzentrum einer lymphfollikelähnlichen Struktur (250fach).

- Im Adsorptionstest mit Candida mannan. werden 80% des gesamten Serum-IgE adsorbiert, jedoch nur 11% im Candida-bindenden Papierdiskadsorptionstest [599].

Wie bereits erwähnt, findet die Produktion von IgE-Antikörpern gegen das lösliche Antigen von Candida albicans und andere Antigene in den Keimzentren der lymphfollikelähnlichen Strukturen statt und führt zu einer Degranulation von Mastzellen. Die Mastzellgranula sollen im Rahmen der anaphylaktischen Reaktion einen chemotaktischen Effekt auf Eosinophile ausüben und mit deren Infiltration in Zusammenhang stehen. Es gibt jedoch zahlreiche Einwände in bezug auf den Zusammenhang mit der Typ-I-Allergie. Die vorgestellte Hypothese kann nicht alle ablaufenden Mechanismen erklären.

Technische Hinweise

Ein Tumor mit lymphfollikelähnlichen Strukturen sollte als Gewebeprobe aufgearbeitet werden. Die Immunfluoreszenz wird wie gewöhnlich durchgeführt. Bei der Auswertung ist die Eigenfluoreszenz der Eosinophilen zu berücksichtigen.

9.6 Lymphome

Einführung

Das maligne Lymphom (ML) wird gegenwärtig mit enzymhistochemischen und immunhistochemischen Methoden erforscht. Es stellte sich heraus, daß die Tumorzellen Oberflächenantigene normaler Lymphozyten mit verschiedener Differenzierung besitzen. Vorliegend wird im wesentlichen das kutane Lymphom (kutanes malignes Lymphom C-ML) beschrieben. Dabei geht es vor allem um die Relationen verschiedener Lymphomtypen [603–605] untereinander und um ihre immunhistochemischen Eigenschaften.

Befunde

Die meisten kutanen malignen Lymphome stellen maligne Proliferate peripherer T-Lymphozyten (T_2) dar. In westlichen Ländern sind mehr als die Hälfte der malignen Lymphome B-Zell-Lymphome (B-ML). Dagegen sind in Japan, vor allem bei den Patienten aus den südlichen Provinzen von Kyushu, die meisten malignen Lymphome T-Zell-Lymphome. In Kagoshima wurden 37 Patienten mit kutanen malignen Lymphomen beobachtet. Zehn dieser Patienten hatten eine Mycosis fungoides (MF); zehn hatten adulte T-Zell-Leukämie (ATL). Acht der verbleibenden zehn Patienten zeigten ein T-Zell-Leukämie-Muster. Zwei der 37 Patienten zeigten dagegen B-Zell-Muster. Durch monoklonale Antikörper, welche Antigene auf der Lymphozytenoberfläche erkennen, können die Subpopulationen der Tumorzellen einfach identifiziert werden. Die peripheren malignen T-Zell-Lymphome werden in zwei Hauptgruppen unterteilt: einmal in den Helfer-/Inducer-T-Zell-Typ ($T_{H/I}$; ATL, MF, Sézary-Syndrom) und zum anderen in den Suppressor-/zytotoxischen T-Zell-Typ ($T_{S/C}$; IBL-ähnliches Lymphom, T-Zonen-Lymphom, Lennert-Lymphom). Andere T_2-Lymphome zeigen ebenfalls ein $T_{H/I}$- oder $T_{S/C}$-Muster. Erwähnenswert ist, daß die $T_{H/I}$-Gruppe häufiger vorkommt als die $T_{S/C}$-Gruppe. Bislang wurden noch keine Übergänge zwischen diesen Gruppen beobachtet; hieraus ergibt sich die Notwendigkeit, die malignen Lymphome unter immunologischen Gesichtspunkten neu zu ordnen. Sowohl die Mycosis fungoides als auch die adulte T-Zell-Leukämie zeigen $T_{H/I}$-Oberflächenmarker. Die Tumorzellen der Mycosis fungoides zeigen Helfer-, die der adulten T-Zell-Leukämie Suppressorfunktionen; letztere besitzen $T_{S/C}$-Antigen. [Beim Vergleich des immunhistochemischen Profils der Infiltratzellen bei adulter T-Zell-Leukämie/Lymphom (ATLL), MF und Sézary-Syndrom unterscheiden sich die T-Zell-Antigen-Phänotypen nicht. Die Expression der Marker aktivierter T-Zellen (CD25, CD30, CD38, T9 und Leu-8) dagegen ist bei der ATLL deutlich erhöht. Anm. d. Hrsg.] [605a].

Für die immunhistologische Diagnose der kutanen malignen Lymphome wie auch der MF müssen die Oberflächenmarker proliferierender Tumorzellen untersucht werden. Allerdings können die Oberflächenmarker der Tumorzellen manchmal verschwinden, und verschiedentlich findet man $T_{S/C}$-Lymphozyten, Histiozyten, Eosinophile und Plasmazellen in einer proliferierenden Läsion eines $T_{H/I}$-Lymphoms. In jüngerer Zeit wurde darauf hingewiesen, daß die Helfer/Suppressor-Ratio für Diagnose und Prognosestellung kutaner maligner Lymphome wie der Mycosis fungoides hilfreich ist. Dies soll auch für die Analyse der Übergänge vom inflammatorischen Stadium zum Tumorstadium von Bedeutung sein. In einigen Arbeiten wurde jedoch hervorgehoben, daß eine solche Analyse bei den frühen Stadien kutaner T-Zell-Lymphome wenig Nutzen bringt [606]. Aufgrund der Existenz und Proliferation von Langerhanszellen in Haut- und Lymphknotenbiopsien [607] (Abb. 5) vermutet man, daß bei den kutanen malignen Lymphomen die Langerhanszellen mit den $T_{H/I}$-Zellen kooperieren. Die Charakterisierung menschlicher lymphoider neoplastischer Zellen mit Hilfe der Oberflächenantigene von T- und B-Zellen wird ein besseres Verständnis des Ursprungs und der Natur neoplastischer Zellen und eine bessere Einsicht in das Konzept, die Klassifikation, Prognose und sogar die Pathogenese der Mycosis fungoides vermitteln [608].

[Das immunhistochemische Profil kutaner B-Zell-Lymphome im Kryostatschnitt zeigt IgM auf der Zelloberfläche mit einem überwiegenden Anteil von kappa-Ketten. Nahezu immer sind die B-Zell-Antigene CD22 und CD37 nachweisbar. Die T-Zell-Komponente maligner B-Zell-Lymphome kann mit den monoklonalen Antikörpern CD2, CD3, CD4, CD5 und CD8 nachgewiesen werden. CD4-positive Zellen treten dabei häufiger als CD8-positive Zellen auf. Beim zentroblastisch-zentrozytischen Lymphom kommen bis zu 75% T-Zellen vor. CD1-positive Langerhanszellen sind zumeist nachweisbar und kommen beim follikulären Lymphom in größeren Mengen vor. Im Paraffinschnitt zeigt sich die B-Zell-Natur eines Tumors an der

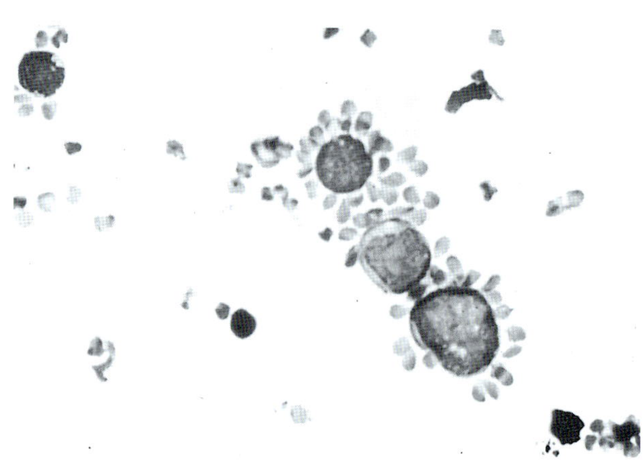

Abb. 1: Tumorzellen bei Mycosis fungoides. E-Rosettenbildung, T-Lymphozyt in Zellsuspension (400fach).

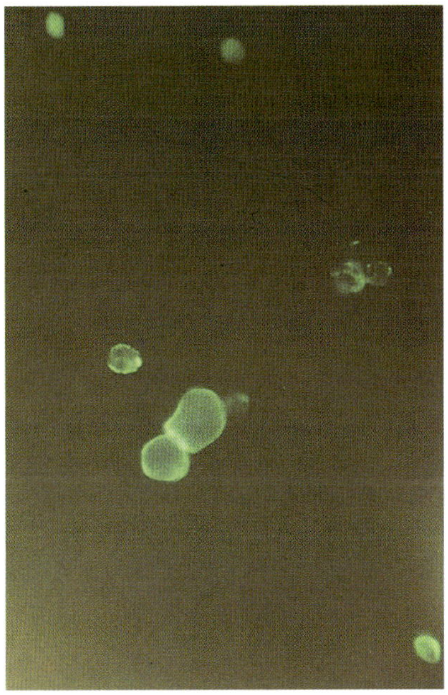

Abb. 2: Kutanes B-Zell-Lymphom. B-Lymphozyten in Tumorzellsuspension zeigen mit der direkten Immunfluoreszenzmethode einen IgG-Fc-Rezeptor.

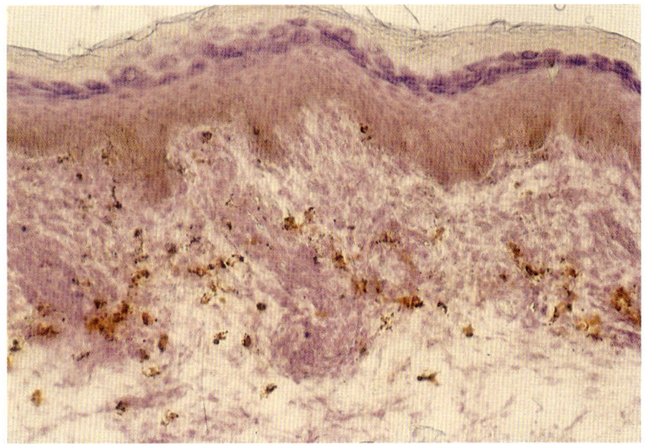

Abb. 3: Leu-2a-positive Zellen in einer Läsion bei MF (PAP-Technik) (400fach).

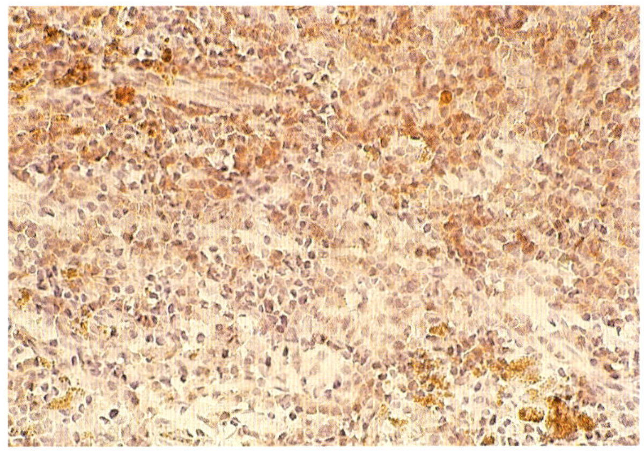

Abb. 4: Leu-4-positive Zellen in einer Läsion bei MF (PAP-Technik) (100fach).

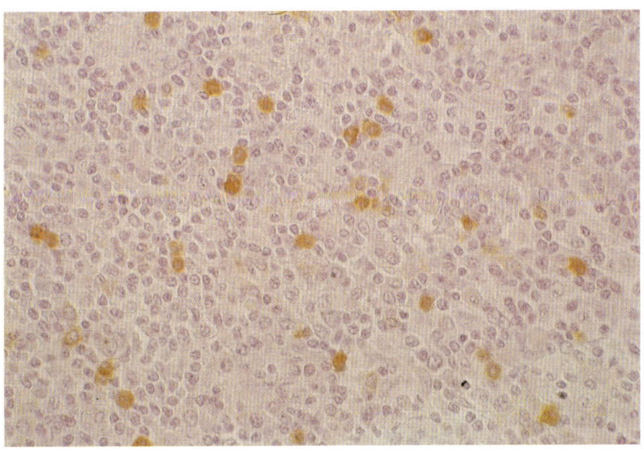

Abb. 5: S-100-Protein-positive Zellen in einer Läsion bei MF (PAP-Technik) (100fach).

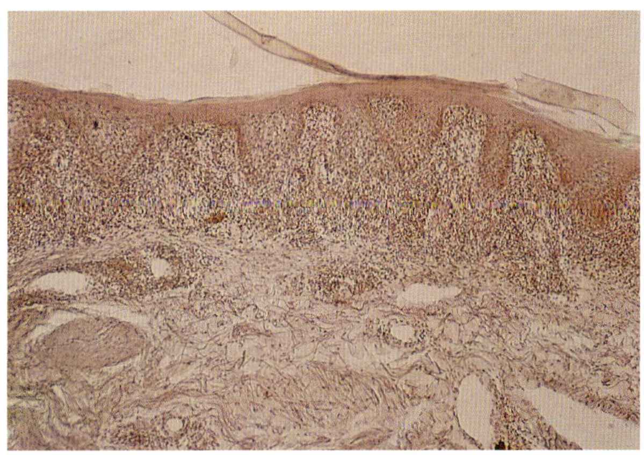

Abb. 6: Pautrierscher Mikroabszeß in der Epidermis und Leu-3a-positive Zellen in der oberen Dermis bei MF (PAP-Technik) (100fach).

Reaktivität mit einem oder beiden der monoklonalen Antikörper MB2 und LN-1 bei fehlender Reaktion mit den T-Zell-Antikörpern MT1 und UCHL1. LN-1 ist weniger spezifisch und reagiert mit manchen T-Zell-Lymphomen. Unter den T-Zell-Markern reagiert MT1 mit normalen und neoplastischen T-Zellen, aber auch mit Histiozyten, Epitheloidzellen, Langerhanszellen und bestimmten B-Zell-Lymphomen. UCHL1 reagiert mit einem Großteil der T-Zell-Lymphome, aber auch mit manchen großzelligen B-Lymphomen. Anti-Leu-M1 (CD15) reagiert mit T-Zell-Lymphomen, aber auch mit kutanen Infiltraten bei myeloproliferativen Erkrankungen und mit manchen B-Zell-Lymphomen. Anti-EMA dient zur Differentialdiagnose von Merkelzellkarzinomen und Metastasen undifferenzierter Karzinome. EMA wird ebenfalls von großzelligen (aktivierten) Lymphomen vom T- und B-Zell-Typ exprimiert. Die Reaktion von Tumorzellen mit MT1 und UCHL1 führt zur Diagnose eines T-Zell-Lymphoms. Kutane B-Zell-Lymphome zeigen einen ähnlichen Immunophänotyp wie primär nodale Lymphome [608a]. Zusammengefaßt können B-Zell- und T-Zell-Infiltrate und ihre Neoplasmen mit den folgenden monoklonalen und polyklonalen Antikörpern am Paraffinschnitt identifiziert und differenziert werden: T-Zell-Marker: MT1, MT2, UCHL1; B-Zell-Marker: MB1, 4KB5, LN1/2, L26; Marker für Sternberg-Reed-Zellen: Leu-m1, BER-H2; Makrophagenmarker: MAC 387; Marker für dermale Dendrozyten: Faktor XIIIa und S-100 [608b, 608c]. Eine immunhistochemische Unterscheidung zwischen Lymphomen und Pseudolymphomen gelingt wie im Beispiel eines zentrozytisch-zentroblastischen Lymphoms und eines Lymphocytoma cutis benigna Bäfverstedt in den meisten Fällen nicht. Anm. d. Hrsg.]

Biopsie

Zur Diagnostik eines kutanen malignen Lymphoms ist eine Probeexzision mit dem Skalpell einer Stanze vorzuziehen. Die immunologische Forschung bedient sich zweier gängiger Biopsiemethoden: Tumorzellsuspensionen und Gewebeproben. Die erstere Methode wird zur Bestimmung der Oberflächenmarker von B- und T-Zellen (E-Rosetten (Abb. 1), EAC-Rosetten, Oberflächenimmunglobuline), für die Chromosomenanalyse und zur Erforschung der Funktion von Tumorzell-Subsets (Abb. 2) mit monoklonalen Antikörpern verwendet. Die letztere eignet sich für Gefrierschnitte, PLP-fixierte Schnitte und für die Untersuchung von Oberflächenmarkern mit monoklonalen Antikörpern (OKT, Leu, B-Serie) unter Verwendung von Fluorescein, der PAP-Methode, der ABC-Methode und der Immunelektronenmikroskopie (Abb. 3, 4, 6). Die Technik der Herstellung einer freien Zellsuspension aus Gewebeproben ist sehr kompliziert. Außerdem enthalten Zellsuspensionen außer Tumorzellen auch Entzündungszellen, so daß insgesamt die Verwendung von Gewebeproben empfohlen wird.

Technische Hinweise

Für die Klassifizierung der neoplastischen Erkrankungen des lymphatischen Systems durch die Analyse der Oberflächenmarker müssen aufgrund möglicher Kreuzreaktionen immer mehrere verschiedene Antikörper verwendet werden.

9.7 Histiozytosis X

Einführung

Die Histiozytosis X (HX) [609] ist ein Überbegriff für die selten auftretenden Krankheiten Abt-Letterer-Siwe-Krankheit, Hand-Schüller-Christian-Krankheit und eosinophiles Granulom. Das histopathologische Erscheinungsbild ist durch die Proliferation histiozytärer Zellen gekennzeichnet, die allgemein als abnormale Langerhanszellen (LC) angesehen werden.

Befunde

Lichtmikroskopisch imponieren die HX-Zellen als 15 bis 20 μm große, ovoide Zellen mit einem eosinophilen granulierten Zytoplasma (Abb. 1). Der Zellkern ist oft gyriert und hat ein irreguläres granuläres Chomatinmuster.

Elektronenmikroskopisch zeigen die HX-Zellen Langerhans-Granula (Birbeck-Granula) im Zytoplasma, welche denen der Langerhanszellen ähneln.

Das immunhistochemische Profil der HX-Zellen, der Langerhanszellen und der Makrophagen sind in Tabelle 1 dargestellt. HX-Zellen und Langerhanszellen besitzen viele gemeinsame Oberflächenmarker und morphologische Eigenschaften. Beide färben sich mit Anti-S-100-Protein-Antikörper (Abb. 2) und dem monoklonalen Antikörper OKT 6 an. Der Nachweis von T_4-Antigen ist zur Differenzierung der HX-Zellen von Langerhanszellen hilfreich [610].

Ätiologie

Obwohl die Ätiologie dieser Krankheit noch nicht feststeht, wird die Histiozytosis X als eine Störung im Proliferationsmechanismus von Langerhanszellen aufgefaßt. Es wurde bereits darauf hingewiesen, daß die Histiozytosis-Syndrome eine reaktive immunologische Störung darstellen könnten [611].

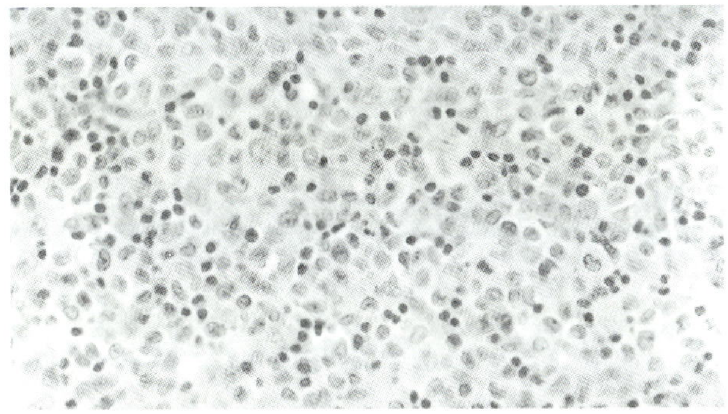

Abb. 1: Infiltrat ovoider histiozytärer Zellen (HE) (100fach).

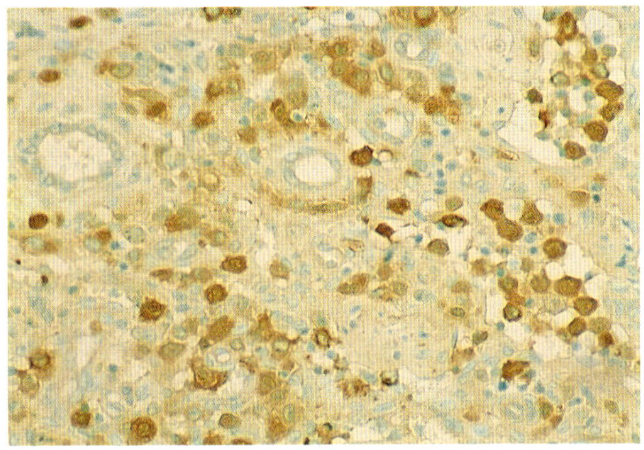

Abb. 2: Färbung mit Anti-S-100-Protein-Antikörper; HX-Zellen sind angefärbt (PAP) (200fach).

Technische Hinweise

Für die Verwendung monoklonaler Antikörper sind Gefrierschnitte notwendig. Zur Färbung mit Anti-S-100-Protein-Antikörper wird formalinfixiertes und paraffineingebettetes Material verwendet.

Tab. 1: Immunhistochemisches Profil von HX-Zellen, Langerhanszellen und Makrophagen

Eigenschaft	Histiozytosis-X-Zelle	Langerhanszelle	Makrophage
ATPase	+	+	0
Saure Phosphatase	+/−	+/−	+ bis ++++
Esterase	+/−	+/−	+ bis ++++
Fc-Rezeptor IgG	+	+	+
Ia-ähnliche Antigenität	+++++	++++	0 bis ++++
T6-Antigenität	+	+	0
T4-Antigenität	+	0	0
S-100-Antigenität	+	+	0
Ultrastruktur	Birbeck-Granula	Birbeck-Granula	unspezifisch
(Favara, B.E., McCarthy, R.C., Mierau, G.W.: Human Pathology 14:663, 1983)			

9.8 Plasmocytoma cutis

Einführung

Gewöhnlich geht man davon aus, daß beim Plasmozytom die Plasmazellen im Knochenmark auftreten [612]. Es gibt jedoch auch Fälle, in denen sich das Plasmozytom extramedullär manifestiert. Das extramedulläre Plasmozytom ist selten; die häufigste Lokalisation ist der obere Respirationstrakt [613–620], die seltenste die Haut [614, 621]. Klinisch-pathologisch wird das Plasmozytom in drei Gruppen unterteilt: multiples Myelom, solitäres Plasmozytom des Knochens und extramedulläres Plasmozytom. Beim multiplen Myelom handelt es sich um eine hochmaligne generalisierte Erkrankung des Knochens mit charakteristischen radiologischen Befunden, abnormalen Proteinen im Knochenmark und Bence-Jones-Proteinurie. Das solitäre Plasmozytom des Knochens tritt primär solitär auf, hat seinen Ursprung im Knochenmark und entwickelt sich häufig zum multiplen Myelom. Das extramedulläre Plasmozytom scheint ein weniger maligner Tumor zu sein, da es sich nicht so häufig wie das solitäre Plasmozytom des Knochens zu einem multiplen Myelom weiterentwickelt.

Befunde

In der klinischen Differentialdiagnose müssen das maligne Lymphom, einige Sarkome und das metastasierende Karzinom berücksichtigt werden. Der vorliegende Fall eines 76 Jahre alten Japaners, bei dem der erste Tumor an der rechten oberen Extremität und der zweite Tumor ein Jahr später in der linken Kieferhöhle auftrat, ist besonders interessant. Histologisch waren beide Tumoren plasmozytomähnlich und zeigten verschieden große Zellen sowie atypische Mitosen. Sämtliche Laborparameter waren normal, mit Ausnahme des leicht erhöhten IgA. Zur Diagnosestellung wurde dieser Tumor immunhistologisch und elektronenmikroskopisch untersucht [613]. Mit der Immunfluoreszenzmethode und der Peroxydase-anti-Peroxydase-Methode ließ sich ein intrazytoplasmatisches monoklonales Immunglobulin (IgA-gamma) nachweisen (Abb. 1, 2). Elektronenmikroskopisch waren die Tumorzellen plasmazytoid und besaßen ein reifes, gut ausgebildetes Zytoplasma mit einem deutlich dilatierten rauhen endoplasmatischen Retikulum.

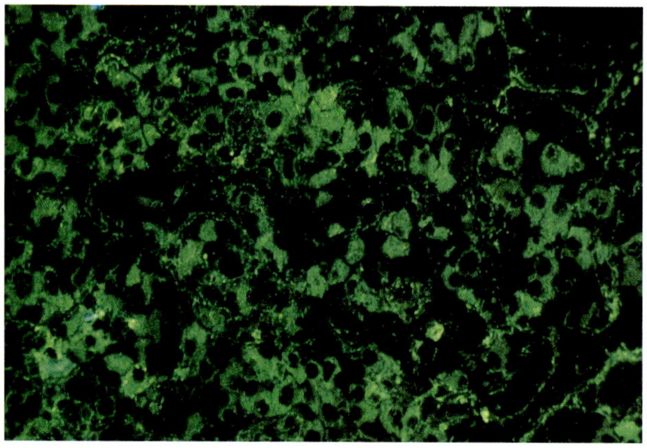

Abb. 1: Direkte Immunfluoreszenzmethode.

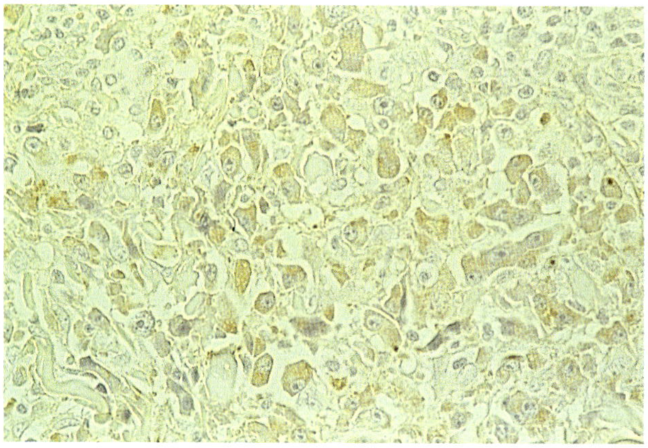

Abb. 2: Nachweis eines intrazytoplasmatischen monoklonalen Immunglobulins vom Typ IgA-gamma mit der Peroxydase-anti-Peroxydase-Methode.

Technische Hinweise

Die Immunfluoreszenzmethode und die Peroxydase-anti-Peroxydase-Methode sind für die Diagnose dieser Erkrankung sehr nützlich.

Anhang

Anhang

1. Immunzytologie

Zytologische und zytochemische Methoden haben den Vorteil, einfach, billig und schnell durchführbar zu sein. In der Dermatologie blieben sie bisher dennoch auf wenige Anwendungsgebiete, wie die Diagnostik blasenbildender Erkrankungen (Tzanck-Test), den Nachweis virusinfizierter Zellen in Blasenausstrichen und den Nachweis des Barr-Körperchens in der Andrologie, beschränkt. Eine weitere Domäne der Zytologie ist die Feinnadelaspirations-Zytologie aus tumorverdächtigen Lymphknoten. Diese beschränkte Anwendung in der Dermatologie ist unter anderem darauf zurückzuführen, daß die Auswertung von Ausstrichpräparaten große Erfahrung erfordert und vor allem bei der Differentialdiagnostik kutaner benigner und maligner Tumoren der Histologie unterlegen ist. Die Anwendung moderner Techniken, wie der Immunenzymzytochemie, Immunfluoreszenztechnik, Immunelektronenmikroskopie, DNS-Impulszytometrie und der In-situ-Hybridisierung an Ausstrich-, Tupf- und Aspirationspräparaten, haben das Spektrum zytologischer Methoden ausgeweitet [622]. In diesem Kapitel soll auf immunzytochemische Methoden (Immunenzymzytochemie und Immunfluoreszenz) eingegangen werden.

Materialgewinnung und -präparation, Färbemethoden

Abstriche von erosiven Hautveränderungen, Blasengrundausstriche, Abklatschpräparate von Exzidaten und Aspirate aus Lymphknoten oder Ergüssen werden (evtl. nach Anreicherung durch Zentrifugation) auf Objektträger aufgebracht, luftgetrocknet und mit der May-Grünwald-Giemsa-Färbung nach Pappenheim gefärbt.

Für immunzytochemische Reaktionen ist eine Fixierung der Präparate erforderlich. 0,07 g Calcium-Acetat, 60 ml reines Aceton, 0,5 ml Glutaraldehyd 25%ig und 40 ml destilliertes Wasser werden frisch angesetzt und die Präparate 1 min lang fixiert. Von den Immunperoxydase-Methoden hat die ABC-Methode die höchste Spezifität und Sensitivität. Für monoklonale Antikörper ist auch die APAAP-Methode geeignet.

Anwendungsbereich

Entzündliche Dermatosen sind für die zytologische und immunzytologische Diagnostik ungeeignet. Präkanzerosen sind durch Exzision und histologische Untersuchung besser zu erfassen und gleichzeitig therapeutisch anzugehen.

Die Tumordiagnostik am Zellausstrich wird dadurch eingeschränkt, daß häufig weniger die Zytologie als die Architektur der Veränderung für die Beurteilung der Dignität entscheidend ist. Die zytologische und immunzytologische Untersuchung benigner Tumoren liefert keine befriedigenden Ergebnisse. Unter den malignen Tumoren sind Melanome und Lymphome zytologisch sehr gut beurteilbar. Wenn die zytologischen Kriterien allein zur Diagnose nicht ausreichen, findet die Immunzytologie Anwendung. Dies gilt besonders für Metastasen unbekannter Primärtumoren und histologisch nicht einzuordnende Tumoren [623]. Allerdings ist es möglich, daß sehr unreife Tumoren aufgrund mangelnder Expression von Oberflächenantigenen von den monoklonalen Antikörpern nicht mehr erkannt werden.

Bei infektiösen Erkrankungen ermöglichen immunzytochemische Verfahren den Nachweis und die Identifizierung der Erreger. Prinzipiell können die Immunfluoreszenz und immunenzymzytochemische Methoden gleichermaßen angewendet werden. Die Immunfluoreszenz hat den Vorteil, daß die Erreger im Ausstrichpräparat vor allem bei geringer Erregerzahl leichter sichtbar sind. Zudem können bei der Immunenzymzytochemie unspezifische Hintergrundsreaktionen durch die endogene Peroxydase und die endogene alkalische Phosphatase auftreten und damit das Auffinden des Reaktionsproduktes zusätzlich erschweren.

Ergebnisse

Tumordiagnostik. Die Zellen des malignen Melanoms sind positiv für Vimentin, S-100-Protein und HMB 45, die proliferierenden Zellen reagieren mit Ki 67. Zur Erweiterung des Markerpanels sind auch die monoklonalen Antikörper gegen melanomassoziierte Antigene NKI/C 3 und NKI/Bteb geeignet [624]. Mit Antikörpern gegen Zytokeratine und Leukocyte Common Antigen (LCA) findet keine Reaktion statt. Die Immundiagnostik ist hier vor allem bei der Beurteilung von Lymphknotenpunktaten bedeutsam, deren zytologischer Aspekt keine sichere Diagnose zuläßt.

Kutane Lymphome eignen sich ebenfalls zur immunzytochemischen Untersuchung. Im Zytoplasma sind LCA und Vimentin nachweisbar. Die weitere Differenzierung der Lymphozyten erfolgt mit Markern für die B-Zell- (L 26, CD 45 R) und die T-Zell-Reihe (UCHL 1, MT 1). Gegebenenfalls lassen sich Lymphozytensubpopulationen wie T-Helfer-/Inducer-Zellen (CD 4) und T-Suppressor-/zytotoxische Zellen (CD 8) bestimmen. Zytologische und immunzytochemische Befunde lassen oft schon eine Zuordnung zu einem bestimmten Lymphomtyp zu. In Ausstrichen hochmaligner Lymphome finden sich zahlreiche Ki-67-positive Zellen.

Anhang

Erregerdiagnostik. Die Immunfluoreszenz eignet sich zur Identifizierung von Viren, Chlamydien, Bakterien und Protozoen in Ausstrichpräparaten ebenso wie in Geweben.

Polyklonale und monoklonale Antikörper gegen Herpes-simplex-, Varizella-Zoster-, Epstein-Barr- und Zytomegalieviren sind ebenso wie monoklonale Antikörper für die Chlamydienbestimmung kommerziell erhältlich.

Weitere nicht-immunzytochemische Methoden zur Virusdiagnostik sind die Elektronenmikroskopie und die In-situ-Hybridisierung. In der Syphilisdiagnostik können Spirochäten in erregerreichen Läsionen immunfluoreszenzoptisch direkt nachgewiesen werden.

Antikörper gegen eine Reihe von Pilzen und Protozoen sind ebenfalls auf dem Markt. Im dermatologischen Fachgebiet hat sich ihre Anwendung bisher nicht durchgesetzt.

2. Molekularbiologische Methoden

2.1 In-situ-Hybridisierung

Einleitung

Grundsätzlich können sechs verschiedene Hybridisierungstechniken unterschieden werden. Während jedoch bei den indirekten Methoden wie southern blot, dot blot, Sandwich-hybridisation, Filter-in-situ-hybridisation und Polymerase chain reaction die Integrität des Gewebes zur Aufarbeitung zerstört werden muß, kann bei der In-situ-Hybridisierung (ISH) die DNA-Sequenz eines gesuchten Erregers oder eines bestimmten Onkogens im Gewebeschnitt lokalisiert werden. Patienten mit einer latenten HPV-Infektion tragen zwar die Virus-DNA, sind aber klinisch und histologisch völlig unauffällig. Während die Southern-blot-Methode nicht zwischen aktiver und latenter Infektion unterscheiden kann, ist dies mittels der In-situ-Hybridisierung gezielt möglich. Beim Vergleich zur Southern-blot-Analyse beträgt bei schnellerer und leichterer Durchführbarkeit und geringeren Kosten die Sensitivität und Spezifität der In-situ-Hybridisierung 95 % [625].

Der Vorteil der In-situ-Hybridisierung gegenüber der herkömmlichen Immunhistochemie besteht in der hohen Spezifität der Methode, da nur die gesuchten Proteinsequenzen in einer DNA sichtbar gemacht werden, ohne daß es zu wesentlichen Kreuzreaktionen oder Hintergrundsartefakten kommt. Gerade bei Virusnachweisen ist man in der Lage, über die Bestimmung des Viruskapsids mit gewissen Antikörpern hinaus auch verschiedene Stämme des betreffenden Erregers zu bestimmen.

Material und Methoden

Das Prinzip der In-situ-Hybridisierung basiert auf einer spezifischen Bindung von nachzuweisenden DNA-Sequenzen mit gentechnologisch hergestellten DNA-Sonden. Dazu werden radioaktiv markierte oder biotinylierte DNA-Sonden auf einen Gewebeschnitt auf dem Objektträger aufgebracht und unter Hitze denaturiert. Die doppelsträngige DNA trennt sich in Einzelstränge auf, so daß die markierten DNA-Sonden mit der genomischen DNA hybridisieren können. Nach Entfernung des nicht-hybridisierten Materials in einem anschließenden Waschvorgang kann die radioaktive Markierung oder das Biotinmolekül über einen Avidin-Biotin-Enzymkomplex mit nachfolgender Farbreaktion an einem Chromogen sichtbar gemacht werden. Die Sensitivität biotinylierter Sonden ist mit der radioaktiv markierter Sonden vergleichbar [626].

Befunde

Im dermatologischen Stoffgebiet konzentriert sich die Anwendung überwiegend auf erregerbedingte Läsionen. Dabei kann man in unterschiedlichen warzigen Hautveränderungen spezielle Papillomvirusstämme identifizieren. Wichtig sind die mit einem malignen Entartungspotential behafteten Papillomviren HPV 16 und 18. Insofern ergibt die Typisierung eines der Hautveränderung zugrundeliegenden HPV-Stammes auch eine prognostische Aussage. Papillomviren wurden mittlerweile in zahlreichen tumorösen Veränderungen wie Keratoakanthomen oder Plattenepithelkarzinomen nachgewiesen [627, 628].

Mit Hilfe der ISH kann man das Epstein-Barr-Virus in der Oral-hairy-Leukoplakie HIV-infizierter Patienten nachweisen.

Die Spezifität von Herpes-simplex-DNA-Sonden ist beim Virusnachweis gerade in zytologischen Ausstrichpräparaten der Anwendung von Antikörpern überlegen. Es ist mittlerweile auch gelungen, HSV-DNA in Hautläsionen bei Patienten mit infektionsbedingter toxisch epidermaler Nekrolyse nachzuweisen [629].

Technische Hinweise

Die In-situ-Hybridisierung erfolgt mit radioaktiv markierten oder biotinylierten DNA-Sonden am formalinfixierten, paraffineingebetteten Gewebeschnitt. Sie ist jedoch auch an zytologischen Ausstrichpräparaten und Zellkulturen durchführbar. Um ein Abschwimmen des Materials zu verhindern, ist es sinnvoll, die Zellen oder das Gewebestück auf die Objektträger festzukleben. Dazu kann man die Objektträger mit einer Gelatineschicht überziehen oder aber mit einem verdünnten transparenten Papierkleber (Pritt-Klebestift) beschichten. Falsch negative Befunde treten bei falscher Inkubation oder bei zu geringen Mengen der nachzuweisenden DNA auf. Im letzteren Fall muß dann mit Hilfe der Polymerase chain reaction der DNA-Nachweis versucht werden. Neben den bereits aufgeführten Sonden sind Sonden gegen Adenovirus, Zytomegalievirus, Hepatitis-B-Virus und Chlamydia trachomatis kommerziell erhältlich.

2.1 Polymerase chain reaction

Die Polymerase chain reaction [630] (PCR) ist eine enzymatische Methode zur Amplifizierung ausgewählter Gensequenzen in vitro. Mit dieser Methode können auch winzige DNA-Mengen (im Extremfall ein einziges DNA-Molekül mit dem interessierenden Genlocus) spezifisch vervielfacht werden, bis die Nachweisgrenze der zu untersuchenden DNA-Sequenz erreicht ist. Damit werden die bisher üblichen zeitaufwendigen Zellkulturverfahren umgangen. Ein weiterer Vorteil der Methode liegt darin, daß auch durch Alterungsprozesse, Oxydation oder Fixation geschädigte DNA oder solche, die aus altem paraffineingebettetem Material gewonnen wird, amplifiziert werden kann. Da das Verfahren weitgehend automatisierbar ist, eignet es sich auch für die routinemäßige klinische Anwendung.

Methode

Prinzipiell ist die PCR eine Imitation des natürlichen DNA-Replikationsmechanismus in vitro, mit der Besonderheit, daß nur ein einzelner kurzer Genabschnitt repliziert wird. Das Verfahren besteht im wesentlichen aus drei Schritten:

1. Denaturierung der beiden komplementären DNA-Stränge durch Erhitzen.
2. Hybridisierung von zwei komplementären Primärsequenzen an je einen der beiden DNA-Stränge.
3. Synthese der fehlenden komplementären DNA-Abschnitte nach den Primärsequenzen entlang der DNA-Einzelstränge durch eine thermostabile DNA-Polymerase.

Anwendungsbereich

In der Dermatologie ist die PCR vor allem für die Virusdiagnostik, aber auch für die onkologische Forschung und die pränatale Diagnose von Erbleiden interessant.

Virusdiagnostik. Virusspezifische DNA- und RNA-Sequenzen können auch bei geringer Erregerzahl amplifiziert und identifiziert werden. Dies ist besonders bei Viren von Interesse, die nur schwer oder gar nicht in vitro kultivierbar sind, wie z. B. Parvo-, humane Papillom- oder Epstein-Barr-Viren, oder bei denen sich der Erregernachweis und serologische Tests schwierig gestalten. Bei der HIV-Diagnostik kann die Infektion mononukleärer peripherer Blutzellen evtl. schon vor dem Auftreten von Antikörpern im Serum nachgewiesen werden.

Onkologie. Punktmutationen in Onkogenen können möglicherweise zur Aktivierung des betreffenden Onkogens führen. Da es sich dabei um Veränderungen einzelner Basen handelt, ist eine Amplifizierung des interessierenden Genomabschnittes erforderlich, um anschließend die Hybridisierung oder direkte Sequenzierung durchführen zu können. Von unmittelbarer praktischer Bedeutung ist der Nachweis von Virus-Nukleinsäuren in Gewebematerial, z. B. aus HPV-assoziierten Tumoren. An paraffineingebettetem Material sind hiermit auch retrospektive Studien möglich.

Pränatale Diagnostik. Die kleinen DNA-Mengen, welche durch Amniozentese oder Chorionzottenbiopsie gewonnen werden können, erlauben nach Amplifizierung die pränatale Diagnose einer Reihe genetisch bedingter Erkrankungen. Ein Beispiel aus der Dermatologie ist die Xeroderma pigmentosum.

Der Anwendungsbereich dieser Methode scheint beinahe unbegrenzt und wird sich auch in der Dermatologie noch wesentlich erweitern. Um positive Befunde klinisch richtig interpretieren zu können, wird allerdings viel Erfahrung und Forschung notwendig sein.

Überblick

Die Fortschritte in der Dermato-Immunhistologie haben entscheidend sowohl zur Basisforschung als auch zur klinischen Diagnosestellung beigetragen. Besondere Beachtung verdient hierbei die führende Rolle, welche die Dermatologen in der klinischen Anwendung der Immunelektronenmikroskopie gespielt haben (IEM). Seit Einführung der IEM wird sie gerade in der Dermatologie klinisch-praktisch angewendet. Viele dermato-immunhistopathologische Techniken sind allerdings aufgrund der besonderen Struktur der Haut (Spezifität) noch im Entwicklungsstadium. Jeder Forscher muß für seine besondere Fragestellung erst neue Techniken entwickeln oder zumindest die vorhandenen modifizieren. Im Gegensatz zu dieser immer noch zunehmenden Komplexität immunhistochemischer Techniken steht der für die klinische Anwendbarkeit entscheidende Grundsatz, daß die einfachste Technik die beste ist. Das aktuelle Problem liegt darin, dieser widersprüchlichen Situation gerecht zu werden.

Wir sehen der Entwicklung von Techniken entgegen, welche die Beobachtung von Immunreaktionen am lebenden Objekt ohne die Notwendigkeit einer Biopsie oder einer Fixierung ermöglichen werden. Wir hoffen, mit diesem Buch einen Beitrag zur Information der kommenden Generationen junger Dermatologen über die neuesten Entwicklungen auf dem Gebiet der Immunhistochemie und damit auch einen Beitrag zum weiteren Fortschreiten der dermatologischen Forschung leisten zu können.

Literatur

Einführung

[1] Coons, A. H., Creech, H. J. , Jones, R. N.: Immunological properties of an antibody containing a fluorescent group, Proc. Soc. Exp. Biol. Med. (NY) **47**:200, 1941.

[2] Coons, A. H., Creech, H. J., Jones R. N., Berliner, E.: The demonstration of pneumococcal antigen in tissues by the use of fluorescent antibody. J. Immunol. **45**:159, 1942.

[3] Riggs, J. L., Seiwald, R. J., Burckhalter, J., Downs, C. M., Metcalf, T. G.: Isothiocyanate compounds as fluorescent labelling agents for immune serum. Am. J. Pathol. **34**:1081, 1958.

[4] Felton, L. C., McMillion, C. R.: Chromatographically pure fluorescein and tetramethylrhodamine isothiocyanates, Anal. Biochem. **2**:178, 1961.

[5] Oi, V. J. Glaser, A. N., Stryer, L.: Fluorescent phycobiliprotein conjugates for analysis of cells an molecules. J. Cell. Biol. **93**:981, 1982.

[6] Plem, J. S.: The use of a vertical illuminator with interchangeable dichroic mirrors for fluorescent microscopy with incident light. Z. Wiss. Mikr. **68**:129, 1967.

[7] Kawamura, A.-Jr., Aoyama, Y.: Immunofluorescence in Medical Science. University of Tokyo Press, Tokyo, pp. 75–91, 1982.

[8] Nakane, P. K., Pierce, G. B.: Enzyme-labelled antibodies: Preparation and application for the localization of antigens. J. Histochem. Cytochem. **14**:929, 1966.

[9] Avrameas, S.: Coupling of enzymes to proteins with glutar-aldehyde: Use of the conjugates for the detection of antigens and antibodies. Immunochemistry. **6**:43, 1969.

[10] Roth, J., Brendayan. M., Orci, L.: Ultrastructural localization of intracellular antigens by the use of protein A-gold complex. J. Histochem. Cytochem. **26**:1074, 1978.

[11] Holgate, C. S., Jackson, P., Cowen, P. N. et al: Immunogold-silver staining: New method of immunostaining with enhanced sensitivity. J. Histochem. Cytochem. **31**:938, 1983.

[12] Talmage, D. W., Baker, H. R., Akeson, W.: The separation and analysis of labelled antibodies. J. Infec. Dis. **94**:199, 1954.

[13] Kumon, H.: Morphologically recognizable markers for scanning immunoelectron microscopy II: An indirect method using T and TMV. Virology. **74**:93, 1976.

[14] Sternberger, L. A., Hardy, P. H. Jr., Cuculis, J. J., Meyer, H. G.: The unlabelled antibody enzyme method of immunohistochemistry: Preparation and properties of soluble antigen-antibody complex (horseradish peroxidase-antihorseradish peroxidase) and its use in identification of spirchetes. J. Histochem. Cytochem. **18**:315, 1970.

[15] Hsu, S-M., Raine, L., Fanger, H.: Use of avidin-biotin peroxidase complex (ABC) in immunoperoxidase techniques: A comparison between ABC and unlabelled antibody (PAP) procedures. J. Histochem. Cytochem. **29**:577, 1981.

[16] Kaplan, M. H.: Localization of streptococcal antigens in tissues. I. Histological distribution and persistence of M protein, types 1, 5, 12 and 19 in the tissues of the mouse. J. Exp. Med. **107**:341, 1958.

[17] Parish, W. E., Rhodes, E.L.: Bacterial antigens and aggregated gamma globulin in the lesions of nodular vasculitis. Brit. J. Derm. **79**:131,1967.

[18] Epstein, W. L., Senecal, I., Kranobrod, H.: Viral antigens in human epidermal tumours: Localization of an antigen to molluscum contagiosum. J. Invest. Dermatol. **40**:51, 1963.

[19] Weller, T. H., Coons, A. H.: Fluorescent antibody studies with agents of varicella and herpes zoster propagated in vitro. Proc. Soc. Exp. Biol. Med. **80**:789, 1954.

[20] Aoyama, Y., Kurata, T., Kurata, K., Hondo, R., Ogiwara, H.: Demonstration of viral antigens in herpes simplex and varicella-zoster infections. Recent advances in RES. Res. **14**:60, 1974.

[21] Mahony, J. D. H., Harris, J. R. W., Sydney, M. J., Kennedy, J., Doughan, H.: Evaluation of the C.S.F.F.T.A.ABS test in latent and tertiary treated syphilis. Acta Dermatovenereol. **52**:1972.

[22] Friou, G. J.: Identification of the nuclear component of the interaction of lupus erythermatosus globulin and nuclei. J. Immunol. **80**:476, 1958.

[23] Beck, J. S.: Variations in the morphological patterns of 'autoimmune' nuclear fluorescence. Lancet. **1**:1203, 1961.

[24] Beutner, E. H., Tordon, R. E.: Demonstration of skin antibodies in sera of pemphigus vulgaris patients by indirect immunofluorescent staining. Proc. Soc. Exp. Biol. Med. **117**:505, 1964.

[25] Jordan, R. E., Beitner, E. H., Witebsky, E.: Basement zone antibodies in bullous pemphigoid. JAMA. **100**:751, 1967.

[26] Burnham, T. K., Neblett, T. R., Fine, G.: The application of the fluorescent antibody technique to the investigation of lupus erythematosus and various dermatose. J. Invest. Dermatol. **41**:451, 1963.

[27] Ueki, H., Wolff, H. H., Brown-Falco, O.: Cutaneous localization of human γ-globulins in lupus erythematosus. An electron microscopical study using the peroxidase labelled antibody technique. Arch. Derm. Res. **248**:297, 1974.

[28] Sams, W. M. Jr., Thorne, E. C., Small, P., Mass, M. F., McIntosh, R. M.: Leucocytoclastic vasculitis. Arch. Dermatol. **112**:219, 1976.

[29] Ueki, H. et al: Transient immune deposits in the papillary dermis and in the epidermis. Arch. Dermatol. Res. **269**:51, 1980.

[30] Ueki, H., Meurer, M.: Immunkomplexe in der Dermatologie heute (Eine kritische Bestandsaufnahme). Der Hautarzt. **34**:371–376, 1983.

[31] Ruiter, D. J., Dingjan, G. M., Steijlen, P. M. et al: Monoclonal antibodies selected to discriminate between malignant melanomas and nevocellular nevi. J. Invest. Dermatol. **85**:4, 1985.

[32] Kitajima, Y., Inoue, S., Yoneda, K. et al: Alteration in the arrangement of the keratin-type intermediate filaments during mitosis in cultured human keratinocytes. Eur. J. Cell. Biol. **38**:219, 1985.

[33] Foidart, J. M., Bere, E. W., Yaar, M. et al: Distribution and immunoelectron microscopic localization of laminin, a noncollagenous basement membrane glycoprotein. Lab. Invest. **42**:336, 1980.

[34] Nagata, H., Ueki, H. et al: The localization of fibronectin in normal human skin, granulation tissue, hypertrophic scar, mature scar, PSS skin and other fibrosing dermatoses, Arch. Dermatol. **121**:995, 1985.

[35] Konomi, H., Hayashi, T., Nakayasu, K. et al: Localization of type V collagen and type IV collagen in human cornea, lungs and skin. Am. J. Pathol. **116**:417, 1984.

[36] Davison, P. M., Bensch, K., Karasek, M. A.: Isolation and growth of endothelial cells from the microvessels of the newborn human foreskin in cell culture. J. Invest. Dermatol. **75**:316, 1980,

[37] Cocchia, D., Michetti, F.: S-200 protein in satellite cells of the adrenal medulla and the superior cervical ganglion of the rat. An immunochemical and immunocytochemical study. Cell Tissue Res. **215**:103, 1981.

[38] Kohler, G., Milstein, C.: Continuous cultures of fused cells secreting antibody of predefined specificity. Nature. **256**:495, 1975.

[39] Bjerke, J. R.: Subpopulation of mononuclear cells in lesions of psoriasis, lichen planus and discoid lupus erythematosus studied using monoclonal antibodies. Acta Dermatovenereol. **62**:477, 1982.

[40] Kohchiyama, A., Oka, D., Ueki, H.: Immunohistologic studies of squamous cell carcinoma: Possible participation of Leu-7 (natural killer) cells as anti-tumour effector cells. J. Invest. Dermatol. **87**:515–518, 1986.

Kapitel 1: Immunhistochemische Techniken

1. Technik der Immunfluoreszenz

[41] Coons, A. H., Creech, H. J., Jones, R. N.: Immunological properties of an antibody containing a fluorescent group. Proc. Soc. Exp. Biol. Med. (NY) **47**:200, 1941.

[42] Kawamura, A. Jr., Aoyama, Y.: Synopsis of immunofluorescence and labelled antibody preparation. Immunofluorescence in Medical Science. Univ. Tokyo Press, Tokyo, pp. 9–30, 1982.

[43] Beutner, E. H., Chorzelski, T. P., Bean, S. F.: Part 1. Indications, methods, and concepts for immunopathologic studies. Immunopathology of the skin. 2nd edition. A. Wiley Medical Publication, N.Y. pp. 1–182, 1979.

[44] Riggs, J. L., Seimald, R. J., Burckhalter, J., Downs, C. M., Metcalf, T. G.: Isothiocyanate compound as fluorescent labelling agents for immune serum. Am. J. Pathol. **34**:1081, 1958.

[45] Bergquist, N. R., Nilsson, P.: The conjugation of immunoglobulins with tetramethylrhodamine isothiocyanate by utilization of dimethylsulphoxide (DMSO) as a solvent. J. Immunol. Methods. **5**:189, 1974.

[46] Oi, V. J., Glazer, A. N., Stryer, L.: Fluorescent phycobiliprotein conjugates for analysis of cells and molecules. J. Cell Biol. **93**:981, 1982.

[47] Ploem, J. S.: The use of a vertical illuminator with interchangeable dichroic mirrors for fluorescent microscopy with incident light. Z. Wiss. Mikr. **68**:129, 1967.

[48] Ueki, H.: The application of the fluorescent antibody technic in dermatology, 1. Localization of tissue-bound globulin in the skin lesions. Jpn. J. Dermatol. Ser. B. **77**:32, 1967.
[49] Ueki, H., Wolff, H. H.: Immunohistochemie in der Dermatologie. Hautarzt. **24**:323, 1973.

2. Immunenzymhistochemie

[50] Ram, J. S., Nakane, P. K., Rawlinson, E. G., Pierce, G. B.: Enzyme-labelled antibody for ultrastructural studies. Fed. Proc. **25**:732, 1966.
[51] McLean, I. W., Nakane, P. K.: Periodate-lysin-paraformaldehyde fixative: A new fixative for immunoelectron microscopy. J. Histochem. Cytochem. **22**:1077, 1974.
[52] Boorsma, D. M.: Immunoperoxidase: Technical Aspects and Some Applications in Dermatology. Amsterdam, Academic Press. 1977.
[53] Sternberger, L. A.: Electron microscopic immunocytochemistry. J. Histochem. Cytochem. **15**:139, 1967.
[54] Yaoita, H., Gullino, M., Katz, S. I.: Herpes gestationis Ultrastructural localization of in vivo-bound complement. J. Invest. Dermatol. **66**:383, 1976.
[55] Guesdon, J. L., Ternyck, T., Avrameas, S.: The use of avidin-biotin interaction in immunoenzymatic techniques. J. Histochem. Cytochem. **27**:1131, 1979.
[56] Hsu, S. M., Raine, I., Franger, H.: Use of avidin-biotin-peroxidase complex (ABC) in immunoperoxidase techniques: A. comparison between ABC and unlabelled antibody (PAP) procedure. J. Histochem. Cytochem. **29**:577, 1981.
[57] Holuber, K., Wolfee, K., Konrad, K., Beutner, E. G.: Ultrastructural localization of immunoglobulins in bullous pemphigoid skin. Employment of a new peroxidase-antiperoxidase method. J. Invest. Dermatol. **74**:220, 1975.
[58] Roth, J., Bendayan, M., Carlemalm, E., Villiger, W., Garavito, M.: Enhancement of structural preservation and immunocytochemical staining in low temperature embedded pancreatic tissue. J. Histochem. Cytochem. **29**:663, 1981.
[58a] Schaumburg-Lever, G.: Immunoenzyme techniques in dermatopathology. Int. J. Dermatol. **25**:217, 1986.
[58b] Schaumburg-Lever, G.: The alkaline phosphatase anti-alkaline phosphatase technique in dermatopathology. J. Cutan. Pathol. **14**:6–9, 1987.
[58c] Seifert, G., Denk, H., Klein, P. J., Stein, H., Otto, H. F.: Die Anwendung der Immunzytochemie in der praktischen Diagnostik des Pathologen. Pathologe **5**:187–199, 1984.
[58d] Schaefer, H. E.: Methoden zur histologischen, zytologischen und zytochemischen Diagnostik von Blut und Knochenmark. S. 441 ff. In: Remmele (Hrsg): Pathologie. Bd 1. Springer Verlag Berlin-Heidelberg-New York 1984.

3. Immunelektronenmikroskopie

3.1 Immunperoxidasemethode

[59] Yaoita, H., Gullino, M., Katz, S. I.: Herpes gestationis. Ultrastructure and ultrastructural localization of in vivo-complement. J. Invest. Dermatol. **66**:383–388, 1976.
[60] Boorsma, D. M.: Immunoperoxidase: Technical Aspects and Some Applications in Dermatology. Amsterdam, Academic Press. 1977.

3.2 Immunoferritinmethode zur Elektronenmikroskopie

[61] Tanaka, H.: Detection of unique proteins by ferritin antibody method. Protein, Nucleic Acid and Enzyme. **13**:954, 1968.
[62] Kishida, Y. Olson. B. K. et al: Two improved methods for preparing ferritin-protein conjugates for electron microscopy. J. Cell Biol. **64**:331, 1975.
[63] Takigawa, M., Imamura, S. et al: Distribution and mobility of specific antigen on isolated guinea pig epidermal cells. J. Ultrastruct. Res. **65**:246, 1978.
[64] Takigawa, M., Iwatsuki, K. et al: The Langerhans cell granules is an absorptive endocytic organelle. J. Invest. Dermatol. **85**:12, 1985.

3.3 Immunogoldmethode

[65] Faulk, W. P., Taylor, G. M.: An immunocolloidal method for electron microscopy. Immunochemistry **8**:1081, 1971.
[66] Larsson, L. I.: Simultaneous ultrastructural demonstration of multiple peptides in endocrine cells by a novel immunocytochemical method. Nature. **282**:743, 1979.
[67] Pinto da Silva, P., Kan, F. W. K.: Label-fracture – A method for high resolution labelling of cell surfaces. J. Cell Biol. **99**:1156, 1984.
[68] Hiramoto, T., Kitajima, Y., Yaoita, H.: Ultrastructural localization of pemphigus foliaceus antibody binding sites on the plasma membrane of keratinocytes. 3rd Immunodermatological Symposium, Oct. Milano, pp. 68–69, 1986.
[69] Slot, J. W., Geuze, H. J.: A new method of preparing gold probe for multiple-labelling cytochemistry. Eur. J. Cell Biol. **38**:87, 1985.

3.4 Rasterelektronenmikroskopie

[70] Kumon, H.: T4-bacteriophage as a surface marker for scanning electron microscopy. Biomedical Res 2 (suppl.): 41, 1981.
[71] Molday, R. S.: Labelling of cell surface antigens for SEM. In: Techniques in Immunocytochemistry, 1983, II ed. Bullock G. R. and Petrusz P., Academic Press, p. 117, 1983.
[72] Kumon, H.: Morphologically recognizable markers for scanning immunoelectron microscopy. II. An indirect method using T4 and TMV. Virology. **74**:93, 1976.
[73] Nakaye, M., Nakagawa, S., Mimura, S., Ueki, H., Kumon, H., Ohmori, H.: Demonstration of DNP groups on in vitro dinitrophenylated lymph node cells of the guinea pig by a scanning immunoelectron microscopic method. J. Dermatol. (Tokyo) **7**:148, 1980.
[74] Nakaye, M., Nakagawa, S., Ueki, H., Kumon, H., Ohmori, H.: Ultrastructural localization of 2, 4-dinitrophenyl groups on draining lymph node cells of guinea pigs following skin painting with 2, 4-dinitrochlorobenzene: I. Scanning immunoelectron microscopic studies. J. Dermatol. (Tokyo) **10**:251, 1983.
[75] Oka, D., Nakagawa, S., Ueki, H., Kumon, H., Ohmori, H.: Antigen in contact sensitivity: II. Scanning immunoelectron microscopic studies of the distribution of DNP groups on the epidermal cells of guinea pigs following skin painting with DNCB. J. Dermatol. (Tokyo) **11**:15, 1984.
[76] Kumon, H., Kaneshige, T., Ohmori, H.: T4-labelling technique and its applications with particular reference to blood group antigens in bladder tumours. In Scanning Electron Microscopy. 1983, II ed. Om Johari, SEM Inc., Chicago, p. 939, 1983.

Anwendung monoklonaler Antikörper

[77] Kehler, G., Milatein, C.: Continuous cultures of fused cells secreting antibody of predefined specificity. Nature. **256**:495, 1975.
[78] Brown, J. P., Hewick, R. M., Hellström, K. E., Doolittle, R. F., Dreyer, W. J.: Human melanoma-associated antigen p97 is structurally and functionally related to transferrin. Nature. **296**:171, 1982.
[79] Nakane, P. K., Pierce, G. B.: Enzyme-labelled antibodies: Preparation and application for the localization of antigens. J. Histochem. Cytochem. **14**:929, 1966.
[80] Sternberger, L. A.: Immunocytochemistry, 2nd ed. New York, John Wiley & Sons, 1979.
[81] Nohara, M.: Monoclonal antibodies raised against human malignant trichilemmoma cell line. Kitasato Medicine. **15**(5):345, 1985 (English in preparation).

5. Wichtige Antikörper

[81 a] Burg, G., Kaudewitz, P., Eckert, F.: Immunhistochemische Diagnostik in der Dermatologie. Hautarzt **38**:69–75, 1987.

Kapitel 2: Zelluläre und extrazelluläre Bestandteile der normalen Haut

1. Zellen

1.1 Keratinozyten

1.1.1 Zytoskelett

[82] Lazarides, E.: Intermediate filaments as mechanical integrators of cellular shape. Nature. **283**:249, 1980.
[83] Kitajima, Y., Inoue, S., Yaoita, H.: Reorganization of keratin intermediate filaments by the drug-induced disruption of microfilaments in cultured human keratinocytes. J. Invest. Dermatol. **87**:565–569, 1986.
[84] Kitajima, Y., Inoue, S., Yoneda, K. et al: Alteration in the arrangement of the keratin-type intermediate filaments during mitosis in cultured human keratinocytes. Eur. J. Cell Biol. **38**:219, 1985.
[85] Woodcock-Mitchell, J., Eichner, R., Nelson, W. G. et al: Immunolocalization of keratin polypeptides in human epidermis using monoclonal antibodies. J. Cell Biol. **95**:580, 1982.
[86] Sun, T. T., Eichner, R., Nelson, W. G. et al: Keratin classes: Molecular markers for different types of epithelial differentiation. J. Invest. Dermatol. **81**:109, 1983.
[87] Yoneda, K., Kitajima, Y., Furuta, H. et al: The distribution of keratin-type intermediate-sized filaments in so-called mixed tumour of the skin. Br. J. Dermatol. **109**:393, 1983.
[88] Weiss, R. A., Guillet, G. Y. A., Freedberg, I. M. et al: The use of monoclonal antibody to keratin in human epidermal disease: Alterations in immunohistochemical staining pattern. J. Invest. Dermatol. **81**:224, 1983.
[89] Hashimoto, K., Eto, H., Matsumoto, M. et al: Antikeratin monoclonal antibodies: Production, specificities and application. J. Cutan. Pathol. **10**:529, 1983.

[90] Kitajima, Y., Inoue, S., Yaoita, H.: Effects of pemphigus antibody on organization of microtubules and keratin-intermediate filaments in cultured human keratinocytes. Br. J. Dermatol. **114**:171, 1986.

1.1.2 Haarkeratin

[91] Gillespie, J.M.: The structural proteins of hair: Isolation, characterization, and regulation of biosynthesis: Biochemistry und Physiology of the Skin, Vol. 1, ed. Goldsmith, L.A., New York, Oxford University Press, pp. 475–510, 1983.
[92] Baden, H.P., McGilvray, N., Lee, L.D. et al: Comparison of stratum corneum and hair fibrous proteins. J. Invest. Dermatol. **75**:311. 1980.
[93] Marshall, R.C.: Characterization of the proteins of human hair and nail by electrophoresis. J. Invest. Dermatol. **80**:519, 1983.
[94] Ito, M., Tazawa, T., Ito, K. et al: Immunological characteristics and histological distribution of human hair fibrous proteins studied with anti-hair keratin monoclonal antibodies, HKN-2, HKN-4 and HKN-6. J. Histochem. Cytochem. **34**:269, 1986.
[95] Ito, M., Tazawa, T., Shimizu, N. et al: Cell differentiation in human anagen hair and hair follicle studied with anti-hair keratin monoclonal antibodies. J. Invest. Dermatol. **86**:563, 1986.
[96] Ito, M.: The innermost cell layer of the outer root sheath in anagen hair follicle: Light and electron microscopic study. Arch. Dermatol. Res. **279**:112–119, 1986.

1.1.3 Desmosomen

[97] Kitajima, Y., Mori, S.: Plasma membrane ultrastructure of the human skin keratinocyte as observed by freezefracture electron microscopy. J. Dermatol. (Tokyo) **6**:153, 19979.
[98] Hennings, H., Michael, D., Cheng, C. et al: Calcium regulation of growth and differentiation of mouse epidermal cells in culture. Cell. **19**:245, 1980.
[99] Franke, W.W., Moll, R., Schiller, D.L. et al: Desmoplakins of epithelial and myocardial desmosomes are immunologically and biochemically related. Differentiation. **23**:115, 1982.
[100] Cowin, P., Mattey, D., Garrod, D.: Identification of desmosomal surface components (desmocollins) and inhibition of desmosome formation by specific Fab. J. Cell Sci. **70**:41, 1984.
[101] Eto, H., Matsumoto, M., Tazawa, T. et al: A monoclonal anti-hair keratin monoclonal antibody recognizes keratinocyte membrane substance. J. Invest. Dermatol. **80**:337, 1982.
[102] Eto, H., Matsumoto, M., Hashimoto, K. et al: Immunohistochemical studies of acantholytic cells in pemphigus vulgaris, Darier's disease and Hailey-Hailey's disease using monoclonal anti-desmosome antibody HK-1. Proc. Jpn. Soc. Invest. Dermatol. **9**:73, 1985.

1.1.4 Lysozym

[103] Jollès, J., Jollès P.: Human tear and milk enzyme. Biochemistry. **6**:411, 1967.
[104] Charlemagne, D., Jollès, P.: Les lysozyme des leucocytes et du plasma d'origine humaine. Nouvelle Revue Français d'Haematologie. **6**:355, 1966.
[105] Ogawa, H., Miyazaki, H., Kimura, M.: Isolation and characterization of human skin lysozyme. J. Invest. Dermatol. **57**:111, 1971.
[106] Ogawa, H., Miyazaki, H.: Immunochemical studies on the human skin lysozyme. J. Invest. Dermatol. **58**:59, 1972.
[107] Ogawa, H.: Immunoenzymatic studies on human skin lysozyme. J. Dermatol. (Tokyo) **2**:45, 1975.
[108] Kubagawa, H., Hamajima, Y., Ogawa, H.: Blood cell differentiation and lysozyme. Igaku-no-Ayumi. **94**:56, 1975 (in Japanese).
[109] Takahashi, H., Negi, M., Ogawa, H.: A Case of leukaemia cutis (myelomonocytic leukaemia). J. Clin. Dermatol. **35**:1075, 1981.

1.1.5 Zyklisches AMP

[110] Mizumoto, T., Ohkawara, A.: The localization of cyclic nucleotides in the human epidermis: An immunohistochemical study. In: Biochemistry of Normal and Abnormal Epidermal Differentiation, ed. Bernstein, I.A., Seiji, M., Univ. Tokyo Press, Tokyo, pp. 67–81, 1980.
[111] Wedner, H.J., Hoffer, B.J. Battenberd, E. et al: A method for detecting intracellular cyclic adenosine monophosphate by immunofluorescence. J. Histochem. Cytochem. **20**:293–295, 1972.
[112] Miyachi, Y., Imamura, S., Tanaka, C. et al: Immunohistochemical localization of cyclic nucleotides in guinea pig lip. Arch. Dermatol. Res. **269**:233–237, 1980.
[113] Adachi, K., Iizuka, H., Halprin, K.M. et al: Epidermal cyclic AMP is not decreased in psoriasis lesions. J. Invest. Dermatol. **74**:74–76, 1980.
[114] Yoshikawa, K., Adachi, K., Halprin, K.M. et al: Cyclic AM P in skin: Effects of acute ischaemia. Br. J. Dermatol. **94**:611–614, 1976.

1.1.6 DNase I und RNase A

[115] Nohara, T.: Immunohistochemical study of the localization of deoxyribonuclease I and ribonuclease A in epidermal keratinocytes. Jpn. J. Dermatol. **94**:137, 1984 (in Japanese).
[116] Nohara, T., Suzuki, H., Morioka, S., Kawaoi, A.: Immunohistochemical study of the localization of deoxyribonuclease in cornified cells of epidermis. Jpn. J. Dermatol. **93**:871, 1985 (in Japanese).
[117] Ysui, Y.: Immuno-light and electron microscopy deoxyribonuclease localization in the nuclei of keratinocytes and changes following UVB irradiation. Jpn. J. Dermatol. **96**:997, 1986 (in Japanese).
[118] Suzuki, H., Fukuyama, K., Epstein, W.L.: Changes in nuclear DNA and RNA during epidermal keratinization. Cell and Tissue Res. **184**:871, 1977.
[119] Usuba, S.: Distribution of DNase and RNase in psoriasis and their changes following PUVA. A study using immunohistochemical methods. Jpn. J. Dermatol. **97**:729–736, 1987 (in Japanese).
[120] Suzuki, H., Fukuyama, K., Epstein, J.H., Epstein, W.L.: Ultrastructural study of the nuclei in premitotic and repair DNA synthesis following UVB injury. J. Invest. Derm. **71**:334, 1978.

1.2 Thy-1-positive dendritische epidermale Zellen (d-EC)

[121] Cantor, H., Weissmann, I.: Development and function of subpopulations of thymocytes and T lymphocytes. Prog. Allergy. **20**:1, 1976.
[122] Tamaki, K.: Heterogeneity of epidermal Thy-1-positive cells defined by lectin-binding sites. J. Invest. Dermatol. **86**:222, 1986.
[123] Bergstresser, P.R., Tigelaar, R.E., Dees, J.H. et al: Thy-1 antigen-bearing dendritic cells populate murine epidermis. J. Invest. Dermatol. **81**:286, 1983.
[124] Sheid, M., Boyse, E.A., Carswell, E.A. et al: Serologically demonstrable alloantigens of mouse epidermal cells. J. Exp. Med. **135**:938, 1972.
[125] Tschachler, E., Schuler, G., Hutterer, J. et al: Expression of Thy-1 antigen by murine epidermal cells. J. Invest. Dermatol. **81**:282, 1983.
[126] Breathnach, S. M., Katz, S. I.: Thy-1^+ dendritic cells in murine epidermis are bone- marrow derived. J. Invest. Dermatol. **83**:74, 1984.
[127] Bergstresser, P.R., Tigelaar, R.E., Streitlein, J.W.: Thy-1 antigen-bearing dendritic cells in murine epidermis are derived from bone marrow precursors. J. Invest. Dermatol. **83**:83, 1984.
[128] Romani, N., Stingl, G., Tschachler, E. et al: The Thy-1-bearing cell of murine epidermis: A distinctive leucocyte perhaps related to natural killer cells. J. Exp. Med. **161**:1368, 1985.
[129] Cooper, K.D., Breathnach, S.M., Caugham, S.W. et al: Fluorescence microscopic analysis of bone marrow-derived cells in human epidermis. A search for the human analogue of murine dendritic Thy-1^+ epidermal cells. J. Invest. Dermatol. **85**:546,1985.

1.3 Langerhanszellen

[130] Langerhans, P.: Über die Nerven der menschlichen Haut. Virchow Arch. Path. Anat. **44**:325, 1968.
[131] Stingl, G., Tamaki, K., Katz, S.I.: Origin and function of Langerhans cells. Immunol. Rev. **53**:149, 1980.
[132] Toews, G.B., Bergstresser, P.R., Streitlein, J.W.: Epidermal Langerhans cell density determines whether contact sensitivity or unresponsiveness follows skin painting with DNFB. J. Immunol.**124**:445, 1980.
[133] Chen, H.D., Silvers, W.K.: Influence of Langerhans cells on the survival of H-Y incompatible skin grafts in rats. J. Invest. Dermatol. **81**:20, 1983.
[134] Fithian, E., Kung, P., Goldstein, G. et al: Reactivity of Langerhans cells with hybridoma antibody. Proc. Natl. Acad. Sci. **78**:2541, 1981.
[135] Cocchia, D., Michetti, F., Donato, R.: Immunochemical and immunohistochemical localization of S-100 antigen in normal human skin. Nature. **294**:85, 1981.
[136] Tamaki, K., Katz, S.I., Stingl, G.: Collection and isolation of epidermal Langerhans cells. In: Manual of Macrophage Methodology. ed. Herocowitz, H.B., Holden, H.T., Hellanti, J.A., Ghaffar, A. Marcell Dekker Inc., New York, 1981.

1.4 Melanozyten

1.4.1 Tyrosinase in Melanozyten

[137] Hearing, V.J. et al: Mammalian tyrosinase: isozymic forms of the enzyme. Int. J. Biochem. **13**:99, 1981.
[138] Tomita, Y. et al: Transfer of tyrosinase to melanosomes in Harding-Passey mouse melanoma. Arch. Biochem. Biophys. **225**:75, 1983.
[139] Tomita, Y. et al: Inactivation of tyrosinase by dopa. J. Invest. Dermatol. **75**:379, 1980.
[140] Tomita, Y. et al: Anti-(T_4) tyrosinase monoclonal antibodies-specific markers for pigmented melanocytes. J. Invest. Dermatol. **85**:426, 1985.

[141] Tomita, Y. et al: Monoclonal antibodies to mouse T4-tyrosinase identify human melanocytes. J. Invest. Dermatol. **84**:294, 1985.
[142] Tomita, Y., Hearing, V.J.: Monoclonal antibodies produced against murine tyrosinase identify pigmented human melanocytes. Diagnostic Immunol. **4**:149, 1986.

1.4.2 Zellmembranen und Organellen (Melanosom) melanozytärer Zellen

[143] Jimbow, K., Fitzpatrick, T.B., Quevedo, W.C. Jr.: Formation, chemical compositions and functions of melanin pigments in mammals. In: Biology of the Integument, Vol. 2, ed. Matoltsy, A.G., Springer Verlag, Berlin, pp. 278–292, 1986.
[144] Jimbow, M., Kanoh, H., Jimbow, K.: Characterization of biochemical properties of melanosomes for structural and functional differentiation: Analysis of the compositions of lipids and proteins in melanosomes and their subfractions. J. Invest. Dermatol. **79**:97–102, 1982.
[145] Jimbow, K., Jimbow, M., Chiba, M.: Characterization of structural properties for morphological differentiation of melanosomes: II. Electron microscopic and SDS-PAGE comparison of melanosomal matrix proteins in B 16 and Harding-Passey melanomas. J. Invest. Dermatol. **78**:76–81, 1982.
[146] Takahashi, H., Horikoshi, T., Jimbow, K.: Fine structural characterization of melanosomes in dysplastic nevi. Cancer. **56**:111–123, 1985.
[147] Jimbow, K., Szabo, G., Fitzpatrick, T.B.: Ultrastructure of giant pigment granules (macromelanosomes) in the cutaneous pigmented macules of neurofibromatosis. J. Invest. Dermatol. **61**:300–309, 1973.
[148] Hunter, J.A.A., Zaynoun, S., Paterson, W.D., Bleehen, S.S., Mackie, R., Cochran, A.J.: Cellular fine structure in the invasion nodules of different histogenetic types of malignant melanoma. Br. J. Dermatol. **98**:255–272, 1978.
[149] Akutsu, Y., Jimbow, K.: Development and characterization of a mouse monoclonal antibody, MoAb HMSA-1, against melanosomal fraction of human malignant melanoma. Cancer Res. **46**:2904–2911, 1986.
[150] Maeda, K., Jimbow, K.: Development of MoAb HMSA-2 for melanosomes of human melanoma and its application to immunohistopathologic diagnosis of neoplastic melanocytes. Cancer. **59**:415–423, 1987.
[151] Akutsu, Y., Jimbow, K.: Characterization of biological and biochemical properties of melanosomal protein in human malignant melanoma by development of monoclonal antibody, MoAb HMSA-1. J. Invest. Dermatol. **87**:442 a, 1986.
[152] Yamana, K., Maeda, K., Jimbow, K.: Application of MoAb HMSA-2 for immunohistopathological diagnosis of amelanotic and/or regressed lesions of human melanoma on routine paraffin sections. J. Invest. Dermatol. **87**:429 a, 1986.
[153] Maeda, K., Yamana, K., Jimbow, K., Akutsu, Y., Takahashi, H.: MoAb HMSA-2 as a differentiation marker for dysplastic melanocytic nevi from common melanocytic nevi on routine histology section. J. Invest. Dermatol. **87**:438 a, 1986.

1.5 Zellen der Schweißdrüsen

[154] Leidal, R., Rapini, R., Sato, K. et al: Evolution and development of human axillary sweat glands. J. Invest. Dermatol. **78**:352, 1982.
[155] Penneys, N.S., Nadji, M., McKinney, E.C.: Carcinoembryonic antigen present in human eccrine sweat. J. Am. Acad. Dermatol. **40**:401, 1981.
[156] Nakama, T.: Carcinoembryonic antigen in several skin tumours. Jpn. J. Dermatol. **93**:1271, 1983 (in Japanese).
[157] Nakajima, T., Watanabe, S., Sato, Y. et al: Immunohistochemical demonstration of S-100 in malignant melanoma and pigmented nevus, and its diagnostic application. Cancer. **50**:912, 1982.
[158] Tamada, S., Hirose, T., Sano, T. et al: Immunohistochemical localization of S-100 protein in sweat gland neoplasms. Jpn. J. Dermatol. **94**:937, 1984 (in Japanese).
[159] Eto, H., Hashimoto, K., Kobayashi, H. et al: Eccrine gland associated antigens. A demonstration by monoclonal antibodies. J. Invest. Dermatol. **80**:339, 1983.
[160] Kanitakis, J., Schmitt, D., Bernard, A. et al: Anti-D47: A monoclonal antibody reacting with the secretory cells of human eccrine sweat glands. Br. J. Dermatol. **109**:509, 1983.
[161] Tourville, D.R., Adler, R.H., Bienenstock, J. et al: The human secretory immunoglobulin system: Immunohistochemical localization of gamma-A, secretory piece and lactoferrin in normal human tissues. J. Exp. Med. **129**:411, 1969.
[162] Heydermann, E., Steele, K., Ormerod, M.G.: A new antigen on the epithelial membrane: Its immunoperoxidase localization in normal and neoplastic tissue. J. Clin. Pathol. **32**:35, 1979.
[163] Mazoujian, G., Pinkus, G.S., Davis, S. et al: Immunochemistry of a gross cystic disease fluid protein (GCDFP-15) of the breast. Am. J. Pathol. **110**:105, 1983.
[164] Ookusa, Y., Takata, K., Nagashima, M., Hirano, H.: Lectin-binding pattern in extramammary Paget's disease by horseradish (HRP)-labelling method – specific staining with Dolichos biflorus agglutinin (DBA). Arch. Dermatol. Res. **277**:65, 1985.
[165] Hori, K., Hashimoto, K., Eto, H., Dekio, S.: Keratintype intermediate filament in sweat gland myoepithelial cells. J. Invest Dermatol. **85**:453, 1985.
[166] Eto, H., Hashimoto, K., Kobayashi, H. et al: Monoclonal antikeratin antibody: Production, characterization and immunohistochemical application. J. Invest. Dermatol. **84**:404, 1985.
[167] Hashimoto, K., Eto, H., Matsumoto, M. et al: Antikeratin monoclonal antibodies: Production, specificities and application. J. Cutan. Pathol. **10**:529, 1983.

1.6 Zellen der Talgdrüsenfollikel

[168] Lever, W.F., Schaumburg-Lever, G.: Embryology of the skin. In: Histopathology of the skin, ed. Lever, W.F., Schaumburg-Lever, G., Lippincott, Philadelphia, pp. 3–7, 1983.
[169] Eto, H. et al: Eccrine gland-associated antigens. A demonstration by monoclonal antibodies. J. Invest. Dermatol. **80**:339, 1983.
[170] Hashimoto, K., Eto, H. et al: Anti-keratin monoclonal antibodies: Production, specifities and applications. J. Invest. Dermatol. **10**:429, 1983.
[171] Eto, K., Hashimoto, K., Matsumoto, M., Kanzaki, T. et al: Monoclonal antikeratin antibody: Production, characterization and immunohistochemical application. J. Invest. Dermatol. **84**:404, 1985.
[172] Ito, M. et al: Immunological specificity of hair fibrous proteins studied by antihair keratin monoclonal antibodies (HKN-2, 3, 4 and 6). Proc. Jpn. Soc. Invest. Dermatol. **9**:1, 1985.
[173] Lever, W.F., Schaumburg-Lever, G.: Tumours of epidermal appendages. In: Histopathology of the Skin, ed. Lever, W.F., Schaumburg-Lever, G., Lippincott, Philadelphia, p. 551, 1983.
[174] Kanzaki, T., Eto, H., Umezawa et al: Morphological, biological, and biochemical characteristics of a benign human trichilemmoma cell line in vivo and in vitro. Cancer Res. **41**:2468, 1981.
[175] Kanzaki, T., Kanamaru, T., Nishiyama, S., Eto, H. et al: Three-dimensional hair differentiation of a trichilemmoma cell line in vitro. Dev. Biol. **99**:324, 1983.
[176] Kanzaki, T., Eto, H., Tsukamoto, K. et al: Differentiation of trichilemmoma cells toward eccrine gland and syringoma in vitro. Proc. Jpn. Soc. Invest. Dermatol. **8**:186, 1984.

1.7 Fibroblasten

1.7.1 Zytoskelett

[177] Lazarides, E., Weber, K.: Actin antibody: The specific visualization of actin filaments in non-muscle cells. Proc. Natn. Acad. Sci. USA. **71**:2268, 1974.
[178] Hynes, R.O., Destree, A.T.: Relationships between fibronectin (LETS Protein) and actin. Cell. **16**:875, 1978.
[179] Brinkley, B.R., Fistel, S.H., Marcum, J.M. et al: Microtubules in cultured cells: Indirect immunofluorescence staining with tubulin antibody. Int. Rev. Cytol. **63**:59, 1980.
[180] Steinert, P.M., Jones, J.C.R., Goldman, R.D.: Intermediate filaments. J. Cell Biol. **99**:22, 1984.
[181] Wulf, E., Deboben, A., Bautz, F.A. et al: Fluorescent phallotoxin, a tool for the visualization of cellular actin. Proc. Natn. Acad. Sci. USA. **76**:4498, 1979.

1.7.2 Immunologisches Verhalten

[182] Ueki, A. et al: The receptor sites for complement (C3) on human diploid fibroblasts. Virchows Arch. B. **18**:101, 1975.
[183] Al-Adnani, M.S. et al: Clq production and secretion by fibroblasts. Nature. **263**:145, 1976.
[184] Reid, K.B.M. et al: Biosynthesis of the first component of complement by human fibroblasts. Biochem. J. **167**:647, 1977.
[185] Bianco, C. et al: Complement receptors. Contemp. Top. Mol. Immunol. **6**:145, 1977.

1.8 Gefäßendothelien

[186] Jaffe, E.A., Holer, L.W., Nachman, R.L.: Synthesis of anti-haemophilic factor antigen by cultured human endothelial cells. J. Clin. Invest. **52**:2757, 1973.
[187] Hoyer, L.M., de los Santos, R.P., Hoyer, R.R.: Antihaemophilic factor antigen: Localization in endothelial cells by immunofluorescence microscopy. J. Clin. Invest. **52**:2737, 1973.
[188] Holthofer, H. et al: Ulex europaeus I lectin as a marker for vascular endothelial cells in human tissues. Lab. Invest. **47**:60, 1982.
[189] Suzuki, Y., Masuzawa, M., Kanzaki, T. Nishiyama, S.: The biological nature of vascular endothelial cells in cutaneous tissue – the second

report: by the immunoperoxidase method of UEA-I lectin-. Jpn. J. Dermatol. **93:**1289, 1983 (in Japanese).
[190] Todd, A.S.: The histological localization of plasminogen activator. J. Pathol. Bacteriol. **78**:281, 1959.
[191] Larsson, A., Asteat, B.: Immunohistochemical localization of tissue plasminogen activator and urokinase in the vessel wall. J. Clin. Pathol. **38**:140, 1985.
[192] Linder, E.: Binding of Clq and complement activation by vascular endothelium. J. Immunol **126**:648, 1981.
[193] Ryan, T. J.: Dermal vasculature. In: Methods in Skin Research, ed. Skerrow, D., Skerrow, C.J., John Wiley & Sons Ltd., London pp. 527–558, 1985.
[194] Davison, P.M., Bensch, K., Karasek, M.A.: Isolation and growth of endothelial cells from the microvessels of the newborn human foreskin in cell culture. J. Invest. Dermatol. **75**:316, 1980.
[195] Caldwell, P.R. et al: Angiotensin-converting enzyme: Vascular endothelial localization. Science. **191**:1050, 1976.

1.9 Nervenzellen

[196] Lillie, R.D., Fullmer, H.M: Glia and nerve cells and fibres. In: Histopathologic Technic and Practical Histochemistry. 4th ed., McGraw-Hill, New York, pp. 765–786, 1976.
[197] Roman, N.A., Ford, D., Montagna, W.: The demonstration of cutaneous nerves. J. Invest. Dermatol. **53**:328, 1969.
[198] Falck, B.: Observations of the possibilities of the cellular localization of monoamines by fluorescence method. Acta. Physiol. Scand. 56: Suppl. **197**:1, 1962.
[199] Moore, B.W.: A soluble protein characteristic of the nervous system. Biochem. Biophys. Res. Commun. **19**:739, 1965.
[200] Cocchia, D., Michetti, F.: S-100 protein in satellite cells of the adrenal medulla and the superior cervical ganglion of the rat: An immunochemical and immunocytochemical study. Cell Tissue Res. **215**:103, 1981.
[201] Marangos, P.J., Zimzely-Neurath, C., Luk, D.C.M., York, C.: Isolation and characterization of the nervous system-specific protein 14-3-2 from rat brain: Purification, subunit composition, and comparison to the beef brain protein. J. Biol. Chem. **250**:1884, 1975.
[202] Schmechel, D., Marangos, P.J., Brightman, M., Goodwin, F.K.: Brain enolases as specific markers of neuronal and glial cells. Science. **199**:313, 1978.
[203] Hachisuka, H., Mori, O., Sakamoto, F., Sasai, Y., Nomura, F.: Immunohistological demonstration of S-100 protein in the cutaneous nervous system. Anatomical Record. **210**:639, 1984.
[204] Hachisuka, H., Sakamoto, F., Mori, O., Nomura, F., Sasai, Y., Nakamura, Y., Uno, H.: Immunohistochemical demonstration of neuron specific enolase (NSE) on cutaneous nerves: Comparative study using NSE and S-100 protein antibodies on denervated skin. Acta Histochem. **81**:227–235, 1987.
[205] Sakamoto, F., Hachisuka, H., Mori, O., Nomura, F., Sasai, Y.: Immunohistochemical investigation of S-100 protein and neuron specific enolase in skin tumors. J. Dermatol. (Tokyo) **95**:969, 1985.
[206] Hachisuka, H., Sakamoto, F., Nomura, F., Mori, O., Sasai, Y.: Immunohistochemical study of S-100 protein and neuron specific enolase (NSE) in melanocytes and the related tumours. Acta Histochem. **80**:215, 1986.
[207] Bjerke, J.R.: Subpopulations of mononuclear cells in lesions of psoriasis, lichen planus and discoid lupus erythematosus studied using monoclonal antibodies. Acta Derm. Venereol. **62**:477, 1982.
[208] Gomes, M.A., Schmitt, D.S. et al: Lichen planus and chronic graft-versus-host reaction. In situ identification of immunocompetent cell phenotypes. J. Cutan. Pathol. **9**:249, 1982.
[209] Buechner, S.A., Winkelmann, R.K. et al: T cell and T cell subsets in mycosis fungoides and parapsoriasis: A study of 18 cases with anti-human T cell monoclonal antibodies and histochemical techniques. Arch. Dermatol. **120**:897, 1984.
[210] Willemze, R., Graaff-Reitsma, C.B et al: Characterization of T cell subpopulations in skin and peripheral blood of patients with cutaneous T cell lymphomas and benign inflammatory dermatoses. J. Invest. Dermatol. **80**:60, 1983.
[211] Buechner, S.A., Winkelmann, R.K. et al: Identification of T cell subpopulations in granuloma annulare. Arch. Dermatol. **119**:125, 1983.
[212] Narayanan, R. B., Bhutani, L. K. et al: T cell subsets in leprosy lesions: In situ characterization using monoclonal antibodies. Clin. Exp. Immunol. **51**:421, 1983.
[213] Poulter, L. W., Seymour, G. J. et all: Immunohistological analysis of delayed-type hypersensitivity in man. Cell Immunol. **74**:358, 1982.
[214] Margolis, R. J., Tonnesen, M. G. et al: Lymphocyte subsets and Langerhans cells/indeterminate cells in erythema multiforme. J. Invest. Dermatol. **81**:403, 1983.
[215] Kohchiyama, A., Hatamochi, A., Ueki, H.: Increased number of OKT 6-positive dendritic cells in the hair follicles of patients with alopecia areata. Dermatologica. **171**:327, 1985.
[216] Kohchiyama, A., Oka, D., Ueki, H.: T cell subsets in lesions of systemic and discoid lupus erythematosus. J. Cutan. Pathol. **12**:497, 1985.
[217] Kohchiyama, A., Oka, D., Ueki, H.: Immunohistologic studies of sqamous cell carcinoma: Possible participation of Leu7+ (natural killer) cells as anti-tumour effector cells. J. Invest. Dermatol. **87**:515, 1986.
[218] Kohchiyama, A., Oka, D., Ueki, H.: Expression of HLA-DR antigen on tumour cells in basal cell carcinoma. J. Am. Acad. Dermatol. **16**:833– 838, 1987.

1.10 Lymphozytensubpopulationen in der Haut

[219] Cerio, R., Dupuy, P. F. et al: Monoclonal antibody labelling of mononuclear cell surface antigens in formaldehyde-fixed paraffin-embedded cutaneous tissue. J. Invest. Dermatol. **87**:499, 1986.

2. Grundsubstanz

2.1 Synopsis

[220] Fawcett, D.W.: Connective tissue proper. In: A Textbook of Histology, Eleventh Edition, ed. Bloom, W., Fawcett, D. W., W. B. Saunders Co., Philadelphia, pp. 136–173, 1986.
[221] Bornstein, P., Byers, P. H.: Disorders of collagen metabolism. In: Metabolic Control and Disease, 8th Edition, ed. Bondy, P. K., Rosenberg, L. E., W. B. Saunders Co., Philadelphia, pp. 1089–1153, 1980.
[222] Timpl, R,: Components of basement membranes. In: Immunochemistry of the Extracellular Matrix, Vol. II, Applications, ed. Furthmayr, H., CRC Press, Inc., Boca Raton, FL, pp. 119–150, 1982.
[223] Martinez-Hernandez, A., Amenta, P. S.: The basement membrane in pathology, Lab. Invest. **48**:656, 1983.
[224] Sano, J., Fujiwara, S., Sato, S. et al: AB (type V) and basement membrane (type IV) collagens in the bovine lung parenchyma: Electron microscopic localization by the peroxidase-labelled antibody method. Biomedical Res. **2**:20, 1981.
[225] Odermatt, E., Risteli, J., Van Delden, V. et al: Structural diversity and domain composition of an unique collagenous fragment (intima collagen) obtained from human placenta. Biochem. J. **211**:295, 1983.
[226] Bentz, H., Morris, N. P., Murray, L. W. et al: Isolation and partial characterization of a new human collagen with an extended triple-helical structural domain. Proc. Natn. Acad. Sci. USA. **80**:3168, 1983.
[227] Sage, H., Balian, G., Vogel, A. M. et al: Type VIII collagen: Synthesis by normal and malignant cells in culture. Lab. Invest **50**:219, 1984.
[228] Yasui, N., Benya, P. D., Nimni, M. E.: Identifikation of a large interrupted helical domain of disulfide-bonded cartilege collagen. J. Biol. Chem. **259**:14175, 1984.
[229] Schmid, T. M., Linsenmayer, T. F.: A short chain (pro)-collagen from aged endochondral chondrocytes. J. Biol. Chem. **258**:9504, 1983.
[230] Kivirikko, K. I., Myllyla, R.: Biosynthesis of the collagens. In: Extracellular Matrix Biochemistry, ed. Piez, K. A., Reddi, A. H., Elsevier Science Publishing Co Inc, New York, pp. 83–118, 1984.
[231] Burgeson, R. E., El Adli, F. A., Kaitila, I. I. et al: Fetal membrane collagens: Identification of two new collagen alpha chains. Proc. Natl. Acad. Sci. USA. **73**:2579:1976.
[232] Gosline, J. M., Rosenbloom, J.: In: Extracellular Matrix Biochemistry, ed. Piez, K. A, Reddi, A. H. Elsevier Science Publishing Co. Inc., New York, pp. 191–227, 1984.
[233] Tajima, S., Nishikawa, T., Hatano, I. I. et al: Distribution of macromolecular components in human dermal connective tissue. Arch. Dermatol Res.**273**:115, 1982.
[234] Fujii, N., Nagai, Y.: Isolation and characterization of a proteodermatan sulfate from calf skin. J. Biochem. **90**:1249, 1981.
[235] Onodera, S., Nagai, Y.: Isolation and characterization of cartilage proteoglycans immunoreactive with an antibody to skin proteodermatan sulfate core protein. Biochem. Biophys. Res. Commun. **129**:95, 1985.
[236] Hakomori, S., Fukuda, M., Sekiguchi, K., Carter, W. G.: In Extracellular Matrix Biochemistry, ed. Piez, K.A., Reddi, A. H., Elsevier Science Publishing Co. Inc., New York, pp. 229–275, 1984.
[237] Hewitt, A.T., Varner, H. H., Silver, M. H. et al: The role of chondronectin and cartilage proteoglycan in the attachment of chondrocytes to collagen. Limb Development and Regeneration Part B, Alan R. Liss, Inc, New York, pp. 25–33, 1983.
[238] Terranova, V. P., Rao, C. N., Kalebic, T. et al: Laminin receptor on human breast carcinoma cells. Proc. Natl. Acad. Sci. USA. **80**:444, 1983.
[239] Carlin, B., Jaffe, R., Bender, B. et al: Entactin, a novel basal lamina-associated sulfated glycoprotein. J. Biol. Chem. **256**:5209, 1981.

2.2 Laminin

[240] Timple, R., Rohde, H., Robey, P. G. et al: Laminin – a glycoprotein from basement membranes. J. Biol. Chem. **254**:9933, 1979.

[241] Chung, A. E., Freeman, I. L., Braginski, J. E.: A novel extracellular membrane elaborated by a mouse embryonal carcinoma-derived cell line. Biochem. Biophys. Res. Commun. **79**:859, 1977.

[242] Sakashita, S., Ruoslahti, E.: Laminin-like glycoproteins in extracellular matrix of endodermal cells. Arch. Biochem. Biophys. **205**:283, 1980.

[243] Wewer, U., Albrechtsen, R., Ruoslahti, E.: Laminin, a noncollagenous component of epithelial basement membranes synthesized by a rat yolk sac tumour. Cancer Res. **41**:1518, 1981.

[244] Foidart, J. M., Bere, E.W., Yaar, M. et al: Distribution and immunoelectron microscopic localization of laminin, a noncollagenous basement membrane glycoprotein. Lab. Invest. **42**:336, 1980.

[245] Howe, C., Dietzschhold, B.: Structural analysis of three subunits of laminin from tetracarcinoma-derived parietal endodermal cells. Devel. Biol. **98**:385, 1983.

[246] Engel, J., Odermatt, E., Engel, A. et al: Shapes, domain organizations and flexibility of laminin and fibronectin, two multifunctional proteins of the etracellular matrix. J. Mol. Biol. **150**:97, 1981.

[247] Maekawa, Y., Nogita, T., Arao, T.: Two cases of socalled mixed tumour of the skin – distribution of fibronectin and laminin in the stroma. Nishinihon J. Dermatol. **47**:220, 1985 (in Japanese).

[248] Nelson, D. L., Little, C. D., Balian, G.: Distribution of fibronectin and laminin in basal cell epitheliomas. J. Invest. Dermatol. **80**:446, 1983.

[249] Nogita, T., Nogami, R., Maekawa, Y.: Distribution of fibronectin and laminin in basal cell carcinoma and squamous cell carcinoma. Jpn. J. Dermatol. **95**:1547, 1985 (in Japanese).

[250] Hashimoto, H., Kuroda, K., Sakashita, S.: Laminin basement membrane-specific glycoprotein in bladder carcinoma. Jpn. J. Urol. **75**:580, 1984 (in Japanese).

2.3 Fibronektin

[251] Yamada, K. M., Olden, K.: Fibronectin-adhesive glycoproteins of cell surface and blood. Nature. **275**:179, 1978.

[252] Yamada, K. M., Kennedy, D.W.: Fibroblast cellular and plasma fibronectins are similar but not identical. J. Cell Biol. **80**:492, 1980.

[253] Stenman, S., Vaheri, A.: Distribution of a major connective tissue protein, fibronectin, in normal human tissues. J. Exp. Med. **147**:1054, 1978.

[254] Fyrand, O.: Studies on fibronectin in the skin. 1. Indirect immunofluorescence studies in normal skin. Br. J. Dermatol. **101**:263, 1979.

[255] Fleischmajor, R., Dessau, W. et al: Immunofluorescent analysis of collagen, fibronectin and basement membrane protein in scleroderma skin. J. Invest. Dermatol. **75**:270, 1980.

[256] Briggaman, R. A.: Biochemical composition of the epidermal-dermal junction and other basement membranes. J. Invest. Dermatol. **78**:1, 1982.

[257] Kubo, M., Norris, D. A. et al: Human keratinocytes synthesize, secrete and deposit fibronectin in the pericellular matrix. J. Invest. Dermatol. **82**:580, 1984.

[258] Nagata, H., Ueki H. et al: The localization of fibronectin in normal skin, granulation tissue, hypertrophic scar, mature scar, PSS skin and other fibrosing dermatoses. Arch. Dermatol. **121**:995, 1985.

2.4 Typ-I-, Typ-III- und Typ-V-Kollagen

[259] Ooshima, A.: Immunohistochemical localization of prolyl hydroxylase in rat tissues. J. Histochem. Cytochem. **25**:1294, 1977.

[260] Uitto, J., Eisen, A. Z.: Collagen. In: Dermatology in General Medicine. Eds. Fitzpatrick. T. B. et al, 3rd ed. McGraw-Hill, 1987.

[261] Meigel, W. N., Gay, S., Weber, L.: Dermal architecture and collagen distribution. Arch. Dermatol. Res. **259**:1, 1977.

[262] Epstein, E. H., Münderloh, N. H.: Human skin collagen, presence of type I and III at all levels of the dermis. J. Biol. Chem. **253**:1336, 1978.

[263] Konomi, H., Hayashi, T., Nakayasu, K. et al: Localization of type V collagen and type IV collagen in human cornea, lungs and skin. Am. J. Pathol. **116**:417, 1984.

[264] Cauwenberge, D. E., Pierard, G. E., Foidert, J. M. et al: Immunohistochemical localization of laminin, type IV and type V collagen in basal cell carcinoma. Br. J. Dermatol. **108**:163, 1983.

[265] Peltonen, J., Aho, H., Halme, T. et al: Distribution of different collagen types and fibronectin in neurofibromatosis tumours. Acta. Path. Microbiol. Immunol. Scand. (Sect. A) **92**:345, 1984.

[266] Gay, S.: Immunological studies on collagen-type distribution in tissues. Thrombosis and Haemostasos suppl. **63**:171, 1978.

2.5 Typ-IV-Collagen

[267] Brinker, J. M. et al: Immunochemical characterization of type IV procollagen from anterior lens capsule. Collagen Relat. Res. **5**:233, 1985.

[268] Timple, R. et al: Laminin-A glycoprotein from basement membranes. J. Biol. Chem. **254**:9933, 1979.

[269] Kobayashi, T. et al: Degradation of dermal fibrils: Effect of collagenase, elastase, dithiothreitol and citrate buffer (abst.) J. Ultrastruct. Res. **57**:229, 1976.

[270] Uitto, V. et al: Degradation of basement-membrane collagen by neutral protease from human leucocytes. Eur. J. Biochem. **105**:409, 1980.

[271] Yaoita, H. et al: Localization of the collagenous component in skin basement membrane. J. Invest. Dermatol. **70**:191, 1978.

22.6 Bullöses Pemphigoid-Antigen

[272] Woodley, D., Didierjean, L., Regnier, M. et al: Bullous pemphigoid antigen synthesized in vitro by human epidermal cells. J. Invest. Dermatol. **75**:148, 1980.

[273] Stanley, J. R., Hawley-Nelson, P., Yuspa, S. H. et al: Characterization of bullous pemphigoid antigen: a unique basement membrane protein of stratified squamous epithelia. Cell. **24**:897, 1981.

[274] Beutner, E. H., Jordan, R. E., Chorzelski, T. P.: The immunopathology of pemphigus and bullous pemphigoid. J. Invest. Dermatol. **51**:63, 1968.

[275] Holubar, K., Wolff, K., Konrad, K. et al: Ultrastructural localization of immunoglobulins in bullous pemphigoid skin. J. Invest. Dermatol. **64**:220, 1975.

[275 a] Shimizu, H., McDonald, J.N., Kennedy, A. R., Eady, R. A.: Demonstration of intra- and extracellular localization of bullous pemphigoid antigen using cryofixation and freeze substitution for postembedding immunoelectron microscopy. Arch. Dermatol. Res. **281**(7):443, 1989.

[276] Stanley, J. A., Alvarez, O. M., Bere, E.W. et al: Detection of basement membrane zone antigens during epidermal wound healing in pigs. J. Invest. Dermatol. **77**:240, 1981.

[277] Stanley, J. R., Foidert, J. M., Murray, J. C. et al: The epidermal cell which selectively adheres to a collagen substrate is the basal cell. J. Invest. Dermatol. **74**:54, 1980.

[278] Stanley, J. R., Yuspa, S. H.: Specific epidermal protein markers are modulated during claim calcium-induced differentiation. J. Cell Biol. **96**:1809, 1983.

[279] Okada, N., Kitano, Y., Miyagawa, S. et al: Expression of pemphigoid antigen by SV40-transformed human keratinocytes. J. Invest. Dermatol. **86**:399, 1986.

2.7 Glykosaminglykan

[280] Maeda, H.: Observations on the fine structure of glycoseaminoglycans in normal and abnormal skin. Jpn. J. Dermatol. **90**:411, 1980 (in Japanese).

[281] Ishikawa, H., Maeda, H.: Macromolecular structure of proteoglycans in the skin. Nishinihon Hifuka. **43**:1024, 1981 (in Japanese).

[282] Wieslander, J., Heinegard, D.: Immunochemical analysis of cartilage proteoglycans. Antigenic determinants of substructures. Biochemical J. **179**:35, 1979.

[283] Kitabatake, M., Ishikawa, H., Maeda, H.: Immunohistochemical demonstration of proteoglycans in the skin of patients with systemic scleroderma. Br. J. Dermatol. **108**:257, 1983.

[284] Maeda, H., Ishikawa, H., Ohta, S.: Circumscribed myxoedema of lichen myxoedematosus as a sing of faulty formation of the proteoglycan macromolecule. Br. J. Dermatol. **105**:239, 1981.

Kapitel 3: Dermatosen und Hauttumoren

1. Bullöse Dermatosen

1.1 Pemphigus-Gruppe

[285] Beutner, E. H., Jordan, R. E.: Demonstration of skin antibodies in sera of pemphigus vulgaris patients by indirect immunofluorescence staining. Proc. Soc. Exp. Biol. Med. **117**:505, 1964.

[286] Beutner, E. H., Lever, W. F. , Witebsky, E. et al: Auto-antibodies in pemphigus vulgaris. J. Am. Med. Assoc. **192**:682, 1965.

[287] Jordon, R. E., Triftshanser, C. T., Schroeter, A. L.: Direct immunofluorescence studies of pemphigus and bullous pemphigoid. Arch. Dermatol. **103**:486, 1971.

[288] Jordon, R. E., Schroeter, A. L., Rogers, R. S. et al.: Classical and alternate pathway activation of complement in pemphigus vulgaris lesions. J. Invest. Dermatol. **63**:256, 1974.

[288a] David, M., Katzenelson, V., Hazaz, B., Ben-Chetrit, A., Sandbank, M.: Determination of IgG Subclasses in Patients With Pemphigus With Active Disease and in Remission. Arch. Dermatol. Res. **125**:787, 1989.

[289] Jordon, R. E., Sams, W. M. Jr., Diaz, G. et al: Negative complement immunofluorescence in pemphigus. J. Invest. Dermatol. **57**:407, 1971.

[290] Nishikawa, T., Kurihara, S., Harada, T. et al: Capability of complement fixation of pemphigus antibodies in vitro. Arch. Dermatol. Res. **260**:1, 1977.
[290a] Corman, N.: Pemphigus. J. Am. Acad **18**(6):1219, 1988.
[291] Schliz, J. R., Michel, B.: Production of epidermal acantholysis in normal skin in vitro by the IgG fraction from pemphigus serum. J. Invest. Dermatol. **67**:254, 1976.
[292] Uehara, Y.: In vitro leucocyte attachment to skin via autoantibodies of pemphigus und pemphigoid and the complement system. Keigo Igaku. **60**:731, 1983 (in Japanese).
[293] Hashimoto, K., Shafran, K. M., Webber, P. S. et al: Anti-cell surface pemphigus autoantibody stimulates plasminogen activator activity of human epidermal cells. A mechanism for the loss of epidermal cohesion and blister formation. J. Exp. Med. **157**:259, 1983.
[293a] Kuhn, A., Mahrle, G., Steigleder, G. K.: Immunhistologische Untersuchungen von Immundermatosen am rekonstituierten Paraffinschnitt. Hautarzt **39**:351, 1988.
[294] Katz, S. I., Halprin, K. M., Inderbitzin, T. M.: The use of human skin for the detection of antiepithelial autoantibodies. J. Invest. Dermatol. **53**:390, 1969.

1.2 Bullöses Pemphigoid

[295] Lever, W. F., Schaumburg-Lever, G.: In: Histopathology of the skin, 6th Ed., ed. Lever, W. G., Schaumburg-Lever, G., Lippincott, Philadelphia, pp. 92–135, 1983.
[296] Horiguchi, Y., Danno, K., Ikai, K. et al: Colloid body formation in bullous pemphigoid. Arch. Dermatol. Res. **277**:167, 1985.
[297] Gammon, W. R., Briggaman, R. A., Inman, A. O. et al: Differentiating anti-lamina lucida and anti-sublamina densal anti-BMZ antibodies by indirect immunofluorescence on 1.0M sodium chloride-separated skin. J. Inves. Dermatol. **82**:139, 1984.
[298] Masutani, M., Ogawa, H., Taneda, A. et al: Ultrastructural localization of immunoglobulins in the dermoepidermal junction of a patient with bullous pemphigoid. J. Dermatol. (Tokyo) **5**:107, 1978.
[299] Horiguchi, Y., Imamura, S.: Discrepancy between the localization of in vivo-bound immunoglobulins in the skin and in vitro-binding sites of circulating anti-BMZ antibodies in bullous pemphigoid: Immunoelectron microscopic studies. J. Invest. Dermatol. **87**:715–719, 1986.
[300] Pehamberger, H., Gschnait, F., Konrad, K. et al: Bullous pemphigoid, herpes gestationis and linear dermatitis herpetiformis. Circulating anti-basement membrane zone antibodies: in vitro studies. J. Invest. Dermatol. **74**:105, 1980.
[301] Mutasim, D. F., Takahashi, Y., Labib, R. S. et al: A pool of bullous pemphigoid antigen(s) is intracellular and associated with the basal cell cytoskeleton-hemidesmosome complex. J. Invest. Dermatol. **84**:47, 1985.
[302] Stanley, J. R., Hawley-Nelson, P., Yuspa, S. H. et al: Characterization of bullous pemphigoid antigen: A unique basement membrane protein of stratified squamous epithelia. Cell. **24**:897, 1981.
[303] Gammon, W. R. Lewis, D. M., Carlo, J. R. et al: Pemphigoid antibody mediated attachment of peripheral blood leucocytes at the dermal-epidermal junction of human skin. J. Invest. Dermatol. **75**:334, 1980.
[304] Naito, K., Morioka, S., Ogawa, H.: The pathogenic mechanism of blister formation in bullous pemphigoid. J. Invest. Dermatol. **79**:303, 1982.

1.3 Herpes gestationis

[305] Schaumburg-Lever, G., Saffold, O. E., Orfanos, C. E. et al: Herpes gestationis; Histopathology and ultrastructure. Arch. Dermatol. **107**:888, 1973.
[306] Yaoita, H., Gullino, M., Katz, S. I.: Herpes gestationis: Ultrastructure and ultrastructural localization of in vivo-bound complement. J. Invest. Dermatol. **66**:383, 1976.
[307] Jordon, R. E.: Cutaneous immunopathology: Investigative and clinical applications. In: Recent Advances in Dermatology, ed. Rook, A., Savin, J., Churchill Livingstone, New York, p. 15, 1980.
[308] Provost, T. T., Tomasi, T. B. Jr.: Evidence for complement activations via the alternative pathway in skin diseases. I Herpes gestationis, SLE and bullous pemphigoid. J. Clin. Invest. **52**:1779, 1973.
[309] Hönigsman, H., Stingl, G., Holubar, K. et al: Herpes gestationis: Fine structural pattern of immunoglobulin deposits in the skin in vivo. J. Invest. Dermatol. **66**:389, 1976.
[310] Jordon, R. E., Heine, K. C., Tappeiner, G. et al: The immunopathology of herpes gestationis: Immunofluorescence studies and characterization of "HG factor". J. Clin. Invest. **57**:1426, 1976.
[311] Katz, S. I., Hertz, K. C., Yaoita, H.: Herpes gestationis: Immunopathology and characterization of the HG factor. J. Clin. Invest. **57**:1434, 1976.
[312] Cholzelski, T. P., Jablonska, S., Beutner, E. H. et al: Herpes gestationis with identical lesions in the newborn. Arch. Dermatol. **112**:1129, 1976.
[313] Katz, A., Minta, J. O., Toole, J. W. P., et al: Immunopathologic study of herpes gestationis in mother and infant. Arch. Dermatol. **113**:1069, 1977.
[314] Holmes, R. C., Black, M. M., Williamsen, D. M. et al: Herpes gestationis and bullous pemphigoid: A disease spectrum. Br. J. Dermatol. **103**:535, 1980.
[315] Roscoe, J. T., Mutasim, D., Labib, R. S. et al: Autoantibodies from a patient with herpes gestationis identify bullous pemphigoid antigens by immunoblotting. (Abstr.). J. Invest. Dermatol. **86**:503, 1986.
[316] Miyagawa, S., Yoshioka, J., Morita, M. et al: Herpes gestationis associated with ectopic pregnancy. J. Dermatol. (Tokyo) **9**:203, 1982.

1.4 Epidermolysis bullosa acquisita

[317] Kablitz, R.: Ein Beitrag zur Frage der epidermolysis bullosa traumatica (hereditaria et acquisita). Rostock Med. Diss. Rostock. April 20, 1904.
[318] Elliot, G. T.: Two cases of epidermolysis bullosa. J. Cutan. Genitourin, Dis. **13**:10, 1895.
[319] Fox, T. C.: Pemphigus in a woman of nine years duration, Br. J. Dermatol. **9**:341, 1897.
[320] Roenigk, H. H. Jr., Ryan, J. G., Bergfeld, W. F.: Epidermolysis bullosa acquisita: Report of three cases and review of all published cases. Arch. Dermatol. **103**:1, 1971.
[321] Kushniruk, W.: The immunopathology of epidermolysis bullosa acquisita. Can. Med. Assoc. J. **108**:1143, 1973.
[322] Nieboer, C., Boorsman, D. M., Woertdeman, M. J., Kalsbeek, G. L.: Epidermolysis bullosa acquisita: Immunofluorescence, electron microscopic and immunelectron microscopic studies in four patients. Br. J. Dermatol. **102**:383, 1980.
[323] Yaoita, H., Briggaman, R. A., Lawley, T. J., Provost, T. T., Katz, S. I.: Epidermolysis bullosa acquisita: Ultrastructural and immunologic studies. J. Invest. Dermatol. **76**: 288, 1981.
[324] Woodley, D. T., Briggaman, R. A., O'Keefe, E. J., Inman, A. O., Queen, L. L., Gammon, W. R.: Identification of the skin basement-membrane autoantigen in epidermolysis bullosa acquisita. N. Engl. J. Med. **310**:1007, 1984.
[325] Wilson, B. D., Birnkrant, A. F., Beutner, E. H., Maige, J. C.: Epidermolysis bullosa acquisita: A clinical disorder of varied etiologies. J. Am. Acad. Dermatol. **3**:280, 1980.
[326] Holubar, K., Wolff, K., Konrad, K., Beutner, E. H.: Ultrastructural localization of immunoglobulins in bullous pemphigoid skin. J. Invest. Dermatol. **64**:220, 1975.
[327] Fine, J. D., Neiss, G. R., Katz, S. I.: Immunofluorescence and immunoelectron microscopic studies in cicatricial pemphigoid. J. Invest. Dermatol. **82**:139, 1984.
[327a] Shimizu, H., McDonald, J. N., Gunner, D. B., Black, M. M., Bhogal, B., Leigh, I. M., Whitehead, P. C., Eady, R. A.: Epidermolysis bullosa acquisita antigen and the carboxy terminus of type VII collagen have a common immunolocalization to anchoring fibrils and lamina densa of basement membrane. Br. J. Dermatol. **122**(5):577, 1990.
[327b] Rappersberger, K., Konrad, K., Schenk, P., Tappainer, G: Epidermolysis bullosa acquisita. Hautarzt **39**:355, 1988.
[328] Woodley, D., Sauder, D., Talley, M. J., Silver, M., Grotendorst, G., Qwarnstrom, E.: Localization of basement membrane components after dermal-epidermal junction separation. J. Invest. Dermatol. **81**:149, 1983.
[329] Furue, M., Iwata, M., Tamaki, K., Ishibashi, Y.: Anatomical distribution and immunological characteristics of epidermolysis bullosa acquisita and bullous pemphigoid antigen. Brit. J. Dermatol. **114**:651–659, 1986.

1.5 Lineare IgA-Dermatose

[330] Katz, S. I., Strober, W.: The pathogenesis of dermatitis herpetiformis. J. Invest. Dermatol. **70**:63, 1978.
[331] Honeyman, J. F., Honeyman, A. R., Dela Parra, M. A. et al: Polymorphic pemphigoid Arch. Dermatol. **115**:423, 1979.
[332] Chorzelski, T. P., Jablonska, S. J., Beutner, E. H. et al: Linear IgA bullous dermatosis. In: Immunopathology of the Skin, ed. Beutner, E. H., Chorzelski, T. P., Bean, S. F., 2nd Ed., John Wiley and Sons. New York, pp. 315–323, 1979.
[333] Pehamberger, H., Konrad, K., Holubar, K.: Circulating IgA anti-basement membrane antibodies in linear dermatitis herpetiformis Duhring. IF and immunoelectron microscopic studies. J. Invest. Dermatol. **59**:490, 1977.
[334] Yaoita, H., Katz, S. I.: Circulating IgA anti-basement membrane zone antibodies in dermatitits herpetiformis. J. Invest. Dermatol. **69**:558, 1977.
[335] McLean, I. E., Nakane, P. K.: Periodate-lysineparaformaldehyde fixa-

Literatur

tive. A new fixative for immunoelectron microscopy. J. Histochem. Cytochem. **22**:1077, 1974.
[336] Yaoita, H., Katz, S. I.: Immunoelectron microscopic localization of IgA in skin of patients with dermatitis herpetiformis. J. Invest. Dermatol. **67**:502, 1976.
[337] Yamasaki, Y., Hashimoto, T., Nishikawa, T.: Dermatitis herpetiformis with linear IgA deposition: Ultrastructural localization of in vivo-bound IgA. Acta Derm. Venereol. (Stockholm) **62**:401, 1982.

1.6 Dermatitis herpetiformis Duhring

[338] Duhring, L: Dermatitis herpetiformis. JAMA. **3**:225, 1884.
[339] Yaoita, H., Katz, S. I.: Immunoelectron microscopic localization of IgA in skin of patients with dermatitis herpetiformis, J. Invest. Dermatol. **67**:502, 1976.
[340] Katz, S. I., Strober, W.: The pathogenesis of dermatitis herpetiformis. J. Invest. Dermatol. **70**:63, 1978.
[341] Beutner, E. H., Chorzelski, T. P., Jordan, R. E.: Autosensitization in Pemphigus and Bullous Pemphigoid. Charles C. Thomas Pub. 1970.
[341a] Wojnarowska, F., Delacroix, D., Gengoux, P.: Cutaneous IgA subclasses in dermatitis herpetiformis and linear IgA disease. J. Cutan Pathol. **15**:272, 1988.
[342] Fry, L., Seah, P. P.: Dermatitis Herpetiformis. John Wiley and Sons, New York, 1974.
[343] Yaoita, H.: Identification of IgA binding structures in skin of patients with dermatitis herpetiformis. J. Invest. Dermatol. **71**:213, 1978.

2. Erkrankungen des Bindegewebes

2.1 Lupus erythematodes

[344] Moleden, D. P. et al: Standardization of the immunofluorescence test for autoantibody to nuclear antigens (ANA): Use of reference sera of defined antibody specificity. Am. J. Clin. Pathol. **82**:57, 1984.
[345] Burnham, T. K. et al: The application of fluorescent antibody technique to the investigation of lupus erythematosus and various dermatoses. J. Invest. Dermatol. **41**:451, 1963.
[346] Cormane, R. H.: "Bound" globulin in the skin of patient with chronic discoid lupus erythematosus. Lancet. **1**:534, 1964.
[347] Tuffanelli, D. L., Epstein, J. H.: Discoid lupus erythematosus. In. Lupus Erythematosus, 2nd Ed., ed. Dubois, E. L., Los Angeles, University of Southern California Press, p. 225, 1974.
[348] Carlo, J. R. et al: Demonstration of B1H globulin together with C3 in the dermal-epidermal junction of patients with systemic lupus erythematosus. Arthritis Rheum. **22**:13, 1979.
[349] Ueki, H., Wolff, H. H., Braun-Falco, O.: Cutaneous localization of human-globulins in lupus erythematosus. An electron microscopical study using the peroxidase-labelled antibody technique. Arch. Dermatol. Res. **248**:297–314, 1974.
[350] Winkelman, R. K. et al: Direct immunofluorescence in the diagnosis of scleroderma syndromes. Br. J. Dermatol. **96**:231, 1972.
[351] Kay, D. M., Tuffanelli, D. L.: Immunofluorescent techniques in clinical diagnosis of cutaneous disease. Ann. Intern. Med. **71**:753, 1969.
[352] Grossmann, J., Callerame, M. L., Condemi, J. J.: Skin immunofluorescent studies in lupus erythematosus and other antinuclear antibody positive diseases. Ann. Intern. Med. **80**:496, 1974.
[353] Ullmann, S., Spielvogel, R. L., Kersey, J. H. et al: Immunoglobulins and complement in skin in graft-versus-host disease. Ann. Intern. Med. **85**:205, 1976.
[354] Davis, B. M., Gilliam, A. N.: Prognostic significance of subepidermal immune deposits in uninvolved skin of patients with systemic lupus erythematosus: 10-year longitudinal study. J. Invest. Dermatol. **83**:242, 1984.
[355] Kohchiyama, A., Oka, D., Ueki, H.: T cell subsets in lesions of systemic and discoid lupus erythematosus. J. Cutan. Pathol. **12**:493–499, 1985.
[356] Bos, J. D., Emsbroek, J. A., Krieg, S. R.: T cell subsets and Langerhans cells in cutaneous lupus erythematosus. In: Immuno-dermatopathology, ed. MacDonald, D. M., Butterworth, London, p. 261, 1984.
[356a] Rijlaarsdam, J. U., Nieboer, C., De Vries, E., Willemze, R.: Characterization of the dermal infiltrates in Jessner's lymphocytic infiltrate of the skin, polymorphous light eruption and cutaneous lupus erythematosus: differential diagnostic and pathogenetic aspects. J. Cutan. Pathol. **17**:2–8, 1990.

2.2 Sklerodermie

[357] Hatano, H.: Classification of scleroderma. Jpn. J. Dermatol. **90**:1200, 1980 (In Japanese).
[358] Winkelman, R. K.: Classification and pathogenesis of scleroderma. Mayo Clin. Proc. **46**:83, 1971.
[359] Sharp, G. C., Irwin, W. S., Tan, E. M. et al: Mixed connective tissue disease – an apparently distinct rheumatic disease syndrome associated with a specific antibody to an extractable nuclear antigen (ENA). Am. J. Med. **52**:148, 1972.
[360] Nishikawa, T., Tajima, S., Kurihara, S. et al: In vivo-bound immunoglobulins and antinuclear antibodies in scleroderma and the scleroderma-like disorders. Rinsho Hifuka. **32**:973, 1978 (in Japanese).
[361] Galoppin, L., Saurat, J.-H.: In vitro study of the binding of anti-ribonucleoprotein antibodies to the nuclei of isolated living keratinocytes, J. Invest. Dermatol. **76**:264, 1981.
[362] Iwatsuki, K., Tagami, H., Imaizumi, S. et al: The speckled epidermal nuclear immunofluorescence of epidermis seems to develop as an in vitro phenomenon. Br. J. Dermatol. **107**:653, 1982.
[363] Takehara, K., Nakabayashi, Y., Ishibashi, Y. et al: Anti-nuclear antibodies in localized scleroderma. Jpn. J. Dermatol. **92**:883, 1982 (in Japanese).
[364] Yamasaki, Y., Hashimoto, T., Kato, H. et al: Ultrastructural localization of immunoglobulin deposition in the dermo-epidermal junction seen in a few cutaneous disorders. Jpn. J. Dermatol. **93**:570, 1983 (in Japanese).

2.3 Morbus Behçet

[365] Behçet, H.: Über rezidivierende, aphthose, durch Virus verursachte Geschwüre am Mund, am Auge und an den Genitalien. Dermatol. Wochenschr. **105**:152, 1937.
[366] Mortada, A., Imam, I. Z. E.: Virus aetiology of Behçet's syndrome. Br. J. Ophthalmol. **48**:250, 1964.
[367] Matsumura, N.: Aetiological experimental studies on Behcet's syndrome. J. Jpn. Allergol. **17**:62, 1968 (in Japanese).
[368] Barile, M. F., Graykowsky, E. A. et al: L form of bacteria isolated from recurrent aphthous stomatitis lesions. Oral Surg. **16**:395, 1963.
[369] Kaneko, F., Kaneda, T. et al: Bacterial infectious allergy in Behçet's disease. (1) Chronic infectious foci and immunological responses to bacterial antigens in vivo and in vitro. J. Jpn. Allergol. **27**:440, 1978 (in Japanes).
[370] Shimizu, T., Katsuta, Y., Oshima, Y.: Immunological studies on Behçet's syndrome. Ann. Rheum. Dis. **24**:494, 1965.
[371] Lehner, T.: Behçet's syndrome and autoimmunity. Lancet. **1**:465, 1967.
[372] Nishiyama, S., Hori, Y. et al: Behçet's disease and heavy metals. Nishi Nihon Hifu. **37**:7, 1975 (in Japanes).
[373] Ohno, S., Asanuma, T. et al: HLA-BW51 and Behçet's disease. JAMA. **240**:529, 1978.
[374] Shimizu, T., Ehrlich, G. E. et al: Behçet's disease (Behçet's syndrome). Semin. Arthritis Rheum. **8**:223, 1979.
[375] Aoki, K., Ohno, S.: Behçet's disease in Japan. J. Ophthamol. **14**:797, 1972.
[376] Adachi, K., Kaneko, F. et al: Behçet's disease in Hokkaido Prefecture. J. Jpn. Dermatol. **93**:585, 1983 (in Japanese).
[377] Kaneko, F., Kubota, K. et al: Immunocytological studies on aphthous lesions in Behçet's disease. In Behçet's Disease. ed. Inaba, G., Univ. Tokyo Press. pp. 421–428, 1982.
[378] Reimer, G., Steinkohl, S. et al: Lytic effect of cytotoxic lymphocytes on oral epithelial cells in Behçet's disease. Br. J. Dermatol. **107**:529, 1982.
[379] Nishiyama, S.: Cutaneous histology of Behçet's disease. Saishin Igaku. **26**:445, 1971 (in Japanese).
[380] Kaneko, F., Sido, M. et al: Infectious allergy in Behçet's disease. (2) On Serum immunological reactions and immunopathology. J. Jpn. Allergol. **29**:217, 1980 (in Japanese).
[381] Kaneko, F., Takahashi, Y. et al: Immunological studies on aphthous ulcer and erythema nodosum-like eruptions in Behçet's disease. Br. J. Dermatol. **113**:303, 1985.
[382] Kaneko, F., Takahashi, Y. et al: Natural killer cell numbers and function in peripheral lymphoid cells in Behçet's disease. Br. J. Dermatol. **113**:313, 1985.

2.4 Graft-versus-Host-(GvH-)Reaktion bei Tieren

[383] James, W. D., Odom, R. B.: Graft-versus-host disease. Arch. Dermatol. **119**:683, 1983.
[384] Rolink, A. G., Gleichmann, E.: Allosuppressor- and allohelper-T cells in acute and chronic graft-versus-host diseases. III. Different Lyt subsets of donor T cells induce different pathological syndromes. J. Exp. Med. **158**:546, 1983.
[385] Glazier, A, Tutschka, P.J., Farmer, E.R. et al: Graft-versus-host disease in cyclosporin A-treated rats after syngeneic and autologous bone marrow reconstituion. J. Exp. Med. **158**:1, 1983.
[386] Shiohara, T., Narimatsu, H., Nagashima, M: Induction of cutaneous graft-versus-host disease by allo- or self-Ia reactive helper T cells in mice. Transplantation. **43**:692–698, 1987.
[387] Shiohara, T., Ruddle, N. H., Horowitz, M. et al: Antitumour activity of class II MHC antigen-restricted cloned autoreactive T cells. I. De-

struction of B16 melanoma cells mediated by by-stander cytolysis in vitro. J. Immunol. **138**:1971–1978, 1987.

2.5 Graft-versus-Host-Reaktion beim Menschen

[388] Rolink, A. G., Gleichmann, E.: Allosuppressor- and allohelper-T cells in acute and chronic graft-versus-host (GvH) disease. J. Exp. Med. **158**:546, 1983.
[389] Thomas, E. D., Storb, R., Clift, R. A. et al: Bone-marrow transplantation. N. Engl. J. Med. **292**:895, 1975.
[390] Saurat, J. H., Gluckman, E.: Lichen-planus-like eruption: A marker for chronic graft-versus-host reaction. Br. Med. J. **2**:1480, 1977b.
[391] Saurat, J. H., Gluckman, E., Bussel, A. et al: The lichen planus-like eruption after bone marrow transplantation. Br. J. Dermatol. **92**:675, 1975.
[392] Lampert, I. A., Janossy, G., Suitters, A. J. et al: Immunological analysis of the skin in graft-versus-host disease. Clin. Exp. Immunol. **2**:42s, 1982.
[393] Janossy, G., Montano, L., Selby, W. S. et al: T cell subset abnormalities in tissue lesions developing during autoimmune disorders, viral infection and graft-versus-host disease. J. Clin. Immunol. **2**:42S, 1982.
[394] Fujii, H., Ohashi, M., Nagura, H.: Immunohistochemical analysis of oral lichen-planus-like eruption in graft-versus-host disease after allogeneic bone marrow transplantation. Am. J. Clin. Pathol. **89**:177, 1988.
[395] Uchiyama, T., Broder, S., Waldman, T. A.: A monoclonal antibody (anti-Tac) reactive with activated and functionally mature human T cells: 1. Production of anti-Tac monoclonal antibody and distribution of Tac (+) cells. J. Immunol. **126**:1393, 1981.
[396] Sloane, J. P., Thomas, J. A., Imrie, S. F. et al: Morphological and immunohistological changes in the skin in allogenic bone marrow recipients. J. Clin. Pathol. **37**:919, 1984.
[397] Basham, T., Nickoloff, B. J., Merigan, T. C. et al: Recombinant gamma interferon induces HLA-DR expression on cultured human keratinocytes. J. Invest. Dermatol. **83**:88, 1984.

3. Erythematöse Erkrankungen und Vaskulitiden

3.1 Pityriasis rosea (Gibert)

[398] Panisson, R., Bloch, P. H.: Histopathology of pityriasis rosea Gibert: Quantitative and qualitative light microscopic study of 62 biopsies of 40 patients. Dermatologica. **165**:551–558, 1982.
[399] Aiba, S., Tagami, H.: Immunohistological studies in pityriasis rosea. Evidence for cellular immune reaction in the lesional epidermis. Arch. Dermatol. **121**:761–765, 1985.
[400] Okamoto, H., Imamura, S., Aoshima, T. et al: Dyskeratotic degeneration of epidermal cells in pityriasis rosea: Light and electron microscope studies. Br. J. Dermatol. **107**:189–1984, 1982.
[401] Takaki, Y., Miyazaki, H.: Cytolytic degeneration of keratinocytes adjacent to Langerhans cells in pityriasis rosea Gibert. Acta Dermatovenereol. **56**:99–103, 1976.
[402] Mobacken, H., Bjursten, L. M., Lowhagen, G. B. et al: Failure to detect immune complexes in the secondary stage of pityriasis rosea. Arch. Dermatol. Res. **275**:92–94, 1983.
[403] Aiba, S., Tagami, H.: HLA-DR antigen expression on the keratinocyte surface in dermatose characterized by lymphocytic exocytosis (e. g. pityriasis rosea). Br. J. Dermatol. **111**:285–294, 1984.

3.2 Erythema exsudativum multiforme

[404] Orfanos, C. E., Schaumberg-Lever, G., Lever, W. F.: Dermal and epidermal types of erythema multiforme. Arch. Dermatol. **109**:682, 1974.
[405] Imamura, S., Yanase, K., Taniguchi, S., Ofuji, S., Mamgaoil, L.: Erythema multiforme: Demonstration of immune complexes in the sera and skin lesions. Br. J. Dermatol. **102**:161, 1980.
[406] Kazmierowski, J. A., Wuepper, K. D.: Erythema multiforme: Immune complex vasculitis of the superficial cutaneous microvasculature. J. Invest. Dermatol. **71**:366, 1978.
[407] Bushkell, L. L., Mackel, S. E., Jordon, R. E.: Erythema multiforme: Direct immunoflurescence studies and detection of circulating immune complexes. J. Invest. Dermatol. **74**:372, 1980.
[408] Orton, P. W., Huff, J. C., Tonnensen, M. G., Weston, W. L.: Detection of a herpes simplex viral antigen in skin lesions of erythema multiforme. Ann. Intern. Med. **101**:48, 1984.

3.3 Urtikaria-Vaskulitis

[409] McDuffie, F. C., Sams, M. Jr. et al: Hypocomplementemia with cutaneous vasculitis and arthritis. Possible immune complex disease. Mayo Clin. Prov. **48**:340, 1973.
[410] Gammon, W. R., Wheeler, C. E.: Urticarial vasculitis. Arch. Dermatol. **115**:76, 1973.
[411] Monroe, E. W.: Urticarial vasculitis, an up date review. J. Am. Acad. Dermatol. **5**:88, 1981.
[412] Callen, J. P., Kalbfleisch, S.: Urticarial vasculitis, a report of nine cases and review of the literature. Br. J. Dermatol. **107**:87, 1982.
[413] Sanchez, N. P., Winkelmann, P. K. et al: The clinical and histological spectra of urticarial vasculitis: Study of forty cases. J. Am. Acad. Dermatol. **7**:599, 1982.

3.4 Purpura Schönlein-Henoch

[414] Trygstad, C. W., Steim, E. R.: Elevated serum IgA globulin in anaphylactoid purpura. Paediatrics. **47**:1023, 1971.
[415] Garcia-Fuentes, M., Chantler, C., Williams, D. G.: Cryoglobulinaemia in Schönlein-Henoch purpura. Br. Med. J. **16**:163, 1977.
[416] Coppo, R., Basolo, B., Piccoli, G. et al: IgA 1 and IgA 2 immune complexes in pimary IgA nephropathy and Schönlein-Henoch nephritis. Clin. Exp. Immunol. **57**:583, 1984.
[417] Casanueva, B., Rodriquez-Valverde, V., Merino, J. et al: Increased IgA-producing cells in the blood of patients with active Schönlein/Henoch purpura. Arthritis Rheum. **26**:854, 1983.
[418] Bannister, K. M., Drew, R. A., Clarkson, A. R. et al: Immunoregulation in glomerulonephritis, Schönlein-Henoch purpura. Arthritis Rheum. **26**:854, 1983.

3.5 Vasculitis allergica cutis (Ruiter-Brandsma)

[419] Ruiter, M.: Arteriolitis (vasculitis) allergica cutis (superficialis): A new dermatological concept. Dermatologica. **129**:217, 1964.
[420] Stinga, S. G. et al: Allergic vasculitis Gougerot-Ruiter syndrome, immunofluorescent study. Arch. dermatol. **95**:23, 1967.
[421] Hermann, W. A. et al: Allergic vasculitis. Arch. Dermatol. Res. **269**:179, 1980.
[422] Dambuyant, C. et al: Antigenic similaritis within circulating immune complexes in patients suffering from cutaneous vasculitis. Dermatologica. **162**:429, 1981.

3.6 Erythema elevatum et diutinum

[423] Imamura, S. et al: Demonstration of circulating and tissue-fixed immune complexes in cutaneous necrotizing vasculitis. Acta Derm. Venereol. (Stockholm) **60**:389, 1980.
[424] Katz, S. I. et al: Erythema elevatum diutinum: Skin and systemic manifestations, immunologic studies, and successful treatment with dapsone. Medicine. **56**:443, 1977.
[425] Wolff, H. H. et al: Erythema elevatum diutinum. Arch. Dermatol. Res. **261**:17, 1978.

3.7 Hepatitis-B-Vaskulitis

[426] Gocke, D. J., Hsu, K., Morgan, C. et al: Association between polyarteritis and Australia antigen. Lancet. **II**:1149, 1970.
[427] Shumacher, H. F., Gall, E. P.: Arthritis in acute hepatitis and chronic active hepatitis. Pathology of the synovial membrane with evidence for the presence of Australia antigen in synovial membranes. Am. J. Med. **57**:655, 1974.
[428] Takekoshi, Y., Yanada, M., Miyakawa, Y.: Free "small" and IgG-associated "large" hepatitis Be antigen in the serum and glomerular capillary walls of two patients with membranous glomerulonephritis. N. Engl. J. Med. **300**:814, 1979.
[429] Dienstag, J. L., Rhodes, A. R., Bhan, A. K. et al: Urticaria associated with acute viral hepatitis type B. Ann. Intern. Med. **89**:34, 1978.
[430] Endoh, C., Katayama, H., Watanabe, C. et al: Leucocytoclastic vasculitis in a patient with so-called asymptomatic carrier of HB antigen: Demonstration of immune complex in the serum and the blood vessel walls in urticarial lesion. Jpn. J. Dermatol. **94**:781, 1984 (in Japanese).
[431] Takahashi, T., Nakagawa, S., Hashimoto, T. et al: Large-scale isolation of Dane particles from plasma containing hepatitis B antigen and demonstration of a circular double-stranded DNA molecule extruding directly from their cores. J. Immunol. **117**:1392, 1976.
[432] Kohler, G., Milstein, C.: Continuous cultures of fused cells secreting antibody of predefined specifity. Nature. **258**:485, 1975.
[433] Tsuda, F., Miyakawa, Y., Mayumi, M.: Application of human erythrocytes to a radioimmuno-assay of immune complexes in serum. Immunology. **37**:681, 1979.
[434] Gocke, D. J.: Extrahepatic manifestations of viral hepatitis. Am. J. Med. Sci. **270**:49, 1975.
[435] Neumann, H. A. M., Berretty, P. J. M., Reinders Folmer, S. C. C. et al: Hepatitis B surface antigen deposition in the blood vessel walls of urticarial lesions in acute hepatitis B. Br. J. Dermatol. **104**:388, 1981.

3.8 Livedovasculitis

[436] Bard, J. W., Winkelmann, R. K.: Livedo vasculitis. Arch. Dermatol. **96**:489, 1967.

[437] Winkelmann, R. K.: Livedoid vasculitis. Jpn. J. Dermatol. **82**:84, 1972 (in Japanese).

[438] Schroeter, A. R. et al: Immunofluorescence of cutaneous vasculitis with systemic disease. Arch. Dermatol. **104**:254, 1971.

[439] Gomes, M. A. et al: Semilogic value of Clq and C4 cutaneous deposits. An immunofluorescent study. J. Cutan. Pathol. **9**:169, 1982.

3.9 Wegenersche Granulomatose

[440] Fauci, A. S., Wolff, S. M.: Wegener's granulomatosis: Studies in eighteen patients and a review of the literature. Medicine. **52**:535, 1973.

[441] Horn, R. G. et al: Renal biopsy pathology in Wegener's granulomatosis. Am. J. Pathol. **74**:423, 1974.

[442] Spector, W. G., Heesorm, N.: The production of granuloma by antigen-antibody complexes. J. Pathol. **98**:31, 1969.

[442a] Calafat, J., Goldschmeding, R., Ringeling, P. L., Janssen, H., van der Schoot, C. E.: In situ localization by double-labelling immunoelectron microscopy of anti-neutrophil cytoplasmatic autoantibodies in neutrophils and monocytes. Blood. **75**(1):242, 1990.

3.10 Experimentell ausgelöste kutane Vaskulitis

[443] Uriuhara, T., Movat, H. Z.: The role of PMN-leucocyte lysosomes in tissue injury, inflammation and hypersensitivity. I. The vascular changes and the role of PMN-leucocytes in the reversed passive Arthus reaction. Exp. Mol. Pathol. **5**:539, 1966.

[444] Venkatachalam, M. A., Cotran, R. S.: Ultrastructure of the local Arthus phenomenon using horseradish peroxidase as antigen. Lab. Invest. **23**:129, 1970.

[445] Kniker, W. T., Cochrane, C. G.: The localization of circulating immune complexes in experimental serum sickness. J. Exp. Med. **127**:119, 1968.

[446] Cream, J. J. et al: Disappearance of immunoglobulin and complement from the Arthus reaction and its relevants to studies of vasculitis in man. Br. J. Dermatol. **84**:107, 1971.

[447] Cochrane, C. G., Janoff, A.: The Arthus reaction: a model of neutrophil and complement-mediated injury. In: The inflammatory Process, 2nd ed., Vol. III, Academic Press, New York: 85, 1974.

[448] Ueki, H. et al: Reversed passive Arthus reaction using horseradish peroxidase as antigen. Arch. Dermatol. Forsch. **250**:1, 1974.

[449] Weber, K. et al: Ultrastructural evidence for lack of tissue damage in a local immune complex reaction. Virchows Arch. B. Cell. Path. **18**:213, 1975.

[450] Ueki, H. et al: Transient immune deposits in the papillary dermis and in the epidermis. Arch. Dermatol. Res. **269**:51, 1980.

[451] Kohda, M., Ueki, H.: The localization of immune complexes in epidermis and upper dermis, electron microscopic studies on reversed passive Arthus reaction. J. Cutan. Pathol. **8**:411, 1981.

4. Ekzematöse Erkrankungen

[451a] Smolle, J.: Mononuclear cell patterns in the skin. An immunohistological and morphometrical analysis. Am. J. Dermatopathol. **10**(1):36, 1988.

4.1 Atopische Dermatitis

[452] Braathen, L. R., Førre, Ø., Natvic, J. B., Eeg-Larsen, T.: Predominance of T lymphocytes in the dermal infiltrate of atopic dermatitis. Br. J. Dermatol. **100**:511–519, 1979.

[453] Uno, H., Hanifin, J. M.: Langerhans cells in acute and chronic epidermal lesions of atopic dermatitis, observed by L-dopa histofluorescence, glycol methacrylate thin section, and electron microscopy. J. Invest. Dermatol. **75**:52–60, 1980.

[454] Leung, D. Y. M., Bhan, A. K., Schneeberger, E. E., Geha, R. S.: Characterization of the mononuclear cell infiltrate in atopic dermatitis using monoclonal antibodies. J. Allergy. Clin. Immunol. **71**:47–56, 1983.

[455] Zachary, C. B., Allen, M. H., Macdonald, D. M.: In situ quantification of T lymphocyte subsets and Langerhans cells in the inflammatory infiltrate of atopic eczema. Br. J. Dermatol. **112**:149–156, 1985.

[456] Uehara, M.: Clinical and histological feature of dry skin in atopic dermatitis. Acta Dermatovenereol. Suppl. **114**:82–86, 1985.

[456a] Krutmann, J.: Therapeutical aspects of ICAM I regulation in the skin. In: Mukhtar, H. (ed.): Pharmacology in the skin. CRC-Press, Boca Raton, Florida. Im Druck 1991.

4.2 Kontaktekzem

[457] McMillan, E. M., Stoneking, L., Burdick, S. et al: Immunophenotype of lymphoid cells in positive patch tests of allergic contact dermatitis. J. Invest. Dermatol. **84**:229–233, 1985.

[458] Scheynius, A., Fischer, T., Forsum, U. et al: Immunohistochemical analysis of the cellular immune response in contact and irritant dermatitis in man. J. Invest. Dermatol. **80**:229, 1983.

[458a] Avnstorp, C., Ralfkiaer, E., Jorgensen, J., Lange Wanzin, G.: Sequential immunophenotypic study of lymphoid infiltrate in allergic and irritant reactions. Contact Dermatitis. **16**:239, 1987.

[459] Aiba, S., Tagami, H.: HLA-DR antigen expression on the keratinocyte surface in dermatoses characterized by lymphocytic exocytosis (e. g. pityriasis rosea). Br. J. Dermatol. **111**:285–294, 1984.

[460] Aiba, S., Tagami, H.: Immunohistologic studies in pityriasis rosea. Evidence for cellular immune reaction in the lesional epidermis. Arch. Dermatol. **121**:761–765, 1985.

4.3 Antigenverteilung beim allergischen Kontaktekzem

[461] Eisen, H. N., Tabachnick, M.: Elicitation of allergic contact dermatitis in the guinea pic. The distribution of bound dinitrobenzene groups within the skin and quantitative determination of the extent of combination of 2,4-dinitrochlorobenzene with epidermal protein in vivo. J. Exp. Med. **108**:773, 1958.

[462] Nakagawa, S., Ueki, H., Tanioku, K.: The distribution of 2,4-dinitrophenyl groups in guinea pig skin following surface application of 2,4-dinitrochlorobenzene: An immunofluorescent study. J. Invest. Dermatol. **57**:269, 1971.

[463] Oka, D., Nakagawa, S., Ueki, H.: Antigen in contact sensitivity: I. Immunofluorescent studies on the distribution of bound DNCB within the epidermis of guinea pigs following skin painting with the sensitizer. Kawasaki Med. J. **9**:21, 1983.

[464] Oka, D., Nakagawa, S. et al: Antigen in contact sensitivity: 11. Scanning immunoelectron microscopic studies of the distribution of DNP groups on the epidermal cells of guinea pigs following skin painting with DNCB. J. Dermatol. **11**:15–19, 1984.

[465] Nishioka, K. et al: Induction of hapten-specific lymphoid cell proliferation by liposome-carrying molecules from haptenated epidermal cells in contact sensitivity. J. Invest. Dermatol. **83**:96, 1984.

[466] Oka, D. et al: Distribution of 2,4-dinitrophenyl groups on the epidermal Langerhans cells of guinea pigs following skin painting with 2,4-dinitrochlorobenzene. Dermatologica. **172**:12, 1986.

[467] Nakagawa, S., Fujita, S., Tanioku, K.: The distribution of DNP groups in lymph nodes following application of DNCB to guinea pig skin. Kawasaki Med. J. **3**:67, 1977.

[468] Nakagawa, S. et al: The distribution of 2,4-dinitrophenyl groups in lymphoid tissue of guinea pigs following skin painting with 2,4-dinitrochlorobenzene. Immunology. **36**:851, 1979.

[469] Aoshima, T. et al: Studies on the dinitrophenylated lymphocytes in guinea pig painted with DNCB. J. Dermatol. (Tokyo) **4**:251, 1977.

[470] Nakaye, M. et al: Ultrastructural localization of 2,4-dinitrophenyl groups on draining lymph node cells of guinea pigs following skin painting with 2,4-dinichlorobenzene: I. Scanning immunoelectron microscopic studies. J. Dermatol. (Tokyo) **10**:251, 1983.

[471] Nakagawa, S. et al: Ultrastructural localization of DNP groups on draining lymph node cells of guinea pigs following skin painting with DNCB. II. Immunoferritin electron microscopic study. Kawasaki Med. J. **9**:181, 1983.

[472] Forman, J. et al: Relationship between trinitrophenyl and H-2 antigens on trinitrophenyl-modified spleen cells. I. H-2 antigens on cells treated with trinitrobenzene sulfonic acid derivatized. J. Immunol. **118**:797, 1977.

[473] Clement, L. T., Shevach, E. M.: Characterization of major histocompatibility antigens on trinitrophenyl-modified cells. Mol. Immunol. **16**:67, 1979.

[474] Battisto, J. R., Bloom, B. R.: Dual immunological unresponsiveness induced by cell membrane coupled hapten or antigen. Nature. **212**:156, 1966.

[475] Miller, S. D. et al: Nature of hapten-modified determinants involved in induction of T cell tolerance and suppressor T cells to DNCB contact sensitivity. J. Immunol. **124**:1187, 1980.

[476] Ueki, H.: Hyaline bodies in subepidermal papillae. Immunohistochemical studies in several dermatoses. Arch. Dermatol. **100**:608, 1969.

5. Erythematosquamöse Dermatosen

5.1 Psoriasis

[477] Gelsthorpe, K., Doughty, R. W.: A new HLA antigen. TY Tissue antigens. **3**:316, 1973.

[478] Ozawa, A., Ohkido, M., Tsuji, K.: Some recent advances in HLA and skin diseases. J. Am. Acad. Dermatol. **4**:205, 1981.
[479] Weinstein, G. D., Van Scott, E. J.: Autoradiographic analysis of turnover times of normal and psoriatic epidermis. J. Invest. Dermatol. **45**:257, 1965.
[480] Weinstein, G. D.: McCullough, J. L., Ross, P.: Cell proliferation in normal epidermis. J. Invest. Dermatol. **82**:623, 1984.
[481] Voorhees, J. J., Duell, E. A., Bass, L. J. et al: Decreased cyclic AMP in the epidermis of lesions of psoriasis. Arch. Dermatol. **105**:695, 1972.
[482] Iizuka, H., Adachi, K. Halprin, K. M. et al: Cyclic AMP accumulation of psoriatic skin: Differential responses to histamine, AMP and epinephrine by the uninvolved and involved epidermis. J. Invest. Dermatol. **70**:250, 1978.
[483] Greaves, M. W.: Neutrophil polymorphonuclears, mediators and the pathogenesis of psoriasis. Brit. J. Dermatol. **109**:115, 1983.
[483a] De Mare, S., Piet, E. J., Van Erp, B. Sc., Van de Kerkhof, P. C. M.: Epidermal hyperproliferation assessed by the monoclonal antibody Ks8.12 on frozen sections. J. Invest. Dermatol. **92**:130, 1989.
[484] Langhof, H., Müller, H.: Leukotaktische Eigenschaften von Psoriasisschuppen. Hautarzt. **17**:101, 1966.
[485] Krogh, H. K., Tönder, O.: Antibodies in psoriatic Scales. Scand. J. Immunol. **2**:45, 1973.
[486] Beutner, E. H., Chorzelski, T. P., Jablonska, S.: Autoimmunity in psoriasis. I: Studies on the possible significance of the universal stratum corneum antibodies in the pathogenesis of psoriasis. Psoriasis. Proceedings of the 2nd international symposium, ed. Faber, E. M., Cox, A. J., New York Medical Books, pp. 63–72, 1977.
[487] Jablonska, S., Chorzelski, T. P., Beutner, E. H. et al: Autoimmunity in psoriasis. II. Immunohistologic studies on various forms of psoriasis and Köbner's phenomenon. Ditto, pp. 73–80, 1977.
[488] Tagami, H., Ofuji, S.: Characterization of a leukotactic factor derived from psoriatic scale. Br. J. Dermatol. **97**:509, 1977.
[489] Kaneko, F., Gushiken, H., Kawagishi, I. et al: Analysis of immunological responses in psoriatic lesions. (1) Immunopathological studies on psoriatic lesions. J. Invest. Dermatol. **75**:436, 1980.
[490] Kaneko, F.: Immunological analysis of psoriatic lesion. Current concepts on pathogenesis of psoriasis. Hokkaido University Medical Library Series. **18**:101, 1985.
[491] Braun-Falco, O., Mannel, C., Scherer, R.: Nachweis von zirkulierenden löslichen Immunokomplexen im Serum von Psoriatis-Patienten mit dem ^{125}J-Clq-Ablenkungstest. Hautarzt. **28**:658, 1977.
[492] Guilhou, J. J., Clot, J., Guillot, B. et al: Immunological aspects of psoriasis. Br. J. Dermatol. **102**:173, 1980.
[492a] Tadimi, G., Cerri, A., Crosti, L., Cattoretti, G., Berti, E.: P53 and oncogenes in psoriasis. Acta Derm. Venereol. Suppl. (Stockh) **146**:33, 1989.

5.2 Pustulosis palmaris et plantaris

[493] Miyachi, Y., Danno, K. Yanase, K. et al: Acute generalized pustular bacterid and immune complexes. Acta Dermatovenereol. (Stockholm) **60**:66, 1980.
[494] Miyachi, Y.: Pustular vasculitis. J. Am. Acad. Dermatol. **9**:774, 1983.
[495] Uehara, M., Ofuji, S.: The morphogenesis of pustulosis palmaris et plantaris. Arch. Dermatol. **109**:518, 1974.
[496] Uehara, M., Fujigaki, T., Hayashi, S.: Glucose tolerance in pustulosis palmaris et plantaris. Arch. Dermatol. **116**:1275, 1980.
[497] Tagami, H., Ofuji, S.: A leukotactic factor in the stratum corneum of pustulosis palmaris et plantaris: A possible mechanism for the formation of intraepidermal sterile pustules. Acta Dermatovenereol. (Stockholm) **58**:401, 1978.
[498] Danno, K., Okamoto, H., Imamura, S. et al: Assessment of anti-stratum corneum antibody titres in pustulosis palmaris et plantaris. Br. J. Dermatol. **107**:183, 1982.
[499] Takigawa, M., Miyachi, Y., Uehara, M. et al: Treatment of pustulosis palmaris et plantaris with oral doses of colchicine. Arch. Dermatol. **118**:458, 1982.

53 Lichen ruber planus

[500] Lever, W. F., Schaumburg-Lever, G.: Lichen planus. In: Histopathology of the Skin, 6th ed. Lippincott, Philadelphia, pp. 151–156, 1983.
[501] Ueki, H.: Hyaline bodies in subepidermal papillae. Immunohistochemical studies in several dermatoses. Arch. Dermatol. **100**:610, 1969.
[502] Abell, E., Presbury. D. G., Marks, R. et al: The diagnostic significance of immunoglobulin and fibrin deposition in lichen planus. Br. J. Dermatol. **93**:17, 1975.
[502a] Dahlback, K., Lofberg, H., Dahlback, B.: Immunohistochemical studies on vitronectin in elastic tissue disorders, cutaneous amyloidosis, lichen ruber planus and porphyria. Acta Derm. Venereol. (Stockh) **68**(2):107, 1988.
[503] Baart de la Faille-Kuyper, E. H., Baart de la Faille, H.: An immunofluorescence study of lichen planus. Br. J. Dermatol. **90**:365, 1974.
[504] Konrad, K., Pehamberger, H., Holubar, K.: Ultratructural localization of immunoglobulin and fibrin in lichen planus. J. Am. Acad. Derm. **1**:233, 1979.
[504a] Sundqvist, K. G., Wanger, L.: Expression of lymphocyte activation markers in benign cutaneous T cell infiltrates. Discoid lupus erythematosus versus lichen ruber planus. Acta Derm. Venereol. (Stockh) **69**(4):292, 1989.
[504b) Takeuchi, Y., Tohnai, I., Kaneda, T., Nagura, H.: Immunohistochemical analysis of cells in mucosal lesions of oral lichen planus. J. Oral. Pathol. **17**(8):367, 1988.
[504c] Hirota, J., Yoneda, K., Osaki, T.: Destruction of basement membrane and cell infiltrates in oral lichen planus. Pathol. Res. Pract. **185**(2):218, 1989.
[504d] Simon jr., M., Vigneswaran, N.: Beta-2-Mikroglobulin-Expression bei oralem Lichen planus. Zeitschrift für Hautkrankheiten **65**(9):817, 1990.
[505] Black, M. M.: What is going on in lichen planus? Clin. Exp. Dermatol. **2**:303, 1977.

6. Stoffwechselstörungen

6.1 Amyloidose

[506] Wright, J. R., Calkins, E., Humphrey, R. L.: Potassium permanganate reaction in amyloidosis: A histological method to assist in differentiating forms of this disease. Lab. Invest. **36**:274, 1977.
[507] Fujihara, S., Balow, J. E., Costa, J. C., Glenner, G. G.: Identification and classification of amyloid in formalinfixed, paraffin-embedded tissue sections by the unlabbeled immunoperoxidase method. Lab. Invest. **43**:358, 1980.
[508] Masu, S., Hosokawa, M., Seiji, M.: Amyloid in localized cutaneous amyloidosis: Immunofluorescent studies with anti-keratin antiserum specially concerning the difference between systemic and localized cutaneous amyloidosis. Acta Derm. Venereol. (Stockholm) **61**:381, 1981.
[509] Maeda, H., Ohta, S., Saito, Y. et al: Epidermal origin of the amyloid in localized cutaneous amyloidosis. Br. J. Dermatol. **106**:345, 1982.
[510] Kobayashi, H., Hashimoto, K.: Amyloidogenesis in organ-limited cutaneous amyloidosis: Antigenic identity between epidermal keratin and skin amyloid. J. Invest. Dermatol. **80**:66, 1983.
[511] Eto, H., Hashimoto, K., Kobayashi, K. et al: Differential staining of cytoid and skin-limited amyloidosis with monoclonal anti-keratin antibodies. Am. J. Pathol. **116**:473, 1984.
[512] Noren, P., Westermark, P., Cornwall, G. G. et al: Immunofluorescence and histochemical studies of localized cutaneous amyloidosis. Br. J. Dermatol. **108**:277, 1983.
[513] Ishii, M., Asai, Y., Hamada, T.: Evaluation of cutaneous amyloid employing anti-keratin antibodies and the immunoperoxidase technique (PAP method). Acta Derm. Venereol. (Stockholm) **64**:281, 1981.
[514] Yoneda, K., Kitajima, Yanagihara, M. et al: Immunofluorescent staining properties of amyloid substance in primary localized cutaneous amyloidosus using anti-keratin antibody. Jpn. J. Dermatol. **93**:151, 1984 (in Japanese).
[515] Masuda, C., Hayashi, M., Kameda, Y. et al: Study on amyloid deposited in the skin of a patient with amyloidosis cutis nodularis atrophicans. Rinsho Hifuka. **38**:545, 1984 (in Japanese).
[516] Breathnack, S. M., Melrose, S. M., Bhogal, B. et al: Ultrastructural localization of amyloid P component in primary localized cutaneous amyloidosis. Clin. Exp. Dermatol. **8**:355, 1983.
[517] Kaneko, F., Kumakiri, M.: Immunopathological: studies on cutaneous amyloidoses: Observations on interaction of amyloid substances, the dermo-epidermal junction and infiltrates in the dermis. Jpn. J. Dermatol. **94**:701, 1984 (in Japanese).

6.2 Porphyria cutanea tarda

[518] Cormane, R. H., Szabo, E., Hoo, T. T.: Histopathology of the skin in acquired and hereditary porphyria cutanea tarda. Br. J. Dermatol. **85**:531, 1971.
[519] Epstein, J. H., Tuffanelli, D. T., Epstein, W. L.: Cutaneous changes in the porphyrias. Arch. Dermatol. **107**:689, 1973.
[520] Honigsmann, H., Gschnait, F., Konrad, K. et al: Mouse model for protoporphyria. III. Experimental production of chronic erythropoietic protoporphyria-like lesions. J. Invest. Dermatol. **66**:188, 1976.
[521] Nonaka, S., Hirowatari, T., Honda, T. et al: Erythropoietic protoporphyria. Jpn. J. Dermatol. **87**:7, 1977 (in Japanese).
[521a] Köstler, E., Riedel, H., Kemmer, C., Reitmann, I., Bäßler, E.: Untersuchungen zu den kutanen Veränderungen der Porphyria cutanea tarda. Dermatol. Mon. Schr. **174**:272, 1988.

[522] Wick, G., Honigsmann, H., Timpl, R.: Immunofluorescent demonstration of type IV collagen and non-collagenous glycoprotein in thickened vascular basal membranes in protoporphyria. J. Dermatol. **73**:335, 1979.
[523] Honda, T., Nonaka, S., Murayama, F. et al: Introduction of chronic skin changes in intraperitonally haematoporphyrin-injected with metal halide lamp irradiation. J. Dermatol. (Tokyo) **13**:426, 1986.

7. Alopezie

[524] Igarashi, R. et al: Immunofluorescent studies of complement C3 in the hair follicle of normal scalp and of scalp affected by alopecia areata. Acta Derm. Venereol. (Stockholm) **60**:33, 1980.
[525] Igarashi, R. et al: Immunofluorescent studies on complement components in the hair follicles of normal scalp and of scalp affected by alopecia areata. Acta Derm. Venereol. (Stockholm) **60** :131, 1981.
[526] Bystryn, J. C. et al: Direct immunofluorescence studies in alopecia areata and male pattern alopecia. J. Invest. Dermatol. **73**:317, 1979.
[527] Nakajima, S.: Immunohistological study of alopecia areata. Journal of Tokyo Women's Medical College. **50**:592, 1980 (in Japanese).

8. Infektiöse Erkrankungen

8.1 Mykosen

[528] Coons, A. H., Creech, H. J., Jones, R. N., Berliner, E.: The demonstration of pneumococcal antigens in tissues by the use of fluorescent antibody. J. Immunol. **45**:157–170, 1942.
[529] Kaplan, W., Ivens, M. S.: Fluorescent antibody staining of Sporotrichum schenckii in cultures and clinical materials. J. Invest. Dermatol. **35**:151–159, 1960.
[530] Kaplan, W., Kraft, D. E.: Demonstration of pathogenic fungi in formalin-fixed tissues by immunofluorescence. Am. J. Clin. Pathol. **54**:420–437, 1969.
[531] Chandler, F. W., Kaplan, W., Ajello, L.: Color Atlas and Text of the Histopathology of Mycotic Diseases. Year Book Medical, Chicago, pp. 1–333, 1980.
[532] Palmer, D. F., Kaufman, L., Kaplan, W., Cavallaro, J. J.: Serodiagnosis of Mycotic Diseases. Charles C. Thomas, Springfield, pp. 1–191, 1977.

8.2 Infektionen mit Spirochäten

[533] Lomholt, G.: Syphilis, Yaws and Pinta. In: Textbook of Dermatology, eds. Rook, A., Wilkinson, D. S., Ebling, F. J. G. 3rd Ed., Blackwell Scientific, Oxford, pp. 701–736, 1979.
[534] Kataniwa, Y., Sato, T., Nakazawa, M. et al: Three rare cases of symptomatic syphilis. V D **60**:56–63, 1979.
[535] Warthin, A. S., Starry, A. C.: A more rapid and improved method of demonstrating spirochaetes in tissues. Am. I. Syph. **4**:97–103, 1920.
[536] Ito, K., Ohtani, M., Haba, T.: Über eine zeitsparende Methode zur Anfärbung von Treponema pallidum in Geweben. Der Hautarzt **20**:85–88, 1969.
[537] Tateshita, T., Asakuma, Y., Saito, T., Masumura, T., Fukushima, N.: A method of demonstrating spirochaetes in tissues embedded in paraffin. Medical Technology **8**:647–655, 1980 (in Japanese).

8.3 Bakterielle Infektionen – Impetigo und Staphylococcal scalded skin syndrome

[538] Lillibridge, C. B., Melish, M. E., Glasgow, L. A.: Site of action of exfoliative toxin in the staphylococcal scalded skin syndrome. Paediatrics. **50**:728–738, 1972.
[539] Melish, M. E., Glasgow, L. A.: The staphylococcal scalded skin syndrome – development of an experimental model. N. Engl. J. Med. **282**:1114–1119, 1970.
[540] Sakurai, S.: Studies of staphylococcal exfoliatin A and B. Jikei Med. J. **93**:1–15, 1979 (in Japanese).
[541] Melish, M. E., Chen, F. S.: Demonstration of specific receptors for staphylococcal epidermolytic toxin in human and murine skin. Clin. Res. **29**:284A, 1981.
[542] Fritsch, P., Elias, P., Varga, J.: The fate of staphylococcal exfoliatin in newborn and adult mice. Br. J. Dermatol. **95**:275–284, 1976.

8.4 Tsutsugamushi-Fieber (Scrub-Thyphus)

[543] Suzuki, T., Suto, T., Harada, M. et al: Four fatal cases of tsutsugamushi disease (scrub typhus) which occurred in Akita and Niigata Prefectures. Akita J. Med. 7:303, 1981 (in Japanese with English abstract).
[544] Takahashi, T., Maie, O.: Skin manifestations of tsutsugamushi disease. Jpn. Med. J. **2960**:37, 1981 (in Japanese).
[545] Suzuki, T., Suto, T.: Observations of a new type tsutsugamushi disease in Akita Prefecture. J. Jpn. Assoc. Infect. Dis. **54**:755, 1980 (in Japanese with English abstract).
[546] Suto, T.: The up-to-date status of tsutsugamushi disease in Japan and a rapid serological diagnostic method. Medical Circle **30**:497, 1985 (in Japanese).

8.5 Virale Infektionen

8.5.1 Humane Papillomviren

[547] Howley, P. M.: The human papillomaviruses. Arch. Pathol. Lab. Med. **106**:429, 1982.
[548] Roseto, A. et al: Monoclonal antibodies to the major capsid protein of human papillomavirus type 1, J. Gen. Virol. **65**:1319. 1984.
[548a] Wilbur, D. C., Reichmann, R. C., Stoler, M. H.: Detection of infection by human papillomavirus in genital condylomata. A study using immunohistochemistry and in situ nucleic acid hybridization. Am. Clin. J. Pathol. **89**(4):505, 1988.
[549] Braun, L. et al: Immunoperoxidase localization of papillomavirus antigen in cutaneous warts and Bowenoid papulosis. J. Med. Virol. **12**:187, 1983.
[550] McDougall, J. K. et al: Detection of viral DNA and RNA by in situ hybridization. J. Histochem. Cytochem. **34**:33, 1986.

8.5.2. Herpesviren

[551] Aoyama, Y. et al: Viruses. In: Immunofluorescence in Medical Science. ed. Kawamura, A. Jr., Aoyama, Y. University of Tokyo Press, p. 101, 1982.
[552] Orton, P. W. et al: Detection of herpes simplex viral antigen in skin lesions of erythema multiforme, Ann. Int. Med. **101**:48, 1984.
[552a] Kassim, K. H., Daley, T. D.: Herpes simplex virus type I proteins in human oral squamous cell carcinoma. Oral Surg. Oral. Med. Oral. Pathol. **65**(4):445, 1988.
[553] Kurata, T. et al: Detection of viral antigens in formalin-fixed specimens by enzyme treatment. Ann. New York Acad. Sci. **420**:192, 1983.
[554] Nowinski, R. C. et al: Monoclonal antibodies for diagnosis of infectious diseases in humans. Science. **219**:637, 1983.

9. Tumoren

9.1 Epitheliale Tumoren

[555] Weiss, R. A., Eichner, R., Sun, T-T.: Monoclonal antibody analysis of keratin expression in epidermal disease: A 48- and 56-K dalton keratin as molecular marker for hyperproliferative keratinocytes. J. Cell Biol. **98**:1397, 1984.
[556] Moll, R., Franke, W. W., Schiller, D. L. et al: The catalogue of human cytokeratins: Pattern of expression in normal, tumours and cultured cells. Cell. **31**:11, 1982.
[557] Yoneda, K., Kitajima, Y., Furuta, H. et al: The distribution of keratin type intermediate-sized filaments in so-called mixed tumour of the skin. Br. J. Dermatol. **109**:393, 1983.
[558] Osborn, M.: Intermediate filaments as histologic markers: An overview. J. Invest. Dermatol. **81**:104, 1983.
[559] Hashimoto, K., Eto, H., Matsumoto, M. et al: Antikeratin monoclonal antibodies: Production specificities and applications. J. Cutan. Pathol. **10**:529, 1983.
[560] Osborn, M., Weber, K.: Biology of disease: Tumour diagnosis by intermediate filament typing: A novel tool for surgical pathology. Lab. Invest. **48**:372, 1983.
[561] Shi, S-S., Goodman, M. L., Bhan, A. K. et al: Immuno-histochemical study of nasopharyngeal carcinoma using monoclonal keratin antibodies. Am. J. Pathol. **117**:53, 1984.
[562] Cooper, D., Schermer, A., Sun, T-T.: Biology of disease. Classification of human epithelia and their neoplasms using monoclonal antibodies to keratins: Strategies, application, and limitation. Lab. Invest. **52**:243, 1985.
[563] Weiss, R. A., Guillet, Y. A., Freedberg, I. M. et al: The use of monoclonal antibody to keratin in human epidermal disease: Alterations in immunohistochemical staining pattern. J. Invest. Dermatol. **81**:224, 1983.
[563a] Shimizu, N., Masaaki, I., Tazawa, T., Sato, Y.: Immunohistochemical study on keratin expression in certain cutaneous epithelial neoplasms. Am. J. Dermatopathol. **11**(6):534, 1989.
[564] Woodcock-Mitchell, J., Eichner, R., Nelson, W. G., Sun, T-T.: Immuno-localization of keratin polypeptides in human epidermis using monoclonal antibodies, J. Cell Biol. **95**:580, 1982.
[564a] George, E., Swanson, P. E., Wick, M. R.: Neuroendocrine differentiation in basal cell carcinoma. Am. J. Dermatopathol. **11**(2):131, 1989.
[565] Cown, A. M., Vogel, A. M.: Monoclonal antibodies to intermediate

filament proteins of human cells: Unique and cross-reacting antibodies. J. Cell Biol. **95**:414, 1982.

9.2 Morbus Paget

[566] Lever, W. F., Schaumburg-Lever, G.: Histopathology of the Skin. Lippincott. Philadelphia 1985.
[567] Paget, J.: On disease of the mammary areola preceding cancer of the mammary gland. St. Bartholomew Res. Lond. **10**:87, 1874.
[568] Crocker, H. R.: Paget's disease affecting the scrotum and penis. Trans. Pathol. Soc. Lond. **40**:187, 1889.
[569] Koss, L. G., Brockunier, A.: Ultrastructural aspects of Paget's disease of the vulva. Arch. Pathol. **87**:592, 1969.
[570] Caputo, R., Calibano, A.: Ultrastructural features of extramammary Paget's disease. Arch. Clin. Exp. Dermatol. **236**:121, 1970.
[571] Medenica, M. Sahihi, T.: Ultrastructural study of a case of extramammary Paget's disease of the vulva. Arch. Dermatol. **105**:236, 1972.
[572] Penneys, N. S., Nadji, M., McKinney, E. C.: Carcinoembryonic antigen present in human eccrine sweat. J. Am. Acad. Dermatol. **4**:401, 1981.
[573] Penneys, N. S., Nadji, M., Morales, A. R.: Carcinoembryonic antigen present in benign sweat gland tumours. Arch. Dermatol. **118**:225, 1982.
[574] Penneys, N. S., Nadji, M., Ziegels-Weissmann, J., Kathahchi, M., Morales, A. R.: Carcinoembryonic antigen in sweat gland carcinomas. Cancer. **50**:1608, 1982.
[575] Nadji, M., Morales, A. R., Girtanner, R. E., Ziegels-Weissmann, J., Penneys, N. S.: Paget's disease of the skin. A. unifying concept of histogenesis. Cancer. **50**:2203, 1982.
[576] Furue, M., Yamashita, M., Oohara, K., Tamaki, K.: Carcinoembryonic antigen and β_2 microglobulin in genital Paget's disease. Jpn. J. Dermatol. **93**:1189, 1983 (in Japanese).
[577] Ohji, M., Furue, M., Tamaki, K.: Serum carcinoembryonic antigen level in Paget's disease. Br. J. Dermatol. **110**:211, 1984.
[578] Sharon, N., Halina, L.: Lectins: Cell-agglutinating and sugar-specific proteins. Science. **117**:949, 1972.
[579] Tamaki, K., Hino, H., Oohara, K., Furue, M.: Lectin binding sites in Paget's disease. Br. J. Dermatol. **113**:17, 1985.
[580] Tamaki, K., Furue, M., Matsukawa, A., Oohara, K., Mizoguchi, M., Hino, H.: Presence and distribution of carcinoembryonic antigen and lectin binding sites in benign apocrine sweat gland tumours. Br. J. Dermatol. **113**:565, 1985.
[581] Tamaki, F., Furue, M., Seki, Y., Inoue, Y., Tsuchida, T., Kukita, A.: Lectin-binding sites in eccrine sweat gland tumours. Jpn. J. Dermatol. **114**:451 (in Japanese).
[582] Fuks, A., Banjo, C., Shuster, J., Freedman, S. O., Gold, P.: Carcinoembryonic antigen (CEA): Molecular biology and clinical significance. Biochem. Biophys. Acta. **417**:124, 1974.
[582a] Lautier, R., Achtelik, W. V., Wolff, H. H.: Immunhistochemische Untersuchungen beim mammären und extramammären M.Paget weisen auf eine apokrine Differenzierung hin. Zeitschrift für Hautkrankheiten **65**(6):571, 1989.
[582b] Gillett, C. E., Bobrow, L. G., Millis, R. R.: S 100 protein in human mammary tissue – immunoreactivity in breast carcinoma, including Paget's disease of the nipple, and value as a marker of myoepithelial cells. J. Pathol. **160**(1):19, 1990.
[582c] Wood, W. S., Hegedus, C.: Mammary Paget's disease and intraductal carcinoma. Am. J. Dermatopathol. **10**(3):183, 1988.
[582d] Hasebe, T., Yamamichi, N., Konishi, F., Mukawa, A.: An immunohistochemical analysis of extramammary Paget's disease compared with mammary Paget's disease. Gan. No. Rinsho. **34**(2):159, 1988.

9.3 Malignes Melanom

[583] Nakajima, T., Watanabe, S., Sato, Y. et al: Immunohistochemical demonstration of S100 protein in malignant melanoma and pigmented nevus and its diagnostic application. Cancer. **50**:912, 1982.
[584] Dhillon, A. P., Rode, J., Leathein, A.: Neuron specific enolase: An aid to the diagnosis of melanoma and neuroblastoma. Histopathology. **6**:81, 1982.
[585] Koprowski, H., Steplewski, Z., Herlyn, D. et al: Study of antibodies against human melanoma produced by somatic cell hybrids. Proc. Natl. Acad. Sci. USA. **75**:3405, 1978.
[586] Ruiter, D. J., Bergman, W., Welvaart, K. et al: Immunohistochemical analysis of malignant melanomas and nevocellular nevi with monoclonal antibodies to distinct monomorphic determinants of HLA antigens. Cancer Res. **44**:3930, 1984.
[587] Brocker, E. B., Suter, L., Sorg, C.: HLA-DR antigen expression in primary melanomas of the skin. J. Invest. Dermatol. **82**:244, 1984.
[588] Miettinen, M., Lehte, V. P., Virtanen, I.: Presence of fibroblast-type intermediate filaments (vimentin) and absence of neurofilaments in pigmented nevi and malignant melanomas. J. Cutan. Pathol. **10**:188, 1983.
[588a] Tousignant, J., Grossin, M., Toublanc, M., Dauge-Geffroy, M. C., Belaich, S., Bocquet, L.: Immunohistochemical characteristics of malignant melanoma. A study of 40 cases and review of the literature. Arch. Anat. Cytol. Pathol. **38**(1–2):5, 1990.
[589] Imai, K., Ng, A-K., Ferrone, S.: Characterization of monoclonal antibodies to human melanoma-associated antigens. JNCI. **66**:489, 1980.
[590] Kageshita, T., Johno, M., Ono, T. et al: Immunohistochemical analysis of anti-melanoma monoclonal antibodies, with special reference to foetal tissue distribution. J. Invest. Dermatol. **85**:535, 1985.
[590a] Gown, A. M. et al: Monoclonal antibodies to a melanoma-specific cytoplasmic antigen. Lab. Invest. **52**:25, 1985.
[590b] Gown, A. M. et al: Monoclonal antibodies specific for melanocytic tumors distinguish subpopulations of melanocytes. Am. J. Pathol. **123**:195–203, 1986.
[590c] Persönliche Mitteilung von Frau PD Dr. G. Schaumburg-Lever, 1990.
[590d] Takata, M., Hirone, T., Matsumura, H.: Beta 2 microglobulin expression in normal melanocytes, nevocellular nevi, and malignant melanomas. J. Invest. Dermatol. **92**(5 Suppl):243S, 1989.
[590e] Brogelli, L., Moretti, S., Borgognoni, L., Gianotti, B.: HLA-DR and 96-K antigens and intratumoral lymphocytic infiltrate in primary cutaneous melanoma as markers of tumour progression. Dermatologica **180**(2):69, 1990.
[590f] Maeda, K., Maeda, K., Jimbow, K.: Positive reactivity of dysplastic melanocytes with a monoclonal antibody against melanoma melanosomes, MoAb HMSA-2. J. Invest. Dermatol. **91**(3):247, 1988.
[590g] Soyer, H. P., Smolle, J., Smolle-Juettner, F. M., Kerl, H.: Proliferation antigens in cutaneous melanocytic tumors – an immunohistochemical study comparing the transferrin receptor and the Ki 67 Antigen. Dermatologica **179**(1):3, 1989.
[590h] Smolle, J., Soyer, H. P., Kerl, H.: Proliferative activity of cutaneous melanocytic tumors defined by Ki 67 monoclonal antibody. Am. J. Dermatopathol. **11**(4):301, 1989.
[591] Ruiter, D. J., Dingjan, G. M., Steijlen, P. M. et al: Monoclonal antibodies selected to discriminate between malignant melanomas and nevocellular nevi. J. Invest. Dermatol. **85**:4, 1985.
[592] Cordell, J. L. , Falini, B., Erber, W. N. et al: Immunoenzymatic labelling of monoclonal antibodies using immune complexes of alkaline phosphatase and monoclonal anti-alkaline phosphatase. J. Histochem. Cytochem. **32**:219, 1984.

9.4 Nävuszellnävi

[593] Nakajima, T., Watanabe, S., Sato, Y. et al: Immunohistochemical demonstration of S100 protein in malignant melanoma and pigmented nevus and its diagnostic application. Cancer. **50**:912, 1982.
[594] Imai, K., Ng, A-K., Ferrone, S.: Characterization of monoclonal antibodies to human melanoma-associated antigens. JNCI. **66**:489, 1980.
[595] Kageshita, T., Johno, M., Ono, T. et al: Immunohistochemical analysis of anti-melanoma monoclonal antibodies, with special reference to foetal tissue distribution. J. Invest. Dermatol. **85**:535, 1985.
[595a] Palazzo, J., Duray, P. H.: Typical, dysplastic, congenital, and Spitz nevi: a comparative immunohistochemical study. Hum. Pathol. **20**(4):341, 1989.
[595b] Palazzo, J. P., Duray, P. H.: Congenital agminated Spitz nevi: immunoreactivity with a melanoma-associated monoclonal antibody. J. Cutan. Pathol. **15**(3):166, 1988.
[596] Ruiter, D. J., Bergman, W., Welvaart, K. et al: Immunohistochemical analysis of malignant melanomas and nevo-cellular nevi with monoclonal antibodies to distinct monomorphic determinants of HLA antigens. Cancer. Res. **44**:3930, 1984.

9.5 Morbus Kimura

[597] Kawada, A.: Morbus Kimura Darstellung der Erkrankung und ihre Differential-Diagnose. Der Hautarzt. **27**:309, 1976 (in German).
[598] Takenaka, T., Okuda, M., Usami, A. et al: Histological and immunological studies on eosinophilic granuloma of soft tissue, so-called Kimura's disease. Clinical Allergy. **6**:27, 1976.
[599] Usami, A.: Clinics of eosinophilic granuloma of soft tissue. Scope. **16**:6, 1977 (in Japanese).
[600] Sakuma, M., Okuyama, S., Suzuki, M. et al: Kimura's disease accompanied with lichen amyloidosis. Jpn. J. Dermatol. **94**(3):225, 1984 (in Japanese).
[601] Suzuki, M., Kanazawa, K., Yaoita, H. et al: Lymph follicles of Kimura's disease. Acta Dermatol. Kyoto **779**:75, 1984 (in Japanese).
[601a] Baba, N., Nagatani, T., Nakajima, H.: Kimura's disease – immunohistochemistry using monoklonal and polyklonal antibodies. Nippontiffuka Gakkai Zasshi. **99**(11):1183, 1989.
[602] Nagai, T., Nagai, K., Adachi, M. et al: In vitro production of IgE by

human peripheral blood lymphocytes. Jpn. J. Allergol. **31**(7):417, 1982 (in Japanese).

9.6 Lymphome

[603] Lever, W. F.: Histopathology of the Skin. Lippincott, Philadelphia (2nd ed.; 1954, 4th ed.; 1967, 5th ed.; 1975).
[604] Burg, G. et al: Patterns of cutaneous lymphomas. Dermatologica. **157**:282, 1978.
[605] Souteyrand, P. et al: Etude immunocytologiqe des lymphomas cutanes malins. Dermatologica. **157**:269, 1987.
[605a] Maeda, K., Takahashi, M.: Characterization of infiltrating cells in adult T-cell leukemia/lymphoma (ATLL): clinical, histological and immunohistochemical studies on eight cases. Brit. J. Dermatol. **121**:603, 1989.
[606] Piepkorn, M., Marty, J. et al: T cell subset heterogeneity in a series of patients with mycosis fungoides and sezary syndrome. J. Am. Acad. Dermatol. **11**:427, 1984.
[607] Jimbow, K., Chiba, M., Horikoshi, T.: Electron microscopic identification of Langerhans cells in the dermal infiltrates of mycosis fungoides. J. Invest. Dermatol. **78**:102, 1982.
[608] Shimoyama, M. et al: Immunologic, Clinicopathologic and Prognostic Features of Japanese T cell lymphomas. In: Leukaemia markers. Academic Press Inc., pp. 525–528, 1981.
[608a] Faure, P., Shashikant, C., Gorguet, B., Caveriviere, P., Brousset, P., Viraben, R., Mazerolles, C., Delsol, G.: Immunohistochemical profile of cutaneous B-cell lymphoma on cryostat and paraffin sections. Am. J. Dermatopathol. **12**(3):122, 1990.
[608b] Cerroni, L., Smolle, J., Soyer, H. P., Aparicio, A. M., Kerl, H.: Immunohistochemical staining of cutaneous inflammatory and lymphoproliferative disease in paraffin sections. Am. J. Dermatopathol. **11**(3):292, 1989.
[608c] Spaull, J., Cerio, R., Wilson Jones, E.: Immunolabelling of mononuclear cells in paraffin sections. Am. J. Dermatopathol. **11**(3):292, 1989.

9.7 Histiozytosis X

[609] Lichtenstein, L.: Histiocytosis-X: Integration of eosinophilic granuloma of bone, "Letterer-Siwe disease" and "Schüller-Christian disease" as related manifestation of a single nosological entity. Arch. Pathol. **56**:84, 1953.
[610] Harrist, T. J. et al: Histiocytosis-X: In situ characterization of cutaneous infiltrates with monoclonal antibodies. Am. J. Clin. Pathol. **79**:294–300, 1983.
[611] Osband, M. E. et al: Histiocytosis-X: Demonstration of abnormal immunity, T cell histamine H2-receptor deficiency, and successful treatment with thymic extract. N. Engl. J. Med. **304**:146–153, 1981.

9.8 Plasmocytoma cutis

[612] Hedinger, E.: Zur Frage des plasmacytomas. Frankfurt Z. Pathol. **7**:343–350, 1911.
[613] Mason, T. E. et al: An immunoglobulin-enzyme bridge method for localizing tissue antigens. J. Histochem. Cytochem. **17**:563, 1969.
[614] George, R. M.: Malignant plasmacytoma cutis. Arch. Derm. **101**:59, 1970.
[615] Castro, E. B. et al: Plasmacytoma of paranasal sinus and nasal cavity. Arch. Otolaryngol. **97**:326, 1973.
[616] Gromer, R. C. et al: Plasmacytoma of the head and neck. J. Laryngol. Otol. **97**:326, 1973.
[617] Ruhwinkel, B. et al: Immunologische Untersuchungen bei extradullaren Plasmacytoma im oberen Respirationstrakt. Laryngol. Rhinol. Otol. **53**:679–685, 1974.
[618] Noorani, M. A.: Plasmacytoma of middle ear and upper respiratory tract. J. Laryngol. Otol. **89**:105, 1975.
[619] Wiltshaw, E.: The natural history of extramedullary plasmacytoma and its relation to solitary myeloma of bone and myelomatosis. Medicine. **55**:217, 1976.
[620] Palor, A. L.: Extramedullary plasmacytoma of head and neck, parotid and submandibular salivary glands. J. Laryngol. Otol. **91**:241, 1977.
[621] Neil, A. M. et al: Extramedullary IgM plasmacytoma presenting in skin. J. Am. Dermatopath. **3**:79, 1981.

Anhang

1. Immunzytologie

[622] Haneke, E., Vigneswaran, N.: Zytologische Methoden in der Dermatologie. Zeitschrift für Hautkrankheiten **65**(2):154, 1988.
[623] Laaff, H., Budde, R., Vanscheidt, W., Niedner, R., Schöpf, E.: Fine-needle aspiration and immunocytochemistry in patients with malignant melanoma, J. Cutan. Pathol. **16**:313, 1989.
[624] Angeli, S., Koelma, I. A., Fleuren, G. J., van Steenis, G. J.: Malignant melanoma in fine needle aspirates and effusions. An immunocytochemical study using monoclonal antibodies. Acta Cytol. **32**(5):707, 1988.

2. Molekularbiologische Methoden

2.1 In-situ-Hybridisierung

[625] Schön, H., Czerwenka, K., Knogler, K., Peschke, M., Riedel, Th.: Nachweis humaner Papillomviren des Typs 6, 11 und 16 in zervikalen Läsionen durch in-situ-Hybridisierung und Southern-Blot-Analyse, ein Methodenvergleich. Ortho Diagnostic Systems GmbH, D-6903 Neckargemünd.
[626] Nuovo, G. J., Richart, R. M.: Methods in Laboratory Investigation – A Comparison of Biotin- and 35S-Based In Situ Hybridisation Methodologies for Detection of Human Papillomavirus DNA. Lab. Invest. **61**(4):471–476, 1989.
[627] Magee, K. L., Rapini, R. P., Duvic, M., Adler-Storthz, K.: Human Papillomavirus associated with kerathoakanthoma. Arch. Dermatol. **125**(11):1587–1589, 1989.
[628] Grußendorf-Conen, E. I.: Humanpathogene Papillomviren und deren Beziehung zur Onkogenese. Hautarzt. **41**:658–661, 1990.
[629] Brice, S. L., Donna Krzemien, B. S., Weston, W. L., Huff, J. C.: Detection of Herpes Simplex Virus DNA in Cutaneous Lesions of Erythema Multiforme. J. Invest. Dermatol. **93**:183–187, 1989.

2.2 Polymerase chain reaction

[630] Volkenandt, M., Löhr, M., Dicker, A. P.: Genamplifikation durch die Polymerase-Kettenreaktion. Dtsch. med. Wschr. **115**:670, 1990.

Autorenverzeichnis

Setsuya Aiba: Department of Dermatology, Tohoku University School of Medicine
Yuata Akutsu: Department of Dermatology, Sapporo Medical College
Tatsuyoshi Arao: Department of Dermatology, Kumamoto University Medical School
Toru Baba: Department of Dermatology, Institute of Clinical Medicine, University of Tsukaba
Kiichiro Danno: Department of Dermatology, Faculty of Medicine, Kyoto University
Hikaru Eto: Department of Dermatology, Nagoya University School of Medicine
Hatsumi Fujii: Department of Dermatology, Nagoya University School of Medicine
Masutaka Furue: Department of Dermatology, Faculty of Medicine, University of Tokyo
Hiroshi Hachisuka: Department of Dermatology, Kurume University School of Medicine
Toshio Hamada: Department of Dermatology, Osaka City University, Medical School
Takashi Hashimoto: Department of Dermatology, School of Medicine, Keio University
Tsutomu Hiramoto: Department of Dermatology, Jichi Medical School
Yuji Horiguchi: Department of Dermatology, Faculty of Medicine, Kyoto University
Ryoichi Igarashi: Division of Dermatology, Niigata Prefectural Central Hospital
Masafumi Iijima: Department of Dermatology, Showa University, School of Medicine
Hajime Iizuka: Department of Dermatology, Asahikawa Medical College
Sadao Imamura: Department of Dermatology, Faculty of Medicine, Kyoto University
Yasunori Inagaki: Department of Dermatology, Kawasaki Medical School
Shunichiro Inoue: Department of Dermatology, Jichi Medical School
Masamitsu Ishii: Department of Dermatology, Osaka City University, Medical School
Hidekazu Ishikawa: Department of Dermatology, Gunma University School of Medicine
Fumiyuki Ito: Department of Dermatology, First Hospital of Nippon Medical School
Masaaki Ito: Department of Dermatology, Niigata University, School of Medicine
Kowichi Jimbow: Division of Dermatology and Cutaneous Science, Faculty of Medicine, The University of Alberta, Canada
Toshiro Kageshita: Department of Dermatology, Kumamoto University Medical School
Kazuya Kanazawa: Department of Dermatology, Jichi Medical School
Fumio Kaneko: Department of Dermatology, Fukushima Medical School
Tamotsu Kanzaki: Department of Dermatology, Nagoya City University Medical School
Hiroshi Katayama: Department of Dermatology, Jichi Medical School
Masato Kitabatake: Department of Dermatology, Gunma University School of Medicine
Yasuo Kitajima: Department of Dermatology, Jichi Medical School
Yukio Kitano: Department of Dermatology, Osaka University Medical School
Akira Kohda: Department of Dermatology, Kawasaki Medical School
Hiromi Kumon: Department of Dermatology, Okayama University Medical School
Takeshi Kurata: Department of Pathology, National Institute of Health, Tokyo
Helmut Laaff: Universitätshautklinik Freiburg, Deutschland
Kaori Maeda: Department of Dermatology, Sapporo Medical College
Kazuo Maeda: Department of Dermatology, Sapporo Medical College
Yoshihiro Maekawa: Department of Dermatology, Kumamoto University Medical School
Okitaka Maie: Department of Dermatology, Akita University School of Medicine
Mikio Masuzawa: Department of Dermatology, School of Medicine, Kitasato University
Tadahiko Matsumoto: Department of Dermatology, School of Medicine, Kitasato University
Yoshiki Miyachi: Department of Dermatology, Faculty of Medicine, Kyoto University
Sachiko Miyagawa: Department of Dermatology, Nara Medical University
Kaoru Miyoshi: Department of Dermatology, Kawasaki Hospital, Kawasaki Medical School
Toshihiro Mizumoto: Department of Dermatology, Asahikawa Medical Collage
Shunji Mori: Department of Dermatology, School of Medicine, Gifu University
Yutaka Nagai: Department of Tissue Physiology, Medical Research Institute, Tokyo Medical und Dental University
Hiroyuki Nagata: Department of Dermatology, Kawasaki Medical School
Hiroshi Nagura: Laboratory pf Germfree Life Research Institute for Disease Mechanism and Control, Nagaya University School of Medicine
Shojiro Nakagawa: Department of Dermatology, Kawasaki Medical School
Shin-ichi Nakamura: Department of Dermatology, First Hospital of Nippon Medical School
Michihito Niimura: Department of Dermatology, The Jikei University School of Medicine
Takeji Nishikawa: Department of Dermatology, School of Medicine, Keio University

Shigeo Nishiyama: Department of Dermatology, Kitasato University, School of Medicine
Toshitatsu Nogita: Department of Dermatology, Faculty of Medicine, University of Tokyo
Tadashi Nohara: Department of Dermatology, Nihon University, School of Medicine
Shigeru Nomoto: Department of Dermatology, Faculty of Medicine, Kagoshima University
Shigeo Nonaka: Department of Dermatology, Nagasaki University, School of Medicine
Hideoki Ogawa: Department of Dermatology, Juntendo University, School of Medicine
Daisuke Oka: Department of Dermatology, Kawasaki Medical School
Natsuko Okada: Department of Dermatology, Osaka University Medical School
Masaru Oohashi: Department of Dermatology, Nagoya University, School of Medicine
Akira Ooshima: Department of Pathology, Wakayama Medical College
Ryuzo Saito: Department of Dermatology, School of Medicine, Kitasato University
Mariko Sakuma: Department of Dermatology, Institute Clinical Medicine, University of Tsukaba
Yoichiro Sasai: Department of Dermatology, Kurume University, School of Medicine
Yumiko Sezai: Department of Dermatology, Nihon University, School of Medicine
Tetsuo Shiohara: Department of Dermatology, Kyorin University, School of Medicine
Shigenori Sudo: Department of Dermatology, Toyama Medical and Pharmaceutical University, Faculty of Medicine
Hiroyuki Suzuki: Department of Dermatology, Nihon University, School of Medicine
Masayuki Suzuki: Department of Dermatology, Jichi Medical School
Shinya Takahashi: Department of Dermatology, Akita University, School of Medicine
Yoshimasa Takahashi: Department of Dermatology, Hokkaido University, School of Medicine
Yoji Takei: Department of Dermatology, Kawasaki Medical School
Shinichiro Takezaki: Department of Dermatology, School of Medicine, Kitasato University
Masahiro Takigawa: Department of Dermatology, Hamamatsu University, School of Medicine
Kunihiko Tamaki: Department of Dermatology, Faculty of Medicine University of Tokyo, Tokyo University Branch Hospital
Akihiko Tamura: Department of Dermatology, Kyorin University, School of Medicine
Masaaki Tashiro: Department of Dermatology, Faculty of Medicine, Kagoshima University
Toshio Tazawa: Department of Dermatology, Niigata University, School of Medicine
Yasushi Tomita: Department of Dermatology, Tohoku University, School of Medicine
Masami Uehara: Department of Dermatology, Shiga University of Medical Science
Ayako Ueki: Department of Hygiene, Kawasaki Medical School
Hiroaki Ueki: Department of Dermatology, Kawasaki Medical School
Susanne Wiemers: Universitätshautklinik Freiburg, Deutschland
Kaori Yamana: Department of Dermatology, Sapporo Medical College
Yuuichiro Yamasaki: Division of Dermatology, The 2nd Tokyo National Hospital
Makoto Yanagihara: Department of Dermatology, School of Medicine, Gifu University
Hideo Yaoita: Department of Dermatology, Jichi Medical School
Takashi Yasue: Department of Dermatology, Nagoya University, School of Medicine
Kunio Yonemasu: Department of Bacteriology, Nara Medical University

Stichwortverzeichnis

E

F

G

H

I

K

L

M

N

O

P

R

S